# 现代医学影像与超声新技术

主编　任春旺　周　建　张宏波　于培锋
　　　白　森　刘松军　张春晓　方海霞

中国海洋大学出版社
·青岛·

**图书在版编目（CIP）数据**

现代医学影像与超声新技术 / 任春旺等主编. —青

岛：中国海洋大学出版社，2023.8

ISBN 978-7-5670-3673-4

Ⅰ．①现… Ⅱ．①任… Ⅲ．①影像诊断②超声波诊断

Ⅳ.①R445②R445.1

中国国家版本馆CIP数据核字（2023）第199583号

| | | | | |
|---|---|---|---|---|
| 出版发行 | 中国海洋大学出版社 | | | |
| 社　　址 | 青岛市香港东路23号 | | 邮政编码 | 266071 |
| 出 版 人 | 刘文菁 | | | |
| 网　　址 | http://pub.ouc.edu.cn | | | |
| 电子信箱 | 369839221@qq.com | | | |
| 订购电话 | 0532-82032573（传真） | | | |
| 责任编辑 | 韩玉堂 | | 电　　话 | 0532-85902349 |
| 印　　制 | 日照报业印刷有限公司 | | | |
| 版　　次 | 2023年8月第1版 | | | |
| 印　　次 | 2023年8月第1次印刷 | | | |
| 成品尺寸 | 185 mm×260 mm | | | |
| 印　　张 | 32 | | | |
| 字　　数 | 810千 | | | |
| 印　　数 | 1～1000 | | | |
| 定　　价 | 238.00元 | | | |

发现印装质量问题，请致电0633-8221365，由印刷厂负责调换。

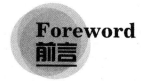

Foreword
前言

医学影像学是应用医学成像技术对人体疾病进行诊断,在医学影像技术的引导下应用介入器材对人体疾病进行微创性诊断和治疗的医学学科,是临床医学的重要组成部分。医学影像主要包括 X 线、CT、MRI、超声等检查,在临床上应用非常广泛,能够为疾病的诊断提供科学和直观的依据,可以更好地反映临床的症状,对最终准确诊断病情起到不可替代的作用。因而,影像学检查是临床确定疾病治疗方案的重要手段和依据。近年来,随着影像学不断发展,影像检查技术和方法也在不断地创新,影像诊断已从单一依靠形态变化进行诊断,发展成为集形态、功能、代谢改变为一体的综合诊断体系,是现代医学临床工作不可缺少的助手。有鉴于此,我们在参阅了当前最新的影像学相关资料基础上,结合临床实践经验编写了《现代医学影像与超声新技术》。

本书首先介绍了影像学的基础内容,包括人体影像学解剖、CT 诊断基础、MRI 诊断基础等,然后针对各系统常见疾病的影像学检查方法、影像学征象、常见病变的诊断与鉴别诊断等进行详细介绍,具体包括颅脑疾病的 CT 诊断、面部疾病的 CT 诊断、颈部疾病的 CT 诊断等内容。本书内容丰富、条理清晰,希望能帮助影像科医师不断提高图像处理能力、检查报告书写能力、临床科研能力等,以便进一步提升其影像学检查技术水平,为临床疾病诊断提供更加可靠的影像学依据。

由于影像科内容广泛、发展迅速,加之编者的学识水平和工作实践存在局限,书中不足之处在所难免。为了进一步提高本书的质量,诚恳地希望各位读者不吝赐教,提出宝贵意见。

《现代医学影像与超声新技术》编委会
2023 年 5 月

# Contents
# 目录

# 第一章　人体影像学解剖

## 第一节　头　　部

头部横断层常用基线：①眦耳线（听眦线），眼外眦与同侧外耳门中点的连线，颅脑横断层扫描多以此线为基线；②Reid 基线，眶下缘中点至同侧外耳门中点的连线，又称为人类学基线或下眶耳线，头部横断层标本的制作常以此线为准，冠状位断层标本的制作也常以该线的垂线为基线；③连合间线，前连合后缘中点至后连合前缘中点的连线，又称 AC-PC 线，现作为标准影像扫描基线。

### 一、经大脑半球顶部的横断层（图 1-1）

颅腔内可见左、右大脑半球顶部的断面，断面外侧由前向后有额上回、中央前沟、中央前回、中央沟、中央后回和顶上小叶。内侧由前向后可见额内侧回、中央旁沟、中央旁小叶、扣带沟缘支和楔前叶。两大脑半球间是大脑纵裂，内有大脑镰，其前、后端可见三角形的上矢状窦。

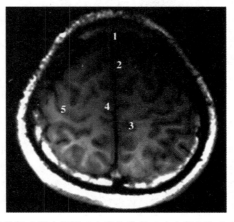

1.上矢状窦；2.额内侧回；3.扣带沟缘支；4.中央旁小叶；5.中央沟

**图 1-1　经大脑半球顶部的横断层 $T_1$WI**

## 二、经半卵圆中心的横断层(图1-2)

此断面经胼胝体上方。大脑镰位居左右半球之间,其前、后端仍可见上矢状窦的断面。大脑半球断面内的髓质形成半卵圆中心,髓质和皮质分界明显。半卵圆中心的髓质来自3种纤维:①投射纤维,连接大脑皮质和皮质下诸结构,大部分纤维呈扇形放射,称辐射冠;②联络纤维,连接一侧半球各皮质区,联络纤维多而发达;③连合纤维,连接两大脑半球的相应皮质区。

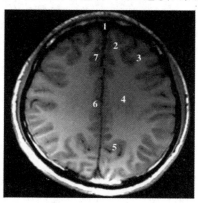

1.上矢状窦;2.额上回;3.额中回;4.半卵圆中心;5.顶枕沟;6.扣带回;7.额内侧回

**图1-2 经半卵圆中心的横断层 T₁WI**

## 三、经胼胝体压部的横断层(图1-3)

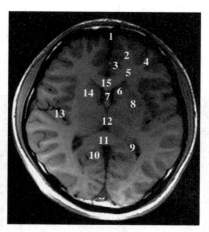

1.上矢状窦;2.额上回;3.扣带回;4.额中回;5.胼胝体额钳;6.尾状核头;7.透明隔;8.豆状核;9.侧脑室三角区和脉络丛;10.扣带回峡;11.胼胝体压部;12.第三脑室;13.外侧裂;14.内囊前肢;15.胼胝体膝

**图1-3 经胼胝体压部的横断层 T₁WI**

侧脑室前角呈倒"八"形向前外伸展,两前角后半之间为透明隔,向后经室间孔通第三脑室。透明隔后连穹隆柱。第三脑室呈纵向裂隙状,其后方为胼胝体压部。侧脑室前角外侧是尾状核头,两前角前方为胼胝体膝。背侧丘脑呈团块状位于第三脑室两侧,前端为丘脑前结节,后端为丘脑枕。尾状核和背侧丘脑外侧是"＞＜"形的内囊,CT图像上基底核和内囊清晰可辨。内囊外侧是豆状核壳,壳外侧是屏状核和岛叶,岛叶外侧可见外侧沟,其内有大脑中动脉走行。胼胝体压部后方的小脑幕呈 V 形,后连大脑镰。

大脑半球内侧面前部可见额内侧回和扣带回,后部可见扣带回和舌回。大脑半球外侧面的脑回由前向后依次为额上回、额中回、额下回、中央前回、中央后回、缘上回、角回和枕外侧回。

### 四、经前连合的横断层(图 1-4)

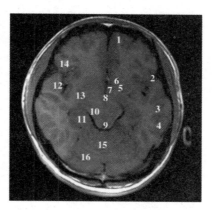

1.额上回;2.外侧沟;3.颞中回;4.颞下回;5.壳;6.尾状核头;7.前连合;8.第三脑室;9.中脑水管;10.红核;11.海马旁回;12.颞上回;13.内囊后肢;14.额下回;15.小脑蚓;16.小脑半球

**图 1-4　经前连合的横断层**

大脑外侧沟分隔前方额叶及后方的颞叶,小脑在断面后方。中脑位居断面中央,其后部左右稍隆起者为上丘,中脑水管形似针孔样位于顶盖前方,黑质颜色较深位于前外,红核位于其后内。前连合位于大脑纵裂和第三脑室之间,前连合中部纤维聚集成束,两端分别向前、后放散,整体呈 H 形。前连合在 MRI 图像上是重要的标志性结构。侧脑室前角外侧可见尾状核,尾状核和壳相连,其外侧可见屏状核和岛叶。侧脑室下角位于颞叶内,狭窄并略呈弧形,前壁可见尾状核尾,底壁为海马。小脑断面增大呈扇形,中间为小脑蚓,两侧为小脑半球,小脑幕呈"八"形位于颞叶和小脑之间。

### 五、经视交叉的横断层(图 1-5)

此断层中部可见五角形的鞍上池,由交叉池和桥池组成。池内有视交叉、垂体柄、鞍背、基底动脉末端和动眼神经,视交叉两侧为颈内动脉。额叶的断面进一步缩小,可见内侧的直回和外侧的眶回。鞍上池两侧可见颞叶,颞叶与额叶间隔以蝶骨小翼和外侧沟。颞叶内可见杏仁体位于钩的深面和侧脑室下角的前方。鞍上池后方为脑桥,脑桥后方为小脑,二者间连以粗大的小脑中脚,其间可见第四脑室断面。小脑与颞叶之间隔以三角形的颞骨岩部和伸向前内的小脑幕。

### 六、经垂体的横断层(图 1-6)

垂体位于断面前份中部,其前方有蝶窦,垂体两侧是海绵窦,海绵窦的外侧为颞叶,两者之间隔以海绵窦外侧壁。垂体后方为鞍背,鞍背后方是脑桥。

颅后窝内的小脑借小脑中脚连于脑桥,其间有不规则的第四脑室。小脑半球内有齿状核;外侧为连于横窦与颈内静脉之间的乙状窦,是颅内血液回流的主要途径。

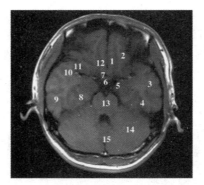

1.直回;2.眶回;3.颞中回;4.枕颞沟;5.钩;6.漏斗;
7.视交叉;8.侧副沟;9.颞下回;10.颞上回;11.外侧
沟;12.嗅束沟;13.脑桥;14.小脑半球;15.蚓垂体

图 1-5　经视交叉的横断层 $T_1WI$

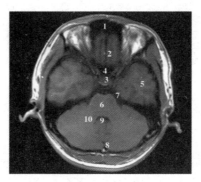

1.额窦;2.直回;3.垂体;4.蝶窦;5.颞叶;6.脑桥;7.展
神经;8.小脑镰;9.第四脑室;10.小脑中脚

图 1-6　经垂体的横断层 $T_1WI$

## 七、经下颌颈的横断层(图 1-7)

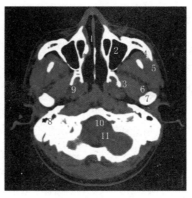

1.鼻中隔软骨;2.上颌窦;3.翼突外侧板;4.颧弓;5.颞肌;6.翼外
肌;7.下颌颈;8.乳突;9.翼内肌;10.延髓;11.小脑扁桃体

图 1-7　经下颌颈的横断层 CT 图像

鼻咽居断面中央,前方借鼻后孔与鼻腔相通。鼻咽后方依次可见咽后间隙、椎前筋膜、椎前间隙和椎前肌的断面;后外侧为咽隐窝。咽侧方的咽旁间隙较宽大,呈三角形,位于翼内肌、腮腺、脊柱与咽侧壁之间,上至颅底,下达舌骨平面,呈潜在性漏斗状的疏松结缔组织区域。以茎突及茎突周围肌为界分为咽旁前、后间隙,咽旁后间隙内有颈内动、静脉及第Ⅸ～Ⅻ对脑神经等。

鼻腔两侧为上颌骨、上颌窦。上颌窦后内侧与鼻腔、蝶骨大翼之间为翼腭间隙,后外侧有颧弓、颞肌和翼外肌。翼外肌内侧出现翼内肌和咽鼓管软骨的断面;后外侧有椭圆形的下颌颈和腮腺。

颅后窝断面接近枕骨大孔,可见延髓和小脑扁桃体。

## 八、经枢椎体上份的横断层(图 1-8)

鼻咽居断面中央,其前部为固有口腔、舌和牙龈;固有口腔与鼻咽之间可见软腭、腭垂和扁桃体窝及其内的腭扁桃体。颊肌紧贴于固有口腔两侧,其后方的面侧区仍可见下颌支和其外侧的咬肌及咬肌间隙,内侧的翼内肌及翼下颌间隙,后方的腮腺和"腮腺床"。咽后间隙位于咽后壁与椎前筋膜之间,上至颅底,向下通食管后间隙,外侧是咽旁间隙及其内的颈动脉鞘等。

枢椎体与椎前筋膜之间为椎前间隙,上至颅底,下达胸部,为一潜在性间隙,颈椎结核的寒性脓肿可进入此间隙向下蔓延。

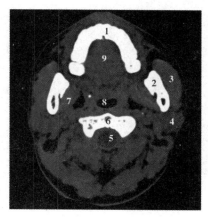

1.上颌骨牙槽突;2.下颌支;3.咬肌;4.腮腺;5.脊髓;6.枢椎体;7.翼内肌;8.鼻咽;9.舌肌

图 1-8 经枢椎体上份的横断层 CT 图像

## 九、经下颌角的横断层(图 1-9)

此断层经第 3 颈椎,下颌体、下颌角和下颌下腺的断面出现。

口咽居断面中央,其前方为固有口腔。舌的两侧是下颌体和下颌角;其外侧的咬肌和咬肌间隙、内侧的翼内肌和翼下颌间隙断面均明显缩小。下颌骨内侧出现封闭口腔底部的下颌舌骨肌、下颌下腺和二腹肌后腹;在下颌骨与二腹肌前、后腹之间围成的下颌下三角内,有颌下间隙及其内的下颌下腺。

## 十、正中矢状面(图 1-10)

由于左、右侧大脑半球发育的不对称性,大脑镰很少处于正中位置,故该断层大脑镰不完整。

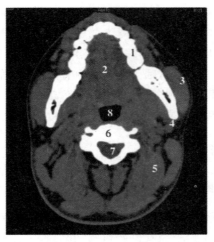

1.下颌骨牙槽突；2.颏舌肌；3.咬肌；4.颈外静脉；5.头夹肌；6.第3颈椎体；7.脊髓；8.口咽

**图 1-9　经下颌角的横断层 CT 图像**

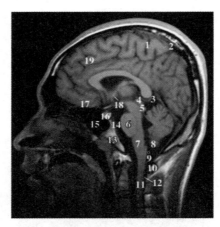

1.中央旁沟；2.大脑镰；3.大脑大静脉；4.松果体；5.四叠体；6.脑桥；7.延髓；8.小脑扁桃体；9.小脑延髓池；10.寰椎；11.脊髓；12.蛛网膜下腔；13.斜坡；14.基底动脉；15.蝶窦；16.垂体；17.直回；18.前连合；19.额上回

**图 1-10　颅脑正中矢状面左面观 T₁WI**

胼胝体居脑部中份。胼胝体的嘴、膝、干与穹隆之间为透明隔。胼胝体压部的前下方，右侧大脑内静脉位于帆间池内，向后汇入大脑大静脉。此处的蛛网膜下腔，自上而下形成了大脑大静脉池、松果体池、四叠体池。胼胝体嘴的下方是胼胝体下回和终板旁回。向后为前连合和终板，向下依次是视交叉、漏斗、灰结节和乳头体。

与胼胝体沟平行的是扣带沟，侧脑室外侧壁上可见尾状核；在室间孔的前方，穹隆柱向后上延续成穹隆体。

脑干的腹侧自上而下可见交叉池，池内有大脑前动脉（A1 段）；脚间池，含基底动脉末端和大脑后动脉（P1 段）；基底动脉位于桥池，紧贴脑桥的基底沟；脑干背侧，菱形窝构成第四脑室底；上髓帆、第四脑室脉络组织、下髓帆和小脑上脚组成其顶部。原裂将小脑分隔成前、后叶；小脑扁桃体的下方是宽阔的小脑延髓池。

小脑幕分隔了上方的大脑枕叶(幕上结构)和下方的小脑及脑干(幕下结构),直窦汇集了大脑大静脉的血液,向后流入窦汇。

垂体前、后叶分界明显,上方被鞍隔覆盖,由垂体柄连于漏斗。垂体窝的下方是形态不规则的蝶窦。

上矢状窦直通窦汇,在颅顶部可见蛛网膜粒突入上矢状窦内。

小脑扁桃体位置变异较大,突入枕骨大孔或其以下 3 mm 均属正常范围。

（张宏波）

# 第二节　胸　　部

## 一、胸膜顶层面横断层(图 1-11)

气管位居横断面前部的中央,其前方和侧方有甲状腺峡部和两侧叶呈 C 形包绕,左后方是食管,甲状腺侧叶两侧见颈动脉鞘,鞘内颈内静脉居前外,颈总动脉居后内,两者之间的后方是迷走神经。右喉返神经位于气管的右侧,左喉返神经在左气管食管沟内,膈神经在椎前筋膜深面,前斜角肌前方,斜角肌间隙内有锁骨下动脉和臂丛神经。此断层的最大特征是胸膜顶出现于第 1 胸椎体两侧,胸膜顶前方有锁骨下动脉和臂丛神经,外侧和后方分别有第 1、2 肋骨及第 1 肋间隙。

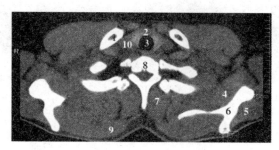

1.锁骨胸骨端;2.甲状腺;3.气管;4.肩胛下肌;5.冈下肌;6.肩胛骨;7.竖脊肌;8.第 1 胸椎体;9.斜角肌;10.颈动脉鞘

图 1-11　经胸膜顶层面的横断层 CT 图像

## 二、第 3 胸椎体层面(图 1-12)

此断面经第 3 胸椎体。上纵隔内头臂干位于气管的前方。左头臂静脉右下移逐步靠近右头臂静脉。右迷走神经离开右头臂静脉的深面至气管的右侧壁。胸导管位于食管、左锁骨下动脉和左肺之间,紧贴左纵隔胸膜。气管多数呈 C 形,后面恒定地与食管相毗邻。气管的右侧壁与右纵隔胸膜紧贴,左侧则紧贴左颈总动脉和左锁骨下动脉。

血管前间隙位于胸骨柄后方、大血管的前方,两侧为纵隔胸膜围成的间隙。胸腺、低位的甲状腺位于此间隙内。

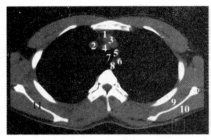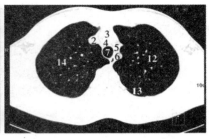

1.血管前间隙；2.右头臂静脉；3.左头臂静脉；4.头臂干；5.左颈总动脉；6.左锁骨下动脉；7.气管；8.食管；9.肩胛下肌；10.冈下肌；11.肩胛骨；12.左肺上叶；13.左肺斜裂；14.右肺上叶

**图 1-12　经第 3 胸椎体的横断层 CT 图像**

### 三、主动脉弓层面横断层(图 1-13)

该断层是识别纵隔上部管道结构的关键平面。在 CT 图像上，主动脉弓呈"腊肠"状。心包上隐窝位于主动脉弓的右前方。左心包膈血管、左膈神经、左迷走神经位于主动脉弓的外侧。主动脉弓的内侧从前向后依次是上腔静脉、气管、食管。气管食管沟与主动脉弓之间有左喉返神经。食管、主动脉弓和胸椎体之间有胸导管。

气管前间隙位于大血管和气管之间。间隙由主动脉弓、上腔静脉、奇静脉弓和气管围成。间隙内有气管前淋巴结和心包上隐窝。

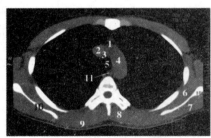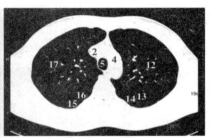

1.心包上隐窝；2.上腔静脉；3.气管前间隙；4.主动脉弓；5.气管；6.肩胛下肌；7.冈下肌；8.竖脊肌；9.斜方肌；10.肩胛骨；11.食管；12.左肺上叶；13.左肺斜裂；14.左肺下叶上段；15.右肺下叶上段；16.右肺斜裂；17.右肺上叶

**图 1-13　经主动脉弓层面的横断层 CT 图像**

### 四、奇静脉弓层面(图 1-14)

此断层前经胸骨角，后经第 5 胸椎体。奇静脉弓位于纵隔右侧面，并从后方行向前，形成平滑向外的隆凸。奇静脉弓淋巴结和心包上隐窝位于升主动脉、上腔静脉、奇静脉弓和气管权围成的气管前间隙内。主动脉升部与胸主动脉之间至纵隔左缘称主动脉肺动脉窗。在 CT 图像上呈一低密度空隙，其范围是指主动脉弓下缘和肺动脉权上缘之间 1～2 cm 的小区域，左外侧界为左纵隔胸膜，内侧界为气管，前方为主动脉升部，后方为食管和胸主动脉。此区含有动脉韧带、主动脉肺动脉窗淋巴结和左喉返神经。胸导管位于食管与胸主动脉之间。右肺上叶的段支气管和血管出现于肺门区，为右肺门的第一横断层，奇静脉弓可作为右肺门开始的标志，右肺斜裂出现。

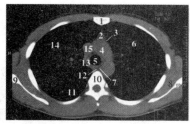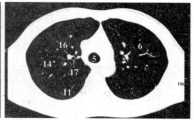

1.胸骨角；2.胸腺；3.心包上隐窝；4.升主动脉；5.气管；6.左肺上叶；7.食管；8.肩胛下肌；9.肩胛骨；10.第5胸椎体；11.右肺下叶；12.静脉食管隐窝；13.奇静脉弓；14.右肺上叶；15.上腔静脉；16.右肺上叶后段动脉；17.右肺间段支气管

图1-14　经奇静脉弓的横断层CT图像

## 五、肺动脉权层面(图1-15)

此断面经第5胸椎体下份。肺动脉干分为左、右肺动脉,形成状若"三叶草"的肺动脉权。左肺动脉由前向后外抵达肺门,是左肺门出现的标志。心包上隐窝围绕着升主动脉、肺动脉干的前方和左侧。在肺动脉权和右肺动脉的后方有左、右主支气管。隆嵴下间隙是指前为肺动脉权和右肺动脉、两侧为左、右主支气管、后为食管所围成的间隙,内有隆嵴下淋巴结。

肺门区结构将肺内侧面分为纵隔部、肺门区与脊柱部3个部分,将肺与纵隔之间的胸膜腔分为前、后两部,后部伸入食管与奇静脉之间形成奇静脉食管隐窝。

左肺门区的结构:左主支气管、左上肺静脉和肺动脉,呈前后排列。

右肺门区的结构:从前向后是右上肺静脉、肺动脉和支气管。

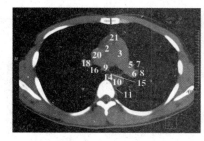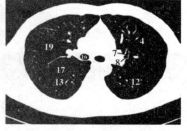

1.胸骨体；2.升主动脉；3.肺动脉干；4.左肺上叶；5.左上肺静脉；6.左肺动脉；7.前段支气管；8.尖后段支气管；9.气管支气管下淋巴结；10.胸主动脉；11.副半奇静脉；12.左肺下叶；13.右肺下叶；14.奇静脉；15.食管；16.右主支气管；17.斜裂；18.右肺上叶动脉；19.右肺上叶；20.上腔静脉；21.胸腺

图1-15　经肺动脉权的横断层CT图像

## 六、主动脉窦层面(图1-16)

此断面经第6胸椎体上份。纵隔的结构为出入心底的大血管,心包横窦,心包斜窦,左、右心耳,食管和胸主动脉。肺动脉瓣呈两前一后排列。胸导管行于胸主动脉与奇静脉之间。心包横窦位于升主动脉、肺动脉干的根部与左心房之间。左肺下叶的一部分肺组织呈小舌状伸入胸主动脉与左肺下叶动脉之间,抵达左主支气管的后壁。右主支气管和中间支气管的后外侧壁直接与肺组织相邻。右肺叶间动脉经上腔静脉与中间支气管之间至肺门,其位置关系较为恒定,是

CT 测量右肺动脉心包段管径的理想部位。

　　肺门区的结构由前向后排列关系：右肺门（右上肺静脉、叶间动脉、中间支气管）；左肺门（左上肺静脉、左主支气管及左肺上叶支气管、左肺下叶动脉）。

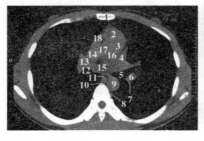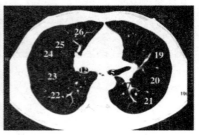

1.胸骨体；2.肺动脉干；3.右肺动脉；4.左心耳；5.左主支气管；6.左肺下叶动脉；7.上段动脉；
8.副半奇静脉；9.胸主动脉；10.胸导管；11.食管；12.主动脉；13.右上肺静脉；14.上腔静脉；
15.心包斜窦；16.心包前下窦；17.升主动脉；18.右心耳；19.左肺上叶；20.左肺斜裂；21.左肺下
叶；22.右肺下叶；23.右肺斜裂；24.右肺中叶；25.右肺水平裂；26.右肺上叶

图 1-16　经主动脉窦的横断层 CT 图像

## 七、左、右下肺静脉层面（图 1-17）

　　此断面经第 6 胸椎间盘。纵隔内可见心的 4 个心腔，房间隔与室间隔相连，呈"S"形。右半心位于房间隔和室间隔的右前方，左半心位于房间隔和室间隔的左后方。左、右下肺静脉汇入左心房，提示两肺门已至下界。

　　纵隔的右侧是右肺中叶和下叶，左侧是左肺舌叶和左肺下叶。右肺中叶支气管和动脉均已分出两个干。右肺下叶支气管和动脉也为两个干。左肺上叶见舌叶支气管和血管分支。左肺下叶支气管为一总干，位于斜裂和左下肺静脉之间，左肺下叶动脉在断面内已分为 4 支。

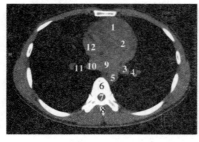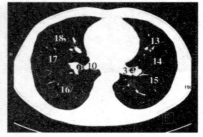

1.右心室；2.左心室；3.左下肺静脉；4.左肺下叶支气管；5.胸主动脉；6.第 7 胸椎体；
7.椎管；8.棘突；9.左心房；10.右下肺静脉；11.右肺下叶支气管；12.右心房；13.左肺
舌叶；14.左肺斜裂；15.左肺下叶；16.右肺下叶；17.右肺斜裂；18.右肺上叶

图 1-17　经左、右下肺静脉的横断层 CT 图像

## 八、膈腔静脉裂孔层面（图 1-18）

　　此断面经第 8 胸椎体。右膈穹出现，其左后方可见腔静脉孔。心呈现 3 个心腔（左、右心室和右心房）。纵隔的右侧是右肺中叶和下叶，左侧是左肺舌叶和左肺下叶。后纵隔内有食管、胸主动脉、奇静脉和胸导管。

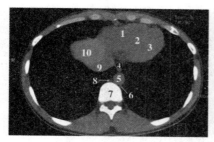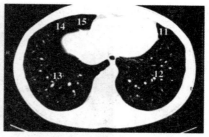

1.右心室;2.室间隔;3.左心室;4.食管;5.胸主动脉;6.半奇静脉;7.第 8 胸椎体;8.胸导管;9.上腔静脉;10.肝右叶;11.左肺舌叶;12.左肺下叶;13.右肺下叶;14.右肺斜裂;15.右肺中叶

图 1-18　经膈腔静脉裂孔的横断层 CT 图像

（刘松军）

# 第三节　腹　　部

## 一、经第二肝门的横断层(图 1-19)

膈穹隆下方和内侧为腹腔,而胸腔则居其上方和外侧。食管左移至胸主动脉前方,于下一断层穿膈食管裂孔。在腹腔内,肝占据右侧,肝左外叶和胃底首次出现于膈左穹隆的下内侧。第二肝门出现是本断面的重要特征。第二肝门是指肝腔静脉沟上份肝左、中间、右静脉出肝处,多出现于第 10 胸椎体上份水平。肝右静脉出肝后多开口于下腔静脉右壁,肝中间静脉和肝左静脉可共同开口于下腔静脉左前壁,可见肝冠状韧带上层和肝裸区。

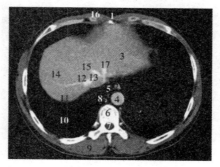

1.胸骨体;2.食管;3.肝左外叶;4.胸主动脉;5.胸导管;6.第 10 胸椎体;7.脊髓;8.奇静脉;9.竖脊肌;10.右肺下叶;11.肋膈隐窝;12.肝右静脉;13.下腔静脉;14.右肺前叶;15.肝中间静脉;16.腹直肌;17.肝左静脉

图 1-19　经第二肝门的横断层 CT 强化扫描图像

## 二、经肝门静脉左支角部的横断层(图 1-20)

肺消失,仅剩下肋膈隐窝。

腹腔内的结构由右至左表现为肝、胃底和脾,脾首次出现于胃底左后方,呈"新月"状。肝门静脉左支先出现角部,是本断面的重要特征。稍低水平可及横部的起始部和矢状部,囊部可与矢状部同层或稍低一个层面出现。肝左静脉本干已被其上、下根取代。

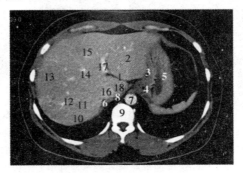

1.静脉韧带裂及肝胃韧带；2.肝左外叶；3.网膜囊；4.贲门；5.胃底；6.膈；7.胸主动脉；
8.胸导管和奇静脉；9.第11胸椎体；10.肝裸区；11.肝右后叶；12.肝右静脉；13.肝右前
叶；14.肝中间静脉；15.肝左内叶；16.下腔静脉；17.肝门静脉左支角部；18.肝尾状叶

**图 1-20　经肝门静脉左支角部的横断层 CT 强化扫描图像**

### 三、经肝门的横断层(图 1-21)

　　肝门静脉及其右支的出现是肝门的标志。肝门静脉于下腔静脉前方的横沟内分出左支横部和右支主干，肝门静脉右支行向右后，分出右前支和右后支，分别进入肝的右前叶和右后叶。胆囊出现于肝门静脉右支前方，其左侧可见肝左、右管，右侧可见肝固有动脉右支。经肝门向前，肝圆韧带裂出现，它是肝左叶间裂的天然标志，分开左外叶与左内叶，内含有肝圆韧带。肝中间静脉和肝右静脉已为其属支，断面逐渐变小。

　　右肾上腺首次出现，居肝裸区、膈和下腔静脉后壁所围成的三角形空隙内。左肾上腺已于上一断层出现，位于胃后壁、膈和脾所围成的充满脂肪的三角内。

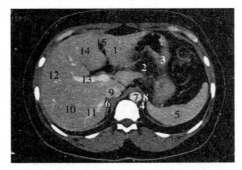

1.肝左外叶；2.小网膜；3.胃体；4.膈；5.脾；6.右肾上腺；7.胸主动脉；8.左肾上腺；9.下腔静脉；
10.肝右后叶；11.肝右后下静脉；12.肝右前叶；13.肝门静脉右支；14.肝左内叶；15.肝圆韧带裂

**图 1-21　经肝门的横断层 CT 强化扫描图像**

### 四、经腹腔干的横断层(图 1-22)

　　腹腔干常出现于第12胸椎下缘水平，发自腹主动脉走向前下，分为胃左动脉、脾动脉和肝总动脉。肝断层变小，主要占据右半腹腔。肝圆韧带裂增宽，其左侧为游离的肝左外叶、右侧则为方叶，该裂内可见镰状韧带游离缘及其包含的肝圆韧带。小网膜左份为肝胃韧带，连于胃小弯；右份为肝十二指肠韧带，该韧带内，除有数个肝门淋巴结的断面外，可见肝固有动脉居肝门静脉左前方,肝总管和胆囊管下行于肝门静脉右前方。网膜孔出现,其前方为肝门静脉,后方为下腔静脉。脾断面呈三角形,居胃体左后方和首次出现的左肾的外侧。

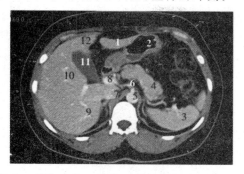

1.肝左外叶;2.胃体;3.脾;4.胰体;5.腹主动脉;6.腹腔干;7.下腔静脉;8.肝门静脉;9.肝右后叶;10.肝右前叶;11.胆囊体;12.肝左内叶

图 1-22　经腹腔干的横断层 CT 强化扫描图像

## 五、经肠系膜上动脉的横断层(图 1-23)

于脊柱前方,肠系膜上动脉在第 1 腰椎及第 1 腰椎间盘高度发自腹主动脉,肝门静脉与下腔静脉之间的空隙称门腔间隙,其上界为肝门静脉分叉处,下界为肝门静脉合成处。

此断面胰尾、体、颈出现,胰尾抵达脾门。脾动脉左行于胰腺上缘。肝门静脉右侧可见肝总管与胆囊管,于下一断层内两者合成胆总管。胆总管或肝总管走行于肝门静脉与十二指肠上部之间的空隙。小网膜及胃后壁与胰之间可见网膜囊。右肾出现。肝断面进一步变小,由左外叶、方叶、右前叶和右后叶组成,肝门右切迹有助于区别右前叶和右后叶。

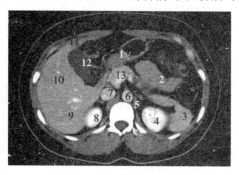

1.幽门;2.胰体;3.脾;4.左肾;5.左膈脚;6.腹主动脉;7.下腔静脉;8.右肾;9.肝右后叶;10.肝右前叶;11.肝左内叶;12.胆囊体;13.脾静脉

图 1-23　经肠系膜上动脉的横断层 CT 强化扫描图像

## 六、经肝门静脉合成处的横断层(图 1-24)

肠系膜上静脉与脾静脉在胰颈后方合成肝门静脉,多在第 1 腰椎水平。胰头的右侧紧邻十二指肠降部,后方有胆总管下行。胰的前面与胃后壁相邻。脾动、静脉行于胰体后缘,胰体跨越左肾的前面移行为胰尾,胰尾紧邻脾门。左肾静脉于肠系膜上动脉与腹主动脉之间右行,三者之间的关系较为恒定。左、右膈脚居腹主动脉两侧。

## 七、经肾门中份的横断层(图 1-25)

右肋膈隐窝消失。左膈脚起于第 1、2 腰椎体的前左侧面,右膈脚起于第 1～3 腰椎体的前右侧面。右肾静脉粗大,汇入下腔静脉,其长度短于左肾静脉,右肾动脉于其后方走向右肾。十二指肠降部内侧可见胰头组成,胆总管下行于胰头后缘,下腔静脉的前方,故下腔静脉是在断层影像上寻认胆总管的标志。钩突位于肠系膜上静脉与下腔静脉之间。

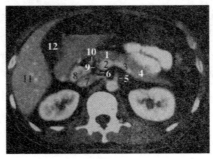

1.胰颈;2.肠系膜上静脉;3.脾静脉;4.胰体;5.肠系膜上动脉;6.胃十二指肠动脉;7.下腔静脉;8.十二指肠;9.胆总管;10.肝固有动脉;11.肝右叶;12.胆囊

**图 1-24 经肝门静脉合成处的横断层 CT 强化扫描图像**

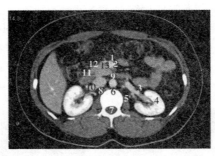

1.肠系膜上静脉;2.肠系膜上动脉;3.左肾静脉;4.左肾;5.腰大肌;6.第 2 腰椎体;7.脊髓;8.右膈脚;9.腹主动脉;10.下腔静脉;11.十二指肠降部;12.胰头;13.胰钩突

**图 1-25 经肾门中份的横断层 CT 强化扫描图像**

断面的中份由右向左可见十二指肠降部、胰头及胆总管、肠系膜上动静脉、十二指肠升部和空肠,肠系膜出现,于脊柱的左前方,其根部附着十二指肠升部的左侧。胆总管居胰头后缘右端和十二指肠降部之间,向下即穿入十二指肠壁内。肠系膜上动、静脉是胰颈、钩突和左肾静脉的识别标志,又有助于辨识肠系膜根的起始段。

## 八、经十二指肠水平部的横断层(图 1-26)

十二指肠水平部在脊柱的右侧接续十二指肠降部,水平向左走行,横过第 3 腰椎前方至其左侧,移行为十二结肠升部。此部位于肠系膜上动脉与腹主动脉之间,如肠系膜上动脉起点过低,可能引起肠系膜上动脉压迫综合征。十二指肠壁厚<5 mm。于脊柱左前方,腹主动脉已发出肠系膜下动脉,后者的起始平面多位于第 3 腰椎高度。

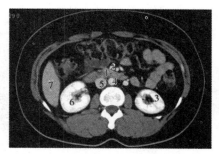

1.十二指肠水平部;2.肠系膜上动、静脉;3.左肾;4.腹主动脉;5.下腔静脉;6.右肾;7.肝右后叶

图 1-26　经十二指肠水平部的横断层 CT 强化扫描图像

## 九、经肝门静脉的冠状断层(图 1-27)

在胰颈的后方肠系膜上静脉和脾静脉合成肝门静脉。入第一肝门后,肝门静脉左支起始部和右支主干分别走向左前上和右外上。肝门静脉主干的右侧可看到胆囊管和肝总管,肝门静脉主干的左侧可看到肝固有动脉,上述结构均位于肝十二指肠韧带内。肝尾状叶断面增大,其左上和右下均是网膜囊。小网膜左部(肝胃韧带)位于静脉韧带裂内。肝中静脉和肝左静脉各自注入下腔静脉。肝门静脉右前支粗大。

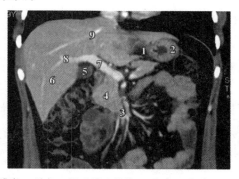

1.网膜囊;2.胃底;3.肠系膜上静脉;4.胰头;5.胆囊;6.肝右前叶;7.门静脉主干;8.肝门静脉右前支;9.肝中间静脉

图 1-27　经肝门静脉的冠状断层 CT 强化扫描图像

（王付敏）

15

# 第二章 CT诊断基础

## 第一节 CT成像技术

计算机断层扫描(CT)由英国工程师 Hounsfield 于 1969 年发明,它是继 1895 年伦琴发现 X 线以来,X 线诊断方面划时代的飞跃。CT 自发明以来就在神经系统疾病诊断中发挥着重要作用。

### 一、CT 的基本结构与成像原理

#### (一)CT 的基本结构
常规 CT 或性能优越的螺旋 CT 都包括以下几个重要组成部分。

1.高压发生器

高压发生器为 X 线的产生提供一个稳定的直流高压。稳定的高压是 CT 成像的重要基础之一,因为高压值的大小直接影响 X 线能量值的变化,而 X 线能量与吸收系数关系密切,只有在 X 线能量稳定的情况下,才能准确反映被扫描物体的 X 线吸收系数。

2.X 线管球

作为 CT 扫描用的 X 线管与一般 X 线管相同,是高度真空的二极管。分固定阳极和旋转阳极两种。固定阳极由于热负荷不足,不能耐受阳极产生的高热,已被旋转阳极管球淘汰。高档螺旋 CT 机管球由石墨或金属陶瓷组成,热容量更高,适于长时间连续扫描。

3.探测器

探测器分固体探测器和气体探测器。第一、二代 CT 的探测器由碘化钠晶体与光电倍增管组成。碘化钠晶体探测器对 X 线的敏感度比 X 线胶片大 100 倍,后来改用氯化钙晶体和锗酸铋晶体,这些晶体在 X 线照射时,产生与 X 线量成比例的可见光线,经光电倍增管放大,并由光能转为电流作为扫描信息输入计算机。晶体中常放入微量的增光或减少余辉的激活物质。第三、四代 CT 装置的探测器主要用氙气电离室或锗酸铋晶体和光电倍增管组成。一般而言,固体探测器较高压氙气探测器性能好。目前,性能先进的 CT 多采用高效的稀土陶瓷探测器,可降低球管曝光量,保护球管延长寿命,并可维持更长时间扫描。

近年,CT 设备的发展主要表现在探测器性能的不断改进,如单层螺旋 CT 探测器只有一排,而多层螺旋 CT 的探测器可为几排、数十排甚至更多。

4.准直器

CT扫描时,X线束的准直与否影响X线照射量及重建图像质量。使用较大焦点的管球,半影大,需用准直器;性能优越的小焦点管球,半影小,已无使用准直器的必要。

5.电子计算机

电子计算机是CT机的中枢,用以数据处理、图像重建、图像显示等多种用途。性能优越的CT,除对球管、探测器有很高要求外,计算机系统的功率也十分关键,它的外围系统中的资料存储设备用以存储包括扫描和维修检测的各种程序指令,可用来存储扫描图像的数据。图像照相系统用以拍摄扫描图像,有多幅照相机和激光照相机。操作控制台可操纵整个系统完成CT检查。

6.图像贮存、显示和记录部分

图像贮存、显示和记录部分包括磁盘或光盘,磁带或软磁盘,显示器和照相机等,可用来存储扫描图像的数据,显示、拍摄扫描图像。

CT设备的技术进展主要集中在高功率的球管、探测器和电子计算机数据处理系统方面。如多层CT探测器的材料多为稀土陶瓷,其稳定性好,光输出率高,余辉短暂,X线利用率高。64层螺旋CT探测器的宽度已达40 mm。目前,球管的发展趋向于大功率高毫安输出球管和高散热率低毫安输出球管。电子计算机数据采集和传输,后处理重建和存贮效率都有了飞速地提高。

**(二)成像原理**

X线束对人体所选层面从多个方向进行扫描,由探测器收集到许多透过所扫层面不同强度的X线,经模/数转换器转换成数字,输入计算机储存和运算,而得到该层各单位容积的X线吸收值,并排列成数字矩阵。这些数字可储存于磁盘中,数字矩阵经数/模转换器于阴极射线管影屏上转成CT图像,即该层的横断面图像,图像再摄于胶片上。

## 二、检查方法

**(一)普通扫描**

普通扫描也称平扫,指不用造影增强或造影的普通扫描,一般都先做平扫。对于急性颅脑外伤、急性脑卒中、先天畸形等患者,一般只做平扫检查。

**(二)造影增强检查**

造影增强检查是指先经静脉注入水溶性碘造影剂,然后再行扫描的方法。当病变组织与正常组织X线吸收系数差别小而CT上难于显示时,应用造影增强扫描,可使病变组织与正常组织间吸收差别增高,从而提高病变的显示率。

造影增强检查适用于脑瘤、脑梗死和脑脓肿,外伤患者平扫表现正常及怀疑血管性病变的蛛网膜下腔出血等患者,多做平扫后的增强扫描。脑瘤患者术后可直接行造影增强检查。

**(三)特殊检查**

1.薄层扫描

薄层扫描指层厚5 mm以下的扫描,可观察病变细节。立体定向CT定位常采取薄层扫描。功能性立体定向手术,有时采用2 mm或更小层厚的连续扫描,需要时还可将轴位图像进行矢状位或冠状位重建。需要强调的是,重建图像具有几何图像扭曲效果,因而会增大测量误差,因此重建图像不适合脑内较小核团的定位。

2.重叠扫描

重叠扫描指在依次进行横断面扫描时,层间间隔小于层厚的扫描方法。对鞍区及后颅凹肿瘤有诊断价值。优点是减少部分容积效应,减少病灶的漏诊;缺点是扫描层面增多,照射量加大。

3.脑池造影扫描

脑池造影扫描是指经蛛网膜下腔注入造影剂或气体充盈脑池后再行扫描的检查方法,可清楚显示脑池,对桥小脑角区、脑干及鞍上池区域的病变,可起辅助诊断的作用,造影后不同时间扫描,还可观察脑脊液的动力变化。由于为侵入性检查,此方法现已很少应用。

## 三、螺旋CT

### (一)螺旋CT的原理

螺旋CT设计原理与机械构造有别于常规CT,常规CT机X线管与扫描架外的高压发生器之间,探测器与计算机数据采集系统之间,都是通过电缆连接的,X线球管与探测器每绕患者一周就必须反向回转1次,以避免电缆缠绕。这就要求X线球管与探测器做反向运动,每次扫描就必须花费一定时间进行启动、加速、匀速取样、减速和停止过程,因此常规CT机的扫描时间受到限制。

螺旋CT采用了滑环技术,其X线球管与高压发生器的电源,探测器与计算机数据采集系统都通过滑环和电刷连接,无电缆缠绕之忧,减少了CT扫描时X线球管与探测器必须在二次扫描间做反向运动的时间。这就允许X线球管与探测器绕患者不断旋转的同时,球管连续产生X线,数据采集也同时进行,而患者则卧于检查床恒速移动,穿过扫描架,导致X线束以螺旋形方式穿过患者,对感兴趣区进行容积扫描和采样,然后通过图像重建方法把容积数据转变为像常规CT一样的横断面图像。图像的质量受层厚、床移动速度、螺矩和内插方式等扫描参数的影响。

多层螺旋CT又称多排探测器CT,代表着CT技术的突破,它不仅有最佳的容积数据三维显示,而且从一个横断面技术转变成一个真正的可以任意切面的三维成像。多层CT采用2个或更多的平行探测器阵列,利用同步旋转球管和探测器阵列技术装备而成,与单层CT相比,其核心变化体现在探测器构成和数据采集系统。多层螺旋CT在Z轴上设有多排探测器,并有多个数据采集系统。多层CT为临床诊断带来了巨大的好处:它可减少扫描时间,降低层面的准直,显著增加扫描范围。对于同样的原始数据的层厚进行回顾性重建,提高了空间分辨率和时间分辨率,改善了三维图像质量,使CT功能成像、心脏成像和CT血管成像等一大批新的技术在临床广泛开展。

### (二)后处理重建技术

基于螺旋CT扫描技术为基础的诊断工作站,是一个强大的计算机系统,它强大的三维成像处理、分析功能对临床疾病的诊治起着十分重要的作用。

1.多平面重建技术及曲面重建

多平面重建技术解决了传统CT只能对人体长轴做横断面扫描的不足,通过横断面图像上按要求任意划线,然后沿该划线将横断面上二维体积元层面重组,即可获得该平面的二维重建图像。主要包括冠状面、矢状面和任意角度斜面图像,多方位、多角度地观察病灶,把复杂部位的病变充分暴露出来。

曲面重建为多层面重建技术的延伸和发展,用于行径扭曲的血管、支气管等结构,在多平面重建技术基础上,沿感兴趣组织画曲线,将沿曲线的体积元资料重组,便可获得曲面重建图像。

它可将扭曲、重叠的血管和支气管等伸展拉直，展示在同一平面上。需注意的是，曲面图像上的空间关系并不能反映真实情况。

**2.表面遮盖法重建技术**

按表面数学模式进行计算处理，将超过预设的CT阈值的相邻像素连接而重组成图像，图像表面有明暗之区别。该技术广泛应用于骨骼系统，如颅面部、骨盆、脊柱等解剖结构复杂部位，空间立体感强，利于病灶定位，还可应用于空腔结构的显示，如支气管、血管和胆囊等。

**3.腔内重建技术**

腔内重建技术是计算机技术与三维图像相结合的产物，它是利用计算机软件功能，将螺旋CT容积扫描获得的图像进行后处理，重建出空腔器官表面的立体图像，类似纤维内窥镜，又称为仿真内窥镜技术。适于对喉、气管、支气管、结肠、鼻腔和鼻旁窦，甚至主动脉腔壁的观察，用于不能承受纤维内窥镜，以及纤维内窥镜无法到达的管腔，如阻塞远端、声门结构以下，血管、鼻旁窦内腔等的观察。

**4.其他重建技术**

容积重建（VR）可获真实的三维显示图像，它将每个层面容积资料中的所有体积元加以利用，可根据要求任意显示高密度的血管或较低CT值的肿瘤灶和小血管。Raysum重建，对所选择的三维组织或物体内所有图像进行投影，相当于模拟数学X线图像，可观察内部结构，类似于透明法图像，可应用于胆囊、结肠和输尿管等空腔脏器。

**（三）CT新技术的临床应用**

**1.CT血管造影**

CT血管造影（CTA）是血管造影技术与CT快速扫描相结合的一种技术，多用于颅脑及腹部CT血管显影，随着螺旋CT的出现，这项技术进一步完善和发展。多层螺旋CT能在血管内造影剂高峰期快速获得大量薄层图像，并采用表面遮盖法重建技术、最大密度投影等重建方法，显示血管的解剖细节，对神经血管性病变的诊断有重要价值。如颅内动脉瘤，CT血管造影可充分显示瘤体的三维结构，并可了解动脉瘤内有无血栓形成和夹层；对于颅内肿瘤性病变，CT血管造影可估计颅内肿瘤与血管的关系，为临床治疗提供重要信息。

**2.CT灌注成像**

CT灌注成像（CTPI）的理论基础为核医学的放射性示踪剂稀释原理和中心容积定律。Miles等认为，碘造影剂与放射性示踪剂具有相同的药代动力学，因此放射性核素的示踪原理可用于动态CT的研究。CT灌注是基于静脉内团注造影剂后分析动脉、组织及必要时包括静脉之间强化的关系，以了解该层面组织脏器的灌注情况。经静脉注射对比剂，同时对选定的某一层或多层进行动态扫描，获得该兴趣层面内每一像素的时间-密度曲线（TDC），其变化反映的是对比剂在该器官中浓度的变化，即碘聚集量的变化，从而间接反映组织灌注量的变化。根据该曲线利用不同的数学模型，计算出血流量（BF）、血容量（BV）、对比剂平均通过时间（MTT）、对比剂峰值时间（TTP）和表面通透性（PS）等灌注参数，并给色阶赋值，形成灌注图像，以此来评价组织器官的灌注状态。CT灌注成像技术已广泛用于临床，如肿瘤灌注成像、脑缺血性疾病灌注成像、心肌灌注成像、肺栓塞灌注成像、肾脏缺血性疾病灌注成像和正常肝脏与肝硬化的CT灌注测量等。肿瘤CT动态增强和灌注成像指标与肿瘤血管生成、肿瘤增殖细胞核抗原等高度相关，因此该方法的应用具有重要的临床价值。

（任春旺）

# 第二节　CT 检查前准备与检查步骤

## 一、CT 检查前准备

为使 CT 检查取得较好的效果,扫描前的准备工作必不可少。检查前的主要准备有以下几个方面。

### (一)了解病情

扫描前应详细询问病史,了解患者携带的有关影像学资料和实验室检查,以供扫描时定位及诊断时参考。

### (二)做解释工作

对患者耐心做好扫描说明解释工作,以消除其顾虑和紧张情绪。

### (三)胃肠道准备

腹部、盆腔和腰骶部检查者,扫描前 1 周,不做胃肠道钡剂造影,不服含金属的药物,如铋剂等。扫描前两天少吃多渣食物。腹部检查前 4 h 禁饮食,扫描前口服对比剂,使胃肠道充盈。盆腔检查前晚口服甘露醇等泻剂清洁肠道,若行清洁灌肠更佳;扫描前 2 h 口服对比剂充盈肠道(图 2-1)。

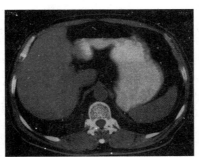

**图 2-1　CT 扫描胃肠道内对比剂**

### (四)制动

根据不同检查部位的需要,确保检查部位的固定,是避免漏扫及减少运动伪影的有效措施。另外,胸腹部检查前应做好呼吸训练,使患者能根据语音提示配合平静呼吸或吸气、屏气;腹部检查前可口服或肌内注射 654-2 注射液 20 mg 以减少胃肠道蠕动;喉部扫描时嘱患者不要做吞咽动作;眼部扫描时嘱患者两眼球向前凝视或闭眼不动;儿童或不合作的患者可口服催眠剂 10% 水合氯醛 0.5 mL/kg(不超过 10 mL)以制动。

### (五)除去金属物品

摆位时去除扫描范围内患者穿戴及携带的金属物品,如钥匙、手机、发卡、耳环、项链、金属拉链、义齿、带金属扣的皮带、硬币和带金属的纽扣等,以防伪影产生。

### (六)增强扫描及造影检查准备

行增强扫描及血管造影检查的患者检查前 4 h 禁食、水,以防发生变态反应时发生呕吐或呛咳将胃内容物误吸入肺;检查前应询问有无过敏史,并做碘过敏试验,试验阴性者请患者或家属在碘对比剂检查说明书上签名。少数低渗型非离子型对比剂变态反应发生率极低,不需做变态反应,但应在增强或造影过程中严密监控,以防意外。

### (七)注意监护

危重患者检查时,需请临床科室的医护人员陪同并监护。

### (八)防尘

患者更衣、换鞋或穿着鞋套进入扫描室,以防灰尘带入机房,进入机器内部。

### (九)注意患者家属防护

患者家属非特殊情况下不要滞留在扫描室内,以避免辐射线损伤。

## 二、CT 检查步骤

### (一)患者的接待与登记

仔细审查 CT 检查申请单是否填写完整,检查部位是否明确和符合要求,并根据病情的轻、重、缓、急和本部门的工作流程合理安排患者的检查时间。给患者做好解释和说明工作以便做好配合,通知患者做好检查前准备。由专门人员进行检查项目的登记和归档。

### (二)输入患者的一般资料与扫描相关信息

将患者的姓名、性别、出生年月和 CT 号等资料输入 CT 机。有放射科信息系统(RIS)和图像存储与传输系统(PACS)的医院,输入患者资料由工作列表完成。选择扫描方向和患者的体位;如果是增强扫描,要注明 C+,其他特殊扫描方式,必要时也注明。

### (三)患者体位的处置

根据检查的要求确定是仰卧还是俯卧,头先进还是足先进;根据检查的需要采用适当的辅助装置,固定检查部位;按不同检查部位调整检查床至合适位置,开启定位指示灯,将患者送入扫描孔内。

### (四)扫描前定位

定位就是确定扫描的范围,通常先进行定位像扫描,即球管与探测器位置不变,曝光过程中,检查床载患者匀速移动,扫描图像类似高千伏摄影平片。在该定位像上制订扫描计划,确定扫描范围、层厚、层距等。定位较明确的部位(如颅脑),也可利用定位指示灯直接从患者的体表上定出扫描的起始位置,该方法节省时间,缺点是定位不如通过定位像定位准确。

### (五)扫描

选择扫描条件,设计扫描程序,按下曝光按钮。在整个扫描过程中,要密切观察每次扫描的图像,必要时调整扫描的范围或做补充扫描,如肺内发现小病灶,最好加扫小病灶部位的高分辨力 CT。

### (六)照相和存储

根据不同的机器情况照相可自动照相或手工照相。自动拍摄是指在 CT 机上可预先设置,扫描完毕 CT 机会自动根据设置依次将所有扫描的图像拍摄完成。手工拍摄是扫描完成后,由人工手动照相。一般扫描完毕的 CT 图像都暂存于 CT 机的硬盘上,如需永久存储,可选择磁带、光盘等存储介质。

## 三、CT 检查注意事项

主要注意事项有以下几个方面。

（1）CT 检查必须注意放射线的防护，要正确、合理地应用 CT 检查，避免不必要的曝光。对育龄妇女及婴幼儿更应严格掌握适应证，非特殊必要，孕妇禁忌 CT 检查。CT 机及机房本身结构需达到防护标准，以减少被检者、工作人员和与 CT 机房相邻地区人员的 X 线辐射剂量。重视个人防护，减少被检者、工作人员的受照剂量。

（2）应认真了解病史、其他检查结果及既往影像检查资料，借以指导本次检查，以免检查范围或扫描参数设置不当。

（3）增强扫描使用的碘对比剂量较大，注射速度快，有引起不良反应、甚至变态反应的可能，碘过敏试验阳性者禁忌增强扫描。过敏体质的患者可选用非离子型对比剂以减少不良反应，使用过程中要严密观察，一旦出现变态反应应及时处理、抢救，否则可能危及生命。为避免迟发型变态反应的发生，检查后应让患者留 CT 室观察 30 min 后再离开。CT 室应常备必需的急救药品、器械，以备抢救之用。注意药品的有效期，定时添补更新。

（4）危重患者、过多搬动有生命危险者，临床应先控制病情，可待病情较为稳定后再做 CT 检查。对危重患者的搬动及检查应迅速、轻柔，检查以满足诊断需要为标准，不宜苛求标准延误抢救时间。

（刘　建）

# 第三节　CT 的检查方法

## 一、CT 普通扫描

CT 普通扫描是指不用对比剂增强或造影的 CT 扫描，又称 CT 平扫。平扫是 CT 扫描最基本的扫描方式（图 2-2）。CT 检查一般先做平扫，根据扫描结果必要时再做其他扫描方式。

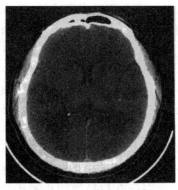

图 2-2　颅脑 CT 扫描图像

### （一）非螺旋 CT 扫描

非螺旋 CT 扫描常称轴位扫描或序列扫描。扫描时，检查床载被检者位置不变，球管与探测器系统在曝光的同时围绕人体旋转一圈扫描一个层面，该层面扫描结束后，检查床载被检者移动到下一层面再进行扫描。球管围绕被检者旋转的运行轨迹成一个个独立的圆形。

非螺旋 CT 扫描管电压通常为 120～140 kV,管电流为 70～260 mA,扫描时间为 6～20 s,矩阵 512×512,层厚为 5～10 mm,层距为 5～10 mm,连续扫描。标准算法、软组织算法均可。非螺旋 CT 扫描对 CT 机没有特殊要求,在非螺旋 CT 机和螺旋 CT 机上都可实施。

非螺旋 CT 扫描速度慢,不利于被检者制动,但是其数据没有螺旋 CT 数据的插值,图像信噪比高,质量好,因此经常在某些不需快速扫描的检查部位时使用。颅脑、椎间盘的常规扫描常选用非螺旋扫描。

### (二)螺旋 CT 扫描

螺旋 CT(HCT)有单层螺旋 CT 和多层螺旋 CT。螺旋 CT 扫描机采用滑环技术,球管与探测器系统在曝光的同时围绕人体单向连续旋转,同时检查床载被检者单向连续移动,球管围绕被检者旋转的运行轨迹成螺线形(图 2-3)。螺旋 CT 采集的不是一个层面的数据,而是一个器官或一个部位的纵向连续的扫描数据,因而这种扫描方法又被称为容积扫描。螺旋 CT 扫描的速度较非螺旋 CT 大幅度提高,一次屏气大多可完成规定区域的扫描任务,同时减少了呼吸伪影,避免了漏扫。对于连续容积扫描数据,可进行任意地、回顾性图像重建、重组,无层间隔大小的约束和重组次数的限制,提高了后处理技术中的多平面和三维成像图像的质量。

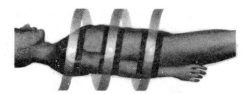

图 2-3　单层螺旋 CT 扫描

螺旋 CT(SCT)扫描一般管电压为 80～140 kV,管电流为 50～450 mA,扫描时间最长可连续曝光 100 s,层厚通常为 1～10 mm。

多层螺旋 CT 一次采集可同时获得多层 CT 图像,包括双层、4 层、8 层、16 层、64 层和 320 层等(图 2-4)。

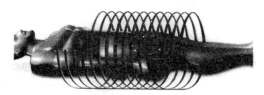

图 2-4　多层螺旋 CT 扫描

多层螺旋 CT 的特点有以下几点。①宽探测器结构:多层螺旋 CT 探测器排数为多排,球管旋转一周可完成更多层面的容积数据采集并重建出更多层面的图像。②具有先进的旋转方式,有电机皮带驱动、磁悬浮等。③使用大容量 X 线球管。④X 线束为锥形束,根据拟采集的层厚选择锥形束宽度,激发不同数目的探测器,实现一次采集获得多层图像。⑤采集层厚薄:多层螺旋 CT 采集层厚可达亚毫米级,提高了后处理图像的质量。⑥使用大容量高速计算机处理数据。随着多层螺旋 CT 采集到的原始数据量大为增加。采用大容量计算机使处理速度相应加快,重建时间更短,图像后处理更快捷。

多层螺旋 CT 的临床应用范围比单层螺旋 CT 有了进一步扩展,它除具有单层螺旋 CT 的优点外,还有以下优势。①同层厚时的扫描速度提高:有利于进行血管检查、胸腹部的检查和对急、重症被检者的检查。②检测效率提高:多层螺旋 CT 将单层螺旋 CT 中纵向扫描层面两侧被浪费的 X 线用来采集数据,提高了 X 线的利用率。整个器官或一个部位一次屏息下的容积扫描,不会产生病灶的遗漏。③CT 图像质量提高:多层螺旋 CT 扫描时获取的容积数据,具有较高的纵向分辨力,减少了容积效应和运动伪影。④图像后处理质量提高:多层螺旋 CT 在相同扫描时间内可获得范围更长或范围相同但层面更薄的容积数据,并且可任意地、回顾性重建,获得更加清晰、直观、逼真的后处理图像。⑤同层厚时 X 线剂量减少。多层螺旋 CT 对射线的利用率较高,减少了 X 线管的负荷,降低了 X 线管的损耗。

经过 20 年的发展,多层螺旋 CT 无论从硬件技术,还是软件功能等方面均有了很大的提高,并在许多临床应用方面显示出优势,如心脏和冠状动脉成像、脑血管成像、CT 灌注成像、智能血管分析及骨关节容积重组等。

**(三)双源 CT 扫描**

双源 CT(DSCT)是 2005 年推出的新型 CT 扫描仪,它的基本结构秉承了多层螺旋 CT 的设计,但在 X 线球管和探测器系统做了大胆的创新,由沿袭使用的一个球管、一组探测器系统,改变成了双球管和双探测器系统,两套采集系统同置于扫描机架内,呈 90°排列(图 2-5),两个球管既可同时工作,也可分别使用。当心脏成像、双能减影和全身大范围扫描时,可采用两个球管同时工作,一般的扫描可只用一组球管探测器系统工作。

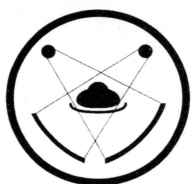

图 2-5 双源 CT 扫描示意图

双源 CT 进一步提高了扫描速度和时间分辨力,对心脏的 CT 检查具有明显的优势,减小了对心率的依赖。双源 CT 的两个球管设置不同的千伏值时,发射不同的能量,还可以进行双能量成像。

**(四)薄层扫描**

薄层扫描是指层厚≤5 mm 的扫描方法。目前,应用非常广泛,一般采用 1～5 mm。在普通 CT 机和螺旋 CT 机上都可实施,平扫和增强扫描均可,主要优点是减少部分容积效应。薄层扫描的主要用途有以下几个方面。

(1)较小组织器官如鞍区、颞骨乳突、眼眶和椎间盘等,常规用薄层平扫。

(2)检出较小病灶,如肝脏、肾脏等的小病灶,胆系和泌尿系统的梗阻部位等,在普通扫描的基础上加做薄层扫描。

(3)一些较大的病变,为了观察病变的内部细节,局部可加做薄层扫描。

(4)拟进行图像后处理,最好用薄层螺旋扫描,扫描层面越薄,重组图像的质量越高。薄层扫描因层面接受 X 线光子减少,信噪比降低,图像质量有所下降。为保证符合诊断需要的图像质量,通常需增大扫描条件。目前,最薄的扫描可达亚毫米扫描,即<1 mm 层厚的扫描。从诊断意义上讲,1 mm 以下的薄层层面信息主要用于图像后处理重组。

**(五)连续扫描、重叠扫描和间隔扫描**

根据层距和层厚的关系,分为连续扫描、重叠扫描和间隔扫描。若层距与层厚相等,则为连续扫描(也称序列扫描),各层之间既无间隙,也无重叠;若层距大于层厚,则为间隔扫描,部分层面组织未被扫描;若层距小于层厚,则为重叠扫描,层面相邻部分重复扫描。CT 检查常规使用连续扫描,肺高分辨扫描通常使用间隔扫描,重叠扫描通常指非螺旋 CT 而言,现已少用。

**(六)靶扫描**

靶扫描是指对较小的感兴趣区进行扫描的方法,又称放大扫描、目标扫描(图 2-6)。通常对检查部位先行普通扫描,利用此扫描图像确定感兴趣区,缩小扫描视野后进行的扫描。靶扫描图像增加了感兴趣区的像素数目,提高了空间分辨力。多层螺旋 CT 通常采用扫描后小视野、大矩阵重建的方式减小像素尺寸,提高空间分辨力。

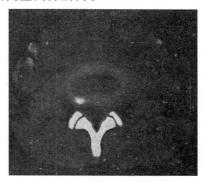

图 2-6　腰椎间盘靶扫描

靶扫描主要用于小器官和小病灶的显示,如垂体、内耳、肾上腺和肺内孤立结节的扫描。对CT 机没有特殊要求,扫描条件与普通扫描相同。

**(七)高分辨力 CT 扫描**

高分辨力 CT(HRCT)是使用较高的 X 线剂量进行薄层扫描,大矩阵、骨算法重建图像,获得具有良好的空间分辨力 CT 图像的扫描方法。有时,还采用小视野重建图像。管电压 120～140 kV,管电流 120～220 mA,层厚 1～2 mm,层距可视扫描范围大小决定,可无间隔或有间隔扫描,矩阵通常 512×512,选用骨算法重建。此方法突出优点是具有良好的空间分辨力,主要用于小病灶、小器官和病变细微结构的检查。如肺部 HRCT,能清晰显示以次级肺小叶为基本单位的肺内细微结构,有助于诊断和鉴别诊断支气管扩张,肺内小结节、弥漫性间质性病变等。也可用于检查内耳、颞骨乳突和肾上腺等小器官。HRCT 扫描因层厚小,需使用高的曝光条件(图 2-7)。

**(八)定量扫描**

定量 CT(QCT)是指利用 CT 检查来测定某一感兴趣区内特殊组织的某一种化学成分含量的扫描方法。依 X 线的能级分单能定量 CT 和多能定量 CT。用于测定骨矿物质含量,监测骨质疏松或其他代谢性骨病被检者的骨矿物质密度。扫描时在被检者胸腰椎下面放置标准密度校正体模,体模内含数个已知不同密度的溶液或固体参照物。扫描后测量各感兴趣区的 CT 值,通过专用软件,与参照密度校正并计算出骨密度值。

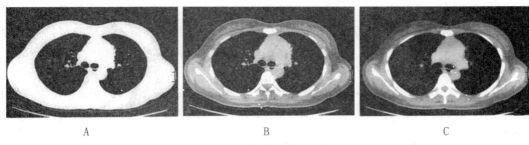

图 2-7　肺高分辨力扫描

A.肺高分辨力扫描(WL:−600,WW:1000);

B.肺高分辨力扫描(WL:−650,WW:1600);C.常规肺扫描(WL:−650,WW:1600)

### (九)低剂量 CT

低剂量 CT(LDCT)扫描指在保证诊断要求的前提下,降低扫描 X 线剂量进行 CT 扫描的方法,可以降低被检者 X 线吸收剂量,并且减少球管损耗。随着多层螺旋 CT 技术的不断发展,LDCT 在成人胸部健康体检、肺癌普查、肺小结节病变随访、眼眶、鼻窦及儿童颅脑中的应用越来越受到重视并发挥很大的作用。

### (十)双能量成像

利用双源 CT 两种不同的能量采集的数据进行处理,实现组织结构的减影、识别等的 CT 技术称为 CT 双能量成像。双能量成像开辟了 CT 临床应用的新领域。双源 CT 可利用两个 X 线球管发射不同的能量(即设置不同的千伏值,如 140 kV 和 80 kV),两种不同的能量对不同的组织的衰减值不相同,如某被检者在 80 kV 时,骨骼的 CT 值为 670 Hu,对比剂为 296 Hu;当能量提高为 140 kV 时,骨骼的 CT 值降低为 450 Hu,而对比剂降低为 144 Hu。利用两种不同的能量,DSCT 可对血管增强与骨骼进行直接减影(图 2-8);可对某些组织如肿瘤组织进行特征性识别;可对人体的体液成分进行识别;可对人体不同成分的结石进行鉴别;此外,还在四肢韧带、肌腱和软骨的显示与疾病诊断方面展现出令人满意的效果。

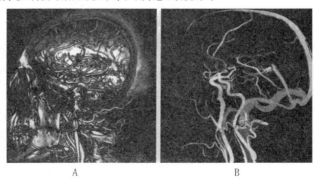

图 2-8　DSCT 对骨骼与增强血管减影

A.减影前 VR 显示骨骼及血管影;B.减影后 VR 仅余血管影

### (十一)CT 透视及 CT 导向穿刺活检

CT 快速连续扫描的同时,进行高速图像重建和连续图像显示,可以达到近似 X 线透视的实时观察图像的效果,称为 CT 透视。CT 透视主要用于 CT 导向穿刺活检。CT 导向穿刺活检是在 CT 引导下,将穿刺针刺入病灶内,进行组织活检、抽吸和注入药物等诊断、治疗的手段。在常规 CT 扫描的基础上,确定出病灶位置,在病灶区对应的体表表面,贴上进针的体表标志,在此区域扫描数层,确定病灶中心层面所对应的体表标志的进针点、进针深度和角度(图 2-9)。在 CT 透视扫描下,进针并监视调整进针的方向位置,位置满意后进行组织活检、抽吸、注入药物等临床操作。CT 透视能在 CT 扫描的同时观察针尖的位置与病灶的关系,操作者可以实时、快速、准确地调整穿刺针的方向和深度,与一般的 CT 引导的穿刺相比,明显提高了病灶穿刺活检的准确性,同时能及时发现和处理穿刺过程中的并发症。不足之处在于术者接收 X 线辐射和被检者局部 X 线照射量较大、穿刺针的金属伪影、重建伪影和图像显示延迟等问题有待进一步解决。

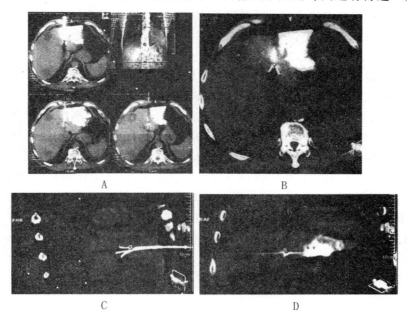

图 2-9　CT 导向穿刺活检界面
A.三个相邻的横断面;B.横断面;C.矢状面;D.冠状面

## 二、CT 增强扫描

静脉注射对比剂后的扫描称增强扫描(CE)。其作用是增加组织器官的对比度,临床应用普遍。注射对比剂后血液内碘浓度增高,血管和血供丰富的组织结构含碘量升高,而血供少的组织结构含碘量较低,使组织结构的密度差别增大,正常组织与病变组织之间密度差别增大,有利于病变的显示和区别。

### (一)对比剂

1.对比剂

用于增强扫描的水溶性碘对比剂与 X 线血管造影用对比剂基本相同,多为三碘苯环的衍生物,根据分子结构在溶液中以离子或分子形式存在分为两型,以离子形式存在的称为离子型对比剂,以分子形式存在的称为非离子型对比剂。两种类型均有单体和二聚体之分。离子型单体对比剂渗透压高,为 1 500～1 600 mmol/L,非离子型单体对比剂渗透压为 500～700 mmol/L;二聚体对比剂渗透压均比相应单体减半。对比剂的浓度多为 300～400 mgI/mL。

一般使用非离子型对比剂进行 CT 增强扫描。常用的药物有碘海醇、碘普胺、碘佛醇、碘帕醇和碘比醇等。

2.对比剂毒性不良反应和变态反应

对比剂进入体内,有化学毒性、渗透压毒性、免疫反应、离子失衡和肝肾功能损害等毒性反应,部分被检者还可以发生变态反应,变态反应的临床表现及处理详见造影检查部分。

3.对比剂的注射方法及用量

对比剂用量一般按体重计算,15～20 mL/kg,儿童用量酌减。根据不同的检查部位、扫描方法、被检者的年龄和体质等,其用量、流速略有不同。

对比剂通常使用静脉团注法通过手背静脉或肘静脉注射。以 2.5～3.5 mL/s 的流速快速注入对比剂 80～100 mL,然后进行扫描。其血管增强效果明显,应用广泛。另一种注射方法是快速静脉滴注法,即以 1.5～2.0 mL/s 的流速将 100～120 mL 的对比剂快速滴注,当注入约一半左右时开始扫描。此方法血管内对比剂浓度维持时间较长,但强化效果不如团注法,不利于时相的选择和微小病变的显示,多用于扫描速度慢的 CT 机,现已少用。

CT 增强扫描通常使用高压注射器准确、匀速地注入对比剂。高压注射器由注射头、控制台、机架和多向移动臂组成,有单筒高压注射器和双筒高压注射器。使用双筒高压注射器时,对比剂和生理盐水分别抽入注射头上的两个针筒内。注射参数可在控制台上进行选择,通常包括注射顺序、注射速度(mL/s)、注射总量(mL)等。血管造影时,在对比剂注射后常需紧接着注射生理盐水 30～50 mL,可以减少高浓度对比剂对上肢血管的刺激、将残留在输液管内的对比剂冲入血管,以及迅速推移静脉内的高浓度的对比剂以免造成放射状伪影。

### (二)增强扫描的方法

1.常规增强扫描

常规增强扫描是指静脉注射对比剂后按普通扫描的方法进行扫描。

2.动态增强扫描

动态增强扫描是指静脉注射对比剂后,在极短的时间内对感兴趣区进行快速连续扫描。对比剂通常采用团注法静脉注入。扫描方式有以下几种。

(1)进床式动态扫描,通常使用螺旋 CT,对一组层面或整个脏器连续进行数次增强扫描。

(2)同层动态扫描,可选病灶的最大层面或感兴趣层面,对该层面连续进行多次扫描。

动态增强扫描可以获得动脉早期、动脉期、静脉期、静脉晚期等不同时相的强化图像。还可以针对多次扫描的同一病灶测定 CT 值,将其制成时间密度曲线,以研究该层面病变血供的动态变化特点,借以诊断及鉴别诊断。

3.延迟增强扫描

延迟增强扫描是在常规增强扫描后延迟数分钟至数小时再行感兴趣区扫描的方法。此方法作为增强扫描的一种补充,观察组织与病变在不同时间的密度差异,可用于肝脏小病灶的检出及肝癌和肝海绵状血管瘤之间的鉴别及肾盂、膀胱病变的显示等。

4.双期和多期增强扫描

双期和多期增强扫描是指一次静脉注射对比剂后,分别于血供的不同时期,对欲检查器官进行两次或多次扫描。扫描步骤如下所述。

(1)根据平扫选择增强扫描范围,设定不同时期的开始时间,扫描条件与平扫相同。

(2)抽取对比剂 80～100 mL,生理盐水 30～50 mL,建立手背静脉通道。设定高压注射器注射参数。

（3）检查各项参数无误,同时按下注射开始键和扫描键,CT 机即按设置好的起始扫描时间对欲检查器官分别进行两次或多次扫描。

此方法可用于身体各个部位,利用螺旋 CT 机扫描速度快的优势,准确显示不同时期组织器官及病灶的血供特点,提高病灶的检出率和定性能力。各期扫描的扫描时机与脏器血液循环时间有关,另外,也受年龄、体质、心肾功能和有无门静脉高压等因素影响,操作中要根据部位的不同,综合考虑各种因素,灵活选定扫描时机,才能获得最佳的增强图像(图 2-10)。

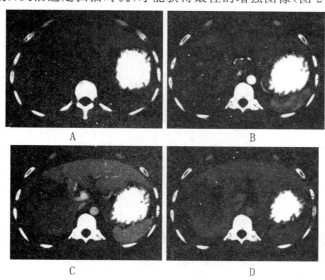

**图 2-10　肝癌三期增强扫描**
A.平扫;B.动脉期;C.门静脉期;D.平衡期

### (三)增强扫描的应用

增强扫描增加了组织与病变间密度的差别,更清楚地显示病变与周围组织间的关系及病变的大小、形态和范围,有助于发现平扫未显示或显示不清楚的病变;不同的病变显示不同的增强特性,增强扫描可以动态观察某些脏器或病变中对比剂的分布与排泄情况,根据其特点,判断病变性质。如肝脏海绵状血管瘤和肝癌的增强扫描表现特点不同,原发性肝癌和肝脏转移性肿瘤的增强特点不同。增强扫描还可以帮助区分病变组织和水肿等继发改变;可以借以鉴别血管结构和淋巴结等其他结构;可观察血管结构及血管性病变。增强扫描得到了广泛应用,目前已成为大部分占位性病变的常规检查手段。

螺旋 CT 尤其是多层螺旋 CT 的广泛应用,提供了更快的扫描速度、更薄的扫描层面,保证了多期扫描的扫描时间更准确;提高了对比剂的利用率,对比剂用量相对减少;在心脏检查时,明显改善了冠状动脉及心脏形态学的显示;在脑、肺、肝及肾脏病变的 CT 灌注成像及功能分析方面也显示出很大的潜能。

### 三、CTA

CTA 实质是血管的增强扫描,经周围静脉快速注入对比剂后,在靶血管对比剂充盈的高峰期,使用多层螺旋 CT 进行快速连续的薄层扫描,并经重组得到血管的直观图像(图 2-11)。

CT 血管造影需要多层螺旋 CT,螺距为 0.3~2,层厚为 0.5~1.5 mm,重建间隔为 0.5~

1 mm,矩阵 512×512,对比剂为碘对比剂,浓度>300 mgI/mL,经手背静脉或肘静脉团注法注入,注射速度 3.5~4.5 mL/s,注射总量 80~100 mL,对比剂注射后紧接着注射 30~50 mL 生理盐水。开始注射对比剂后,经过一定的延迟时间进行快速薄层扫描。目前,较多通过团注追踪智能触发技术自动触发扫描。还可以根据经验值确定延迟时间进行扫描。也可以采用小剂量对比剂预扫描实验确定延迟时间,通常使用碘对比剂 20 mL,生理盐水 20 mL,进行小剂量对比剂同层动态测试,测定靶血管的 CT 值变化,绘制时间密度曲线,根据 CT 值峰值制定出延迟时间。CTA 准确确定扫描时机非常重要,过早扫描会使靶血管的起始段不明显,过晚启动会使靶血管显影浅淡。

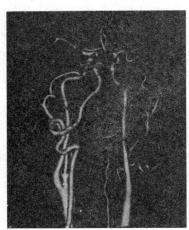

图 2-11　CTA 显示头颈部血管

多层螺旋 CT 和双源 CT 的薄层、快速扫描给 CTA 提供了设备保证。扫描获得的高空间、高时间分辨率容积数据经重建、重组后可以充分显示血管形态、走行、分布和管腔狭窄与扩张等,并可通过分析软件进行多种分析。CTA 属于无创或微创检查,高质量的 CTA 图像接近血管造影,可以显示 1~4 级,甚至 5 级动脉结构。三维显示立体结构清楚,可以任意角度旋转观察,目前广泛用于全身各大血管,如主动脉、肾动脉、颈动脉、冠状动脉和脑血管等的检查,尤其是冠状动脉病变筛选、斑块评价和支架与搭桥术后随访,以及主动脉病变与肺动脉栓塞等病变的检查与诊断方面越来越成为首选检查方法。CTA 的最大局限性在于部分容积效应,使相邻结构间发生密度值的传递及边缘模糊,其诊断准确率、空间和时间分辨率仍不如常规血管造影。随着 CT 扫描技术的不断提高和三维技术软件的不断更新,CTA 技术的应用将更加广泛和普及,在某些大血管病变的诊断而不需要介入治疗的情况下,CTA 有取代 DSA 的趋势。

## 四、CT 灌注成像

CT 灌注成像(CTP)是指用 CT 同层动态增强扫描来分析局部器官或病变的动态血流变化,并以图形和图像的形式将其显示出来的一种功能性成像技术。CT 灌注成像属于 CT 功能成像技术,原理是经静脉团注对比剂后,在对比剂首次通过受检组织的过程中对选定层面进行快速、连续扫描,而后利用灌注软件测量所获得图像像素值的密度变化,并采用灰度或色彩在图像上表示,最终得到人体器官的灌注图像。需在多层螺旋 CT 机上进行扫描,团注水溶性非离子型碘对比剂,并使用专用灌注软件进行处理和分析。CTP 可以获得扫描层面内每一像素的时间-密度曲线(TDC),根据该曲线利用不同的数学模型计算出血流量(BF)、血容量(BV)、相对组织血容量(rBV)、对比剂峰值时间(TTP)和平均通过时间(MTT)等。

BF 是指单位体积组织在单位时间内的血液供应量,与组织器官或病变的血容量、组织耗氧量、静脉引流和淋巴回流状况等因素有关;BV 指某一体积组织内血液的含量;相对组织血容量是指单位体积的相对血液含量;MTT 是指对比剂由供血动脉进入组织并到达引流静脉所需时间的平均值(图 2-12)。

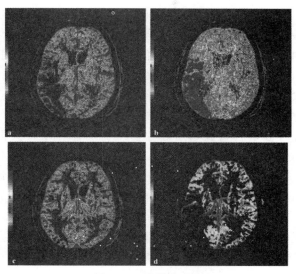

图 2-12　脑灌注成像

CTP 是一种定量的检查方法,目前应用较多的是脑血流灌注,对缺血性脑梗死的早期诊断具有明显优越性;在肿瘤病变的鉴别诊断和分级诊断及其他方面的应用也具有较好的应用前景。

## 五、实时增强监视

实时增强监视是指增强扫描时对一定解剖区域的 CT 值进行监视,并根据 CT 值的变动来自动触发预定的扫描程序。实时增强监视并不是一种独立的检查方法,而是增强扫描,尤其是 CT 心脏、血管造影检查的一种辅助手段,它是通过软件来协助实施的,也称团注追踪技术。首先对检查器官进行平扫,然后设定好增强扫描的扫描程序,在靶血管内选定一个监测的感兴趣区并设定 CT 值阈值,开始注射对比剂并延迟一定时间后即对该区进行连续的快速扫描,并监视其 CT 值的变化,当对比剂到达该区时 CT 值会突然升高,达到预定阈值时则会自动触发预定的扫描程序。靶血管常选用主动脉根部或者颈内动脉,注射对比剂开始后延迟的时间常为 5 s 左右,CT 值阈值根据对比剂浓度、用量、注射速度和解剖部位不同而不同,通常在 80～100 Hu。当感兴趣区放置不当等原因导致自动触发失败时,需根据情况立即手动启动扫描。

实时增强监视为增强扫描准确掌握扫描时机提供了可能。增强扫描时,从静脉开始注射对比剂到对比剂到达不同器官的动脉期和静脉期的时间不同,且被检者的年龄、性别、体质、心排血量和心率及是否伴有门静脉高压等均会影响对比剂到达各个器官的时间,而根据经验确定开始扫描时间难免产生人为的误差,扫描时机不准确,导致图像诊断信息损失。而实时增强监视则有效地解决了这一难题,可准确地确定开始扫描的最佳时间,使扫描时间与器官组织的增强同步,从而获得高质量的增强图像。

## 六、PET-CT

### (一)工作原理

PET-CT 扫描仪是正电子发射体层摄影(PET)和 CT 有机组合的产物。它基于肿瘤组织的代谢与正常组织的代谢不同,通过正电子药物示踪剂在 PET-CT 显像上反映,是目前诊断肿瘤的强有力的检测手段。这种检测方法无痛、无创伤、能对肿瘤进行早期诊断,在临床中应用越来越普遍。目前,应用得最多的 PET 显像剂是放射性核素$^{18}$F-脱氧葡萄糖($^{18}$F-FDG)。它是一种正电子糖代谢显像剂,由回旋加速器产生,然后经过化学合成,其显像机制是恶性肿瘤细胞增殖活跃,对能量需求量大,显像剂在恶性肿瘤内浓聚。

检查前,一般需禁食 6 h,测量血糖<7.0 mmol/L,静脉注射显像剂,安静休息 60 min,排尿后进行检查。先行 CT 扫描,然后进行 PET 2D 或 3D 扫描。扫描范围可为部分肢体、头颈躯干部或者全身,必要时可于 1 h 后行盆腔延迟显像。PET 图像可以反映病灶生化代谢功能的变化,但是图像空间分辨力低;CT 图像空间分辨力高,解剖结构显示精细;PET-CT 除了分别获得PET 图像和 CT 图像外,还可以将二者图像融合,优势互补,大大提高了诊断价值。肿瘤的放射性摄取程度可通过图像观察,也可通过测量标准摄取值(SUV)判断。

PET-CT 中的 CT 扫描主要具有两项基本功能。

(1)采用低辐射剂量技术进行局部和全身 CT 扫描,对检查部位的病灶进行准确定位。

(2)采用 X 线对 PET 图像进行衰减校正以提高 PET 图像的分辨率、缩短检查时间。

### (二)临床应用

PET-CT 目前在临床上主要应用于肿瘤、心血管系统疾病和神经系统疾病三个方面。

1.在肿瘤疾病中的应用

肿瘤的诊断与鉴别诊断,尤其在恶性肿瘤早期发现、隐匿性转移和复发灶上有较高的临床价值;提供恶性肿瘤准确的分期和分级,为制订治疗方案提供可靠的依据;鉴别诊断治疗后肿瘤的变化,如瘢痕、放射性坏死与肿瘤复发残余,并对肿瘤治疗的疗效进行评估;为不明原因的转移性肿瘤寻找原发病灶;为恶性肿瘤放疗提供准确的定位。

2.在心血管系统中的应用

冠心病的诊断和监测,心肌存活率测定,引导导管介入手术,心肌病的辅助诊断等。在冠心病的诊断中,PET-CT 的 CT 技术重点,在心脏冠状动脉成像、冠状动脉钙化定量分析及心功能的计算,而 PET 成像的重点是心肌血流灌注,心肌代谢及心室功能研究,这些信息的结合可以全面了解血管状况与心肌血流灌注之间的关系、心肌血流代谢灌注的心肌存活情况及心室功能状况等信息。

3.在神经系统疾病中的应用

多用来研究脑缺血和梗死时的一些参数,包括局部脑血流、局部脑氧代谢率、局部脑氧摄取分数和局部脑血流容积等。

**(任春旺)**

# 第三章　MRI诊断基础

## 第一节　MRI成像技术

磁共振成像(MRI)检查是影像学领域内 CT 问世以来又一次飞跃,它的出现和发展对医学影像学的进步起着巨大的推动作用。MRI 具有无辐射、无骨伪影,以及优越的软组织分辨率等优点,并可进行各平面扫描,非常适用于颅内病变和脊髓病变的检查。

### 一、磁共振的基本原理

原子核由质子、中子组成,质子、中子都具有自旋特性,并在其周围产生磁场。但如果它们的数量均为偶数,产生的磁场就相互抵消。原子核含有奇数(不成对)的质子、中子,或奇数的质子和中子时,其自旋可产生磁场,并产生磁共振现象。人体中氢原子为磁化最高的原子核,并占活体组织原子数量的 2/3,因此 MRI 的研究中多选用氢原子。

氢原子由一个质子构成,带一个正电荷,自旋产生小磁场,犹如一个小磁体有南北极。无外加磁场时,大量氢质子任意方向自旋,互相抵消,不会使人体产生磁场。若将人体置于一个大的外加磁场中,则体内氢质子将按磁场方向排列,结果是较多的氢质子顺磁场方向排列,较少的逆磁场方向排列,后者具有较高位能,由此会产生沿外加磁场方向的净磁化。氢质子在自旋的同时,沿外加磁场方向做圆周运动,称为进动,进动的频率可用拉莫(Larmor)公式表示,$f = \gamma B_0/2\pi$,公式说明氢质子进动频率与外加磁场强度 $B_0$ 成正比,$\gamma$ 对每种原子核是恒定常数(磁旋比),在外加磁场中,进动的质子类似重力作用下旋进着的陀螺。

MRI 成像中,被激发者为生物组织的氢原子团,激发者为射频脉冲,当以频率与进动频率相同的射频脉冲激发氢质子时,可引起质子群出现共振,即磁共振。磁共振使氢质子吸收能量,偏离外加磁场方向,转向射频脉冲方向。MRI 技术中使用较多的是 90°、180°射频脉冲,梯度回波脉冲序列使用的是小于 90°的射频脉冲。如 90°射频脉冲作用下,氢质子偏转 90°与外加磁场方向垂直,形成横向磁化矢量(以主磁场方向为直角坐标系的 Z 轴)。射频脉冲停止后,受激发的氢质子将吸收能量放出,产生 MR 信号,同时自发回复到平衡状态。这个过程称为"核磁弛豫"。弛豫过程可用两个时间值描述,即纵向弛豫时间 $T_1$ 和横向弛豫时间 $T_2$。纵向弛豫时间指氢质子受激发后与外加磁场方向垂直处于高能状态,其恢复到激发前状态所需的时间,又称自旋-晶格弛豫时间,晶格指氢质子周围环境原子核有秩序的晶体框架,$T_1$ 可反映分子运动频率与拉莫

33

频率之间的关系,二者越接近,$T_1$时间越短,反之$T_1$时间越长。受激发后,大量氢质子呈同相位偏离外加磁场,产生一横向磁化,激发中止后,由于氢质子间相互作用使相位发生变化,横向磁化逐渐减少,以致消失。横向磁化由最大到完全消失的时间为横向弛豫时间,又称自旋-自旋弛豫时间。氢质子的$T_1$、$T_2$可反映其周围的化学或磁环境,各种正常组织、病变组织的$T_1$、$T_2$值均不同。这是由组织的结构特点决定的,因而可以产生不同信号强度的图像。

MRI影像对比除了取决于组织本身的参数,如$T_1$、$T_2$及质子密度(单位体积内质子数目)外,还受所使用脉冲序列的影响。如自旋回波法是最广泛、常规使用的脉冲序列;还有反转回波法、梯度回波法、平面回波扫描等。

## 二、磁共振血管成像

磁共振血管成像(MRA)是应用磁共振成像技术对血管和血流进行描绘并对其特征进行显示,分时间飞越法(TOF)和相位对比法(PC)。

### (一)时间飞越法

TOF是首先将欲造影部位加饱和脉冲,使扫描范围内所有组织处于饱和状态,不再产生磁共振信号,因血液不断流动,饱和血液将流出,未饱和血液流入,新流入的血液产生较高的磁共振信号,而周围静止组织信号则很低,因此可提高血液的信号,抑制周围组织的信号,经计算机重建后,就可以显示血管形态。这种方法又分为二维(2D)、三维(3D)两种方法。2DTOF用于观察颈动脉分叉,评价基底动脉闭塞性疾病及颅内静脉血栓形成,对速度较慢的血流敏感。3DTOF对快和中等流速血流敏感,用于评价颈动脉闭塞,观察动静脉畸形和颅内动脉瘤,增强后可观察静脉瘤。

### (二)相位对比法

血液流动过程中,氢质子相位可发生变化,而静止的组织中不会发生这种相位变化,PC技术可区别血流和周围组织,并使周围组织的信号完全消除。它可选择血流速度以显示不同流速的血管,选择血流方向使不同方向血流表现为高或低信号,也分为2D、3D两种方法。2DPC扫描时间短,可以对低流速病变显示清楚,结合电影技术能观察脑脊液流动情况;3DPC具有较高的空间分辨率和高信噪比,适于观察动静脉畸形、颅内动脉瘤、静脉闭塞和畸形,以及较大动脉分支的闭塞。

目前,三维对比增强(3DCEMRA)技术作为一种新的血管性病变的检查手段,对血管形态的显示更为清晰、可靠。3DCEMRA是通过静脉内注射顺磁性造影剂,利用造影剂在血管内较短暂的高浓度状态形成明显缩短血液$T_1$弛豫时间现象,同时配合快速梯度回波MR扫描技术的短TR效应,有效抑制周围背景组织的信号,形成血管信号明显增高而周围静态组织信号明显受抑制的强烈对比效果成像。获得的原始图像经计算机后处理,便可得到类似X线血管造影的图像。所有图像均可360°旋转,因此可从腔内、腔外的不同方向对血管系统进行观察。3DCEMRA与常规MRA相比,很大程度提高了MRA对血管的显示能力。

## 三、功能磁共振成像

广义而言,以反映器官功能状态为成像目的的磁共振成像技术都应称为功能磁共振成像。目前在临床上已较为普遍使用的功能磁共振成像技术包括以下几种。

**（一）磁共振波谱**

磁共振波谱（MRS）是近年来应用于临床的磁共振诊断技术，是迄今为止唯一能进行活体组织代谢定量分析的无创检测手段。MRS主要通过射频脉冲激励被检物质的原子核，并将磁共振信号经过转换，测出不同化合物在强磁场作用下所产生的不同化学位移（通常用PPM表示）峰值，从而对机体内多种不同化合物进行相对定量分析。目前，医用MRS主要的原子核有$^1$H和$^{31}$P。$^1$H常用来测量体内微量代谢产物，如肌酸（Cr）、胆碱（Cho）、$\gamma$-氨基丁酸（GABA）、谷氨酸（Glu）、乳酸（Lac）和N-乙酰天冬氨酸（NAA）等，根据代谢物含量的多少，分析组织代谢的改变。目前，癫痫是MRS研究最活跃的领域。$^{31}$P在活体能量代谢和磷脂代谢中占有重要地位，广泛应用在研究组织能量代谢和生化改变。正常人体组织$^{31}$P波谱共有七个共振峰，由右向左依次是磷酸单酯（PME）、无机磷（Pi）、磷酸二酯（PDE）、磷酸肌酸（Pcr）和三磷酸腺苷（$\alpha$、$\beta$、$\gamma$-ATP）。

与MRI、CT和脑血管造影等结构性影像技术相比，MRS提供了神经元的完整性、细胞的增生和衰变、能量代谢及脑组织或肿瘤组织坏死等不同信息。因此，该技术在常见的神经系统疾病中起到越来越重要的作用，如脑卒中、癫痫、多发性硬化、人类免疫缺陷病毒（HIV）脑病、痴呆、头颅外伤、运动神经元病及各种脑白质疾病等。

**（二）功能磁共振成像**

功能磁共振成像（fMRI）是在常规MRI基础上迅速发展起来的一种新的成像技术。1990年，由Ogawa等首先报道，它是应用血氧水平依赖（BOLD）技术探测脑血流动力学改变。人体内的脱氧血红蛋白是一种顺磁性物质，可以作为一种内源性的顺磁性对比剂加以利用。顺磁性脱氧血红蛋白可引起磁化敏感效应，通过血氧饱和度的变化而实现成像，它反映了血流、血容量和血红蛋白氧合作用三者之间的相互作用关系。当脑功能区受到刺激，局部活动增强时，邻近血管床的血流量和血容量增加，并高于局部氧代谢所需要的量，使得脑功能活动区的局部氧合血红蛋白含量高于非活动区，即脑功能活动区的脱氧血红蛋白含量低于非活动区，脱氧血红蛋白作为顺磁性物质缩短$T_2$的作用亦减少，使功能区MR信号相对增加，使用敏感的平面回波成像（EPI）脉冲序列或梯度回波（GRE）序列可以充分地显示BOLD效应出现的信号变化。当然，由于功能信号比较弱，就需要在功能活跃时和功能静止时反复进行扫描，然后将两种状态下扫描的图像各自叠加，并通过减影及计算二者之间的信号差异，得到功能活跃造成的信号变化，即功能信号。目前，BOLD-fMRI在神经科学领域的应用越趋广泛，对正常人类语言、记忆和听觉等认知功能及患者功能区定位等评价发挥了重要作用。

**（三）弥散成像**

1.磁共振弥散加权成像

磁共振弥散加权成像（DWI）是一种测量自旋质子的微观随机位移运动的较新技术，目前在活体中主要是测量水分子的运动，它通常是在标准MRI序列上再加上对弥散敏感的梯度脉冲来获得，其图像对比度主要衡量水分子的位移运动并非水的内容物。水分子的运动特性可以用弥散敏感梯度方向上的表观弥散系数（ADC）表示，加上表观二字是由于影响水分子运动（随机和非随机）的所有因素都被叠加成一个观察值。近十年来，DWI在中枢神经系统疾病中的应用进展迅速，尤其在脑缺血的早期诊断中具有明显的优势。此外，DWI也可用于鉴别囊性肿瘤、脓肿、肿瘤样病变及胶质瘤等。

2.弥散张量成像

弥散张量成像（DTI）是在弥散加权成像基础上改进和发展而来的一种新的成像方法，是一种神经纤维示踪技术。它利用水分子扩散运动存在各向异性的原理，从多个方向对其进行量化，从而反映活体组织的细微结构和功能改变。在人体生理条件下，水分子向三维空间各个方向的弥散运动不仅受细胞本身特征的影响，而且受各种屏障(如轴突髓鞘、水分与蛋白质大分子的相互作用和基底膜的状态等)的影响。结果导致水分子向某些方向的弥散比其他的方向更容易，例如，水分子在有髓神经纤维垂直于轴突的方向比沿着轴突方向遭受的弥散限制更大。这种具有很强方向依赖性的弥散被称为弥散的各向异性，它是DTI成像的关键。用来定量分析组织弥散特征的参数很多，最常用的有以下几种：①平均扩散度(D)，表示单位时间内分子自由扩散的范围；平均扩散度越大，组织内自由水含量越多。②部分各向异性(FA)，表示组织纤维的各向异性，是张量的各向异性值与张量值之比；FA值的范围为0～1，0代表最大各向同性弥散，1代表假想状况下最大各向异性弥散。组织的生化特性(黏滞性和温度等)、组织结构(大分子、膜和细胞内的细胞器等)等均能影响水的弥散，而组织的病理改变也影响水的弥散和各向异性，因此DTI图像能有效显示相应的病变。DTI已用于揭示多种神经系统疾病的内在病理改变，如脑缺血、多发硬化及脑肿瘤、癫痫等，并显示了很好的应用前景。

**(四)灌注成像**

磁共振脑灌注成像的原理与CT灌注成像一样，通过静脉团注造影剂，观察造影剂的磁化敏感效应导致的脑组织信号变化的过程，可以绘制出时间信号强度曲线，再根据这个曲线分析脑组织的血流灌注情况和灌注图像。主要用于缺血性脑卒中的早期诊断；应用于脑肿瘤的检查中，可以判断肿瘤的良、恶性程度。MR灌注成像还可用于鉴别放射性坏死灶与病灶复发，判断预后及监测治疗效果。

**(任春旺)**

# 第二节　MRI基本设备

MRI设备相当复杂，各厂家的产品有所差异，但基本设备均由两大部分组成，一是MR信号发生与采集部分，二是数据处理及图像显示部分。本节重点介绍MRI设备的主要部件，以便使用户有选择的余地。

## 一、磁场

### (一)磁场的产生

磁场由运动的电荷产生，运动电流与导线长度的乘积即产生一个小的磁场(dB)。导线总长度产生的磁场总和即为总磁场。复杂形状的导线与多个导线会产生相当复杂的磁场。

### (二)场强

稳定的外磁场($B_0$)是磁共振的基本条件，但究竟采用多大的场强才能产生最好的MR图像迄今仍有争议。在一般情况下，自由感应衰减(FID)的信噪比(SNR)越高MR图像质量越好，但有一些因素会影响信噪比的提高。$T_1$弛豫时间在一般情况下随着场强的增加而相应延长，从($B_0^{1/4}$至$B_0^{1/2}$)。在成像过程中信噪比取决于$T_1$与TR之比，也就是说SNR取决于90°脉冲间纵向弛豫量。如果TR值固定，$T_1$增加会使SNR丢失，但这种丢失比场强增加获得的SNR增加要小得多。

$T_1$ 值变异引起的对比度噪声比(CNR)更为复杂,因为必须同时考虑两个因素,一是 $T_1$ 改变所致的对比度变化,二是场强增加对 SNR 的作用。因此,CNR 将取决于两种特定组织的 $T_1$ 值相对变化。$T_2$ 弛豫时间与场强的关系不大,无须考虑 $T_2$ 的影响。

在高场强条件下射频脉冲(RF)不均匀比较明显,在观察野会形成不确定的倾斜角,并引起 SNR 丢失。其他一些因素不影响 SNR,但可影响成像质量,也必须予以考虑。①在高场强中化学位移伪影比较明显,在水/脂肪交界线上由于两种成分的共振频率不同,会引起一道薄线影;②在高场强中运动伪影加重,其原因尚不清楚;③RF 储热效应随场强的平方而增加,但与成像质量无关。

## 二、磁体

### (一)磁体的种类

全身 MR 成像所用的磁体分为 3 种:①阻抗型(常导型);②超导型;③永磁型。

阻抗型(常导型)磁体由电流产生磁场(图 3-1),导线由铝或铜制成,线圈分为几组,缠绕成圆桶状,它们均有明显的电阻,故为阻抗型电磁体。电阻会消耗电能并使磁体产热。电能消耗量与场强的平方成正比。场强过高冷却系统将无法承受。全身阻抗型 MR 扫描仪的场强只能达到 $0.02\sim0.4$ T 老式阻抗型 MR 扫描机当场强为 0.15 T 时,耗电量为 30 kW 量级。新式 0.5 T 阻抗型 MR 扫描仪耗电量为 45 kW 量级。阻抗型磁体的磁力线与磁体圆桶平行,也就是说与受检患者身体的长轴平行,但也有与之垂直者。总而言之,阻抗型磁体的优点是空气芯阻抗磁体造价低,工艺不复杂,可现场安装;磁体重量轻,仅 5 吨左右;磁场可关闭,切断电源即可。阻抗型磁体的缺点为耗电量大,0.2 T 磁体耗电达 60 kW 以上;产热量大,需大量循环水加以冷却;场强低,因提高场强冷却系统不能承受;磁场均匀性受室温的干扰较大。

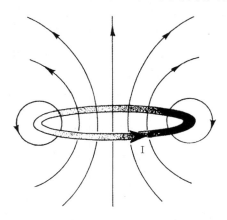

**图 3-1 环状带电导线产生的磁场**

超导型磁体也由导线的电流产生磁场,它与阻抗型的主要差别在于导线由超导材料制成,后者没有电阻,因而没有电能损耗,从理论上说其电流将长流不息,但实际上电流随着时间延长会有极小量的损耗。为了保持超导状态,导线必须浸泡在液氦中(温度为 4.2 K,1 K=−272.15 ℃)。液氦容器以外包绕着真空层,其外又包绕着液氮(温度为 77 K)及又一个真空层。液氮的作用是减慢贵重液氦的挥发。这两种冷冻剂的蒸发率与外磁场场强的大小关系不大。液氦与液氦容器称为冷冻剂低温控制器。如果不用液氮制冷,也可换用外屏蔽式机械制冷器,如果屏蔽制冷的温度低于液氮制冷,可使液氢的挥发率进一步降低。超导型磁体可获得较高的磁场强度,全身 MR 扫描的场强可达 2.0 T,但与阻抗型磁体相比耗费也相应增加,而且需定时补充挥发的液氢与液氮。所有超导型磁体的磁力线均与孔洞的长轴及患者身体的长轴平行。超导磁体的导线线圈用铌钛合金镀在铜线表面上绕制而成,密封在杜瓦容器内,其外还有一层循环的冷却水。总而言之,超导型磁体的优点为:①场强高,试验用 MR 扫描机已有 4.7 T 的产品,用于人体者多为 0.35～2.0 T;②磁场稳定而均匀,不受外界温度的影响,可用于磁共振波谱分析等研究项目,亦可进行磁共振血管造影(MRA);③磁场亦可关闭,极特殊情况下可使磁体升温,线圈失超,场强下降,但液氢液氮会大量挥发,场强急速下降会使人体产生感应电流,有一定危险性;④磁场强度可以调节,做到一机多用。超导型磁体的缺点是:需要昂贵的冷冻剂,尤其是液氢,使日常维持费用增高;工艺复杂使造价较高。

永磁型磁体由铁磁物质组成,制造时诱发出较强的磁场。全身 MR 永磁体的场强可达 0.3 T,其重量甚重,可达 100 吨。近年,改用稀土合金如钐钴与钕铁,产生的场强提高而重量减轻。用钕生产的一台永磁型磁体其稳定场强为 0.2 T,仅重 4 081 kg,但造价比铁磁物质昂贵得多。永磁型磁体的磁力线垂直于孔洞与患者的身体长轴。总而言之,永久磁体的优点是:①造价与维持费用低,不耗电,不耗冷冻剂;②边缘磁场小,磁铁本身为磁力线提供了反转通路,磁场发射程度小,对周围环境影响小;③磁力线垂直于孔洞,可使用螺线管射频线圈,有助于提高信噪比。永久磁体的缺点是:场强低,只能达到 0.3～0.35 T;重量过大;磁场稳定性较差,要求室温波动<1 ℃,因此均匀性也较差;磁场不能关闭,一旦有金属吸附其上就会影响磁场均匀度。

**(二)磁屏蔽**

如果固定磁场的场强足够大,明显影响周围环境,就必须有适当的屏蔽对磁体及磁场加以保护。否则对附近的设备如 CT 机、X 线机、影像增强器、电视显示器、心电图仪和脑电图机均会产生不良作用。还会对带有心脏起搏器及神经刺激器的患者造成危险。另外,较大的铁磁性物体如汽车、钢瓶等从附近经过,也会影响磁体的均匀性,造成 MR 图像质量下降。一般的磁屏蔽是由大量的铁组成,放在磁体间的墙壁内,或直接安在磁体上面。近年,采用超导线圈以抵消磁体远处的磁场。铁本身能像海绵吸水那样吸收磁力线,所以目前仍以廉价的铁制造磁屏蔽。

**(三)射频屏蔽**

磁共振扫描机使用的射频脉冲可对邻近的精密仪器产生干扰;人体发出的 MR 信号十分微弱,必须避免外界射频信号的干扰才能获得清晰的图像。因此,MR 扫描机周围应当安装射频屏蔽。射频屏蔽一般安装在扫描室内,由铜铝合金或不锈钢制成。扫描室四壁、天花板与地板等六个面均需密封,接缝处应当叠压,窗口用金属丝网,接管线的部位使用带有长套管的过滤板,拉门及接缝处均应贴合,整个屏蔽间与建筑物绝缘,只通过一点接地。接地导线的电阻应符合要求。射频屏蔽使外界射频信号如电视、广播、计算机噪声、步话机与汽车发动机等来的干扰波受到阻挡,并接地短路。

**(四)匀场线圈**

无论何种磁体,在制造过程中都不可能使孔洞内的磁场完全均匀一致。另外,磁体周围环境中的铁磁性物体如钢梁也会进一步降低磁场的均匀性。为了使外磁场趋于均匀,可进行被动调整与主动调整。被动调整是在磁体孔洞内贴补金属小片,主动调整则采用匀场线圈。匀场线圈是带电流的线圈,外形相当复杂,位于磁体孔洞内,产生小的磁场以部分调节外磁场的不均匀性。

匀场线圈可为常导型,亦可为超导型,在常导型中电流由匀场电源供应。

MR成像所需的磁场均匀度随时间而有些飘移,患者身体也会使其均匀性有些减低,因此匀场线圈的电流应不定期地加以调整。磁共振波谱分析要求的均匀度较高,在实验之前应对感兴趣区的匀场状况加以调节。

一般磁体孔径范围内的磁场均匀度应<50 ppm(×10⁻⁶),当然ppm值越低磁场均匀度越好。匀场线圈既可调整磁场均匀性,又可控制磁场形状。一般,在磁体安装完成后即调节均匀度,应使孔洞范围内的均匀度<50 ppm,受测标本内每立方厘米内的均匀度<0.01 ppm。目前安装的医用MR扫描机多用小铁片做被动调整,有的已不用匀场线圈,因后者既耗电又受电流稳定性的影响。

### 三、磁场梯度

梯度线圈为带电线圈,位于磁体圆桶内部,套在1 m孔径的低温控制器内,从而使RF线圈与患者所能使用的孔洞内径更小。目前,设计的梯度线圈有2种,一种产生的梯度与外磁场B₀平行(图3-2A),一种产生的梯度与外磁场B₀垂直(图3-2B)。第二套梯度线圈与B相同,其长轴旋转90°,提供的梯度位于同一层面上,但与外磁场B₀平行。梯度典型数值为1～10 mT/m量级,即0.1～1 GaUSs/cm。梯度场的目的是提供成像的位置信息。目前,设计的特殊磁场梯度有3种,一是层面选择梯度,二是频率编码梯度,三是相位编码梯度。这3种磁场梯度的设计不仅取决于任何一种的物理差异,也取决于采用的特定脉冲序列。3种磁场梯度的任何一种均可用以完成这3项作用之一。

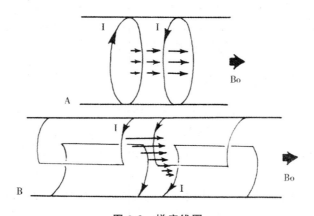

**图3-2 梯度线圈**
A.梯度场与外磁场B₀平行;B.梯度场与外磁场B₀垂直

磁场梯度的方向均按3个基本轴线(X、Y、Z轴)的方向。但联合使用梯度场亦可获得任意斜轴的图像。与匀场线圈不同,磁场梯度可随时开关,在整个脉冲序列中可有不同的幅度。梯度改变的幅度与速率必须精确调节,需在计算机直接控制下供应适当的电流,与多层面常规自旋回波成像相比,多数迅速采集数据的方法均需要梯度场迅速变化。也就是说,对梯度场及其供电系统有很高的技术要求。

与外磁场B₀相比梯度磁场相当微弱,但它却提供了扫描物体的空间分辨力。在Larmor方程上,$\omega_0 = \gamma B_0$,即质子的共振频率等于其旋磁比与外磁场强度的乘积。外磁场的轻微变化必然使受检组织的共振频率发生相应的变化。在固定的外磁场上附加一个线性的梯度场,就会在受检物体上形成不同共振频率的空间坐标。以 1.0 T 的磁场为例,采用两组线圈通以不同方向的电流,在磁体两侧即形成 0.002 5 T 的磁场差(梯度),一端为 1.002 5 T,另一端为 0.997 5 T,中心为 1.0 T。位于 1.0 T 处氢质子的共振频率为 42.577 1 MHz,位于较高场强端氢质子的共振频率为 42.683 5 MHz,位于较低场强端为 42.470 6 MHz。选用不同频率的射频脉冲去激励相应位置的氢质子,就可以选择层面。控制梯度场的大小及 RF 脉冲的带宽就可以选择层厚。

在 X、Y、Z 三个方向上施加的梯度磁场可以对冠状、矢状与轴面进行层面选择。三个梯度场中之一作为层面选择梯度,另外两个分别做频率编码与相位编码。例如,将 X 方向上的梯度场 Gx 用于层面选择,在施加 RF 脉冲与 Gx 脉冲后 X、Y 层面上的氢质子产生共振。此时,立即施加频率编码梯度 GY,沿 Y 轴进行频率编码,由于处在磁场不同位置的质子共振频率不同,从而可以确定它们在 Y 轴上的位置。在 Z 轴方向上进行相位编码,处在较强磁场端的质子进动快,处在较弱磁场端的质子进动慢,根据相位编码可以确定不同进动速度的质子的位置。频率编码与相位编码可对每个体素进行空间定位,而在施加梯度场后每个体素与成像的像素是对应的,它们发出的 MR 信号幅度就是图像上的黑白灰度。

磁场梯度系统是磁共振的核心之一,其性能直接关系到成像质量,下列几点应特别注意:①均匀容积,标准鞍形线圈的容积内仅 60% 能达到磁场均匀度的要求,该容积位于孔洞的中轴区,线圈的均匀容积区越大,成像区的限制越小。②线性,是衡量梯度场平稳度的指标。非线性百分比越高磁场准确性越差,图像边缘区产生的暗影与解剖变异越明显,一般梯度场的非线性不应＞2%。③梯度场强度与变化幅度,与图像层厚和扫描野有关,梯度场强可变就能选择不同的扫描野,并可选择不同的空间分辨率,还可影响扫描时间,梯度放大器的性能主要取决于梯度场强与变化幅度。梯度场强度一般为 1 Gauss/1 cm。④梯度场启动时间:快速扫描要求从启动至达到额定值的时间越短越好,一般梯度场启动时间为 1 ms。

## 四、射频线圈及其电子学

射频系统用来发射射频脉冲,使磁化的氢质子吸收能量产生共振(激励);在弛豫过程中氢质子释放能量并发出 MR 信号,后者为检测系统所接受。由此可见,射频系统主要由发射与接收两部分组成,其部件包括发射器、功率放大器、发射线圈、接收线圈及低噪声信号放大器等。

### (一)发射器

射频脉冲是诱发磁共振现象的主导因素,它由能产生宽带频率的频率合成器发出,既需要发射波有精确的时相性,又需要复杂而准确的波形,整个过程需要由计算机控制。应当指出的是,它产生的频带围绕着 Larmor 频率左右,并非恰好等于 Larmor 频率。这些发射波由射频(RF)线圈放大并发射出去。发射线圈也可作为接收器,接收进动原子核发出的放射波,当然也可采用第二个线圈担任接收功能。一般发射器的功率为 0.5～10 kW,合格的发射功率应能激励所选层面内的全部质子,以取得最大的信号强度。由于人体外形、重量与组织类型不同,对射频功率的要求也有所不同,因此高场强磁共振机通常需要先测定患者的体重,以供计算机选用不同的发射功率。

每种原子核的共振频率 $\omega_0 = \gamma B_0$(旋磁比×外磁场强度),不同原子核的旋磁比不同,在相同外磁场条件下彼此的共振频率必然不同。例如,在 1.0 T 条件下氢核的共振频率为 42.58 MHz,钠核为 11.26 MHz,要想做多种原子核的共振波谱,发射器与接收器的频率范围必须较宽。

**（二）全容积线圈**

MRI 主要有 2 类线圈，一是全容积线圈，二是局部或表面线圈。全容积线圈激励与接受很大容积组织的信号，如头部线圈与体部线圈。表面线圈仅激励与接受小容积组织内的信号，但信噪比相当高，如眶部线圈、膝关节线圈等。

全容积线圈有 2 种常用的形状，一为螺旋管形（图 3-3），一为马鞍形（图 3-4）。近年来，又设计出轨迹圆筒形与鸟笼形线圈。在选择线圈时应当记住，线圈产生的发射波的 $B_1$ 成分（射频成分）必须与外磁场 $B_0$ 垂直。螺旋形线圈用于外磁场与患者身体长轴垂直的磁体，如永久型磁体。马鞍形线圈用于外磁场与患者身体长轴平行的磁体，如超导型磁体。

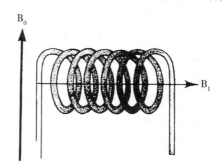

图 3-3　螺旋形线圈

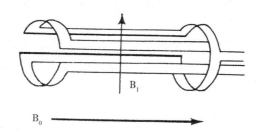

图 3-4　马鞍形线圈

**（三）正交线圈**

正交线圈可产生环状极性发射波。它的两个相等的线圈转动时彼此相差 90°。单一线圈产生的线性发射波与环形极性发射波不同。环形极性线圈有几个优点，一是信噪比增加，二是 RF 产热减少，三是改善了体部 RF 场的均匀性。

**（四）表面线圈**

局部或表面线圈仅能显示小容积的解剖结构，但信噪比极高，能在较短时间内得到与体部线圈相同的分辨率，或在同样时间内提高局部的分辨率。

为了理解表面线圈的功能，必须首先了解噪声的来源。在场强 >0.3 T 的磁场中主要来自两方面：①体内电解质的盲目运动；②体内带电荷分子的盲目运动。这些盲目运动在线圈内诱发出电压，叠加在进动原子核诱发的电压（信号）上，即引起所谓"噪声"。从整个容积中接收信号的线圈，也从该容积中接收噪声，并将后者叠加在 MR 图像上。因此，任何小的感兴趣区都含有整个容积的噪声。

如果仅仅接收一个小区域的信号与噪声，信号衰减量仅为该局限区者而非减去整个容积的噪声。噪声的其他来源还有:①带双极电动量分子的盲目的布朗运动;②线圈本身的电阻。如果采用良好的线圈这两种噪声与电解质运动产生的噪声相比可以减少到最小限度。

发射/接收线圈与单纯接受线圈。所有局部(或表面)线圈不外乎两种类型,一是发射与接收并用的线圈,二是单纯的接收线圈。局部线圈一般均有相对不均匀接收野,但例外者也有。发射/接受线圈还有相对不均匀发射野。因此,仅有一个小区域可发射精确的90°与180°脉冲,这就缩小了敏感区。全容积发射线圈有良好的均匀性,但接受线圈与发射波之间的相互作用也能引起以下2个问题:①损伤接收线圈本身,因它的原设计仅能从人体中接收较少的信号;②使RF发射野变形,因而向感兴趣区发射的倾斜角不准确。对线形激励线圈来说,这个问题尚可解决,通过调整接收线圈的放置方向,使其 $B_1$ 场与发射线圈的 $B_1$ 场垂直。环形极性线圈及特殊解剖处,目前也有了相应的解决办法。为了提高表面线圈的功能,近来推出了许多种新产品。如果两个表面线圈无相互作用,其信噪比相同,可同时采集成像,那么就能用于检查对称的解剖部位,如双侧颞颌关节、双侧膝关节半月板,这种线圈已经问世。

在选用表面线圈时应尽量贴近感兴趣区,才能提高信噪比,获得高质量的 MR 局部图像。直径小的线圈比直径大的线圈信噪比高。对距离表面线圈较远的部位,大口径线圈的信噪比略高于小口径线圈。例如,检查距离表面仅 2~3 cm 的颞颌关节,采用 5 cm 口径的表面线圈比采用 10 cm 口径的表面线圈效果好。检查整个膝关节可采用能包裹全膝的小型鸟笼样表面线圈。如果仅检查一侧半月板,应采用小型圈状表面线圈,贴近在半月板表面即可。增大表面线圈的口径并不能改善对深层组织的分辨力,因而限制了表面线圈在内脏的应用。

**(五)接收器**

信号从接收线圈传到预放大器,旨在增加信号强度,以免后处理过程减弱了信噪比。信号从预放大器传至相位敏感检测器,发生解调作用,从信号中减去接近 Larmor 频率的无关波形,使信号呈千赫范围,然后经计算机处理并转化为 MR 图像。

## 五、计算机及数字处理

计算机系统是仅次于磁体的昂贵部件,性能要求大大高于 CT 所用的计算机。目前,MR 扫描机多采用小型计算机,如 Eclips140 等型号,内存能力在 1 兆字节以上。计算机主要外部设备包括:①阵列处理机,用于数据处理及二维傅立叶转换;②磁盘,存储 500 兆字节以上,数据传输速度为 1.2 兆字节/秒以上;③磁带机,用于存储图像及原始数据;④MR 处理器,包括表格存储器、时控板及海量存储器;⑤图像存储显示器,MR 图像与原始数据存在磁盘、软盘与磁带里,通过显示屏可随时显示;⑥操作台,分主诊断台与卫星诊断台两种,前者控制扫描,后者评价图像,部分功能可在两个诊断台上同时进行。

计算机不能直接运算 MR 信号,信号必须首先转换成具体的数字,这一任务由模拟一数字转换器(ADC)完成,它采集自旋回波等信号,按具体的间隔,并给予每一个采集间隔以数据。采集的标准时间间隔为 5~20 μs。采集一个自旋回波的处理时间,称为采样时间或窗。采样窗的间期(ms)等于采样间隔(μs)×采集次数(一般为 256)。在一定梯度场中,观察野的大小取决于采集间隔期限。在一定的观察野中,空间分辨率取决于窗的长度。如果采集窗长,$T_2$ 弛豫作用也影响分辨率。

计算机控制系统称为中心处理单位(CPU)。图像重建在第二个相连的计算机上进行,称为阵列处理机(AP)。它能同时处理大量数据并迅速进行傅立叶转换。计算机运算的最后结果是一个数字阵列,然后按灰阶的数值排列组合成 MR 图像,并显示在屏幕上。多数 MR 扫描机在电视屏显像前还对数字资料进行了一定程度的调整,以提高图像的质量。

一旦重建成 MR 图像,数据即进入磁盘以短期保存。从磁盘中可提取数据进入磁带以长期保存。用数字光盘存储量更大,也更易于提取图像。

(于培锋)

# 第四章　超声诊断基础

## 第一节　超声波的基本概念

超声波是指频率超过人耳听觉范围（20～20 000 Hz）的高频声波，即频率＞20 000 Hz 的机械（振动）波。超声波属于声波范畴，它具有声波的共同物理性质。例如，必须通过弹性介质进行传播，在液体、气体和人体软组织中的传播方式为纵波（疏密波）；具有反射、折射、衍射和散射的特性，以及在不同介质中（空气、水、软组织、骨骼）分别具有不同的声速和不同的衰减等。诊断最常用的超声频率是 2～10 MHz（1 MHz＝$10^6$ Hz）。

### 一、基本物理量

超声波有三个基本物理量。即频率（f）、波长（λ）和声速（c）。三者之间的关系如式（1）：

$$\lambda = c/f \tag{1}$$

由于频率不同的声波在同一介质中传播的声速（c）基本相同，因此，超声波波长（λ）与频率（f）成反比——频率越高，波长则越短。

在不同的介质中，声速有很大的差别：空气（20 ℃）344 m/s，水（37 ℃）1 524 m/s，肝脏 1 570 m/s，脂肪 1 476 m/s，颅骨 3 360 m/s。

人体软组织的声速平均为 1 540 m/s，与水的声速相近。骨骼的声速最高，相当于软组织平均声速的 2 倍以上（表 4-1）。

表 4-1　医学超声常用介质的密度、声速和声阻抗

| 介质名称 | 密度（g/cm³） | 声速（m/s） | 声阻抗（1×10⁵瑞利） |
|---|---|---|---|
| 空气（20 ℃） | 0.00118 | 344 | 0.0004 |
| 水（37 ℃） | 0.9938 | 1523 | 1.513 |
| 生理盐水（37 ℃） | 1.002 | 1534 | 1.537 |
| 血液 | 1.055 | 1570 | 1.656 |
| 肝脏 | 1.050 | 1570 | 1.648 |
| 肾脏 | 1.038 | 1561 | 1.62 |
| 肌肉 | 1.074 | 1568 | 1.684 |

| 介质名称 | 密度(g/cm³) | 声速(m/s) | 声阻抗(1×10⁵瑞利) |
|---|---|---|---|
| 脂肪 | 0.955 | 1476 | 1.410 |
| 颅骨 | 1.658 | 3360 | 5.570 |

## 二、声场

### (一)超声场

超声场是指发射超声在介质中传播时其能量所达到的空间。超声场简称声场,又可称为声束。

### (二)声场特性

(1)扫描声束的形状、大小(粗细)及声束本身的能量分布,随所用探头的形状、大小、阵元数及其排列、工作频率(超声波长)、有无聚焦,以及聚焦的方式不同而有很大的不同。此外,声束还受人体组织不同程度的吸收衰减、反射、折射和散射等影响,即超声与人体组织间相互作用的影响。因此,超声束(声场)与其他影像技术如扫描 X 线束相比,两者之间有着显然的区别。例如,X 线束可呈单纯的细线状,波长极短,对人体组织穿透力很强,而且没有与人体组织间相互作用。这与人体组织内超声束(声场)的复杂多变性,形成了鲜明对比。

(2)声束由一个大的主瓣和一些小的旁瓣组成。超声成像主要依靠探头发射高度指向性的主瓣并接收回声;旁瓣的方向总有偏差,容易产生伪像。

(3)声场可分为近场和远场两部分。现以最简单的圆形单晶片探头为例,来分析声束复杂的形态及其能量分布。①近场声束集中,呈圆柱形。其直径接近于探头直径(较粗);其长度取决于超声频率和探头的半径。近场虽呈规则的圆柱形,但实际上由于旁瓣的干扰作用,其横断面上的声能分布很不均匀,以致可以影响或严重影响诊断。②远场声束扩散,呈喇叭形。远场声束向周围空间扩散,其直径不断增加(更粗大),但其横断面上的能量分布比较均匀。声束向两侧扩散的角度称为扩散角(2θ),向其一侧扩散的角度称为半扩散角(θ)。声束的扩散角越小,指向性越好。

(4)超声波指向性优劣的指标是近场长度和扩散角。超声频率越高、波长越短,则近场越长、扩散角越小,声束的指向性亦越好。增加探头孔径(直径)也可改善声束的指向性,但是探头直径增加会降低横向分辨力。因此,现代超声诊断装置普遍采用小巧的聚焦探头,以减少远场声束扩散。

### (三)声束聚焦与分辨力

采用聚焦技术可使聚焦区超声束变细,减少远场声束扩散,改善图像的横向和/或侧向分辨力。

1.聚焦的方法

(1)固定式声透镜聚焦:将声透镜贴附在探头表面,常用于线阵探头、凸阵探头,以提高其横向分辨力。此法远场仍然散焦。

(2)电子相控阵聚焦:①利用延迟发射使声束偏转,实现线阵、凸阵等多阵元探头的发射聚焦或多点聚焦,用以提高侧向分辨力。②在长轴方向对整条声束的回声途径上自动、不断地进行全程接收聚焦,亦称动态聚焦。③利用环阵探头进行环阵相控聚焦,改善横向、侧向分辨力。④其他聚焦新技术,如二维多阵元探头,弥补现有聚焦技术的不足。

2.聚焦声束与非聚焦声束的比较

(1)聚焦区声束明显变细,横向和侧向分辨力可望大大改善。

(2)近场区(旁瓣区)声能分布不均匀现象依然存在。

(3)远场区的非聚焦部分散焦现象依然存在,某些单阵元探头或质量低劣的探头或许更为严重。

(4)聚焦声束的形状和大小总体来说仍较奇特。与纤细的X线束相比,尚有较大的差别。

(白　森)

# 第二节　超声波的反射和透射

超声波从一种介质传播到另一种介质时,若在界面上介质声阻抗突变或界面的线度远大于声波波长和声束直径,那么在界面上一部分能量反射回来(形成反射波),另一部分能量透过界面在另一种介质中传播(形成透射波),在界面上,声能(声压、声强)的分配和传播方向遵循一定的变化规律。

## 一、超声波垂直入射到平面界面上的反射和透射

当超声波垂直入射到足够大的光滑平面时,将同时发生反射和透射,如图4-1所示。反射波和透射波的声压(声强)由声压反射率(声强反射率)和声压透射率(声强透射率)表示。

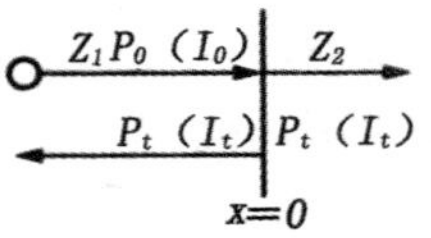

图 4-1　超声波垂直入射到平面界面上的反射和透射

设入射波的声压为 $p_0$(声强为 $I_0$),反射波的声压为 $p_r$(声强为 $I_r$),透射波的声压为 $Vp_t$(声强为 $I_t$)。界面上反射波的声压 $p_r$ 与入射波声压 $p_0$ 之比为界面的声压反射率,用 r 表示:

$$r = \frac{p_r}{p_0} = \frac{Z_2 - Z_1}{Z_2 + Z_1}$$

式中,$Z_1$ 为介质1的声阻抗,$Z_2$ 为介质2的声阻抗。

界面上反射波的声强 $I_r$ 与入射波声强 $I_0$ 之比为界面的声强反射率,用 $R$ 表示:

$$R = \frac{I_r}{I_0} = \frac{\frac{p_r^2}{2Z_1}}{\frac{p_0^2}{2Z_1}} = \frac{p_r^2}{p_0^2} = r^2 = \left(\frac{Z_2 - Z_1}{Z_2 + Z_1}\right)^2$$

界面上透射波的声压 $p_t$ 与入射波声压 $p_0$ 之比为界面的声压透射率,用 t 表示:

$$t = \frac{p_t}{p_0} = \frac{2Z_2}{Z_2 + Z_1}$$

界面上透射波的声强 $I_t$ 与入射波声强 $I_0$ 之比为界面的声强透射率,用 $T$ 表示:

$$T = \frac{I_t}{I_0} = \frac{\dfrac{p_t^2}{2Z_2}}{\dfrac{p_0^2}{2Z_1}} = \frac{Z_1}{Z_2} \times \frac{p_t^2}{p_0^2} = \frac{4Z_1 Z_2}{(Z_2 + Z_1)^2}$$

可知，$R + T = 1$。在理想情况下，超声波垂直入射到界面上时，声压和声强的分配与界面两侧介质的声阻抗有关，下面做进一步讨论。

（1）当 $Z_2 > Z_1$ 时，r > 0，反射波声压与入射波声压同相位，界面上反射波与入射波叠加，类似驻波，合成声压振幅增大为 $p_0 + p_r$。

（2）当 $Z_2 < Z_1$ 时，r < 0，即反射声压与入射声压相位相反，反射波与入射波合成声压振幅减小为 $p_0 + p_r$。

（3）当 $Z_2 \ll Z_1$ 时，声压反射率趋于 $-1$，透射率趋于 0，即声压几乎全反射，无透射。在超声诊断时，探头与患者皮肤之间的空气将阻碍超声波传入人体。为获得高质量的图像，需要用液性传导介质来连接探头与患者体表，同时超声波不能检测含气组织。

（4）当 $Z_2 \approx Z_1$ 时，$r \approx 0$，$t \approx 1$，超声波几乎全透射，无反射（图 4-2）。

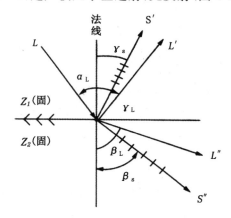

图 4-2　超声波倾斜入射到平界面上的反射和折射

## 二、超声波倾斜入射到平面界面上的反射和透射

**（一）波形转换**

当超声波斜入射到界面时，在反射波和透射波中除了与入射波同类型的成分外，还会产生不同类型的波成分，这种现象即为波形转换。

**（二）反射、透射定律**

反射、透射定律（斯涅尔定律）可通过以下特征描述。

（1）反射、透射波线与入射波线分别在法线的两侧。

（2）任何一种反射波或透射波所对应角度的正弦与相应的声速之比恒等于一个定值。

（3）同种波形的反射角与入射角相等。发生透射时，声速大的介质，对应的角度也较大。

**（三）临界角**

超声波由声速较慢的第一介质向声速较快的第二介质入射时，使第二介质中的透射角等于 $90°$ 的入射角称为临界角，此时声波完全不能透射（全反射）。若第二介质为固体，则在固体中出现透射的纵波和横波。使纵波透射角为 90°的入射角称为第一临界角,使横波透射角为 90°的入射角称为第二临界角。实际中,超声探头的探测角度一般不超过 $-24°\sim24°$,这样既保证了一定的信号强度,也可避免全反射。

### (四)反射率与透射率

超声波纵波斜入射到声阻抗为 $Z_1$ 和 $Z_2$ 两种介质的界面上,声压反射率为:

$$r=\frac{p_r}{p_0}=\frac{Z_2\cos\alpha_L-Z_1\cos\beta_L}{Z_2\cos\alpha L+Z_1\cos\beta_L}$$

声压透射率为:

$$t=\frac{p_t}{p_0}=\frac{2Z_2\cos\alpha_L}{Z_2\cos\alpha_L+Z_1\cos\beta_L}$$

$$R=\frac{I_r}{I_0}=\frac{Z_2\cos\alpha_L-Z_1\cos\beta_L)}{(Z_2\cos\alpha_L+Z_1\cos\beta_L)^2}$$

声强透射率为:

$$T=\frac{I_t}{I_0}=\frac{4\ Z_1Z_2\cos\alpha_L\cos\beta_L}{(Z_2\cos\alpha_L+Z_1\cos\beta_L)^2}$$

且 $R+T=1$。界面声阻抗差越大,反射波幅度越大。

## 三、超声波在曲面界面上的反射和透射

超声波入射在曲面界面上时会发生聚焦或发散现象,其取决于曲面形状和界面两侧介质的声速。一般而言,曲面的凹凸形状以第二介质的界面形状为基准。

### (一)反射波

当界面为球面时,具有焦点,反射波波阵面为球面。凹球面上的反射波好像是从实焦点发出的球面波,凸球面上的反射波好像是从虚焦点发出的球面波。界面为柱面时,具有焦轴,反射波波阵面为柱面。凹柱面上的反射波好像是从实焦轴发出的柱面波,凸柱面上的反射波好像是从虚焦轴发出的柱面波,如图 4-3 所示。

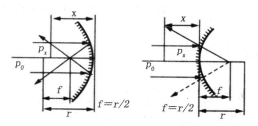

**图 4-3 平面波在曲面界面上的反射**

### (二)透射波

透射波产生聚焦还是发散,不仅与曲界面的凸、凹有关,而且与两种介质的声速 $c_1$ 和 $c_2$ 有关。由折射定律知,平面超声波入射到 $c_1<c_2$ 的凹曲面和 $c_1>c_2$ 的凸曲面上时,其透射波将聚焦;平面超声波入射到 $c_1>c_2$ 的凹曲面和 $c_1<c_2$ 的凸曲面上时,其透射波将发散,如图 4-4 所示。

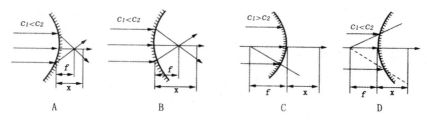

**图 4-4　平面波在曲面界面上的透射**

当界面为球面时,透射波波阵面为球面,透射波好像是从焦点发出的球面波;界面为柱面时,透射波波阵面为柱面,透射波好像是从焦轴发出的柱面波。

## 四、超声波多层透射与声耦合

### (一)声耦合

在超声医学应用中,超声换能器与被探测对象之间存在空气界面,如图 4-5 所示,由于空气声阻抗很小,这时,$r=-1,t=0$,产生全反射,难以使超声波进入组织。因此需要用适当的耦合介质来填充这些空气,这样,探头、耦合剂与人体构成了一个多层声波传播介质。

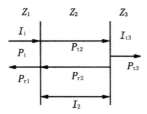

**图 4-5　超声波在多层介质中的反射与透射**

### (二)超声波垂直入射到多层平面界面上的反射及透射

应用超声波垂直入射到单一平面界面上反射和透射的公式,可知透射入第三层介质中的超声声强透射系数:

$$T_{13}=\frac{I_{t3}}{I_{t1}}=\frac{4Z_3Z_1}{(Z_3+Z_1)^2\cos^2 k_2 l_2+\left(Z_2+\dfrac{Z_1Z_3}{Z_2}\right)^2\sin^2 k_2 l_2}$$

式中,$l_2$ 是中间层厚度,$k_2=2\pi/\lambda$。根据中间层厚度 $l_2$ 与波长 $\lambda$ 的关系,可知:

(1)如果 $l_2 \ll \lambda$,无耦合剂时,且探头表面与体表紧密接触

$$T_{13}\approx\frac{4Z_3Z_1}{(Z_3+Z_1)^2}$$

(2)如果 $l_2=n\lambda/2$(半波长的整数倍)

$$T_{13}\approx\frac{4Z_3Z_1}{(Z_3+Z_1)^2}$$

(3)如果 $l_2=(2n+1)\lambda/4$(1/4 波长的奇数倍)

$$T_{13}\approx\frac{4Z_3Z_1}{\left(Z_2+\dfrac{Z_1Z_3}{Z_2}\right)^2}$$

当超声耦合剂声阻抗 $Z_2 = \sqrt{Z_1 + Z_3}$ 时，可以推得 $T_{13} = 1$。此时，所有超声波能量可全透入人体组织内。

**（三）超声波斜入射到多层平面界面上的反射与透射**

当 $Z_1 = Z_3$ 时，求得的声强透射系数 $T_{13}$ 为：

$$T_{13} = \frac{I_{t3}}{I_{t1}} = \frac{4}{4\cos^2\alpha_2 l_2 + \left(\frac{1}{Z} + Z\right)\sin^2\alpha_2 l_2}$$

式中，$\alpha_2 = k_2\cos\theta_2$，$k_2 = 2\alpha/\lambda$，$Z = Z_2\cos\theta_1/Z_1\cos\theta_2$，$\theta$ 为超声波从第一介质入射到第二介质的入射角，以为超声波从第一介质入射到第二介质的折射角。

同样，当超声耦合剂声阻抗 $Z_2 = \sqrt{Z_1 + Z_3}$ 时，可以推得 $T_{13} = 1$。此时，所有超声波能量可全透入人体组织内。

（白　森）

# 第三节　超声物理特性

超声波具有声波的一般共性已如前述。超声的物理特性除上面提到的声场外，还有以下几点。

## 一、束射特性（方向性）

超声成束发射，类似光线，符合几何光学定律（如反射、折射、聚焦、散焦）。束射特性或方向性是诊断用超声首要的物理特性。

**（一）大界面与界面反射**

（1）声波发射时，当遇到密度（$\rho$）和声速（$c$）不同的两种介质构成的大界面时，会发生反射和折射（透射），包括回声反射。

（2）界面的回声反射的角度依赖性：大界面是指长度大于声束波长的界面。①入射声束垂直于大界面时，回声反射强。②入射声束与大界面倾斜时，回声反射减弱甚至消失。

假设垂直时回声反射强度为 100%，倾斜 6°（入射角 $\theta$）时，回声强度降低至 10%；倾斜 12° 时，降至 1%。如果倾斜角度 ≥20°，则几乎检测不到回声反射，也称"回声失落"。可见，大界面的回声反射有显著的角度依赖性。

（3）界面回声反射的能量是由声强反射系数（$R_1$）决定的，如式（2）：

$$R_1 = \frac{(Z_2 - Z_1)^2}{Z_2 + Z_1} \tag{2}$$

$Z_1$、$Z_2$ 分别代表两种介质的声阻抗。声阻抗 = 密度 × 声速（表 4-1）。$R_1$ 代表声强反射系数。

由式（2）中可见：两种介质的声阻差越大，界面反射越强（$Z_2 > Z_1$）；两种介质声阻差相等，界面反射消失（$Z_2 = Z_1$）。两种介质存在着声阻差，是界面反射的必要条件（$Z_2 \neq Z_1$）。

（4）界面回声反射的能量与界面形状密切相关：声束垂直于凹面和凸面，分别具有聚焦和散焦作用（回声稍强和减弱）；垂直于不规则界面时，则呈现乱散射（回声反射强弱不等或减弱）。

超声界面反射的特点:非常敏感。两种介质之间的声阻抗只要相差 0.1%(声阻差),就会产生明显的反射回波(回声)。人体许多器官如肝、脾、胆囊的包膜、腹壁各层肌肉筋膜及皮肤层等都是典型的大界面。

### (二)小界面与后散射(或背向散射)

(1)小界面是指小于声束波长的界面。

(2)超声遇到肝、脾等实质器官或软组织内的细胞,包括成堆的红细胞(称散射体),会发生微弱的散射波。散射波向四面八方分散能量,只有朝向探头方向的微弱散射信号——后散射(背向散射),才会被检测到。

(3)小界面的后散射或背向散射回声,无角度依赖性。

### (三)临床应用

现代超声诊断仪正是利用大界面反射原理,能够清楚显示体表和内部器官的表面形态和轮廓;还利用无数小界面后散射的原理,清楚显示人体表层,以至内部器官、组织复杂而细微的结构。

## 二、衰减特性

声波在介质中传播的过程中,声能随距离增加而减弱,这就是衰减。

(1)衰减与超声传播距离和频率有关:超声频率很高,故衰减现象特别显著。

(2)衰减的原因主要有吸收、散射、声束扩散。①介质对超声波的吸收:超声的机械能转变为热能传导,或被组织的黏滞性吸收。②能量被许多散射体如蛋白质分子散射掉。③声束扩散使超声在介质中前进方向上的能量减小。声衰减表现为回声减少或消失,以致出现声影。很强的反射界面后方回声减少或消失,但反射与衰减是两个概念。

(3)衰减系数:①人体软组织和体液声衰减是不同的。软组织平均衰减系数为 1 dB/cm·MHz(表 4-2)。②蛋白质成分是人体组织声衰减的主要因素(占 80%)。不含蛋白质成分的水,几乎可视为无衰减或称透声。

表 4-2　人体组织的声能衰减系数

| 介质名称 | 平均衰减系数为(dB/cm·MHz) | 频率范围(MHz) |
| --- | --- | --- |
| 水 | 0.0 037~0.0 063 | 5 |
| 血液 | 0.18 | 1.0 |
| 脂肪 | 0.63 | 0.8~7 |
| 肝脏 | 0.94 | 0.3~3.4 |
| 肾脏 | 1.0 | 0.3~4.5 |
| 肌肉(平行肌束) | 1.3 | 0.8~4.5 |
| 肌肉(横断肌束) | 3.3 | 0.8~4.5 |
| 颅骨 | 2.0 | 1.6 |

(4)为清楚显示深部组织回声,使正常肝、肾实质成为"均匀回声"(后方无衰减),必须使用时间补偿增益(TCG)调节,按距离补偿超声能量的衰减,故也称为距离补偿增益(DCG)调节。

正是由于 TCG 或 DCG 人为地调节,使衰减十分明显的肝肾实质"回声均匀一致",就不难理解为什么在膀胱和充盈胆囊的后方呈现"回声增强"伪像(注:胆汁、尿液中不含蛋白质,与水相似,无明显声衰减,透声性强。与此同时,TCG 或 DCG 调节依然机械地起着时间/距离补偿增益作用)。

(5)人体组织衰减程度一般规律:①骨＞软骨＞肌腱＞肝、肾＞血液＞尿液、胆汁。②组织、体液中蛋白成分尤其胶原蛋白成分越高,衰减越显著;反之,组织、体液中水分含量越多,衰减越少;组织中钙质成分越多,衰减也越多。

## 三、超声的分辨力

### (一)定义

分辨力是超声在人体软组织中传播时,显示器上能够区分声束中两个细小目标的能力或最小距离。

### (二)影响因素

超声的分辨力受多种因素的影响,包括超声波的频率、脉冲宽度、声束宽度(聚焦)、声场远近和能量分布、探头类型和仪器功能(如二维图像中像素多少、灰阶的级数多少等)。

### (三)空间分辨力主要与声束特性有关

空间分辨力主要与声束特性有关,大致可分为三类。

1.轴向(纵向)分辨力

轴向分辨力指在声束长轴方向上区分两个细小目标的能力。它与波长($\lambda$)有密切关系。频率越高(波长越短),轴向分辨力越好。相反,超声脉冲越宽,轴向分辨力则越差。

理论上,轴向分辨力为 $\lambda/2$,由于受到发射脉冲持续时间的影响,实际分辨力为理论值的 5～8 倍。举例:5 MHz 探头在软组织中的波长为 0.3 mm,其轴向分辨力理论值为 0.15 mm,但实际分辨力约为 0.5 mm;3～3.5 MHz 探头的实际分辨力约为 1.0 mm。

2.横向分辨力

横向分辨力与探头厚度方向上声束宽度和曲面的聚焦性能有关。在聚焦最佳区的横向分辨力最好。目前腹部常用线阵、凸阵探头,通常采用声透镜聚焦,在其聚焦区宽度一般＜2 mm。

3.侧向分辨力

侧向分辨力与线阵、凸阵探头长轴方向上扫描声束的宽度有关。通常采用相控聚焦,聚焦声束越细,侧向分辨能力越好。在聚焦区,3～3.5 MHz 探头侧向分辨力应在 1.5～2.0 mm。

### (四)其他

此外,还有细微分辨力(宽频带和数字化声束处理)、对比分辨力(与灰阶级数有关,≥256 级较好)、时间分辨力(单位时间成像速度即帧频)等。

## 四、超声的多普勒效应

利用运动红细胞对入射超声产生的频移(Doppler 频移)或差频,可进行血流信号的检测。检测方法有两种,即多普勒频谱图和彩色多普勒血流图。

(1)多普勒频移(差频)公式(3):

$$f_d = f_r - f_0 = \pm \frac{2V\cos\theta}{C} \cdot f_0 \tag{3}$$

$f_d$ 为多普勒频移,$f_0$ 为入射超声频率,$f_r$ 为反射超声频率,$V$ 为反射体运动速度,$C$ 为声速,$\theta$ 为运动方向与入射波间的夹角。

（2）利用 Doppler 公式计算反射体（如血管内红细胞）的运动速度，根据频移公式（3），可以得出：

$$V = \pm f_d \cdot C / (2f_0 \cdot \cos\theta)$$

在公式（3）中可见：软组织平均声速（C）是已知数（1 540 m/s）；仪器设 $\theta$ 角度校正，故 $\cos\theta$ 值也是已知数（注意：$\theta$ 角度必须校正）；发射频率（$f_0$）也是已知数。因此，超声仪器能够通过快速傅里叶转换（FFT）自动显示血流速度（V）的读数。正负符号（±）分别代表正向和反向血流。然而，只有当超声声束与血流夹角 $\theta$ 经过校正之后，其流速读数才有意义。如果 $\theta = 90°$，$\cos\theta = 0$，于是就不可能测出血流速度，为了顺利测速，必须将 $\theta$ 角变小，尽可能使 $\theta < 60°$。

（3）$f_d$ 一般都在音频范围内。检出 $f_d$ 后，可利用仪器的扬声器发出的声响来监听，并通过 FFT 对 $f_d$ 进行频谱分析——频谱多普勒。

## 五、超声的生物学效应

超声波在生物组织内的传播过程中，必然使介质分子微粒发生高频机械振荡，这就是超声的能量传递或超声的功率作用。当电脉冲加至探头压电换能器发射超声脉冲时，压电换能器将电能（电功率）转换为声能（声功率）。

**（一）超声能量的物理参数**

1.声功率

单位时间内从超声探头发出的声功。单位：瓦（W）或毫瓦（mW）。

2.声强

单位面积上的声功率（W/cm² 或 mW/cm²）。

由于声场中的声强在空间和时间上分布不均匀，故有"空间峰值"（SP）、"空间平均声强"（SA）、"时间峰值"（TP）和"时间平均声强"（TA）等概念。

ISPTA：空间峰值时间平均声强（mW/cm²）。

ISPPA：空间峰值脉冲平均声强（W/cm²）。

**（二）超声生物学效应及其产生机制**

1.热效应

由于组织的黏滞吸收效应可使部分超声能量转换为热能，导致局部温度升高。诊断用超声因声强低，一般不会造成明显的温度升高（通常 mW/cm² 级）。

2.空化作用

在强功率超声照射下，局部组织产生压力增大、降低的交替变化，液体"断裂"引起气体微泡的形成。诊断用超声尚未得到证实。

3.诊断用超声对细胞畸变、染色体、组织器官的影响等均在实验研究中

有报道称，对胎儿出生体重似有影响，但尚无定论。

4.高强聚焦超声（HIFU，kW/cm² 级）

高强聚焦超声对生物组织有强大的破坏作用。利用其热凝固和杀灭肿瘤细胞的作用，已用于肿瘤灭活治疗；利用其强烈机械振荡作用可以用于碎石治疗。

5.其他

超声在物理治疗学方面的广泛应用（W 级，一般 0.5～3 W/cm²）。

## (三)对人体不同部位超声照射强度的安全规定

不同人体软组织对超声辐射的敏感程度不同。胚胎和眼部组织属敏感器官。超声辐射剂量是超声强度与辐射时间的乘积。美国食品和药品监督管理局(FDA)对人体不同部位超声照射强度的规定见表4-3。

表 4-3 人体不同部位超声照射强度的规定

| 部位 | ISPPA（W/cm²） | ISPTA（mW/cm²） | IM（W/cm²） |
|------|--------------|----------------|------------|
| 心脏 | 190 | 430 | 310 |
| 脉管 | 190 | 720 | 310 |
| 眼部 | 28 | 17 | 50 |
| 胎儿 | 190 | 94 | 310 |

为了表达超声的热效应和空化效应,近年来采用两个新的可显示的参数(供不同器官、部位诊断时准确地调节显示)。

1.热指数(thermalindex,TI)

TI 指超声实际照射到某声学界面产生的温度升高与使界面温度升高 1 ℃ 的比值。TI 值在 1.0 以下无致伤性,但对胎儿应调节至 0.4 以下,对眼球应调至 0.2 以下。

2.机械指数(mechanicalindex,MI)

MI 指超声在弛张期的负压峰值(MPa 数)与探头中心频率(MHz 数)的平方的比值。通常认为,MI 值在 1.0 以下无致伤性,但对胎儿应采用低机械指数,即将 MI 调节至 0.3 以下,对眼球应调至 0.1 以下。此外,声学造影时如果采用低机械指数,可以防止微气泡破裂,提高造影效果。

**(刘金平)**

# 第四节　超　声　伪　像

超声伪像是指超声显示的断层图像与其相应解剖断面图像之间存在的差异。这种差异表现为声像图中回声信息特殊的增添、减少或失真。

伪像在声像图中十分常见。理论上讲几乎任何声像图上都会存在一定的伪像。而且,任何先进的现代超声诊断仪均无例外,只是伪像在声像图上表现的形式和程度上有差别而已。

识别超声伪像非常重要。一方面可以避免伪像可能引起的误诊或漏诊;另一方面还可以利用某些特征性的伪像帮助诊断,提高我们对于某些特殊病变成分或结构的识别能力。我们不仅应当善于识别超声伪像的种种表现,还有必要了解这些伪像产生的物理基础。

## 一、声像图伪像

### (一)声像图伪像产生原因分类

1.反射、折射

混响、多次内部混响、镜面反射、回声失落、折射声影、棱镜现象。

2.衰减

衰减声影、后方回声增强(软组织衰减系数差别过大产生伪像)。

3.断层厚度(扫描厚度)伪像

部分容积效应伪像;近场、远场(聚焦区外)图像分辨力降低所致伪像。

4.旁瓣效应

5.声速伪像

实际组织声速与仪器设定的平均软组织声速 1 540 m/s 差别所致伪像和超声测量误差。

6.仪器设备

仪器和探头的品质。

7.操作者技术因素

增益、DCG、聚焦调节不当;声像图测量方法不规范。

**(二)声像图伪像产生的主要原因和分类**

1.混响

混响伪像产生的条件:超声垂直照射到平整的界面,如胸壁、腹壁,超声波在探头和界面之间来回反射,引起多次反射。混响的形态呈等距离多条回声,回声强度依深度递减。较弱的混响,可使胆囊、膀胱、肝、肾等器官的表浅部位出现假回声;强烈的混响多见于含气的肺和肠腔表面,产生强烈的多次反射伴有后方声影,俗称"气体反射"。

识别混响伪像的方法如下。

(1)适当侧动探头,使声束勿垂直于胸壁或腹壁,可减少这种伪像。

(2)加压探测,可见多次反射的间距缩小,减压探测又可见间距加大。总之,将探头适当侧动,并适当加压,可观察到反射的变化,从而识别混响伪像。

2.多次内部混响和振铃效应

超声束在器官组织的异物内(亦称"靶"内,如节育器、胆固醇结晶内)来回反射直至衰减,产生特征性的彗尾征。此现象称内部混响。

超声束在若干微气泡包裹的极少量液体中强烈地来回反射,产生很长的条状图像干扰,为振铃效应。振铃效应在胃肠道内(含微气泡和黏液)相当多见。

3.切片(断层)厚度伪像

切片(断层)厚度伪像亦称部分容积效应伪像。产生的原因是超声束形状特殊而且波束较宽,即超声断层扫描时断层较厚引起。例如,肝脏的小囊肿内可能出现许多点状回声(来自小囊肿旁的部分肝实质)。

4.旁瓣伪像

由主声束以外的旁瓣反射造成。在结石、肠气等强回声两侧出现"披纱征"或"狗耳样"图形,即属旁瓣伪像。旁瓣现象在有些低档的超声仪器和探头比较严重,图像的清晰度较差。

5.声影

在超声扫描成像中,当声束遇到强反射(如含气肺)或声衰减程度很高的物质(如瘢痕、结石、钙化)声束完全被遮挡时,在其后方出现条带状无回声区即声影。边界清晰的声影对识别瘢痕、结石、钙化灶和骨骼时很有帮助,边缘模糊的声影,常是气体反射或彗尾征的伴随现象。

6.后方回声增强

在超声扫描成像中,当声束通过声衰减甚小的器官组织或病变(如胆囊、膀胱、囊肿)时,其后方回声增强(超过同深度的临近组织的回声)。这是由于距离增益补偿(DCG)对于超声进入很少的液体仍在起作用的缘故。利用显著的后方回声增强,通常可以鉴别液性与实性病变。

7.侧边声影和"回声失落"

声束通过囊肿边缘或肾上、下极侧边时,可以由于折射(且入射角超过临界角)而产生边缘声影或侧边"回声失落"(全反射)。改变扫查角度有助于识别这种伪像,边缘声影也见于细小的血管和主胰管的横断面,呈小等号"="而非小圆形。超声引导穿刺时,人们经常遇到针杆或导管显示不清的困扰,皆因声束斜行(而非垂直)入射针管或导管的壁,引起"回声失落"(全反射)的缘故。

8.镜面伪像

当肋缘下向上扫查右肝和横膈时,若声束斜射到声阻差很大的膈-肺界面时全反射,会发生镜面伪像。通常在声像图中,膈下出现肝实质回声(实像)膈上出现对称性的"肝实质回声"(虚像或伪像);若膈下肝内有一肿瘤或囊肿回声(实像),膈上对称部位也会出现一个相应的肿瘤或囊肿回声(虚像或伪像)。声像图上的虚像总是位于实像深方(经过多途径反射形成)。如果膈-肺界面(全反射条件)消失如右侧胸腔积液时,只能显示膈下肝实质和膈上的胸腔积液,镜面伪像不可能存在。

9.棱镜伪像

仅在腹部靠近正中线横断面扫查时(腹直肌横断)才出现。例如,早孕子宫在下腹部横断扫查时,宫内的单胎囊可能出现重复胎囊伪像,从而误诊为"双胎妊娠"。此时,将探头方向改为矢状断面扫查,上述"双胎囊"伪像消失。

10.声速失真(声速差别过大伪像)

超声诊断仪显示屏上的厘米标志(电子尺),是按人体平均软组织声速 1 540 m/s 来设定的。通常,对肝、脾、子宫等进行测量不会产生明显的误差。但是,对声速过低的组织(如大的脂肪瘤)就会测值过大;对于声速很高的组织(如胎儿股骨长径测量),必须注意正确的超声测量技术(使声束垂直于胎儿股骨,不可使声束平行地穿过股骨长轴测量),否则引起测值过小的误差。

## 二、多普勒超声伪像

### (一)彩色多普勒超声伪像产生原因及分类

1.有血流,彩色信号过少或缺失

(1)多普勒超声(频移)衰减伪像:彩色信号分布不均,即"浅表多血供,深方少血供或无血供";深部器官血流如肾实质、股深静脉较难显示。

(2)多普勒增益过低,频谱滤波设置过高。

(3)测低速血流时,不适当的采用较低频率探头;测高速血流时,不适当地采用高频探头。

2.有血流,彩色信号过多

(1)多普勒增益过高(彩色外溢)。

(2)仪器厂家故意设置"彩色优先",血管往往表现粗大。

(3)使用声学造影剂。

3.无血流,出现彩色信号

(1)频谱滤波设置过低。

(2)多普勒增益过高,出现背景噪音。

（3）镜面反射伪像：在强反射界面深方出现对称性彩色信号。

（4）闪烁伪像：心搏、呼吸、大血管搏动。

（5）组织震颤（高速血流、被检者发音）。

（6）快闪伪像见于尿路结石等（位于结石声影中）。

4.血流方向、速度表达有误

（1）彩色混叠：PRF过低、测高速血流时采用过高频率探头或较高Doppler频率。

（2）方向翻转键设置不当/探头倒置。

（3）血管自然弯曲走行（仪器不会识别θ角度）。

（4）入射声束与血流方向接近垂直。

**（二）频谱多普勒超声伪像**

频谱多普勒超声伪像比彩色多普勒超声（CDFI）伪像简单。充分了解彩色多普勒超声伪像，就易于理解频谱多普勒超声伪像的产生和多种表现。在此，不再一一列举。

彩色多普勒成像的优点是迅速、直观地显示血流。但是，CDFI检测血流不及多普勒频谱敏感。如果CDFI未显示彩色信号，换用频谱分析法有时可检测出血流信号。

多普勒频谱测量血流时，正确调节取样容积的大小和位置，进行角度校正（<60°）均至关重要。在使用微泡声学造影剂时，多普勒频谱幅度增加，切勿将它误认为实际血流速度的增加。

**（三）多普勒超声伪像受操作者技术因素和仪器调节的影响很大**

应熟悉仪器的性能，熟练掌握有关的旋钮操作。

（1）正确选择探头：对于浅表器官采用高频探头（>7 MHz），对于腹部和心脏分别采用3.5～5 MHz和2～3 MHz探头。

（2）对于深部组织内的血流多普勒频移，宜选较低的多普勒频率（限于高档机）或较低频率的探头。

（3）适当调节聚焦区、取样框和取样容积的大小，正确调节彩色速度标尺（PRF），适当调节多普勒增益的灵敏度，注意血流方向和校正角度等。必须注意以上每一个环节。

**（四）小结**

多普勒超声伪像种类繁多，表现各异。认识CDFI伪像的常见性和复杂性，对于提高超声工作者的识别能力和仪器操作技巧具有重要意义。这样，我们有可能最大限度地减少伪像干扰，减少诊断误区，甚至利用多普勒超声伪像，达到提高临床诊断水平的目的。

**（周　建）**

# 第五章　CT检查技术

## 第一节　颅脑CT扫描技术

### 一、适应证与相关准备

#### (一)适应证

颅脑外伤、脑血管意外、脑肿瘤、新生儿缺氧缺血性脑病、颅内炎症、脑实质变性、脑萎缩、术后和放疗后复查及先天性颅脑畸形等。

#### (二)相关准备

检查前去掉受检者头上发夹、耳环等金属饰物。不合作患者可在检查前采用药物镇静,成人一般用静脉注射或肌内注射 10 mg 地西泮,小儿口服水合氯醛。婴幼儿 CT 检查可待其熟睡时进行。增强扫描者,建立好静脉通道。

### 二、检查技术

#### (一)普通扫描

1.扫描体位

患者仰卧于扫描床上,头置于头架中,下颌内收,头颅和身体正中矢状面与台面中线垂直,两外耳孔与台面等距。

2.扫描基线与定位像

头部 CT 扫描的基线选择听眦线。定位像为头颅侧位。

3.扫描范围

自颅底至颅顶,包括整个颅脑。

4.扫描参数

管电压≥120 kV,管电流≥250 mA,准直器宽度 1~2 mm,重建间隔小于或等于准直器宽度的 50%,FOV 为 25 cm×25 cm,矩阵≥512×512,螺距(pitch)为 1.0~1.2;骨算法与软组织算法重建,重建横断面、冠状面或矢状面;横断面的重建基线为听眦线,冠状面的重建基线为听眶下线的垂线,矢状面的重建基线为正中矢状线。骨窗:窗宽 3 000~4 000 Hu,窗位 500~700 Hu;

软组织窗:窗宽90～100 Hu,窗位35～50 Hu。

5.颅脑 X 刀、γ 刀术前定位扫描

患者颅脑呈标准的头颅前后位,扫描时需先做头颅侧位定位像,确定扫描基线和扫描范围。病变部位的扫描层厚与间隔为 2 mm,pitch 为 1,重建厚度为 1.5 mm;非病变部位层厚用 5 mm,间隔用 7.5 mm,pitch 为 1.5,重建厚度为 2.5 mm。多层螺旋 CT 可用较薄的层厚一次扫描。X 刀和 γ 刀治疗前需做头颅三维重建,以计算治疗时 X 射线或 γ 射线的剂量。

**(二)增强扫描**

软组织病变或血管性病变的增强扫描,使用高压注射器,非离子型碘对比剂总量50～70 mL,流率2.0～3.0 mL/s,延迟扫描时间依病变的性质而定,如脑血管畸形、动脉瘤等血管性病变,可在注射对比剂后 50 s 开始扫描;颅内感染、囊肿等,可在注射对比剂后 60 s 开始扫描;颅内转移瘤、脑膜瘤等,可在注射对比剂后 6～8 min 开始扫描。头部增强的扫描技术参数同颅脑平扫。

**(三)脑血流灌注 CT 扫描**

在脑缺血性卒中发作的超早期,头部 CT 灌注成像可显示病灶,可定量分析颅内缺血性病变的程度,动态观察脑血流动力学变化,以及病变的位置和范围等。选用头部血流灌注扫描序列,先进行常规的颅脑平扫,再选定某一重点观察层面,然后以 4～7 mL/s 的速率经静脉注射对比剂 50 mL,在对比剂注射的同时对选定层面进行持续 30～46 s 的同层动态连续扫描,得到灌注图像,最后进行常规轴位增强扫描。

## 三、影像处理

根据临床和诊断需要,进行不同方位的图像重建。重建层厚6～8 mm,层间距与层厚相同。根据疾病诊断的需要选用窗宽、窗位;按解剖顺序摄影被检部位或所有病变部位的图像,保持显示图像解剖层面的连续性和图像整体性,适当选择病变部位放大摄影或测量 CT 值等。

颅脑 CT 图像常用脑窗摄影,窗宽80～100 Hu,窗位35 Hu 左右。颅脑 CT 图像符合以下任一条件者,必须加摄骨窗:①颅底、内听道病变;②颅脑外伤;③颅骨病变,或颅内病变侵犯颅骨。骨窗的窗宽1 000～1 400 Hu,窗位300～500 Hu。

耳鸣及疑桥小脑角区病变者,调节窗口技术,以观察内听道有无扩大,并根据需要对局部进行放大。头皮下软组织病变,用软组织窗摄影:窗宽300～400 Hu,窗位35～45 Hu。

脑 CT 血流灌注图像的处理:在病变侧或对侧相应部位选取兴趣区,获得兴趣区的时间-密度曲线(TDC),依据曲线通过不同数学模型转换成计算机伪彩处理,得到局部脑血流量(CBF)、脑血流容量(CBV)、对比剂平均通过时间(MTT)和对比剂峰值时间(TTP)等血流动力学参数和灌注图像表现,以便评价脑组织的灌注状态。

**(徐　兵)**

# 第二节　胸部 CT 扫描技术

## 一、适应证与相关准备

### （一）适应证

（1）纵隔：CT 检查可以发现常规 X 线不易发现的纵隔肿瘤，并能准确地显示病变的性质、大小及范围。可发现有无淋巴结的肿大，显示病变与周围结构的关系。

（2）肺脏：可以发现肺、支气管和肺门等部位的各种疾病，如肺内的良恶性肿瘤、结核、炎症和间质性、弥漫性病变等。对肺门的增大，可以区分是血管性结构还是淋巴结肿大。

（3）胸膜和胸壁：能准确定位胸膜腔积液和胸膜增厚的范围与程度，鉴别包裹性气胸与胸膜下肺大泡，了解胸壁疾病的侵犯范围及肋骨和胸膜的关系。

（4）外伤：了解外伤后有无气胸、胸腔积液及肋骨骨折等情况。

（5）食管病变。

### （二）相关准备

（1）认真审阅申请单，了解患者检查的目的和要求，详细阅读临床资料及其他影像学资料。

（2）检查前向患者简述扫描的全过程，取得患者的配合。

（3）去除检查部位的金属饰物和异物，如发卡、纽扣、钥匙、膏药等，防止产生伪影。

（4）对不合作的患者，包括婴幼儿、躁动不安和意识丧失的患者要给予镇静剂，必要时给予麻醉。

（5）向患者说明呼吸方法，做好呼吸训练。

（6）对于耳聋和不会屏气的患者，在病情许可的情况下，可训练陪伴帮助患者屏气。方法是当听到"屏住气"的口令时，一手捏住患者鼻子，一手捂住患者口部，暂时强制患者停止呼吸，等曝光完毕后，听到"出气"的口令后立即松手。

（7）如果呼吸困难不能屏气或婴幼儿，也可在扫描中加大 mA，缩短时间，以减轻运动伪影。

（8）增强扫描患者，预先建立好静脉通道。

## 二、检查技术

### （一）普通扫描

1.扫描体位

患者仰卧于扫描床上，头先进，两臂上举抱头，身体置于床面正中。

2.扫描范围与定位像

扫描范围从肺尖开始，一直扫描到肺底。定位像为胸部前后正位像，既可作为定位扫描用，又能给诊断提供参考。

3.扫描参数

管电压≥120 kV，管电流采用智能 mAs 技术，准直器宽度 0.5～1.2 mm，重建间隔为准直器宽度的 50%，FOV 根据患者体型大小设定，应包括整个胸廓，矩阵≥512×512，pitch 为 1.0～

1.2;体部软组织算法和肺组织算法重建横断面、冠状面。肺窗:窗宽1 400～1 800 Hu,窗位600～800 Hu;纵隔窗:窗宽200～350 Hu,窗位30～50 Hu。

**(二)增强扫描**

对于怀疑胸部占位病变患者,应进行增强扫描。静脉团注对比剂60～70 mL,流速2.0～2.5 mL/s,延迟扫描时间20～25 s;对病变性质不明确者,可在50～60 s加扫静脉期。扫描范围和扫描参数同平扫。

## 三、影像处理

根据临床和诊断需要,做不同方位的图像重建。胸部图像的显示和摄影常规采用双窗技术,即肺窗和纵隔窗。对于外伤患者,应观察和摄影骨窗。对肺部的片状影、块状影及结节病灶,可由肺窗向纵隔窗慢慢调节,选择最佳的中间窗观察和摄影。对于怀疑支气管扩张的患者,还应进行高分辨力算法的薄层重建,以更好显示病变。摄影时按人体的解剖顺序从上向下,多幅组合。对于一些小的病灶可采用放大摄影,或进行冠状面、矢状面重建,以便于进行定位描述。另外,还应摄影有无定位线的定位像各一幅。

(徐　兵)

# 第三节　腹部 CT 扫描技术

## 一、适应证与相关准备

**(一)适应证**

1.肝脏和胆囊

包括肝肿瘤、肝囊肿、肝脓肿、脂肪肝、肝硬化、胆道占位、胆管扩张、胆囊炎和胆结石等。

2.脾脏

能确定脾脏的大小、形态、内部结构和先天变异等,并能区分良、恶性肿瘤、炎症及外伤引起的出血等。

3.胰腺

CT能确定急性胰腺炎的类型;慢性胰腺炎可显示微小的钙化、结石;能确定有无肿瘤,肿瘤的来源、部位和范围;了解外伤后胰腺有否出血等。

4.肾和肾上腺

确定肾脏有无良恶性肿瘤及其大小、范围,有无淋巴结转移等;确定有无肾脏的炎症、脓肿及结石的大小和位置;肾动脉CT血管造影可显示有无血管狭窄及其他肾血管病变;显示外伤后有无肾损伤及出血情况;确定肾上腺有无良、恶性肿瘤的存在,以及功能性疾病如肾上腺皮质功能减退等。

5.腹部及腹膜后腔

可以明确有无良、恶性肿瘤的存在,如血管夹层动脉瘤、脂肪瘤和平滑肌肉瘤等;观察有无腹部肿瘤及腹膜后腔的淋巴结转移、炎症和血肿等。

**（二）相关准备**

（1）检查前应尽可能食用少渣饮食，特别不能服用含有金属的药品，或进行消化道钡剂造影。

（2）检查当天以空腹为宜。

（3）患者应携带其他影像学资料及其他临床相关检查资料。

（4）CT增强患者应严格掌握适应证，做好碘变态反应的救治工作。

（5）将对比剂（如60%泛影葡胺或非离子型对比剂）加入温开水中，配制成1%～2%的浓度给患者口服。检查肝脏、胰腺及脾脏时，扫描前15 min口服该浓度对比剂500 mL，使胃及十二指肠壶腹部充盈，形成良好对比。检查前再口服300～500 mL，以便胃充盈，可有效克服部分容积效应，避免产生伪影，使扫描图像能更好地将胃及其他相邻脏器区别开来。若观察肾及肾上腺则要提前20～30 min口服与上述相似浓度的对比剂。对于腹膜后腔检查则应提前2 h口服1%～2%浓度的对比剂800～1 000 mL，以便于充盈整个肠道系统。

（6）患者脱掉有金属扣子和挂钩的衣裤，取出口袋中的金属物品，解除腰带，去除腰围、腹带及外敷药物等。

（7）做好耐心细致的解释工作，使患者消除疑虑和恐惧，明白检查的程序和目的。训练患者的呼吸，并保持每次呼吸幅度一致。

## 二、检查技术

### （一）普通扫描

**1.扫描体位**

患者仰卧于扫描床上，头先进，两臂上举抱头，身体置于床面正中。

**2.定位像与扫描范围**

定位像为腹部前后正位像。扫描基线在定位像上设定，肝脏和脾脏以膈顶为扫描基线，胆囊和胰腺以肝门为扫描基线，肾和肾上腺以肾上极为扫描基线，腹膜后腔以肝门为扫描基线。扫描范围：肝、脾从膈顶扫描至肝右下角；胆囊及胰腺从肝门直至胰腺扫描完整；肾从肾上极扫描到肾下极；肾上腺从起始扫描到肾脏中部；腹膜后腔从肝门扫描到髂前上棘。

**3.扫描参数**

管电压≥120 kV，管电流采用智能mAs技术，准直器宽度0.6～1.5 mm，重建间隔为准直器宽度的50%，FOV根据患者体型大小设定，应包括整个腹部（包括腹壁脂肪），矩阵≥512×512，pitch为1.0～1.2；体部软组织算法重建横断面、冠状面。窗宽150～200 Hu，窗位40～60 Hu。

### （二）增强扫描

腹部增强扫描的对比剂注射方法均采用静脉内团注法，对比剂用量60～80 mL，流速2～3 mL/s。

肝脏、脾脏增强通常采用三期扫描，动脉期延迟扫描时间25～30 s，门脉期延迟扫描时间60～70 s，实质期延迟扫描时间85～90 s。若怀疑肝血管瘤，则实质期的延迟扫描时间为3～5 min或更长，直至病灶内对比剂充满为止；胰腺增强扫描通常采用"双期"，动脉期延迟扫描时间35～40 s，静脉期延迟扫描时间65～70 s；肾脏增强扫描通常扫描皮质期、髓质期和分泌期，皮质期延迟扫描时间25～30 s，髓质期延迟扫描时间60～70 s，分泌期延迟扫描时间2～3 min。

## 三、影像处理

根据临床和诊断需要，做不同方位的图像重建。腹部扫描采用标准或软组织模式，用螺旋扫描。肝、脾扫描采用 8 mm 层厚,8 mm 间隔;胆道扫描采用 3 mm 层厚,3 mm 间隔;肾脏扫描采用 5～8 mm 层厚,5～8 mm 间隔;肾上腺采用 3 mm 层厚,3 mm 间隔;腹膜后腔扫描采用 8 mm 层厚,8 mm 间隔。腹部 CT 图像的显示一般用软组织窗,根据观察脏器和病变情况,适当调节窗宽和窗位。一般的,窗宽 150～200 Hu,窗位 40～60 Hu;肾上腺窗宽 200～300 Hu,窗位 30～50 Hu。按解剖顺序将平扫、增强、延迟扫描的图像依时间先后摄影,对肾上腺的图像应放大摄影。有些小病灶除须放大摄影外,还可行矢状位、冠状位重建。

(徐 兵)

# 第四节 盆腔 CT 扫描技术

## 一、适应证与相关准备

### (一)适应证

男性可观察膀胱、前列腺和睾丸有无良、恶性肿瘤及前列腺增生;女性可观察膀胱、子宫和卵巢有无良、恶性病变及其他病变;在外伤情况下,可观察有无骨折、泌尿生殖器官的损伤和出血等。

### (二)相关准备

(1)检查前应尽可能食用少渣饮食,特别不能服用含有重金属的药品,或进行消化道钡剂造影。

(2)患者应携带其他影像学资料及相关的临床检查资料。

(3)增强扫描患者应严格掌握适应证,并做好碘过敏试验。

(4)检查前 2 h 口服 1%～2% 的对比剂 800～1 000 mL,以充盈小肠和结肠,形成良好对比,待膀胱胀满时行 CT 扫描。

(5)去掉有金属异物的衣裤,扫描区不应有高密度异物。

(6)做好解释工作,使患者消除疑虑和恐惧,明确检查程序和目的,配合检查。

## 二、检查技术

### (一)普通扫描

1.扫描体位

患者仰卧于扫描床上,头先进,两臂上举抱头,身体置于床面正中。

2.扫描范围与定位像

定位像为盆腔前后正位像。扫描范围从髂棘至耻骨联合下缘。

3.扫描参数

管电压≥120 kV,管电流采用智能 mAs 技术,准直器宽度 0.6～1.5 mm,重建间隔为准直器宽度的 50%,FOV 根据患者体型大小设定,应包括整个盆腔,矩阵≥512×512,pitch 为 1.0～1.2;体部软组织算法重建,横断面、冠状面。窗宽 150～200 Hu,窗位 40～60 Hu。

### (二)增强扫描

为了盆腔占位病变的定性,并确定其部位、大小和范围,以及是否有盆腔淋巴结转移等,必须做双期增强扫描。增强扫描常规用静脉内团注法,对比剂总量 60～80 mL,流速 2.0～2.5 mL/s,动脉期延迟扫描时间 35～40 s,静脉期延迟扫描时间 65～70 s。

## 三、影像处理

根据临床和诊断需要,做不同方位的图像重建或血管重建。主要扫描膀胱和前列腺时采用 5 mm 层厚,5 mm 间距。若为扫描整个盆腔观察肿块大小时可采用 8 mm 层厚,8 mm 间距。盆腔图像的显示一般用软组织窗,若脏器或病变密度相对较低时,可适当调低窗位显示。盆腔 CT 图像摄影时,按解剖顺序将平扫,增强扫描的图像依时间先后顺序摄影,对一些占位病变可行矢状面和冠状面重建。

**(徐　兵)**

# 第六章　MRI检查技术

## 第一节　胸部与乳腺 MRI 检查技术

### 一、胸部 MRI 检查技术

对于大多数的肺部检查,MRI 不是首选,空间分辨率不如 CT,对细小结构显示欠佳,特别对 10 mm以下的结节难以显示,对钙化显示不敏感,检查时间长患者难合作,肺部检查首选 CT。

**(一)检查前准备**

(1)接诊时,核对患者一般资料,明确检查目的和要求。

(2)患者是否属禁忌证的范围。并嘱患者认真阅读检查注意事项,按要求准备,提供耳塞。

(3)进入检查室之前,应除去患者身上一切能除去的金属物品、义齿、磁性物质及电子器件,以免引起伪影及对物品的损坏。

(4)常规使用心电门控,训练受检者屏气或应用呼吸补偿技术。

(5)有焦躁不安及幽闭恐惧症患者,应给适量的镇静剂或麻醉药物。

**(二)常见适应证与禁忌证**

1.适应证

(1)肺部肿瘤,了解肿瘤的大小与肺叶、肺段、支气管的关系。

(2)肿瘤定位非常正确,能够显示肿块与血管、支气管的受压情况。

(3)纵隔与肺门肿块。

2.禁忌证

(1)装有心脏起搏器或带金属植入物者。

(2)急诊患者不适合检查。

(3)术后体内留有金属夹子者。检查部位邻近体内有不能去除的金属植入物。

(4)MRI 对比剂有关的禁忌证。严重心、肝、肾衰竭禁用对比剂。

(5)早期妊娠者(3 个月内)的妇女应避免 MRI 扫描。

**(三)线圈及患者体位**

1.线圈选择

体部相控阵表面线圈,后纵隔、脊柱旁病变可采用脊柱相控阵线圈。

**2.体位设计**

患者仰卧位,手臂放于两旁,训练患者有规律的呼吸并放置呼吸传感器在下胸部或上腹部。在给患者摆放表面线圈和扫描定位时,使纵向定位线穿过线圈和受检者的中线;水平定位线穿过线圈的十字中点。表面线圈上缘与喉结平齐。

采集中心对准胸骨中点。

**(四)扫描方位**

首先行冠、矢、轴三平面定位像扫描,在定位像上确定扫描基线、扫描方法和扫描范围。胸部常规扫描方位有横轴位、矢状位、冠状位,必要时加扫其他斜面的图像。

1.横轴位($T_2WI$、$T_1WI$、GRE 屏气序列)

取冠状位定位像定位,相位编码方向为前后向(选择"无相位卷褶"技术)。

2.斜冠状位($T_2WI$、$T_1WI$)

取正中矢状位做定位像,使扫描线与气管长轴平行。相位编码方向为左右向(选择"无相位卷褶"技术)。

3.矢状位($T_1WI$)

取横轴位做定位像,相位编码方向为前后向。

**(五)常用成像序列**

1.脉冲序列

$T_2WI$-TSE 是最基本的扫描序列,通常添加脂肪抑制及呼吸门控技术。

2.三维容积内插快速 GRE 序列

包括西门子的 VIBE 序列、GE FAME、LAVA 序列及飞利浦的 THRIVE 序列。采集速度比二维扰相位 GRE 序列更快,扫描层面更薄,具有高空间分辨率,有利于小病灶的显示。

3.HASTE(半傅立叶变换的单次激发超快速自旋回波序列)

此序列扫描速度快,对受检者的体位运动和呼吸、心跳运动不敏感。该序列通常用于肺水肿、肺出血和肺炎的检查。

**(六)胸部常见病变的特殊检查要求**

(1)与气管平行的斜冠状位相,能清楚显示气管分叉、隆突区病变。FSE $T_2WI$ 加脂肪抑制技术,显示胸壁病变更佳。

(2)胸部病变往往多发,横断位扫描要包括整个胸部,以免漏掉病变。如果病变较小,可加做薄层扫描。

(3)$T_1WI$ 像呈高信号的病变要在同样情况下加做 $T_1WI$ 加脂肪抑制技术。$T_2WI$ 常规要加脂肪抑制技术。

(4)由于胸部的呼吸运动伪影干扰,使用呼吸门控时,还要取得患者的配合,嘱患者做平静有规律的呼吸尤为重要。

(5)胸内甲状腺肿为由颈部连至前纵隔的病变,矢状位图像有利于显示其与颈部甲状腺相连。

# 二、乳腺 MRI 检查技术

**(一)检查前准备**

(1)最佳检查时间:由于正常乳腺组织增强在月经周期的分泌期最为显著,因而对乳腺核磁检查尽量安排在月经周期的 7~14 d 进行。

（2）接诊时,核对患者一般资料,明确检查目的和要求。对目的和要求不清的申请单,应请临床医师务必写清,以免检查部位出错。

（3）并嘱患者认真阅读检查注意事项,按要求准备,提供耳塞。

（4）进入检查室之前,应除去患者身上一切能除去的金属物品、义齿等磁性物质及电子器件,以免引起伪影及对物品的损坏。

（5）告诉患者扫描过程中不得随意运动,平静呼吸,若有不适,可通过话筒和工作人员联系。

（6）对有焦躁不安及幽闭恐惧症患者,应给适量的镇静剂或麻醉药物。一旦发生幽闭恐惧症立即停止检查,让患者脱离现场。

**（二）常见适应证与禁忌证**

1.适应证

（1）乳腺占位病变的定性:X线摄影或超声影像检查不能确定性质时,可考虑磁共振检查。

（2）乳腺癌的分期:对浸润性乳腺癌的高敏感性,有助于显示和评价肿瘤对胸肌筋膜、胸大肌及肋间肌的浸润等。对外科手术有指导意义,特别在保留乳房治疗时建议行乳腺增强的核磁检查。

（3）辅助化疗疗效的评估:在化疗前、化疗中及化疗后进行磁共振检查有助于对化疗反应性的评估。

（4）保乳术后复发的监测:保留乳房手术(包括组织成形术)后,鉴别肿瘤复发和术后瘢痕。

（5）乳房成形术后随访:假体植入术后乳腺X线摄影评估困难者,MRI检查有助于乳腺癌的诊断和植入假体完整性的评价。

2.禁忌证

（1）妊娠期妇女。

（2）体内装置有起搏器、外科金属夹子等铁磁性物质及其他不得接近强磁场者。

（3）患有幽闭恐惧症者。

（4）具有对任何钆螯合物过敏史的患者。

**（三）线圈及患者体位**

1.线圈选择

乳腺专用表面线圈。

2.体位设计

患者俯卧于乳腺线圈上,双侧乳房悬于线圈凹槽内,使乳房处于自然下垂状态,乳头置于线圈中心,并将额头置于专用枕上。

采集中心对准线圈中心(双乳头连线)。

**（四）扫描方位**

双侧乳腺检查以横轴位为主,矢状位为辅。乳腺病变检查做平扫加动态增强扫描。

1.横轴位[$T_2WI$ 加脂肪抑制、$T_1WI$、3D SPGR(VABRANT)、DWI]

在矢状位定位像上定位,定位线包括双侧乳腺上下缘及两侧胸壁。横轴位相位编码方向在左右向,以防心脏搏动伪影对图像的影响。定位中心在胸壁前缘。

2.矢状位($T_2WI$ 加脂肪抑制、3D SPGR)

取冠状位或横轴位定位,两侧乳腺分别定位,相位编码方向上下向。

3.矢状位(3D SPGR)

以横断位乳头层面做定位像,定位线包括整个乳腺及侧胸壁。相位编码方向上下向,增强扫描不受心脏搏动影响。

**(五)推荐脉冲序列及扫描参数**

乳腺平扫及动态增强扫描参数(1.5T)。

(1)$T_2WI$加脂肪抑制。

(2)$T_1WI$。

(3)DWI。

(4)动态增强序列。

**(六)乳腺扫描的特殊检查要求**

(1)乳腺扫描不使用呼吸门控,因为患者俯卧位呼吸幅度小。

(2)乳腺内富含脂肪平扫 $T_2WI$ 及 $T_1$ 增强扫描一定要加脂肪抑制技术。

(3)乳腺病变定性诊断主要依赖于动态增强扫描。①乳腺动态增强扫描:常使用 3D 模式,尽量使图像各向同性便于多平面重组观察病灶,如果不具备 3D 序列也可用 2D。先做增强前平扫,然后注射对比剂延迟 18 s 后连续扫描,共扫描 6~7 次。扫描后做时间-信号强度曲线后处理。②时间-信号强度曲线:反映强化前后病灶信号强度的变化,分三型。Ⅰ型为增长型,信号强度迅速上升达到峰值后便呈平缓上升状态,多为良性病灶表现;Ⅱ型为平台型,强化初期迅速上升,在强化中后期呈平台状,为可疑病灶(可良性也可恶性);Ⅲ型为下降型,信号强度在中后期呈下降趋势,多为恶性病灶。

(4)DWI 序列(b=1 000 $mm^2/s$)为乳腺疾病的诊断及鉴别诊断提供参考,恶性病变在 DWI 表现为明显高信号,其 ADC 值标准以 1.3 $s/mm^2$ 为界,低于此值多为恶性,高于此值多为良性,且恶性肿瘤 ADC 值明显小于良性病变和正常组织。这与恶性肿瘤细胞密度高、水分子活动受限明显有关。

(5)乳腺病变扫描结果分析相关指标:病灶的形态、DWI 信号、ADC 值及动态增强扫描时间-信号强度曲线的类型等有关。

**(徐　兵)**

# 第二节　心脏与血管 MRI 检查技术

## 一、心脏 MRI 检查技术

**(一)检查前准备**

(1)接诊时,核对患者一般资料,明确检查目的和要求。对目的和要求不清的申请单,应请临床医师务必写清,以免检查部位出错。

(2)患者是否属禁忌证的范围。并嘱患者认真阅读检查注意事项,按要求准备。

(3)进入检查室之前,应除去患者身上一切能除去的金属物品、磁性物质及电子器件,以免引起伪影及对物品的损坏。

(4)控制患者的心率在 90 次/分钟以内,心律不齐者应用药物保持其心律整齐。训练患者的呼吸,根据每个患者的情况,可采用深吸气末屏气或吸气→呼气→屏气后 MRI 开始扫描。

(5)按各厂家电极安放要求连接 VCG 或 ECG 电极。

(6)告诉患者所需检查的时间,扫描过程中不得随意运动,若有不适,可通过话筒和工作人员联系。

(7)婴幼儿、焦躁不安及幽闭恐惧症患者,应给适量的镇静剂或麻醉药物。一旦发生幽闭恐惧症立即停止检查,让患者脱离现场。

(8)急、危重患者必须做 MRI 检查时,应有临床医师陪同观察。心包疾病患者检查时应密切观察患者的情况,患者感觉不适时及时终止检查,采取相应救治措施。

**(二)常见适应证与禁忌证**

1.适应证

(1)先天性心脏病。

(2)心瓣膜病。

(3)冠状动脉性心脏病。

(4)心肌病。

(5)心包病。

(6)心脏肿瘤等。

2.禁忌证

(1)装有心电起搏器或带金属植入者。

(2)使用带金属的各种抢救用具而不能去除者。

(3)检查部位邻近体内有不能去除的金属植入物(产品说明适用于 MRI 检查的血管支架除外)。

(4)MRI 对比剂有关的禁忌证。严重心、肝、肾衰竭禁用对比剂。

(5)早期妊娠(3 个月内)的妇女应避免 MRI 扫描。

(6)幽闭症患者。

**(三)线圈选择及患者体位设计**

1.线圈

心脏专用相控阵线圈。

2.体位

患者仰卧位,头先进,将心脏置于线圈中心,双手置于身体两侧,人体长轴与床面长轴一致。移动床面位置,开定位灯,使十字定位灯的纵横交点对准线圈纵、横轴中点,即以线圈中心为采集中心,锁定位置,并送至磁场中心。

**(四)扫描方位**

先扫定位片,采用快速成像序列同时冠、矢、轴三方向定位图。用交互扫描的方式进行定位线的定位。横轴-两腔心-四腔心-短轴。

扫描完以上基本位置后,根据各疾病的不同需求,选择适当的体位进行结构或电影的成像;范围包括需显示的结构。

**(五)推荐脉冲序列**

(1)快速自旋回波。

(2)快速梯度回波。

**(六)图像优化(序列参数应用技巧)**

1.技术要点

在心脏 MRI 检查过程中,患者的配合显得尤为重要。检查前向患者耐心细致地讲解注意事项、训练屏气情况;解释检查过程和大概的扫描时间,让患者消除恐惧积极配合,以减少因紧张导致采集数据时心率发生大的变化,来减少心肌搏动不稳定所带来的伪影。同时,使用呼吸、心电门控要注意更新心率。

VPS(view per segment,每段采集层数)调整方法:心率 95 次/分钟→VPS10、心率 85 次/分钟→VPS 12、心率 75 次/分钟→VPS 14、心率 65 次/分钟→VPS 16、心率 55 次/分钟→VPS 18。

使用表面线圈优化技术来纠正图像的不均匀性,心肌灌注不使用 PURE 或 SCIC 任何信号均匀性纠正技术。

2.伪影问题

磁敏感伪影在 3.0 T 磁共振中显得较为突出,尤其在偏共振中心时出现比低场强更为明显的黑带伪影。心脏电影可以发现邻近膈肌或肺等结构的心肌存在大片的信号缺失。对于磁敏感效应引起的磁场不均匀可以采用容积匀场技术,使局部磁场相对均匀,从而减轻消除磁敏感伪影,获得较为理想的图像。

**(七)对比剂应用**

3.0 T 可以采用很少的对比剂剂量得到较 1.5 T 更好的灌注及延迟增强图像。

**(八)摄片和图像后处理**

心脏 MRI 检查包括心脏形态、心脏功能(射血分数)、心肌灌注及心肌活性等多项后处理分析。

## 二、颈部血管 MRI 检查技术

**(一)检查前准备**

(1)接诊时,核对患者一般资料,明确检查目的和要求。对目的和要求不清的申请单,应请临床医师务必写清,以免检查部位出错。

(2)患者是否属禁忌证的范围。并嘱患者认真阅读检查注意事项,按要求准备。

(3)进入检查室之前,应除去患者身上一切能除去的金属物品、磁性物质及电子器件,以免引起伪影及对物品的损坏。

(4)建立上肢静脉通道。

(5)告诉患者所需检查的时间,扫描过程中不得随意运动,尽可能避免吞咽动作;若有不适,可通过话筒和工作人员联系。

(6)婴幼儿、焦躁不安及幽闭恐惧症患者,应给适量的镇静剂或麻醉药物。一旦发生幽闭恐惧症立即停止检查,让患者脱离现场。

(7)急危重患者必须做 MRI 检查时,应有临床医师陪同观察。

**(二)常见适应证与禁忌证**

1.适应证

(1)血管壁的病变:动脉粥样硬化、动脉炎、动脉瘤等。

(2)血管腔的病变:斑块、栓子或肿瘤异常导致血管狭窄或闭塞;外源性病变包括肿瘤或非肿瘤病变压迫推移、侵犯血管而造成管腔狭窄或闭塞。

2.禁忌证

(1)装有心电起搏器或带金属植入者。

(2)使用带金属的各种抢救用具而不能去除者。

(3)检查部位邻近体内有不能去除的金属植入物(产品说明适用于 MRI 检查的血管支架除外)。

(4)MRI 对比剂有关的禁忌证。严重心、肝、肾衰竭禁用对比剂。

(5)早期妊娠(3 个月内)的妇女应避免 MRI 扫描。

(6)幽闭症患者。

**(三)线圈选择及患者体位设计**

1.线圈

可采用头颈联合阵列线圈或全脊柱阵列线圈(颈胸腰联合阵列线圈)的颈段。

2.体位

受检者仰卧,颈部位于颈线圈上,头先进,身体长轴与线圈(床)长轴一致,双臂置于身体两侧,受检者体位应舒适,头不可过仰,颈部放松与颈线圈自然贴近。使用软质表面线圈时,颈部两侧加软垫使线圈尽量贴近颈部并固定线圈。嘱受检者在检查过程中控制咳嗽及吞咽动作。矢状位定位光标对鼻尖与胸骨柄切迹连线,轴位定位光标对甲状软骨水平及线圈中心,锁定位置后,进床至磁体中心。

**(四)扫描方位**

(1)三维 TOF 采用横断面扫描。

(2)三维增强 MRA 利用冠状位采集。

**(五)推荐脉冲序列**

(1)3D TOF。

(2)CE-MRA 采用三维扰相梯度回波 $T_1WI$。

**(六)图像优化(序列参数应用技巧)**

3D TOF MRA 的血流饱和现象不容忽视,饱和现象主要受两个方面因素的影响:慢血流信号明显减弱、容积内血流远侧的信号也明显减弱。为了减少血流饱和,可采用以下对策:①缩小激发角度,但这将造成背景组织信号抑制不佳;②采用多个薄层块重叠采集把成像容积分成数个层块,每个层块厚度减薄,层块内的饱和效应就会减轻;③逆血流采集容积采集时先采集血流远端的信号,然后向血流的近端逐渐采集,可有效减少血流饱和;④FOV 上缘加预饱和带消除静脉流动伪影。

颈部 CE-MRA 分为对比剂透视触发技术、对比剂团注测试技术和造影剂跟踪自动触发技术。下面就临床常用的前两种技术扫描启动时间概述如下。

1.对比剂透视触发法

需采用 K 空间中心优先填充序列。扫描时实时监测透视窗口,观察对比剂到达情况,主动脉弓显影最亮时启动切换扫描序列,静脉期大约在对比剂注入后 40 s 左右扫描。

2.对比剂团注测试法

根据不同的 K 空间填充方法确定对比剂团注后 3D GRE 序列的启动时间。①K 空间循序对称填充:启动时间=达峰时间-1/4 采集时间;②K 空间中心优先填充:启动时间=达峰时间。

**（七）对比剂应用**

对于对比剂过敏患者采用颈部 3D TOF MRA。颈部 CE-MRA，使用双筒高压注射器，分别抽注对比剂和生理盐水，对比剂剂量 0.2 mmol/kg，注射速率 3.0 mL/s，15 mL 生理盐水等速率冲刷静脉通路，维持团注效应。

**（八）摄片和图像后处理**

最大信号强度投影（MIP）：原始数据减影后行 MIP 重建，重建图像以 9°间隔，沿垂直轴旋转 180°，得到 20 幅图像，血管显示为高信号。

## 三、胸、腹部大血管 MRI 检查技术

**（一）检查前准备**

同颈部血管。

**（二）常见适应证与禁忌证**

1.适应证

（1）血管壁的病变：动脉粥样硬化、动脉炎、动脉瘤及主动脉夹层等。

（2）血管腔的病变：斑块、栓子或肿瘤异常导致血管狭窄或闭塞；外源性病变包括肿瘤或非肿瘤病变压迫推移、侵犯血管而造成管腔狭窄或闭塞。

2.禁忌证

同颈部血管。

**（三）线圈选择及患者体位设计**

1.线圈

心脏线圈或体部相控阵线圈。

2.体位

受检者仰卧，足先进，身体长轴与线圈（床）长轴一致，双臂举过头顶置于三角海绵垫上，受检者体位应舒适。使用呼吸门控，训练患者屏气。将受检目标血管置于线圈中心，锁定位置后，进床至磁体中心。

**（四）扫描方位**

三维增强 MRA 利用冠状位采集。

**（五）推荐脉冲序列**

CE-MRA 采用三维扰相梯度回波 $T_1WI$。

**（六）图像优化（序列参数应用技巧）**

胸腹部 CE-MRA 的扫描技术与颈部血管类似，但胸腹部血管成像受呼吸运动的影响，需屏气下采集数据。下面就临床常用的对比剂透视触发技术和对比剂团注测试技术的扫描启动时间概述如下。

（1）对比剂透视触发法需采用 K 空间中心优先填充序列。扫描时实时监测透视窗口，观察对比剂到达情况，左心室显影最亮时启动切换扫描序列，嘱患者直接屏气，连续扫描 2 个时相。

（2）对比剂团注测试法根据不同的 K 空间填充方法确定对比剂团注后 3D GRE 序列的启动时间。①K 空间循序对称填充：启动时间＝达峰时间－1/4 采集时间；②K 空间中心优先填充：启动时间＝达峰时间。

团注造影剂后，血液的 $T_1$ 弛豫时间从 1 200 ms 缩短至 100 ms 以下，但其持续的时间比较

短暂,因此扫描启动时机的把握显得尤为重要,除了正确计算启动时间外,还必须结合每位患者呼、吸气及屏气的节奏因素,综合考量,精准触发。

### (七)对比剂应用

胸腹部 CE-MRA,使用双筒高压注射器,分别抽注对比剂和生理盐水。对比剂剂量 0.2 mmol/kg,注射速率 3.0 mL/s,15 mL 生理盐水等速率冲刷静脉通路,维持团注效应。

### (八)摄片和图像后处理

最大信号强度投影(MIP):原始数据减影后行 MIP 重建,重建图像以 9°间隔,沿垂直轴旋转 180°,得到 20 幅图像,血管显示为高信号。

## 四、上、下肢血管 MRI 检查技术

### (一)检查前准备

同胸、腹部血管。

### (二)常见适应证与禁忌证

1.适应证

血管壁的病变:动脉粥样硬化、动脉炎、动脉瘤及夹层等。

血管腔的病变:斑块、栓子或肿瘤异常导致血管狭窄或闭塞;外源性病变包括肿瘤或非肿瘤病变压迫推移、侵犯血管而造成管腔狭窄或闭塞。

2.禁忌证

同胸、腹部血管。

### (三)线圈选择及患者体位设计

1.线圈

上肢采用体部相控阵线圈;下肢采用 Body coil。

2.体位

受检者仰卧,足先进,身体长轴与线圈(床)长轴一致,双臂举过头顶置于三角海绵垫上(上肢血管造影患侧置于身旁,并与胸腹壁之间衬以海绵垫),受检者体位应尽量舒适。将受检血管置于线圈中心(下肢血管造影两侧一并采集),锁定位置后,进床至磁体中心。

### (四)扫描方位

上肢血管三维增强 MRA 一般采用矢状位采集,而下肢血管则采用冠状位扫描。

### (五)推荐脉冲序列

CE-MRA 采用三维扰相梯度回波 $T_1WI$。

### (六)图像优化(序列参数应用技巧)

大范围 CE-MRA(多段 CE-MRA),随着对比剂在动脉血循环中流动而不断跟进改变,采集视野从近心端的大动脉依次到远心端的四肢动脉血管,将多次采集的影像拼接联合而获得,从而全面评估动、静脉血管病变。

下面就临床常用的对比剂透视触发技术的扫描启动时间概述如下:对比剂透视触发法需采用 K 空间中心优先填充序列。扫描时实时监测透视窗口,观察对比剂到达情况,上肢动脉造影于主动脉弓显影最亮时启动切换扫描序列;下肢动脉造影于腹主动脉显像时启动切换扫描序列,自动进床连续扫描上、中、下 3 段血管相。

**（七）对比剂应用**

上、下肢 CE-MRA，使用双筒高压注射器，分别抽注对比剂和生理盐水。对比剂剂量 0.2 mmol/kg，注射速率 3.0 mL/s，15 mL 生理盐水等速率冲刷静脉通路，维持团注效应。上、下肢磁共振静脉血管造影对比剂按 1:（15～20）稀释浓度，从远端静脉注入，并于腕或踝部止血带压迫浅静脉，对比剂剂量 120 mL/侧，注射速率 1.0～2.0 mL/s。

**（八）摄片和图像后处理**

最大信号强度投影（MIP）：原始数据减影后行 MIP 重建，重建图像以 9°间隔，沿垂直轴旋转 180°，得到 20 幅图像，血管显示为高信号。

**（徐　兵）**

# 第三节　腹部 MRI 检查技术

## 一、胆囊、胆道 MRI 检查技术

### （一）检查前准备

1.受检者的准备

与肝脏 MRI 检查相比，胆囊、胆道 MRI 检查要求更为严格，受检者需空腹检查，禁食、禁水 6 h 以上，防止胃肠道液体太多，影响对胆道的显示和观察。

有需要者可服用胃肠道阴性对比剂来抑制胃肠道的液体信号。

2.受检者的呼吸训练与监控

与肝脏 MRI 检查一样，需要患者的良好配合，MRCP 一般需要进行屏气和呼吸触发两种扫描方式，检查前应对患者充分训练。

### （二）常见适应证与禁忌证

胆囊与胆管内的胆汁属于静止的液体，表现为高信号，扩张的胆道系统与周围组织形成良好对比。虽然胆囊内结石无法在 MRI 上直接显影，但其周围所包绕的胆汁形成的对比能较好地显示其大小、位置及形态。MRCP 对胰胆管病变的显示具有独特的优势。

除 MRI 检查通常禁忌证外无特殊禁忌证。

### （三）线圈选择及患者体位设计

1.线圈选择

线圈通常选择表面线圈如专用的腹部线圈或者心脏扫描线圈。

2.体位设计

体位同肝脏 MRI 扫描，患者仰卧位，定位线中心置于剑突下缘。

### （四）扫描方位

胆囊 MRI 检查以横轴位为主，辅以冠状位。必要时可加沿管道走行方向的斜矢状位或斜冠位。

MRCP 通常进行冠状位扫描，必要时进行平行于左右胆管的斜冠位扫描。

1.横轴位

以冠状位做定位参考像,在冠状位定位像上使横轴位定位线垂直于人体长轴。横轴位一般常规扫描整个肝脏。$T_1WI$ 像与 $T_2WI$ 像层面要保持一致。

2.冠状位

以横轴位及矢状位做定位参考像。

**(五)推荐脉冲序列**

平扫横轴位 $T_2WI/FS$、$T_2WI$、$T_1WI$ 冠状位 $T_2WI/FS$,增强后常规进行横轴位动态增强 $T_1WI$、冠状位 $T_1WI$。

MRCP:2 D 或 3 D,在梗阻部位进行薄层横轴位 $T_2WI/FS$。

**(六)胆囊、胆道常见病变的特殊检查要求**

除常规扫描序列外可以加做 MRCP。MRCP 对胰胆管病变的显示具有独特的优势,结合常规 MRI 图像可以获得直观的诊断印象,需要注意的是在有梗阻的部位加扫薄层扫描,必要时口服阴性对比剂降低胃肠道高信号水对图像质量的影响。

**(七)图像优化(序列参数应用技巧)**

MRCP 主要有三种扫描方式,即屏气厚块一次投射 MRCP、呼吸触发 3D MRCP、2 D 连续薄层扫描 MRCP,一般联合使用前两种。

MRCP 必须使用脂肪抑制技术。

**(八)对比剂应用**

与 CT 相比,MRI 有更高的软组织分辨力,一部分病变依靠 MRI 平扫即可检出,甚至可以确诊。但胆囊、胆道器官由于管壁较薄,而且发生实质性病变时的天然对比往往不好,需要借助对比剂制造人工对比。增强扫描不但可以增加病变的检出率,对于病变的定性诊断也很有帮助。因此对于胆囊肿瘤和胆道梗阻性病变的 MRI 检查,应该常规进行动态增强扫描。

对比剂:0.1 mmol/kg,2～3 mL/s 速度静脉注射。

**(九)摄片和图像后处理**

通常摄取横轴位 $T_2WI/FS$ 及 $T_1WI$,增强后主要摄取横轴位 $T_1$ 加权脂肪抑制图像,并摄取病变部位冠状位 $T_1$ 加权脂肪抑制图像。

必要时重建:薄层重建清晰显示病变及侵犯范围。

## 二、胰腺 MRI 检查技术

**(一)检查前准备**

1.受检者的准备

同肝脏 MRI 检查,胰腺 MRI 检查要求受检者最好能够空腹检查。一般情况下胰腺 MRI 检查无须做特殊准备。

2.受检者的呼吸训练与监控

同肝脏 MRI 检查。

**(二)常见适应证与禁忌证**

胰腺周围有脂肪衬托,MRI 扫描中胰腺各种病变通常在脂肪抑制技术下能获得较好的对比。慢性胰腺炎、胰腺癌等造成胰管扩张时,MRCP 可以帮助进行诊断。近来 DWI 在胰腺疾病的诊断与鉴别诊断中也表现出了相当的潜力。

除 MRI 检查通常禁忌证外,无特殊禁忌证。

### (三)线圈选择及患者体位设计

1.线圈选择

线圈通常选择表面线圈如专用的腹部线圈或者心脏扫描线圈。

2.体位设计

同肝脏扫描体位。

### (四)扫描方位

胰腺 MRI 检查以横轴位为主,辅以冠状位。必要时可加矢状位或斜位的扫描。一般情况下,胰腺横轴位以前后方向为相位编码方向,并尽可能同时采用矩形 FOV。冠状面扫描一般选择左右方向为相位编码方向。

1.冠状位

以横轴位及矢状位做定位参考像。一般使用标准冠状位。扫描范围根据胰腺前后径及病变大小而定。

2.横轴位

以冠状位做定位参考像,在冠状位定位像上使横轴位定位线垂直于人体长轴。横轴位扫描范围包括整个胰腺。$T_1WI$ 像与 $T_2WI$ 像层面要保持一致。

### (五)推荐脉冲序列

与肝脏扫描序列相似,需要薄层扫描。

平扫横轴位 $T_2WI/FS$、$T_2WI$、$T_1WI$ 冠状位 $T_2WI/FS$。

增强后常规进行横轴位动态增强 $T_1WI$、冠状位 $T_1WI$。

DWI(弥散加权成像)b 值 400~600。

### (六)胰腺常见病变的特殊检查要求

1.胆囊、胆管、胰管病变

除常规扫描序列外可以加做 MRCP,MRCP 对胰胆管病变的显示具有独特的优势,结合常规 MRI 图像可以获得直观的诊断印象,需要注意的是在有梗阻的部位加扫薄层扫描。

2.胰腺癌

胰腺癌主要依据胰腺肿瘤的信号,增强特点及继发胰管扩张等表现作出诊断,血管侵袭和腹膜后淋巴结肿大对诊断具有重要意义,增强扫描有助于胰腺癌诊断。当存在胆道低位梗阻时,应注意胰头部肿瘤的可能性。

扫描层厚与间距均要薄,3~5/0.3~1 mm,图像质量以 $T_1WI$ 脂肪抑制($T_1WI/FS$)、$T_2WI$ 脂肪抑制($T_2WI/FS$)最好。

$T_1WI$ 脂肪抑制:由于脂肪信号受抑制,胰腺腺泡组织内的水溶性蛋白成分高,使胰腺呈相对高信号,显示正常胰腺和毗邻结构较为有利。

### (七)图像优化(序列参数应用技巧)

胰腺动态增强扫描同肝脏动态增强扫描。

胰腺体积较小,应进行薄层扫描,钩突要包括在扫描范围之内,对于恶性肿瘤的患者应适当扩大扫描范围。

### (八)对比剂应用

胰腺的天然对比往往不好,需要借助对比剂制造人工对比。增强扫描不但可以增加病变的检出率,对于病变的定性诊断也颇有帮助。因此对于胰腺病变特别是肿瘤或肿瘤样病变的 MRI 检查,应该常规进行动态增强扫描。

对比剂:0.1 mmol/kg,2～3 mL/s 速度静脉注射。

**(九)摄片和图像后处理**

通常摄取横轴位 $T_2$WI/FS 及 $T_1$WI,增强后主要摄取横轴位 $T_1$ 加权脂肪抑制图像,并摄取病变部位冠状位 $T_1$ 加权脂肪抑制图像。

必要时重建:薄层重建清晰显示病变及侵犯范围。

## 三、肾上腺 MRI 检查技术

**(一)检查前准备**

1.受检者的准备

同肝脏的 MRI 扫描。

2.受检者的呼吸训练与监控

同肝脏的 MRI 扫描。

**(二)常见适应证与禁忌证**

占位性病变,免疫炎性细胞浸润或纤维化引起的皮质和/或髓质萎缩,先天性类固醇合成酶缺陷引起的皮质增生等会引起肾上腺形态改变的疾病都可以用 MRI 进行检测。

除 MRI 检查通常禁忌证外无特殊禁忌证。

**(三)线圈选择及患者体位设计**

1.线圈选择

线圈通常选择表面线圈如专用的腹部线圈或者心脏扫描线圈。

2.体位设计

肾上腺的检查体位与肝脏检查体位设计一致。

肾上腺定位线中心对准剑突与脐连线中点。

**(四)扫描方位**

肾上腺 MRI 检查以横轴位为主,冠状位对显示肾上腺与肝脏、双肾的关系更加有效,尤其在区别病变位于肾上腺还是肾脏时冠状位扫描是必不可少的。一般情况下,横轴位选择前后方向为相位编码方向,并尽可能同时采用矩形 FOV。冠状面扫描则一般选择左右方向为相位编码方向。

1.横轴位

以冠状位做定位参考像,在冠状位定位像上使横轴位定位线垂直于人体长轴。横轴位扫描范围从肾上极上 2 cm 到肾门,若病变体积较大,可适当增加扫描范围以扫描完整个病变。$T_1$WI 像与 $T_2$WI 像层面要保持一致。

2.冠状位

以横轴位及矢状位做定位参考像。一般使用标准冠状位。扫描范围根据肾上腺前后径及病变大小而定。

**(五)推荐脉冲序列**

常规采用薄层扫描。

平扫横轴位 $T_2$WI/FS、$T_2$WI、同反相位 $T_1$WI、冠状位 $T_2$WI。

增强后常规进行横轴位动态增强 $T_1WI$、冠状位 $T_1WI$。

**(六)腹部常见病变的特殊检查要求**

肾上腺肿瘤同反相位成像可帮助区分肾上腺腺瘤、髓样脂肪瘤,为发现肾上腺占位时的重要扫描序列。肾上腺腺瘤因为含有一定量的脂肪,其信号在反向位图像上有明显的下降,而肾上腺恶性病变如转移瘤或原发性肾上腺皮质癌不含或含有极少量脂肪,在反相位图像上不产生信号下降。

同反相位成像对于纯脂肪组织不能起到鉴别作用,应与脂肪抑制序列相互结合以助定性。

动态强化也有助于鉴别诊断。在动态增强扫描时,腺瘤多呈早期、轻/中度强化且廓清迅速,非腺瘤多呈早/中期、中/重度强化且廓清缓慢。

对于肾上腺占位病变,进行冠状位扫描有助于明确病变与周围组织的结构关系。

**(七)图像优化(序列参数应用技巧)**

扫描时相同肝脏 MRI 扫描。

**(八)对比剂应用**

肾上腺的天然对比往往不好,需要借助对比剂制造人工对比。增强扫描不但可以增加病变的检出率,对于病变的定性诊断也颇有帮助。如在动态增强扫描时,腺瘤多呈早期、轻/中度强化且廓清迅速,非腺瘤多呈早/中期、中/重度强化且廓清缓慢。

对比剂:0.1 mmol/kg,以 2~3 mL/s 的速度静脉注射。

**(九)摄片和图像后处理**

通常摄取横轴位 $T_2WI/FS$ 及 $T_1WI$,增强后主要摄取横轴位 $T_1$ 加权脂肪抑制图像,并摄取病变部位冠状位 $T_1$ 加权脂肪抑制图像。

必要时重建:薄层重建清晰显示病变及侵犯范围。

## 四、肾脏、输尿管 MRI 检查技术

**(一)检查前准备**

1.受检者的准备

肾脏 MRI 检查并不要求受检者空腹检查。一般情况下肾脏 MRI 检查无须服用消化道对比剂。

2.受检者的呼吸训练与监控

同肝脏的 MRI 检查。

**(二)常见适应证与禁忌证**

肾与其周围脂肪囊在 MRI 图像上可形成鲜明的对比,肾实质与肾盂内尿液也可形成良好对比。MRI 对肾脏疾病的诊断具有重要价值,对肾实质及血管病变的显示优势明显。MR 泌尿系统成像(MRU)可直接显示尿路,对输尿管狭窄、梗阻具有重要诊断价值,对肾功能差、静脉肾盂造影(IVP)检查不显影的患者尤为适用。

除 MRI 通常禁忌证外,无特殊禁忌证。

**(三)线圈选择及患者体位设计**

1.线圈选择

线圈通常选择表面线圈,如专用的腹部线圈或者心脏扫描线圈。

2.体位设计

肾脏的 MRI 检查体位与肝脏 MRI 检查一致。

肾脏定位线中心对准剑突与脐连线中点。

### (四)扫描方位

肾脏 MRI 检查以横轴位及冠状位并重。一般情况下,肾脏横轴位以前后方向为相位编码方向,并尽可能同时采用矩形 FOV。冠状面扫描选择左右方向为相位编码方向。

1.横轴位

以冠状位做定位参考像,在冠状位定位像上使横轴位定位线垂直于人体长轴。横轴位扫描范围包括整个肾脏。$T_1WI$ 像与 $T_2WI$ 像层面要保持一致。

2.冠状位

以横轴位及矢状位做定位参考像。一般使用标准冠状位。扫描范围根据肾脏前后径及病变大小而定。

### (五)推荐脉冲序列

平扫横轴位 $T_2WI/FS$、$T_2WI$、$T_1WI$ 冠状位 $T_2WI/FS$,增强后常规进行横轴位动态增强 $T_1WI$、冠状位 $T_1WI$。

肾脏动态增强扫描同肝脏动态增强扫描。

### (六)常见病变的特殊检查要求

1.尿路梗阻

除常规扫描序列外可以加做 MRU,需要注意的是在有梗阻的部位加扫薄层扫描明确梗阻原因。

肾盂、输尿管的病变往往与膀胱病变同时发生,所以必要时行膀胱的扫描提供更多的信息。

2.肾癌

怀疑肾癌时,检查范围需适当增大,除了肾脏病变外,还应加强对腹膜后淋巴结、肾静脉、下腔静脉的显示。

### (七)图像优化(序列参数应用技巧)

肾脏占位病变疑有脂肪成分时,可以进行同反相位扫描以帮助诊断。

### (八)对比剂应用

磁共振增强扫描可明显增加肾实质的对比,对肾实质的病变特别是肿瘤或肿瘤样病变的 MRI 检查具有重要的意义。

对比剂:0.1 mmol/kg,以 2~3 mL/s 的速度静脉注射。

### (九)摄片和图像后处理

通常摄取横轴位 $T_2WI/FS$ 及 $T_1WI$,增强后主要摄取横轴位 $T_1$ 加权脂肪抑制图像,并摄取病变部位冠状位 $T_1$ 加权脂肪抑制图像。

必要时重建:薄层重建清晰显示病变及侵犯范围。

(徐　兵)

# 第七章 超声诊断技术

## 第一节 实时二维超声

实时二维超声仪通称 B 型超声仪,是当前超声成像检查的主体部分,应用极为广泛和深入。自20 世纪50 年代初 Howry 和 Bliss 首次报道应用这一新的超声成像技术以来,随着科技的进步,在技术上有三次重大的突破,第一次为 B 型超声双稳态显示到"灰阶"(Gray Scale)显示,使图像具有更丰富的层次,提高了对病变的分辨力。第二次为"实时"(Real time)技术的出现,使图像由静态到动态,不仅能显示动态结构,而且使成像检查更加方便和快捷,扩大了超声的应用范围。第三次突破即是微型电子计算机更广泛地与超声技术相结合,使超声设备的全数字化和多功能超声仪的成功应用,促使超声诊断技术向更高水平发展。

### 一、实时二维超声的工作原理

实时二维超声仪实属亮度调制型,是将回声信号以光点亮度或辉度形式加以显示,故名 B 型超声。

#### (一)实时二维超声仪的结构与工作原理

B 型超声仪主要由超声换能器即探头和主机(包括脉冲信号发射和接收系统、显示与记录)以及电源等部分组成。将仪器发射系统产生的短促高频电脉冲信号转化成高频机械振动,即由逆压电效应产生超声信号,并通过体表向人体组织器官内发射。探头随即接收体内多种不同界面反射回来的强弱不同的信号(机械振动),即由正压电效应转换成高频电信号。超声仪的接收系统将高频电信号加以接收和放大,通过对数放大器压缩动态范围,经过时间增益补偿(TGC)、灰阶变换等前处理和后处理,并经过数字扫描转换器(DSC),将探头扫描获得的系列回声信号变成视频信号,同时在荧光屏上显示出来。这种人体内部组织器官系列回声通过超声扫描构成反映人体局部断层切面图,即声像图。

实时二维超声仪的基本电路结构如下图所示(图 7-1)。

1.主控电路

主控电路即同步触发信号发生器,由它周期性地产生同步触发脉冲信号,分别去触发发射电路与扫描发生器中的时基扫描电路。其触发脉冲的重复频率即决定其超声脉冲发射的重复频率。

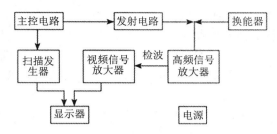

图 7-1　实时二维超声仪基本电路结构

**2.发射电路**

当受主控电路触发后,便产生高频电脉冲去激发换能器(探头),换能器受到激发后,即发射一定频率和宽度的脉冲超声波。发射频率通常由压电晶片的材料特性和厚度决定,而频宽则取决于探头的结构及发射电路的阻力。

**3.高频信号放大电路**

当换能器向人体发射出脉冲超声波之后,即接收其来自人体内的超声回波并将其转换为高频电信号,继而通过高频信号放大电路放大。高频信号放大电路一般具有 120 dB 以上的增益和足够大的带宽。在该电路中设有时间增益补偿(TGC)电路等。

**4.视频信号放大**

B 型超声成像的主要原理是将单条声束传播途径中遇到各个界面所产生的一系列散射和反射信号,在示波屏时间轴上以光点辉度(灰度)表达。声束顺序扫切脏器时,每一单条声束线上的光点群按次分布连成一切面声像图。

B 型超声仪器的工作过程:首先由探头内的压电晶体,回波电信号经高频信号放大器放大后,再由检波器进行检波。回波信号中含有返回目标的多种信息,包括幅度、频率、相位等。一般多采用幅度检波,但随着电子技术的发展采用多声束形成技术,即利用接收声束间的相位信息等,从而提高成像质量。检波后的视频包括信号,频率较低,需经过视频信号放大器作适当放大,然后加至显示器的极上进行图像的亮度调制(DSC),即在其信号合成及 A/D 转换后,经视频放大调节显示器的亮度。

**5.扫描发生器**

扫描发生器产生的扫描电压加至显示器的偏转系统上,使电子束按一定的规律扫描。

**6.显示器**

通常采用的为阴极射管(CRT),或液晶显示器,从人体反射回来的超声信息最终从显示器荧光屏幕上展示为图像,高分辨力的彩色显示器,一般采用逐行扫描,无闪烁,图像稳定,清晰。

根据成像和显示方式不同,分为静态成像和动态或实时成像以及灰阶或双稳态显示。静态成像图像展示范围较广,图像较清晰,但成像速度慢,检查时间长,现已很少使用。目前应用最为广泛者为实时(帧频大于 30 f/s)及灰阶(灰阶数大于 64)仪器。

**(二)超声换能器**

关于超声换能器根据晶片的个数,分为单晶片和多晶片,前者用于 A 超、M 超及机械的扇扫 B 超仪中,但目前已很少应用,后者即用于线阵、凸阵、相控阵和环阵等电子扫描换能器中。

线阵探头:将多个晶体片组成若干个阵元沿一直线排列,并用电子开关按一定时序将激励电压加至某些阵元上,发射出一束超声,同时由电子开关按一定时序去接通某些阵元接收反射回的超声信息,由此形成声束扫描。高频的线阵探头主要适用于浅表小器官的检查。

凸阵探头:晶片是沿圆弧排列并按一定组合和顺序工作,向外发射并按超声脉冲的换能器阵,其内部结构类似线阵,只是各窄条晶片均匀分布在凸形圆弧上,其振动面的法线是呈扇形辐射状的,其波束以扇面扫描故呈扇面显示图像。凸阵扫描介于线阵扫描和相控阵扫描之间,故应用范围较广。

相控阵探头(扇形探头):利用雷达天线的相控阵扫描原理,通过适当调整,控制各单元激励信号的时相,以实现声束偏转的换能器阵为主体的超声探头。其扫描声束呈扇面,接触面小,远区视野广阔,故适于心脏的超声检查。

还有根据不同需要设计的各种专用探头如经食管、经直肠、经阴道等特殊的腔内探头以及为了借助声像图指导穿刺用的穿刺和术中探头,尤其是超高频探头的应用(20~40 MHz)。采用 20 MHz 频率的体表探头,可以进行皮肤的厚度、层次及弹性的测定。导管式的腔内微型探头,外径仅 2 mm 可做心脏冠状动脉、胆管和胰管内成像。有的甚至不用机械传动方式,而在人体外用磁场控制其旋转,从而进行管腔内无线超声成像。

**(三)二维图像的分辨力与二次谐波成像**

近年来随着高新超声工程技术的发展,诸如全数字化声束形成技术和信息处理技术以及二次谐波成像等新技术的应用,大大地提高了图像的分辨力与清晰度。二维图像的分辨力包括以下几种。

1.空间分辨力

空间分辨力即细微分辨力,它与声束特性和像素的数量有关,纵向半波长越短发射频率越高,其轴向分辨力越好;侧向声束(长轴、短轴)越窄或越细,其侧向分辨力越好,亦即细微分辨越高。

2.对比分辨力

对比分辨力指能显示器官组织回声信号间微小差别的能力,其与灰阶级数有关,灰阶级数越多,其对比分辨力越好。常用的有 64 级、128 级和 256 级灰阶等。

3.时间分辨力

时间分辨力即单位时间成像的帧速率,其帧速率越高(一般为 30 帧/秒),时间分辨力越好,越能真实地反映活动脏器的瞬间变化情况。

二次谐波成像技术即利用超声波在人体组织中传播、反射(和散射)均具有非线性效应,使发射的基波 $f_0$ 会出现谐波频率。当接收时提取 $2f_0$ 的谐波回声信号,包括自然组织谐波与造影剂的谐波信号。在实际的谐波接收过程中,采取多种技术措施使二次谐波与基波相分离,而提取纯净的谐波成分。

谐波成像在成像困难的患者中,可提高信/噪比改善组织的对比分辨力、空间分辨力、消除近场伪像提高图像的清晰度。

# 二、检查方法

## (一)检查前的准备

一般的超声检查不需特殊准备,但在腹部检查时为了避免胃肠内容物或气体的干扰,一般应在空腹时进行。必要时需饮用温开水充盈胃腔,以此做"透声窗"进行检查。在经腹妇产科或盆腔部位检查时亦同样适度充盈膀胱,以避免气体干扰。

**（二）检查时的体位以及常用的扫查切面**

超声探测时常规采取仰卧位，也可根据需要取侧卧位或俯卧位、半卧位或站立位。露出皮肤，涂布耦合剂，探头紧贴皮肤进行扫查，常用的扫查切面如下。

（1）矢状面扫查（纵切面的一种）：以扫查面由前向后并与人体的长轴平行。

（2）横向扫查（横切面，水平切面）：即扫查面与人体的长轴垂直。

（3）斜向扫查：即扫查面与人体的长轴成一定角度。

（4）冠状扫查（冠状切面或额状切面，属纵切面的一种）：即扫查面与腹壁和背部平行或与人体额状面平行。

**（三）扫查的手法**

在操作过程中，使用探头常采用以下四种手法。

**1.顺序连续平行断面法**

顺序连续平行断面法即"编织"式扫查法，在选定某一成像平面后，依次将探头沿该平面平行移动作多个平行的断面图像，可从各个连续的图像中，观察分析脏器轮廓、内部结构及病灶的整体情况。

**2.立体扇形断面法**

立体扇形断面法即定点摆动扫查法，在选定某一成像平面后，不移动探头在体表的位置，而以顺序改变探头与体表之间的角度时，可在一个立体的扇形范围内，观察分析脏器及病灶的整体情况。

**3.十字交叉法**

十字交叉法即纵横平面相交扫查法。对某一切面为圆形的图像为了鉴别是圆球形还是管状，可采用十字交叉法的纵横切面相交予以鉴别。此外，在对病灶中心定位穿刺引导时，亦可采用此法即十字交叉中心定位法。

**4.对比加压扫查法**

对比加压扫查法即利用探头加压腹部观察回声有无变化，并对两侧腹部对应部位进行对比以鉴别真假肿块。各种特制的腔内探头使用时，除应严格选择适应证外，须按一定的操作规程进行（图 7-2）。

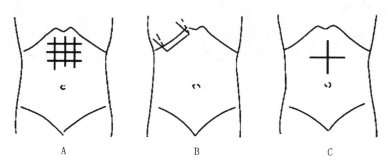

图 7-2　各种扫查手法

A.顺序连续平行断面法；B.立体扇形断面法；C.十字交叉法

**（四）回声的描述与命名**

超声图像是由许多像素所构成，像素的亮暗反映了回声的强弱。反映在荧光屏上从最亮到最暗的像素变化过程即从白到灰再到黑的过程称为灰度。将灰度分为若干等级，即为灰阶。在荧光屏上一侧用格数表示灰阶的标志称为灰标。人体被测脏器与病灶的断面图像即是根据各种不同界面的灰阶强度,回声的空间范围和几何形状来加以描述。

1.回声强弱的命名

根据图像中不同灰阶强度将其回声信号命名如下。

(1)强回声:强回声反射系数大于50%,灰度明亮,后方常伴声影,如结石和各种钙化灶等即是(图7-3)。

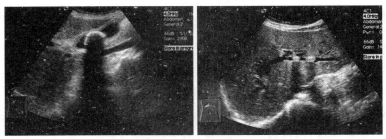

**图7-3　强回声光团伴后方声影图像**
左图示胆囊内结石,右图示肝内胆管结石

(2)高回声:高回声反射系数大于20%,灰度较明亮,后方不伴声影,如肾窦和纤维组织等为此类回声。

(3)等回声:等回声灰阶强度呈中等水平,如正常肝、脾等实质脏器的回声即是。

(4)低回声:低回声呈灰暗水平的回声,如肾皮质等均质结构即表现为此类回声。

(5)弱回声:弱回声表现为透声性较好的暗区,如肾锥体和正常淋巴结的回声即属此类。

(6)无回声:均匀的液体内无声阻差异的界面,即呈无回声暗区,正常充盈的胆囊、膀胱和肝肾囊肿等即呈典型的无回声区(图7-4)。

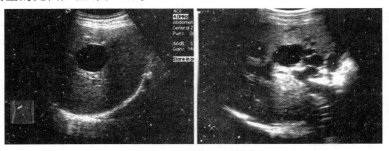

**图7-4　无回声暗区图像**
左图示肝内单个囊肿,右图示肝内多发性囊肿

2.回声分布的描述

按其图像中光点的分布情况分为均匀或不均匀,不均匀者有:①随机性不均,包括点状、线状和小区性分布不均;②规律性的深度递减。此外,在病灶内部的回声分布可用均质或非均质表述。

3.回声形态的命名

(1)点状回声:回声呈细小亮点状。

(2)斑片状回声:回声聚积呈明亮的小片状,其大小在0.5 cm以下,有清晰的边界。

(3)团状回声:回声光点聚集呈明亮的光团,有一定的边界。

（4）环状回声：回声光点排列呈圆环状。

（5）带状或线状回声：回声光点排列呈明亮的带状或线状。

4.某些特殊征象的描述

某些病变呈现某种特殊征象，即形象化的命名为某征，用以突出或强调这些征象的特点，常用的有"靶环征"及"牛眼征"。即在某些病灶中心呈强回声区而其周围形成圆环状低回声，称晕圈或声晕。在结节外周呈1～2 mm无回声环形围绕者称"暗环"（图7-5）。肝脏肿瘤自肝表面隆起者，称"驼峰"征；肝门部肝外胆管因阻塞扩张后在声像图上形成与肝门部门静脉平行，且管径相近或略宽，即所谓"双筒枪"征。肝内胆管扩张与相应的门静脉构成平行"管道"征。又如，胃肠肿瘤时壁增厚与残腔形成的"假肾"征。宫内避孕环强回声后方出现狭长带状强回声即"彗星尾"征。乳房内或肝内小囊肿无回声区后方回声增强所出现的"蝌蚪尾"征等。

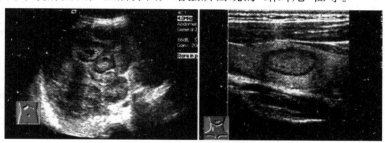

图7-5 "靶环征"声晕图像

左图示转移性肝癌，右图示甲状腺实质性结节（腺瘤）

5.病灶后方回声的描述

在某些圆球形病灶声像图后方出现的回声，即回声增强效应和侧后声影、中心声影等。

在超声图像命名时，既要反映回声的差异，又要具有形态学特点并与大体病理改变相联系。

**（五）超声图像分析的内容**

观察分析声像图时，首先应了解切面方位，以便于认清所包括的解剖结构，并注意分析以下内容。

1.外形

脏器的形态轮廓是否正常，有否肿大或缩小。如系肿块，则其外形为圆形、椭圆形或不规则形，呈分叶状或条索形等。

2.边界和边缘回声

肿块有边界回声且显示光滑完整者为有包膜的证据，无边界回声和模糊粗糙、形态不规则者多为无包膜的浸润性病变。除观察边缘回声光滑或粗糙、完整或有中断等征象外，边缘回声强度也有重要区别，某些结节状或团块状肿块周边环绕一圈低回声暗圈，即"暗环"征或周边为高回声的边缘，即"光轮"征等。仔细地观察病变的形态和边缘，在病变性质的鉴别以及了解肿瘤的生物学活性等均有一定意义。

3.内部结构特征

内部结构特征可分为结构如常、正常结构消失、界面增多或减少、界面散射点的大小与均匀度以及其他各种不同类型的异常回声等。

4.后壁及后方回声

由于人体各种正常组织和病变组织对声能吸收衰减不同，则表现后壁与后方回声的增强效应或减弱乃至形成后方"声影",如衰减系数低的含液性的囊肿或脓肿,则出现后方回声增强,而衰减系数高的纤维组织、钙化、结石、气体等则其后方形成"声影"。另外,某些质地均匀、衰减较大的实质性病灶,内部可完全表现为低回声,在声像图上酷似液性病灶,但无后壁及后方回声增强效应可作区别。

5.周围回声强度

当实质性脏器内有占位性病变时,可致病灶周围回声的改变,如系膨胀性生长的病变,则其周围回声呈现较均匀性增强或有血管挤压移位;如系浸润性生长病变,则其周围回声强弱不均或血管走行中断。肝脓肿则在其边缘与正常组织之间出现从高回声向正常回声过渡的"灰阶梯度递减区"。

6.邻近关系

根据局部解剖关系判断病变与邻近脏器的连续性,有无压迫、粘连或浸润。如胰头癌时可压迫胆总管致肝内外胆管扩张、胆囊肿大以及周围血管的挤压移位,淋巴结或远隔脏器转移灶等。

7.量化分析

量化分析包括测量病变所在位置、数目、范围、大小等,即应用电子游标测量其径线、面积、体积(或容量)和时距四种基本时空度量。另外,还有谱分析,包括灰阶直方图、视频密度分析以及超声多普勒频差分析,对有关血流动力学参数的定量检测等。

8.功能性检测

根据声像图上的形态改变、活动、搏动等进行生理学上的功能检测分析,如应用脂餐试验观察胆囊的收缩功能,空腹饮水后测定胃的排空功能及收缩和蠕动状态以及心脏的各种复杂功能等。

通过以上内容的观察分析,以达到对病变进行定位、定量和定性诊断的目的。但在诊断分析中需要注意以下事项。

(1)对超声成像过程中某些伪回声或伪像要注意识别和避免,如多次反射或旁瓣效应所致的假界面等。

(2)注意临床思维,不能单纯地"看图论病"。因在影像检查中常有"同图异病"或"异图同病"的表现。故必须结合有关临床资料,综合分析。

(3)注意动态观察,以了解其不同病理阶段的变化,同时注意各项影像技术的互补作用,以达到正确诊断的目的。

## 三、应用的范围与局限性

实时二维超声是超声成像检查的主体和基础。它可提供人体各部位软组织器官和病变及管腔结构高清晰度断层图像,准确地反映其解剖结构和病变的形态学变化。由于成像速度快,对心血管等活动器官,能实时地观察其活动状态,反映其生理功能。在高清晰度断层图像上,叠加显示彩色血流信息,便可无创地检测有关血流动力学参数以及观察组织器官血流灌注状态等。因此,实时二维超声已广泛应用于内科、外科、妇产科、儿科和眼科等临床各科。它已成为许多内脏、软组织器官首选的影像学检查方法。尤其对肝、肾等实质性脏器内局限性病变的诊断以及胆囊内微小的隆起性病变和结石的诊断均有很高的敏感性。在妇产科领域对早期妊娠的诊断和围产医学中的应用均有一定价值。在计划生育、健康体检或防癌普查工作中超声亦已成为重要检查方法。

借助于多种腔内探头、术中探头,对某些微小病变的早期发现,肿瘤侵犯范围的精确定位,有无周围淋巴结的转移等,用以进行肿瘤的分期和制定合理的治疗方案。

超声引导定位穿刺技术即介入性超声诊断与治疗,进一步提高临床诊断与治疗水平。

应当指出,超声诊断也有其局限性,由于超声的物理性质,使其对骨骼、肺和肠道的检查易受到气体的干扰使图像显示不清楚,在应用上受到一定限制。另外,声像图表现所反映的器官和组织声阻抗差的改变只有一定的规律性而缺乏病原学上的特异性,需注意结合其他资料综合分析。此外,超声成像中的伪像亦较多,需注意识别。超声每一切面所显示范围较小,图像的整体性不如 CT 和 MRI。因此,有选择地联合应用或有针对性地选择 CT、MRI 等其他影像技术相互补充也是十分必要的。

**（甘书芬）**

# 第二节　经食管超声心动图

经食管超声心动图检查为心血管疾病的诊断开辟了一个新窗口,图像清晰,灵敏度高,受到临床的高度重视。常规的经胸壁超声心动图(TTE)检查时常因肥胖、胸廓畸形和肺气肿等因素的影响不能获得满意的图像,使诊断受到限制。经食管超声心动图检查时,将探头由口腔插入食管,探头位于食管的不同深度由后向前近距离地扫查心脏,避免了经胸壁超声心动图探查时的干扰因素,并可检查常规超声难以显像的部位如心房、胸主动脉、上腔静脉等结构,使心脏疾病诊断的敏感性及特异性均明显提高。

## 一、经食管超声心动图探头的基本结构

经食管超声探头大致分四部分:换能器、管体、控制钮和插头。换能器均位于管体的顶端,发射和接收超声;管体较细、柔软,其后端连接控制钮;术者转动此钮,即可灵活控制换能器的前后倾曲和左右位移;插头则与超声心动图主机相连接。

根据换能器的扫描形式将探头分为单平面探头、双平面探头和多平面探头等,目前临床上多平面经食管超声已基本取代了单平面和双平面超声。

(1)单平面探头:只有一组换能器,仅能做水平扫查,观察心脏的横切面。

(2)双平面探头:横轴扫描和纵轴扫查两组换能器上下排列,可行水平和纵向扫查,可观察心脏的横切面和纵切面。

(3)多平面探头:单一换能器位于探头顶端的侧面,可原位转动。检查者操作后端的旋钮,根据需要可做180°旋转,随意旋转与调整换能器的扫描方向,全方位地扫查心脏的结构,更为全面地显示心脏的形态结构及病变情况。

## 二、检查方法

### (一)患者的选择

1.适应证

各种心血管疾病在经体表面超声心动图检查因图像不清晰、深部结构不易观察而诊断不能

明确者,均可考虑进行经食管超声心动图检查。经食管超声心动图可用于以下病变的检查:①心脏瓣膜病变,包括主动脉瓣、二尖瓣及三尖瓣病变及人工瓣膜功能的判断;②感染性心内膜炎;③主动脉扩张、主动脉夹层、主动脉缩窄、假性主动脉瘤与 Valsalva 窦瘤;④先天性心脏病,包括房间隔缺损、室间隔缺损、法洛四联症、右心室流出道和肺动脉狭窄、大动脉转位等;⑤冠状动脉畸形,包括冠状动脉起源和走行异常、冠状动脉瘘;⑥心脏占位性病变,包括心脏血栓形成与心脏肿瘤;⑦心脏手术监护,可用于术中心功能及手术效果的评价,心脏介入性治疗的监测等。

2.并发症及禁忌证

经食管超声心动图检查是一种较为安全的介入性检查,除咽部不适或轻度恶心外一般无任何反应。但须说明的是,重症心脏病及其他个别患者行本检查时具有一定风险,可能出现以下意外情况:①黏膜麻醉剂变态反应;②口腔内容物误吸入气管导致窒息;③咽部出血或局部血肿;④食管穿孔、出血或局部血肿;⑤检查过程中心腔内新生物(血栓、赘生物、肿瘤等)脱落造成栓塞;⑥严重心律失常(如室性心动过速、心室纤颤等);⑦其他意外,如心肌梗死、急性心力衰竭、休克、大出血甚至可能突然死亡。

由于经食管超声心动图检查有发生以上并发症的潜在可能性,因此在行经食管超声心动图检查时应严格掌握其禁忌证:①严重心律失常;②严重心力衰竭;③体质极度虚弱;④持续高热;⑤食管静脉曲张,食管癌;⑥剧烈胸痛、胸闷或剧烈咳嗽不能缓解者;⑦血压过高或过低;⑧急性心肌梗死。

**(二)检查前的准备**

1.患者的准备

对拟行经食管超声检查的患者,应先进行肝功能及有关肝炎和艾滋病的免疫学检查,在确认患者肝功能正常并无肝炎和艾滋病时方可按常规行经食管超声检查。对于肝炎和艾滋病患者,探头应做特殊处理后再行检查。

检查前禁食 6 h 以上,再次核实适应证和禁忌证情况,并检查患者一般情况,包括体温、脉搏、呼吸与血压。仔细了解患者病史,如活动义齿(检查前请取下义齿以免发生意外)、呕吐、吞咽困难、肝硬化、药物过敏史、消化道手术史、纵隔(胸部)放疗史、传染病史(结核、肝炎及其他)。对感染性心内膜炎患者检查前应使用抗生素。向患者交代检查的必要性,解释检查的过程及可能出现的不适,消除患者的疑虑和不安。并向患者家属说明术中可能发生的意外,征求家属的同意与合作,请患者本人及其家属签知情同意书。

2.急救设施的准备

为确保检查过程中患者的安全,以备在发生意外时能及时进行救治,经食管超声检查室必须具有必要的抢救设施。如心电图监护,急救药品如毛花苷 C(西地兰)、呋塞米(速尿)、利多卡因、肾上腺素、异丙肾上腺素、间羟胺(阿拉明)、二甲弗林(回苏灵)和阿托品等,输液器材、吸氧设备、吸痰器、除颤器等。

3.食管探头的消毒

在进行经食管超声检查之前,须按常规对食管探头进行消毒,以 0.1% 氯己定(洗必泰)浸泡 30 min 再用清水冲洗后方可使用。为防止交叉感染,对消化道传染性疾病患者应使用食管探头防护套。

**(三)检查过程**

参加经食管超声检查插管的医护人员至少应为相当于主治医师职称以上人员,对此项检查应高度重视并经过培训。同时须另有一位医师密切监视患者的表现及心电图变化。

1.局部麻醉

为了顺利插管,首先进行局部麻醉。以2%利多卡因溶液喷雾咽部,令患者将溶液含漱在咽部,两三分钟后,第二次喷雾利多卡因溶液,持续3~5 min,使咽部黏膜被充分麻醉,这样,在插管时,恶心与呕吐反应将明显减轻甚或消失。

2.食管探头的插入

进行食管插管时,患者取左侧卧位,头部后仰,尽量使口腔、咽部与食管近于直线。检查者站于患者左侧。插管前先将咬口垫套在管体上,再将消毒的超声耦合剂涂于食管探头顶端及前段的表面,以润滑管体,减少食管与探头之间的摩擦并避免气体阻隔。检查者右手执食管探头的管体,左手示指及中指裹消毒纱布,插入患者口腔,由后向前压迫舌根,借以扩大咽部的空间。调整控制钮,使食管探头的顶端稍向前倾曲。将其放入口腔,越过左手手指的上方,指向食管入口处,而后待患者咽部扩展的瞬间,将探头轻快地推进,到达食管中段。亦可先令患者咬住咬口器,然后插入探头。

3.图像方位

早期有学者将图像上下倒转,使扇尖在下,弧面在上,有利于观察。此种情况下,经食管超声心动图检查所获得图像的方位与经胸壁超声心动图以及CT、磁共振图像的方位完全一致,使检查者和临床医师对图像上的心脏结构更易于识别。目前多数学者不倒转图像,这样其图像方位与经胸壁超声心动图相反。

4.检查过程中患者的监护

检查过程中应密切观察患者病情。插管者与图像观察者须密切观察患者的一般情况和反应,全程密切监视心电图。检查时患者左侧卧位,口角放低,以利于口腔分泌物的流出。一旦发现病情有不良变化,应立即退出探头,及时进行处理。检查全过程一般为15 min左右,时间不宜过长。检查完毕退出探头后,让患者平卧休息数分钟再离开检查台,并嘱其2 h内不宜饮食,4 h内宜进流食。

## 三、经食管超声心动图的常用切面

目前临床上多平面经食管超声已基本取代了单平面和双平面经食管超声,多平面经食管超声在胃和食管的不同深度亦可获得单平面和双平面经食管超声探查所获得的一系列横轴切面和纵轴切面,因此本章重点介绍多平面经食管超声的常用切面。

**(一)横轴切面**

横轴切面即水平切面,由经食管探头的横向扫描换能器扫查所获得。主要包括以下常用切面:主动脉根部短轴切面、四心腔切面、五心腔切面、二心房切面、左心水平切面、左心耳切面、肺静脉水平切面、降主动脉短轴切面、左心室短轴切面。

**(二)纵轴切面**

纵轴切面由纵向扫描器扫查心脏所获得的切面。主要包括以下常用切面:主动脉根部长轴切面、右心室流出道长轴切面、上腔静脉长轴切面、左心矢状切面、降主动脉长轴切面等。

**(三)多轴向切面**

多平面经食管超声心动图是20世纪90年代在单平面及双平面经食管超声心动图基础上发展起来的,它克服了单平面和双平面经食管超声心动图仅能观察水平面和纵切面的局限性,全方位地显示心脏的形态结构,更为准确地显示病变的全貌,是心血管疾病的一项重要的检查方法。多平面换能器位于探头尖端,多由48或64个相控阵晶片组成,可以在0°~180°范围内旋转,使声束能在 360°的方位内全面扫查心脏的结构。多平面探头位于食管和胃的不同深度,从 0°~180°连续旋转晶片,理论上可获得无数个切面。系统探查时采用探头撤退法,即先将探头插入胃底部,然后逐渐回撤,依次在胃底、胃-食管交界处、食管下段、食管中段、食管中上段、食管上段 6 个水平探查不同深度的解剖结构和血流信息。晶片从 0°~180°的扫描过程中,以 0°、45°、90°和 135°作为四个基本的探查角度。0°相当于单平面和双平面经食管超声横向扫描换能器扫描所获得的横轴切面,90°相当于双平面经食管超声纵向扫描换能器扫描所获得的纵轴切面,分别对应于人体的短轴和长轴;45°和 135°则对应于心脏的短轴和长轴。总之,经食管超声心动图检查时不能局限于固定的一些切面,应以显示清楚病变的解剖结构和血流动力为原则。临床上一般从以下几个深度扫查心血管的结构。

1.经胃切面

探头位于胃底,略向左旋转,0°方位显示左心室乳头肌水平短轴切面,左心室为圆形,位于图像正中,右心室呈半月形环绕于左心室的右侧,声束置 40°~60°时,为左心室的斜切面,该切面介于左心室短轴与长轴之间,左心室呈椭圆形。90°为左心二腔切面,左心房位于图像左侧,左心室心尖部位于图像的右侧,该切面可显示二尖瓣前后叶、腱索及前后乳头肌。声束继续旋转至 120°左右时,在左心两腔图的基础上显示主动脉、主动脉瓣和左心室流出道。声束旋转至 180°时,图像与 0°时相似,只是左右呈镜像改变(图 7-6)。

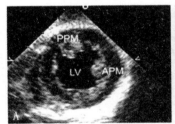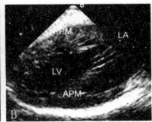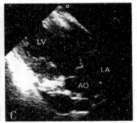

图 7-6  经胃底浅部左心旋转系列图

A.胃底 0°显示左心室短轴图;B.胃底 60°显示左心室二腔图;C.胃底 120°显示左心室长轴切面。

LV:左心室;LA:左心房;PPM:后乳头肌;APM:前乳头肌;AO:主动脉

探头位于胃底向右旋转,0°时显示右心室的短轴,声束旋转至 30°时可显示三尖瓣的三个瓣叶,对于三尖瓣形态结构的改变该切面显示得最为清楚。80°左右时图像的右侧显示为右心室,左侧为右心房,于图像的中央,声束的远场可见部分主动脉的结构。继续旋转至 100°左右时,于主动脉的左侧可逐渐显示与右心房相连的上腔静脉,主动脉的右侧则为右心室流出道。再继续旋转可出现右心二腔切面,可显示右心房、右心室、三尖瓣及其腱索(图 7-7)。

2.胃与食管交界处切面

0°时显示右心房及其与之相连的冠状静脉窦、三尖瓣前叶、隔瓣和右心室,图像的左侧可显示部分左心室。50°~90°时可显示左心房、下部房间隔、右心房和三尖瓣。50°~60°显示的三尖瓣为后瓣及隔瓣,而 90°时则为前瓣和隔瓣。110°时图像的左侧可见右心耳及上腔静脉,右侧为下腔静脉和欧氏瓣(图 7-8)。

3.食管下段切面

0°为四心腔图,可显示左心房、左心室及二尖瓣、右心房、右心室和三尖瓣。30°~60°时显示的仍为四个心腔,此时为左心室前侧壁及下部室间隔。0°~60°时房间隔的结构显示较为清楚。

90°～100°时为左心二腔图,可显示左心室前壁及下壁,并可见左心耳及左上下肺静脉。130°～150°可显示前部室间隔、左心室流出道、主动脉瓣、二尖瓣及左心室后壁(图7-9)。

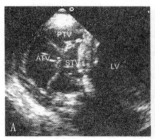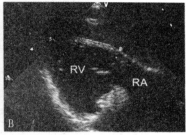

**图7-7 经胃底浅部右心旋转系列图**

A.0°显示右心室及三尖瓣水平短轴;B.60°显示右心室二腔图。LV:左心室;RV:右心室;RA:右心房;ATV:三尖瓣前叶;PTW:三尖瓣后叶;STV:三尖瓣隔叶

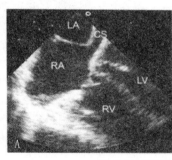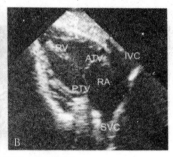

**图7-8 胃与食管交界处切面**

A.0°显示冠状静脉窦;B.120°显示右心流入道长轴切面,显示右心房、右心室流入道、下腔静脉。LA:左心房;LV:左心室;RA:右心房;RV:右心室;ATV:三尖瓣前叶;PTV:三尖瓣后叶;SVC:上腔静脉;IVC:下腔静脉;CS:冠状静脉窦

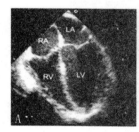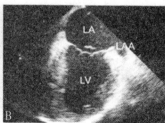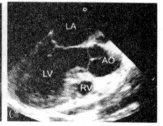

**图7-9 食管下段切面**

A.0°显示心脏四腔图;B.60°显示左心两腔心切面;C.110°～130°显示主动脉瓣长轴图。LA:左心房;LV:左心室;RA:右心房;RV:右心室;LAA:左心耳;AO:主动脉

在该深度将声束的扫描角度固定于90°顺时针方向旋转探头,则可出现双平面食管探头长轴切面的一些图像,如右心室流入道切面、升主动脉-房间隔切面、上腔静脉长轴切面及右上、下肺静脉切面。其中升主动脉-房间隔切面和上腔静脉长轴切面在观察房间隔病变尤为重要,可确定房间隔缺损的部位、大小,并可与卵圆孔开放相鉴别。

4.食管中段切面

0°～30°方位斜切主动脉和左心室流出道。40°～60°时为主动脉根部短轴切面,可见圆形的主动脉瓣位于图像的正中,可完整地显示主动脉瓣的三个瓣叶和左心耳,还可显示左右心房及房间隔,可观察房间隔缺损的大小和血液分流的情况,从60°开始可逐渐显示右心室及右心室流出道,于90°～100°时可见右心室流入道、整个右心室流出道及肺动脉瓣。110°～150°时见主动脉根部和升主动脉近端长轴及左心室流出道(图7-10)。

在食管中段将探头向右旋转,0°时显示二心房切面,声束近场为左心房,远场为右心房,二者之间为房间隔。图像左侧可见主动脉。该切面对房间隔缺损的连续中断和血液分流信息均可清晰显示。30°时逐渐显示下腔静脉,90°时下腔静脉显示得最为清楚。115°～130°时可同时显示上腔静脉和下腔静脉,这些切面对邻近上、下腔静脉的房间隔缺损可清楚显示,并可探查心房内占位性病变及右心房内占位性病变对上、下腔静脉的梗阻程度(图7-11)。

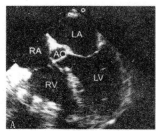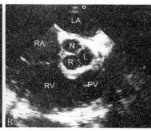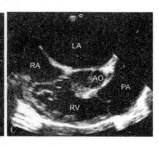

**图 7-10　食管中段切面**

A.0°显示心脏五腔图及主动脉左冠瓣、右冠瓣;B.30°～50°显示主动脉瓣短轴图,显示主动脉瓣所有三个瓣叶(N:无冠瓣;L:左冠瓣;R:右冠瓣);C.45°～60°时则显示三尖瓣、右心室流入道、流出道及肺动脉瓣,同时显示主动脉瓣短轴切面图。AO:主动脉;LA:左心房;LV:左心室;PV:肺动脉瓣;RA:右心房;RV:右心室;PA:肺动脉

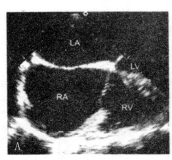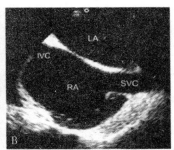

**图 7-11　食管中段向右旋转切面**

A.0°显示双房切面;B.120°时显示双房及上下腔静脉。LA:左心房;RA:右心房;LV:左心室;RV:右心室;SVC:上腔静脉;IVC:下腔静脉

5.食管上段切面

0°时可见主动脉窦部水平的升主动脉短轴,位于图像的中央,声束的近场为左心房,并见上腔静脉短轴位于主动脉的右侧,肺动脉干长轴位于主动脉的左侧。30°～40°方位可显示肺动脉干及左右肺动脉。90°～120°见升主动脉长轴和右肺动脉短轴(图7-12)。

6.降主动脉与主动脉弓切面

旋转管体使探头尖端朝向降主动脉,从胃底深部开始观察,逐渐撤退探头至主动脉弓位。在撤退的过程中可旋转扫查角度0°～90°,可显示降主动脉短轴、斜切面及长轴。主动脉弓处0°为主动脉弓长轴,90°为主动脉弓短轴,在晶片旋转的过程中可显示主动脉弓的三个主要分支。

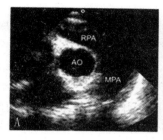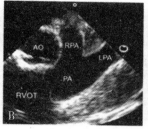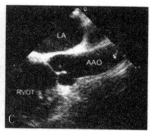

**图 7-12　食管上段切面**

A.0°显示升主动脉短轴图;B.60°显示肺动脉的分叉及左、右肺动脉起始段;C.110°～120°显示升主动脉长轴图及主动脉瓣。AAO:升主动脉;AO:主动脉;PA:肺动脉;MPA:主肺动脉;LA:左心房;RVOT:右心室流出道

## 四、TEE 的临床应用

### (一)研究超声图像和解剖结构的关系

较多的学者研究了单平面、双平面及多平面 TEE 的切面与解剖结构的关系,为心血管疾病的诊断奠定了基础。

### (二)主动脉病变

经食管超声心动图探查时,由于避开了胸壁和肺的干扰,加之主动脉弓和降主动脉邻近食管,处于超声的近场,能更为清晰地显示主动脉病变的性质及范围。区分真性动脉瘤与假性主动脉瘤。TEE 探查主动脉夹层动脉瘤的灵敏性和特异性均较高。可判断病变累及的范围、确定其分型,识别真腔与假腔。结合彩色多普勒可了解主动脉内的血流状况,并探查夹层动脉瘤的入口和再入口。

### (三)先天性心脏病

可准确显示房间隔、室间隔缺损的大小和部位,判断右心室及左心室流出道有无梗阻及其程度,确定大动脉转位的类型及其与心室的连接关系等。

1.房间隔缺损

经食管超声心动图独特地从心脏后方近距离探测房间隔,其声束与房间隔相垂直,因此对房间隔的病变具有重要的诊断价值:①明确诊断各型房间隔缺损,包括其部位与数目;②鉴别房内沟通的原因,是房间隔缺损还是卵圆孔未闭;③对房间隔缺损修补术后的随访。

2.室间隔缺损

常规经胸超声心动图已能满足室间隔缺损的诊断。在经胸壁超声心动图图像质量较差或需与其他畸形相鉴别时才采用经食管超声心动图检查。

3.心内膜垫缺损

在显示房间隔和室间隔的切面上可见房间隔原发孔缺损和室间隔缺损;在显示二尖瓣和三尖瓣的切面上可见二尖瓣裂和三尖瓣裂。彩色多普勒对室间隔缺损和瓣膜裂所致的反流可清晰显示。经食管超声心动图对心内膜垫缺损的分型具有重要意义。

4.动脉导管未闭

探头位于距切牙约 30 cm 处,使探头对向降主动脉,在出现左肺动脉回声时旋转扫描角度30°～60°可显示降主动脉斜切短轴与左肺动脉长轴间相通的动脉导管。此时彩色多普勒声束与血流平行,有利于分流速度的测量。

5.Ebstein 畸形

经食管超声心动图可直接显示三尖瓣附着点下移,与二尖瓣前叶附着点的距离增加,活动幅度增大,呈风帆样。由于隔瓣和后瓣下移和发育不全,造成严重的三尖瓣反流。彩色多普勒可显示其反流的程度以及合并心房水平的分流情况。

6.法洛四联症

经食管超声心动图主要显示主动脉骑跨、室间隔缺损和肺动脉狭窄。在探查肺动脉狭窄时经食管超声心动图有其独特的优势。纵轴探查时可显示整个右心室流出道、肺动脉瓣和肺动脉的狭窄情况,并可对狭窄程度进行分级。将脉冲多普勒取样容积置于肺动脉内纪录收缩期射流速度可对狭窄程度进行进一步评估。术中行经食管超声监测,有利于观察右心室流出道加宽的效果及残余狭窄。

7.冠状动脉瘘

冠状动脉瘘可发生于右冠状动脉或左冠状动脉,也可为双侧。但以右冠状动脉瘘多见,占50%～60%。冠状动脉瘘可进入心脏和大血管的任何部位,以右心室、右心房、肺动脉为常见。病变冠状动脉显著扩张,瘘口处出现异常湍流,彩色及频谱多普勒于瘘口处可探及高速的湍流信号,除瘘入左心室者为舒张期湍流外,余处均为连续性湍流。经食管超声心动图可清晰显示冠状动脉瘘的起源、走行及瘘口,明显优于经胸超声心动图。

8.大动脉转位

经食管超声心动图可进一步明确大动脉的起源,伴发畸形及其血流动力学的改变。

**(四)心脏瓣膜病变**

经食管超声心动图可判断瓣膜性心脏病的性质、瓣膜狭窄及关闭不全的病变程度及行瓣膜置换术后的人工瓣膜的功能状况。

**(五)感染性心内膜炎**

探查感染性心内膜炎赘生物的部位、大小,并判断有无严重的并发症,如腱索断裂、瓣叶穿孔、瓣周脓肿形成及破裂等。

**(六)心脏占位性病变**

确定心脏肿瘤和血栓的部位、大小、范围及对心腔血流的梗阻程度。经食管超声心动图可近距离扫查心房,对心房血栓显示尤为清晰。常规经胸超声很难发现左心耳血栓,而经食管超声探查可清晰显示左心耳的轮廓及其内的血流情况,为诊断左心耳血栓提供了一种较好的方法。

**(七)心脏手术和介入治疗的术中监护**

1.经食管超声心动图在心脏手术中的监护作用

(1)监测左心功能。应用经食管 M 型超声心动图观察手术过程中的左心功能改变并监测心肌缺血和梗死。

(2)检测二尖瓣成形术、二尖瓣重建术中经食管超声检查有助于诊断重建修补是否成功,如重建修补术后反流加重,可立即改行二尖瓣置换术,从而避免再次手术。

(3)判断先天性心脏病的修补术是否完善。

(4)指导心脏手术的排气,以免发生栓塞。

2.经食管超声心动图在心脏介入性治疗中的应用

(1)监测二尖瓣球囊扩张术。经食管超声检查为行二尖瓣球囊扩张术患者观察扩张效果提供了新的方法。经食管超声心动图可实时显示球囊与二尖瓣口结构,可引导球囊进入二尖瓣口。

(2)检测房间隔缺损伞堵术。经食管超声心动图可准确测量房间隔缺损的大小及部位,对房间隔封堵伞大小的选择、封堵伞的置入以及术后效果的判断等具有十分重要的价值。

（甘书芬）

# 第三节　M 型超声心动图

M 型超声心动图是用曲线形式显示单向超声束通过心脏某些结构时观察其活动规律的一维成像方法,在超声心动图发展的早期曾发挥过重要作用,目前仍然得到广泛应用。

## 一、M 型超声心动图成像的工作原理

Edler 等最早应用的记录方法是将 A 型诊断仪荧光屏上的图像成像于电影摄影机可活动的胶片上,摄影机感光胶片前设一平行于时基扫描线的狭缝,遮盖波幅的其他部分,仅存近基线处的反射,形成一条类似辉度显示的扫描线。当胶片沿着与时基扫描线垂直的方向匀速移动时,即可将活动界面的反射展开,呈现出一种能观察心脏结构活动规律的 M 型超声心动图。后于20 世纪 60 年代初期,一些研究者利用选通电路,摒弃胸壁、心前壁、室间隔及左心室后壁的反射,仅获取前后活动的二尖瓣前叶的回声,将其在时基扫描(快扫描)Y 轴上时间先后的变化,转换为电压高低的变化,当记录纸沿 X 轴走动时,即可同步描记心电图、心音图和二尖瓣前叶活动幅度与速度,这种方法被称为单线直接记录法。随着电子技术的进步,此法已为慢扫描驱动法所替代。后者的工作原理如图 7-13 所示。

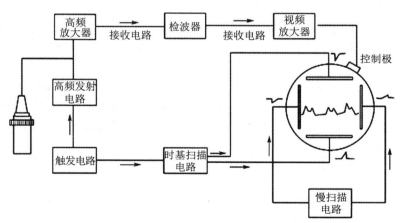

图 7-13　M 型超声心动图成像原理

由触发电路产生的讯号同时激发高频发射电路与时基扫描电路,使二者开始工作。高频发射电路的高频讯号通过探头压电晶体片的逆压电效应转变为高频超声信号。后者在介质中传播时,当遇有声阻不同的界面即发生反射,反射信号冲击探头的压电晶体,通过正压电效应变为高频的电讯号。其能量虽小,但经接收电路多次放大、检波,最后作用于示波管的控制极,在监视器上形成可视信号。

时基扫描电路起始工作后产生一尖陡的锯齿波,扫描时间很短(50~270 μs),故又称快扫描电压,当施加在垂直偏转 $Y_1$、$Y_2$ 上,即形成一条自上而下的时基扫描线,如适当调节扫描之速度,可使此线代表一定的距离与深度。

由于高频发射电路、接收电路与时基扫描电路三者同时开始工作,故将所接收的回声讯号在监视器上沿扫描线依次排列,显示为一串光点信号。介质中界面声阻差大,则光点强;声阻差小,则光点弱。反射面距探头近者,反射光点距始脉冲近;反射面距探头远者,反射光点距始脉冲远。因此,由垂直扫描线上光点之强弱、多少及远近,即可推知介质中质地是否均匀(反映组织结构是否复杂)及各界面之距离、大小等。为了解其活动规律,慢扫描电路使水平偏转板 $X_1$、$X_2$ 之电压呈宽锯齿样变化,驱动时基扫描线周而复始,连续进行,故心内结构的反射点展开,形成一幅能显示时间、距离、幅度及反射光点强弱的时间-位置活动的曲线图,此即所谓 M 型超声心动图。

由于电子技术的进步,M 型超声心动图曲线不仅可以与心电、心音图并联,而且能与压力曲线、心尖与颈动脉搏动图及 Doppler 曲线同步观察,有很大的优点。20 世纪 80 年代之后图像经数字扫描转换器处理后,呈现为数字化推进式连续图像,克服了胶片长时间保存或播放后褪色甚至损坏的缺陷,随时回放观察,非常方便。

## 二、扫查的方式

目前 M 型超声心动图扫查时均在二维超声心动图的引导下进行,即先由二维图像心脏整体形态和各个结构进行观察,而后根据需要,选定取样线的方位,显示取样线方向上所有结构层次的活动情况。常用的 M 型超声心动图扫查方式有定点扫查和移动扫查。

所谓定点扫查是指探头固定于体表某一区域,声束方向不变,观察心脏某一径线上各界面活动的规律。此法多在测量腔室大小、心壁厚度及活动速度时应用。在检查时应注意以下事项:①患者取平卧位或左侧卧位,平静呼吸,尽量减少心脏的位移;②扫查某点时,尽量使探头与胸壁垂直,如波形不够清晰,可将探头稍加转动,以获得比较满意的图像;③探头位置及声束方向固定,借以了解不同心动周期中心脏界面活动有无变化。

移动扫查的方式有平移及扇形扫查两种:具体方法是将探头置于肋间隙,缓慢移行,声束方向亦稍改变,或者探头位置不变,但声束方向改变,扫查的范围为扇形,借以观察各结构的连续关系,平移及扇形扫查或分别或结合使用(图 7-14、图 7-15)。移动扫查的方法现已较少使用,因为目前用二维超声检查显示得更为清晰。

## 三、检查部位及波形命名

### (一)心前区扫查

#### 1.心底波群

于胸骨左缘第 3 肋间扫查时,在大动脉短轴切面或左心长轴切面上经过主动脉根部选择取样线即可见此波群,其解剖结构自前至后分别为胸壁、右心室流出道、主动脉根部及左心房(图 7-16)。由于这些结构均在心底部,故称心底波群。此波群国内在早期曾称为第 4 区。

(1)主动脉根部曲线:心底波群中有两条明亮且前后同步活动之曲线。上线代表右心室流出道后壁与主动脉前壁,下线代表主动脉后壁与左心房前壁。两线在收缩期向前,舒张期向后,多数患者尚可见重搏波。曲线上各点分别称为 U、V、W、V′。U 波在心电图 R 波之后,为曲线之最低点。V 称主波,在 T 波之后,为曲线之最高点。其后曲线下降至 W,再上升形成 V′,称重搏波。

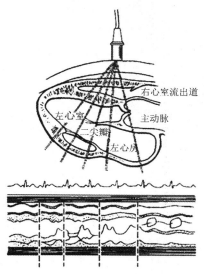

**图 7-14 心前区心脏纵轴扫描**

声束由心尖向心底扫描,依次出现心尖波群、心室波群、二尖瓣(前后叶)波群、二尖瓣(前叶)波群和心底波群

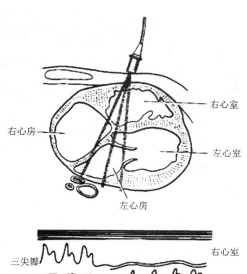

**图 7-15 心前区心脏横轴扫描**

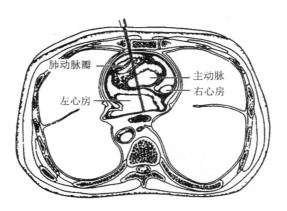

图 7-16　心底横切面解剖结构图

（2）主动脉瓣曲线：主动脉根部前后两曲线间，有时可见一六边形盒样结构的主动脉瓣活动曲线。收缩期两线分开，分别靠近主动脉前后壁；舒张期则迅速闭合，成一单线，位于中心处。经解剖定位和声学造影确定，上方曲线代表右冠瓣（右瓣），下方曲线代表无冠瓣（后瓣）。曲线分开处称 K 点（开，kai），位于心电图 R 波及第一心音之后，相当于等容收缩期末，主动脉瓣开放。曲线闭合处称 G 点（关，guan），在 T 波之后、第二心音处，相当于主动脉瓣关闭，相当于等容舒张期开始。有时主动脉瓣开放曲线显示不清晰，仅见舒张期瓣膜关闭时之曲线，起点处即 G 点，终点处即 K 点。此图对判断主动脉瓣有无狭窄及关闭不全、确定射血期起始和终结有较大参考价值（图 7-17）。

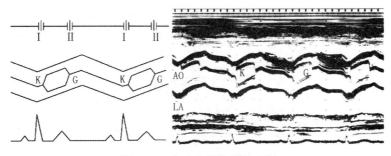

图 7-17　主动脉瓣曲线示意图

K 为主动脉瓣开放点，G 为主动脉瓣闭合点

2.二尖瓣波群

于胸骨左缘第 3～4 肋间扫查时，在左心长轴切面上经过二尖瓣前叶选择 M 型取样线时即可见一组具特征性的波群，其内有一条活动迅速、幅度较大的曲线，经解剖定位与声学造影证实为二尖瓣前叶的反射。以此为标志，可以向前或向后逐层识别其他解剖结构。由于二尖瓣在这些结构中特异性最强，故命名为二尖瓣波群（图 7-18），国内早期曾称为第 3 区及 2b 区。根据声束方向之不同，所见的解剖结构亦有所差异。探头稍向上指时，可见胸壁、右心室、室间隔、左心室流出道、二尖瓣前叶、左心房及房室环区左心房后壁，此为二尖瓣（前叶）波群，即 3 区。探头稍向下指，其解剖结构为胸壁、右心室、室间隔、左心室流出道、二尖瓣前后叶及左心室后壁，此称二尖瓣（前后叶）波群，即 2b 区。

二尖瓣（前后叶）波群主要曲线如下。

(1)二尖瓣前叶曲线:正常人呈双峰曲线,各点与尖峰依次称 A、B、C、D、E、F、G。A、E 两峰分别位于心电图 P 波及 T 波之后。C 点在第一心音处,二尖瓣关闭时。D 点在第二心音后等容舒张期之末,二尖瓣由此时起开放。二尖瓣狭窄时,CD 段与正常人相同,E 峰后则下降缓慢,曲线平直,FG 不能显示。相当于原 A 峰处曲线下降点仍称 A(图 7-19)。

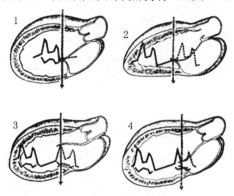

图 7-18　正常人各时相二尖瓣 M 型曲线形成

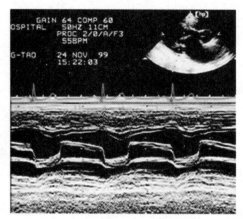

图 7-19　正常二尖瓣与真性和假性二尖瓣狭窄图像特点

(2)二尖瓣后叶曲线:二尖瓣后叶曲线与前叶活动方向相反,幅度较小,颇似其倒影。二者在收缩期合拢,在曲线上形成共同之 CD 段。舒张期瓣口开放,后叶与前叶分离,形成单独活动的二尖瓣后叶曲线。

正常人在舒张期后叶曲线上与 A 峰、E 峰相对应处之下降点分别称为 A′峰与 E′峰。二尖瓣狭窄时,后叶在舒张期随前叶向前移动,方向相同,但幅度低,其起止点仍命名为 A′峰与 E′峰(图 7-20)。

3.心室波群

于胸骨左缘第 4 肋间扫查,在左心长轴切面上经过二尖瓣腱索水平选择 M 型取样线时可见心室波群。自前至后,所代表的解剖结构分别为胸壁、右心室前壁、右心室腔、室间隔、左心室(及其内的腱索)与左心室后壁。此波群可以测量心室腔的大小与心室壁的厚度等,以往曾称为 2a 区(图 7-21)。

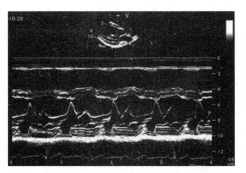

图 7-20　正常人二尖瓣后叶 M 型曲线

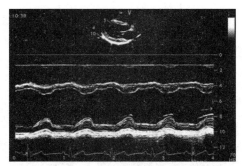

图 7-21　正常人左心长轴切面上经过二尖瓣腱索水平的 M 型曲线

（1）室间隔曲线：在二尖瓣波群中部，于二尖瓣前叶之前可见活动幅度较小的室间隔曲线。正常室间隔左心室面曲线在收缩期向后，舒张期向前，与左心室后壁呈逆向运动。在右心容量负荷明显增加（如房间隔缺损）时，则收缩期向前，舒张期向后，与左心室后壁呈同向运动。

（2）左心室后壁曲线：左心室后壁曲线上收缩末期最高点（在心电图 T 波稍后处）称 Ls，舒张末期最低点（心电图 R 波处）称 Ld。

4.三尖瓣波群

在胸骨旁或心尖四腔图检查时选择经过三尖瓣前叶的取样线，可见一活动幅度较大的双峰曲线，距体表较近（5 cm 左右），为三尖瓣前叶的反射。正常人探测时稍困难，常不能获得连续完整的曲线；当右心扩大，心脏整体顺钟向转位则易于观察。此波群曾称 5 区。三尖瓣前叶曲线的形态及波形产生机制与二尖瓣相似，故曲线上各点亦以 A、B、C、D 等命名。

5.肺动脉瓣波群

于心底短轴切面上选取通过肺动脉长轴及肺动脉瓣后叶的取样线，即可记录肺动脉后瓣曲线，收缩期肺动脉瓣开放，曲线向后；舒张期瓣膜关闭，曲线向前。此波群曾称 6 区。如果某些透声条件好的患者可于胸骨旁第 2 肋间显示三叶肺动脉瓣，不仅能获取后叶 M 型曲线，还能观察左、右前叶曲线。

**（二）胸骨上窝扫查**

Goldberg 等提出由胸骨上窝扫查，自上而下，可探及主动脉弓、右肺动脉及左心房等结构。有学者通过声学造影，所得结果与此稍有差异：①起始处为左无名静脉，其下为主动脉弓；②肺动脉问题，当声束下指或稍向左偏移时，所见之肺动脉代表肺动脉干，仅当声束右偏时，可见右肺动脉。正常人前者较宽，在 20 mm 以上；后者较窄，多在 18 mm 以下，检查时应予以鉴别。

**（三）经食管扫查**

Frazin等报道将小的椭圆形探头放入患者食管,从心脏后方向前观察。如以主动脉根部的回声确定探头位置,由此再前进并稍向右转,可见二尖瓣前叶的反射。由于声束由后向前穿过心内结构,故图像上反射光点的排列次序与心前区扫查时相反。随着经食管超声心动图的发展,在各种切面上均可选择感兴趣的部位进行M型曲线检查,细致分析各层结构的活动。现经食管超声心动图已在临床上广泛应用,在二维超声指导下进行M型曲线观察,简便准确,对了解心脏各结构的活动有较大的价值。

## 四、波形的识别

在M型超声心动图检查过程中,为能很好地观测和分析图像,必须正确地认识各组波群中每一曲线所代表的解剖结构。由于二维超声心动图的普及应用,能清晰显示心脏各部位的切面图像,在此基础上选择取样线,进而显示出感兴趣区内相应结构的M型活动曲线,将两种图像对照观察,根据取样线方向上深度的不同,对各解剖结构不难辨识。经过多年来的探讨,目前对M型超声各个波群与曲线已有较深刻的了解,如仍有困难,可借助以下方法进行辨认。

**（一）掌握某些曲线的特征**

心脏各结构在活动时大多有一定的特征,其中瓣膜组织的活动曲线特异性极强(如二尖瓣前叶呈双峰曲线,主动脉瓣呈六边形盒样曲线)。根据这些特征,可从多条曲线中首先鉴别出这些比较特殊的解剖结构。

**（二）观察曲线与体表间的距离**

有些心脏结构活动规律类似,如两侧房室瓣在活动时由于血流动力学的改变相似,故曲线形态相似。但三尖瓣位置表浅,距体表较近,方向偏右,成人在30～50 mm处;二尖瓣位置较深,方向偏左,距体表较远,在60～80 mm处。故根据曲线与体表间的距离,可以进行鉴别。

**（三）观察波形的连续性**

心脏内存在某些连续性结构,可供观察时参考。例如主动脉前壁与室间隔,主动脉后壁与二尖瓣前叶互相移行。转动探头,可以分别显示其间的连续关系。如能识别其一,即可确定其二。

**（四）分析所在层次**

心脏各结构的前后排列有一定程序,只要确定其中一层结构,向前、向后逐层分析,即可一一辨认。如二尖瓣前叶曲线之前为左心室流出道,再前为室间隔。以此类推,即可确定右心室腔和右心室前壁。

**（五）声学造影定位**

经周围静脉或在心内某一腔室注射声学造影剂后,根据造影剂反射出现的区域,即可指明所代表的腔室和结构,这对观察图像有一定帮助。

**（六）与已知生理记录相比较**

临床上常用的心电图、心音图为已知的生理参数,可以清晰地显示心动周期。将这些记录曲线与M型曲线相比较,对照观察曲线的时相特点,即可推断所代表的心脏结构。

## 五、M型图像观测的项目

由于M型超声心动图能细致展示心脏各结构的活动状态,故对曲线上各种数据的观测,在临床诊断和研究上具有很大意义。目前所使用的仪器上均有精确的测量和计算程序,检查者只要在曲线上定点,系统即可自动计算距离、间期及速度等信息。为使观测的标准大致统一,现将曲线的幅度、间期、速度、内径及心壁厚度等数据的测量方法举例说明如下。

**(一)幅度**

幅度指曲线上两点间的垂直距离,通常以 cm(或 mm)计算。测量时应注意选取曲线的上缘。如二尖瓣前叶曲线上 EC 幅度,可由曲线上 E、C 两点的上缘各做水平线,测量此两线间的垂直距离即是。

**(二)间期**

间期即曲线上两点之间,或超声心动图曲线上某点与心电图、心音图上某点间所经历的时间,通常以秒计数,如时值很短,亦可用毫秒为单位。由于曲线较粗,故测量时均由两点的左缘处计算。

**(三)速度**

此指曲线上某点在单位时间内活动的距离,通常以 cm/s 或 m/s 计算。

**(四)内径**

内径为超声心动图上某一腔室或管道在同一瞬间垂直的长度,通常以 cm 计算。测量时选取其前壁反射的下缘到后壁反射的上缘之间的距离(此值可能较心腔实际数值稍小)。

**(五)厚度**

此指心脏某一实质结构的前后径,单位亦为 cm。测量时应适当调节灵敏度,由此结构前侧反射的上缘到此结构后侧反射的下缘即为其厚度。如心室波群中测定室间隔厚度时,应取其右心室面上缘到左心室面下缘的垂直距离(此值可能较实际厚度稍大)。

## 六、M 型超声的潜力

M 型超声心动图在超声医学发展的过程中曾发挥过重大作用,随着二维超声、声学造影、彩色及频谱多普勒、经食管超声、血管内超声与三维超声等新技术的推广应用,M 型超声应用价值相对减小。但应指出,由于此项检查具有其独特的优点和巨大的潜力,有些方面是其他显示方式不可替代的,不仅不会被淘汰,而且颇具发展空间,应予以充分重视。

**(一)时相分辨力**

二维超声虽然图像清晰,方位分辨能力极佳,能显示各个结构的形态、轮廓、走向、连续关系与活动状态,但由于其图像帧频多为 25～50 帧/秒,两帧的间隔 20～40 ms,即使是目前顶尖的超声诊断仪,帧频也难以达到 100 帧/秒,这使得对感兴趣区的取样率甚低,故时相分辨力欠佳,对类似于频率超过百次/秒的二尖瓣高速颤动等现象无法扫查。而 M 型超声心动图声束方向固定不变,扫描线集中通过所扫查对象上的某一点,取样频率等于脉冲重复频率,取样的信息量甚大,对感兴趣区的扫描线数可达 2 000～5 000 条/秒,间期可用微秒计数,几乎达二维成像法的百倍,故时相分辨力极高,能区分心脏结构活动时相的微小差异。在观察前述的二尖瓣高速颤动现象时,对瓣膜的每次微小快速振动可由 10 个左右的取样线点进行显示,故当主动脉瓣关闭不全舒张期反流血液冲击二尖瓣前叶或因腱索断裂导致二尖瓣尖端游离而出现收缩期高速颤动时,M 型曲线上能清晰地观察到此种幅度大小不一的高速颤动,对估计瓣膜病变程度和血流动力学变化有较大的意义。

**(二)观察心脏结构的活动轨迹**

由于 M 型曲线可连续记录,显现多个连续心动周期的变化,故较切面图能更清晰、方便地显示舒缩两期变化,观察心壁与瓣膜的活动规律,由曲线的活动轨迹及其斜率能准确地了解与判断室壁与瓣膜的动态和速度,例如:①显示正常室间隔中下段收缩期向后,舒张期向前,与左心室后壁呈逆向活动的规律;②房室瓣与半月瓣的开放和关闭速度、活动幅度大小以及射血时间长短等项指标的测定。这些均系 M 型超声心动图的强项,其他方法常难以做到。

有些仪器在二维超声图像上可以选取两条甚至三条 M 型取样线,同时显示两组瓣膜或其他结构的活动轨迹,同步观察并对照二者时相上的差异,准确检测等容收缩期(房室瓣关闭到半月瓣开放)和等容舒张期(半月瓣关闭到房室瓣开放)起止点以及间期长短。这些参数在评价心肌收缩与舒张功能具有较大的意义。可惜目前多数新型仪器放弃了这一有效的功能,建议恢复此功能。如能将 M 型曲线与在该扫描线上取样的多普勒频谱同步对照分析,将有助于探讨瓣叶活动和血流动态之间的相互关系,对阐明曲线与频谱上各个波峰产生机制和出现血流动力学异常的原因有重要作用。

**(三)实时计测心腔容量**

由于 M 型曲线能清晰显示心内膜的位置与动态活动,准确计测收缩末期与舒张末期左心室前后径的大小,进而估计心腔容积,是临床上一种行之有效的传统方法。而结合声学定量(AQ)技术,仪器则能快速自动勾画心内膜边缘并测量其前后径的长度,实时计测心腔每一瞬间(包括收缩末期与舒张末期)的容积,推算出每搏量与每分钟心排血量,这对及时了解心功能变化有重要意义。

**(四)声学造影剂流线的定量测量**

进行声学造影时,在 M 型超声心动图上可以看到代表心腔内微气泡活动轨迹的流线,故能准确地显示造影的起始时间、流线方向、流线速度及瓣膜关闭不全所形成的逆流线等。有学者证实此流线斜率可代表流线速度。从理论上看,微气泡和红细胞在心血管腔内与血液系同步活动,由微气泡流线直接测得的血流速度,应比由快速傅立叶转换间接推算的血流速度更为可靠,故临床上可借助微气泡流线的斜率监测与矫正多普勒的测值。另外,根据 M 型超声曲线上造影剂在各个心腔出现的先后时序,可以判定分流的类型、方向,对诊断微量右向左分流、肺动-静脉瘘、三尖瓣闭锁等疾病有重要价值。

**(五)研究心音的产生机制**

M 型超声心动图可与心电图、心音图及心内压力曲线同步显示,在探讨心音产生机制方面有重要作用。例如二尖瓣关闭(相当于二尖瓣曲线的 C 点)出现第一心音;主动脉瓣关闭(相当于主动脉瓣曲线的 G 点)产生第二心音,且心音的强弱与瓣叶关闭时其间的距离有密切关系;第三心音位于 M 型曲线 E 峰之后和脉冲多普勒 E 峰的峰尖,可能为舒张早期左心房血流进入左心室,冲击心壁所引起;第四心音与 A 峰同步,与舒张晚期心房收缩,主动排血,再次推起二尖瓣有关。而病理状态下如二尖瓣狭窄时的开瓣音恰位于二尖瓣曲线的 E 峰,是因瓣叶由后侧迅速前移,形成气球样膨出,引起瓣叶振动所致。

**(六)心律失常者的 M 型曲线**

这是超声应用的另一领域,M 型超声在其中发挥重要作用。二尖瓣 M 型曲线反映左心房与左心室间压力差的变化,由曲线的形态可以间接推断心律有无异常。例如一度房室传导阻滞时 AC 段上有一停滞的 B 点;二度与三度房室传导阻滞时 A 峰、E 峰顺序错乱,分别出现于 P 波与 T 波之后;交界区心律时心率缓慢,E 峰间距相等,但 A 峰消失;心房纤颤时 E 峰的间距与幅度各不相同,E 峰后的波动数目与幅度宽窄均无规律。心房扑动时 E 峰后出现的波动幅度较高,整个舒张期波动的数目较同期的房扑数少1个,而心房纤颤者E峰后的波动数目与幅度宽窄均无规律。胎儿心律失常者,心电图不易显示,而M型超声心动图能观察其瓣膜活动规律,对心律失常类型的发现与鉴别有较大的帮助。此外,还有通过测量房室传导间期判断室上性心动过速并指导临床用药等其他个别报道。

**(七)探讨多普勒频谱和M型曲线的关系**

由于多普勒频谱和M型瓣膜曲线所代表的都是血流所产生的动力学变化,故二尖瓣口多普勒频谱和二尖瓣M型曲线上的A峰与E峰的出现时间、方向、幅度和波形宽度非常相似;二尖瓣曲线DE斜率和多普勒E峰的血流速度、主动脉瓣曲线K点开放时的斜率和五腔图上主动脉瓣口血流速度密切相关,这些均有内在联系。临床上借此可以互相佐证,探讨多普勒频谱和M型曲线的关系。

**(八)M型彩色多普勒探测血液反流与分流**

M型彩色多普勒的取样线每秒在2 000条以上,能清晰准确地判断心腔内正常及异常血流,如左心室流出道的血流方向、起止时间及其与二尖瓣开放的时间关系,这对判断有无主动脉瓣反流和室间隔缺损右向左微量分流有重要价值。当主动脉瓣反流时在二尖瓣波群上可见彩色血流线在主动脉瓣关闭之后,二尖瓣开放之前,由室间隔处向下直指二尖瓣曲线的DE段,有时这种彩色血流能在二尖瓣前侧持续显现于舒张全期,流线方向是由左上向右下。而在室间隔缺损伴微量由右向左分流时,于等容舒张期在左心室流出道出现少许彩色流线,时间短暂,止于E峰之前,流线方向也是由左上向右下(图7-22)。

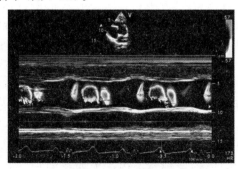

**图7-22 M型超声心动图显示的法洛四联症患者的室间隔分流**

M型彩色多普勒显示室间隔连续中断处收缩早期为红色左向右分流束,收缩晚期与舒张期则为蓝色右向左分流束

**(九)M型组织多普勒曲线的临床意义**

二维组织多普勒图像对显示、评价室壁运动及心律失常兴奋点有所帮助,如能结合M型组织多普勒曲线进行观察,由于每秒取样扫描线大大增加,故能用于:①显示室壁在心动周期的等容收缩期、射血期、等容舒张期、快速与缓慢充盈期及心房收缩期等不同时相中的活动规律;②了解心壁各层在收缩期跨壁速度梯度的差异;③通过观察心包脏壁层速度梯度的差异判断心包有无粘连和缩窄;④通过观察心肌运动的先后顺序而了解异常兴奋或起搏点的位置,确定预激综合征患者的心室预激区;⑤在束支传导阻滞和安装有起搏器的患者可以发现异常的心室去极化的位置及时间先后顺序,这些资料对确定心律失常的原因和起搏点的位置将有重要价值。

在M型组织多普勒曲线上每秒取样扫描线大大增加,故能用于显示室壁在心动周期的各个时相的活动规律

**（十）解剖及曲线 M 型超声心动图的应用**

目前较顶尖的超声诊断仪脉冲重复频率和二维图像帧数很高，在这种仪器上 M 型超声心动图的取样线可以按照解剖的要求，随意放置于心脏结构中感兴趣的部位（不必和声束平行），故能选择性观察感兴趣区域最理想的"解剖 M 型超声心动图曲线"（图 7-23），有利于心壁动态的观测。另外尚可将取样线变为弧形，沿心壁描记，得到"曲线 M 型超声心动图曲线"，如结合 M 型彩色组织多普勒同时记录各个区域心壁活动的规律，在判断心肌梗死的部位和严重程度上有重要参考价值。

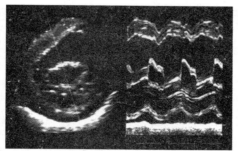

**图 7-23　解剖 M 型超声心动图显示的心室波群**

此为用随意取样线经左心室短轴切面所获得的解剖 M 型超声心动图
心室波群，清晰显示右心室腔、室间隔、左心室与左心室后壁各个结构

综上所述，可以认为将来相当长的一段时间内，M 型超声心动图还有其不可替代的作用，故目前多数厂家所出的仪器上将 M 型与二维超声心动图结合起来，由切面图看整体轮廓，由 M 型曲线看各结构的活动规律，从而取得更好的效果。

**（甘书芬）**

# 第八章　颅脑疾病的CT诊断

## 第一节　颅脑外伤

颅脑外伤是脑外科常见病,国内统计占损伤的第1~2位,为年轻人第一位死因。颅脑外伤多由直接暴力所致,极少可由间接暴力引起。因受力部位不同和外力类型、大小、方向不同,可造成不同程度的颅内损伤,如脑挫裂伤、脑内、外出血等,脑外出血又包括硬脑膜外、硬脑膜下和蛛网膜下腔出血。急性脑外伤病死率高。CT应用以来,脑外伤诊断水平不断提高,极大降低了病死率和病残率。

### 一、脑挫裂伤

#### (一)病理和临床概述

脑挫裂伤是临床最常见的颅脑外伤之一,包括脑挫伤和脑裂伤。脑挫伤是指外力作用下脑组织发生局部静脉瘀血、脑水肿、脑肿胀和散在的小灶性出血。脑裂伤则是指脑膜、脑组织或血管撕裂。两者常合并存在,故统称为脑挫裂伤。

#### (二)诊断要点

CT表现为低密度脑水肿区内,散布斑点状高密度出血灶。小灶性出血可以互相融合,病变小而局限时可以没有占位效应,但广泛者可以有占位征象(图8-1)。

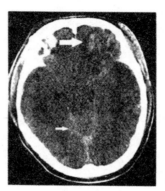

**图8-1　颅脑外伤2 h后CT检查**
大箭头所示为左额叶挫裂伤,小箭头为小脑上池蛛网膜下腔出血

早期低密度水肿不明显,随着时间推移,水肿区逐渐扩大,第3~5天达到高峰,以后出血灶演变为低密度,最终形成软化灶。

1.部分容积效应

前颅底骨可能因部分容积效应反映到脑额叶高密度影,但薄层扫描后即消失。

2.出血性脑梗死

有相应的临床表现和病史。

**(四)特别提示**

CT可以快速诊断,病变小者如治疗及时一般能痊愈,不遗留或很少有后遗症。病变较大者形成软化灶。

## 二、颅内血肿

**(一)病理和临床概述**

外伤性颅内血肿约占颅内血肿的5%。多发生于额、颞叶,即位于受力点或对冲部位脑表面区,与高血压性脑出血好发位置不同。绝大多数为急性血肿且伴有脑挫裂伤和/或急性硬脑膜下血肿。少数为迟发血肿,多于伤后48~72 h复查CT时发现。

**(二)诊断要点**

CT表现为边界清楚的类圆形高密度灶(图8-2)。血肿进入亚急性期时呈等密度,根据占位效应和周围水肿,结合外伤史,CT仍能诊断。

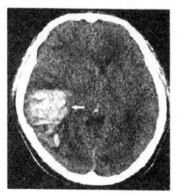

**图8-2　右颞颅内血肿**

颅脑急性外伤后6 h行CT检查,可见右颞颅内血肿,周边可
见低密度水肿带,右侧侧脑室受压改变,中线结构左移

**(三)鉴别诊断**

主要与高血压性脑出血鉴别,根据有无外伤史很容易鉴别。

**(四)特别提示**

CT可以快速诊断,如果血肿较大,可以进行立体定向血肿穿刺抽吸术。如外伤后CT扫描原来无血肿患者有进行性意识障碍者,应及时进行CT复查,以除外迟发性血肿。

## 三、硬脑膜外血肿

**(一)病理和临床概述**

硬脑膜外血肿位于颅骨内板与硬脑膜之间的血肿,临床常见,占30%。主要因脑膜血管破裂所致,脑膜中动脉常见,血液聚集硬脑膜外间隙。硬脑膜与颅骨内板粘连紧密,故血肿较局限,呈梭形。临床表现因血肿大小、部位及有无合并伤而异。典型表现为外伤后昏迷、清醒、再昏迷。此外,有颅内压增高表现,严重者可出现脑疝。

**（二）诊断要点**

CT 表现为颅板下见局限性双凸透镜形、梭形或半圆形高密度灶（图 8-3），多数密度均匀,但也可不均匀,呈高、等混杂密度影,主要是新鲜出血与血凝块收缩时析出的血清混合所致。

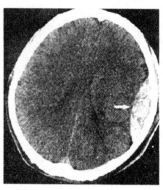

**图 8-3　硬脑膜外血肿**

颅脑外伤后 3 h 行 CT 检查,左颞可见梭形

高密度影,手术证实为硬脑膜外血肿

硬脑膜外血肿多位于骨折附近,一般不跨越颅缝。跨越者常以颅缝为中心呈"3"字形。

**（三）鉴别诊断**

主要与高血压性脑出血鉴别,根据有无外伤史很容易鉴别。

**（四）特别提示**

CT 对硬脑膜外血肿具有很重要的诊断价值,应注意的是硬脑膜外血肿一般伴有局部颅骨骨折。

## 四、硬脑膜下血肿

**（一）病理和临床概述**

硬脑膜下血肿是位于硬脑膜与蛛网膜之间的血肿,临床常见,占颅内血肿 40%。主要因静脉窦损伤出血所致,血液聚集于硬脑膜下腔,沿脑表面分布。急性期是指外伤后 3 d 内发生的血肿,约占硬脑膜下血肿的 70%。病情多较危重,常有意识障碍;亚急性期是指外伤后 4 d 至 3 周发生的血肿,约占硬脑膜下血肿 5%,原发损伤一般较轻,出血较慢,血肿形成较晚,临床表现较急性者出现晚且轻;慢性期是指伤后 3 周以上发生的血肿,约占 20%。慢性硬脑膜下血肿并不是急性或亚急性硬脑膜下血肿的迁延,而是有其自身的病理过程。可为直接损伤或间接的轻微损伤,易忽略。好发于老年人,为脑萎缩使脑表面与颅骨内板间隙增宽,外伤时脑组织在颅腔内移动度较大所致血管断裂出血。慢性硬脑膜下血肿常不伴有脑挫裂伤,为单纯性硬脑膜下血肿。患者症状轻微,多于伤后数周或数月出现颅内压增高、神经功能障碍及精神症状来就诊。

**（二）诊断要点**

急性期见颅板下新月形或半月形高密度影,常伴有脑挫裂伤或脑内血肿,脑水肿和占位效应明显(图 8-4)。亚急性表现为颅板下新月形或半月形高、等密度或混杂密度区。2 周后可变为等密度;慢性期表现为颅板下新月形或半月形低密度、等密度、高密度或混杂密度区。血肿的密度和形态与出血时间、血肿大小、吸收情况及有无再出血有关。

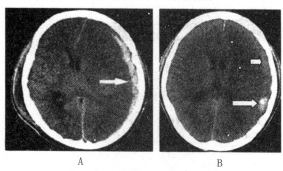

A          B

**图 8-4　硬脑膜下血肿 CT 检查**

A.颅脑外伤 5 h 后行 CT 检查,可见左侧额、颞、顶颅板下新月形高密度影,手术证实为硬脑膜下血肿;B.1 周前有颅脑外伤史的患者,CT 检查发现左侧额、颞、顶颅板下新月形等密度影(短箭头),部分有高密度(长箭头)为新鲜出血,手术证实为慢性硬脑膜下血肿伴少量新鲜出血

### (三)鉴别诊断

主要与硬脑膜外血肿鉴别,硬脑膜下血肿呈新月形,可以跨越颅缝。

### (四)特别提示

CT 对急性硬脑膜下血肿诊断很有价值,但对亚急性、慢性硬脑膜下血肿却显示欠佳,血液因其顺磁性,所以在 MRI 下显示非常清楚,应进一步行 MRI 检查。

## 五、外伤性蛛网膜下腔出血

### (一)病理和临床概述

外伤性蛛网膜下腔出血多由近期外伤史,蛛网膜小血管破裂所致,多位于大脑纵裂和脑底池。脑挫裂伤是外伤性蛛网膜下腔出血的主要原因,两者常并存。

### (二)诊断要点

CT 表现为脑沟、脑池内密度增高影,可呈铸形。大脑纵裂出血多见,形态为中线区纵行窄带形高密度影。出血也见于外侧裂池、鞍上池、环池、小脑上池或脑室内。蛛网膜下腔出血一般7 d 左右吸收。

### (三)鉴别诊断

应与结核性脑膜炎相鉴别,根据近期外伤史和临床症状容易鉴别。

### (四)特别提示

CT 在急性期显示较好,积血一般数天后吸收消失。伤后 7 d 后,CT 难以显示,血液因其顺磁性,所以在 MRI 下显示非常清楚,故应行 MRI 检查。

## 六、硬脑膜下积液

### (一)病理和临床概述

硬脑膜下积液又称硬脑膜下水瘤,占颅脑外伤的 0.5%～1%,为外伤致蛛网膜撕裂,使裂口形成活瓣,导致脑脊液聚积。可因出血而成为硬脑膜下血肿。临床上可无症状,也可以有颅内压增高的临床表现。

**（二）诊断要点**

呈颅骨内板下方新月形均匀低密度区，密度与脑脊液相似，多位于双侧额部。纵裂硬脑膜下积液表现为纵裂池增宽，大脑镰旁为脑脊液样低密度区（图 8-5）。

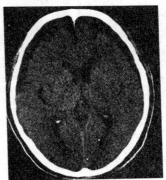

图 8-5　硬脑膜下积液

颅脑外伤 7 d 后 CT 复查示双侧额、颞部颅板
下可见新月形低密度影，为硬脑膜下积液

**（三）鉴别诊断**

应与老年性脑萎缩相鉴别，根据年龄情况和其他部分脑实质有无萎缩等情况可以鉴别。

**（四）特别提示**

CT 诊断硬脑膜下积液时应结合临床病史及年龄等因素。

（张宏波）

# 第二节　颅内感染

颅内感染的病种繁多，包括细菌、病毒、真菌和寄生虫感染，主要通过血行性感染或邻近感染灶直接扩散侵入颅内，少数可因开放性颅脑损伤或手术造成颅内感染。改变包括脑膜炎、脑炎和动静脉炎。

## 一、脑脓肿

**（一）病理和临床概述**

脑脓肿以耳源性常见，多发于颞叶和小脑；其次为血源性、鼻源性、外伤性和隐源性等。病理上分为急性炎症期、化脓坏死期和脓肿形成期。

**（二）诊断要点**

急性炎症期呈大片低密度灶，边缘模糊，伴占位效应，增强无强化；化脓坏死期，低密度区内出现更低密度坏死灶，轻度不均匀性强化；脓肿形成期，平扫见等密度环，内为低密度并可有气泡影，呈环形强化，其壁完整、光滑、均匀，或多房分隔（图 8-6）。

**（三）鉴别诊断**

（1）胶质瘤：胶质瘤的环状强化厚薄不均，形态不规则，常呈花环状、结节状强化，中心坏死区密度不等，CT 值常大于 20 Hu。

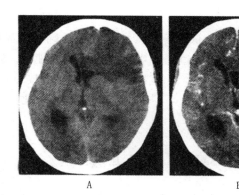

**图 8-6 脑脓肿**

男性患者,24 岁,因头痛、呕吐 2 d 入院,CT 平扫显示左额叶不规则低密度灶,占位效应明显。增强可见病灶呈环形均匀强化,未见明显壁结节,中心低密度区无明显变化,周围水肿明显,左侧侧脑室前角明显受压移位变形。考虑为脓肿形成,经抗感染治疗后情况好转

(2)脑梗死:多见于老年高血压患者,有明确突发病史,经复查随访,占位效应减轻。

(3)与肉芽肿病鉴别。

**(四)特别提示**

CT 诊断该病应结合病史、脑脊液检查。

## 二、结核性脑膜脑炎

**(一)病理和临床概述**

结核性脑膜脑炎是结核分枝杆菌引起脑膜弥漫性炎性反应,并波及脑实质,好发于脑底池。脑膜渗出和肉芽肿为其基本病变,可合并结核球、脑梗死和脑积水。

**(二)诊断要点**

CT 早期可无异常发现。脑底池大量炎性渗出时,其密度增高,失去正常透明度;增强扫描脑膜广泛强化,形态不规则。肉芽肿增生则见局部脑池闭塞并结节状强化。

脑结核瘤平扫呈等或低密度灶,增强扫描呈结节状或环形强化。

**(三)鉴别诊断**

应与蛛网膜下腔出血相鉴别,蛛网膜下腔出血 CT 平扫呈高密度,增强扫描无明显强化,脑底池形态规则,无局部闭塞及扩张改变;此外,需同脑囊虫病,转移瘤及软脑膜转移等鉴别,需结合病史。

**(四)特别提示**

CT 诊断应结合脑脊液检查、胸部 X 线检查等。

## 三、脑猪囊尾蚴病

**(一)病理和临床概述**

脑猪囊尾蚴病为猪绦虫囊尾蚴在脑内异位寄生所致。人误食绦虫卵或节片后,卵壳被胃液消化后,幼虫经肠道血流而散布于全身寄生。脑猪囊尾蚴病为其全身表现之一,分为脑实质型、脑室型、脑膜型和混合型。脑内囊虫的数目不一,呈圆形,直径 4~5 mm。囊虫死亡后退变为小圆形钙化点。

**(二)诊断要点**

脑实质型 CT 表现为脑内散布多发性低密度小囊,多位于皮、髓质交界区,囊腔内可见致密小点代表囊虫头节。不典型者可表现为单个大囊、肉芽肿、脑炎或脑梗死。脑室型以第四脑室多见;脑膜型多位于蛛网膜下腔,和脑膜粘连,CT 直接征象有限,多间接显示局部脑室或脑池扩大,相邻脑实质光滑受压。常合并脑积水。囊壁、头节和脑膜有时可强化。

**(三)鉴别诊断**

**1.蛛网膜囊肿**

常位于颅中窝、侧裂池,边缘较平直,可造成颅骨压迫变薄。

**2.转移癌**

呈大小不一的圆形低密度灶,增强扫描环状、结节状强化,病灶周围明显水肿。

**3.脑结核**

结合病史、CT 特点可以区别。

**(四)特别提示**

需要结合有无疫区居住史、有无生食史等。

## 四、急性播散性脑脊髓炎

**(一)病理和临床概述**

急性播散性脑脊髓炎或称急性病毒性脑脊髓炎,可见于病毒(如麻疹、风疹、水痘等)感染后或疫苗(如牛痘疫苗、狂犬病疫苗等)接种后,临床表现为发热、呕吐、嗜睡、昏迷。一般在病毒感染后 2~4 d 或疫苗接种后 10~13 d 发病。发病可能与自身免疫机制有关。

**(二)诊断要点**

CT 表现急性期脑白质内多发、散在性低密度灶,半卵圆中心区明显,有融合倾向,增强呈环形强化。慢性期表现为脑萎缩。

急性病毒性脑炎时,主要表现为早期脑组织局部稍肿胀,中、后期可以出现密度减低(图 8-7),增强扫描可以有局部软脑膜强化,增厚改变,脑沟显示欠清。

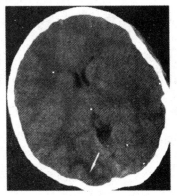

**图 8-7　病毒性脑炎**

女性患者,11 岁,因头昏嗜睡 2 d,CT 可见右侧枕叶局部脑皮
质肿胀、白质水肿改变,经脑脊液检查证实为病毒性脑炎

**(三)鉴别诊断**

同软脑膜转移、结核性脑膜炎等鉴别。

**(四)特别提示**

应进行脑脊液检查。MRI 成像及增强扫描对显示该病有很好的效果。

## 五、肉芽肿性病变

**(一)病理和临床概述**

肉芽肿种类繁多,主要有炎症性的和非炎症性的。侵犯脑内的肉芽肿主要有炎症性的,其中以结核性最常见。炎症性肉芽肿是炎症局部形成主要以巨噬细胞增生构成的境界清楚的结节样病变。病因有结核、麻风、梅毒、真菌及寄生虫、异物、其他疾病等。临床表现与颅内占位类似。

**(二)诊断要点**

CT 平扫表现等或稍高密度的边界清楚的结节灶(图 8-8)。增强扫描呈结节样强化,也可以因内部发生坏死而呈环形强化,后者常见于结核性肉芽肿。少部分肉芽肿内可见钙化。可以单发或多发。好发于大脑皮质灰质下。

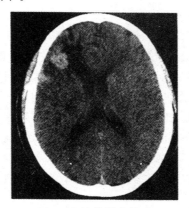

**图 8-8 结核性肉芽肿**

男性患者,32 岁,因头晕嗜睡 3 d 就诊,CT 平扫显示右侧额、颞叶大脑皮质灰质下及灰质区可见高密度结节灶,右侧侧脑室前角扩大伴局部白质区低密度改变,手术病理检查为结核性肉芽肿

**(三)鉴别诊断**

(1)脑转移肿瘤:水肿较明显,增强扫描呈环状或结节状,一般有原发病史,临床复查随访进展明显。

(2)同部分脑肿瘤鉴别困难。

**(四)特别提示**

应进行脑脊液检查。MRI 成像及增强扫描对显示该病有很好的效果。

(张宏波)

# 第三节 颅 内 肿 瘤

颅内肿瘤是中枢神经系统最常见的疾病之一。原发性颅内肿瘤可以发生在脑组织、脑膜、脑神经、垂体、血管及残余胚胎组织中,继发性颅内肿瘤多来源于身体各个部位的原发性肿瘤。颅内肿瘤的发生以 20～50 岁年龄组最常见,男性稍多于女性。以星形细胞肿瘤、脑膜瘤、垂体瘤、颅咽管瘤、听神经瘤和转移瘤等较常见。胶质瘤、脑膜瘤和垂体腺瘤为颅内三大原发性肿瘤。可以出现以下症状:颅内高压综合征、神经系统定位体征、内分泌功能失调、脑脊液循环障碍等。

CT 检查目的主要在于确定有无肿瘤,并对其作出定位、定量乃至定性诊断。根据病灶所在的位置及其与脑室、脑池和脑叶的对应关系及同相邻硬脑膜与颅骨结构的比邻关系多不难作出定位诊断,但临界部位肿瘤,仅轴位扫描可能出现定位困难,需要薄层扫描后再进一步多方位重建。MRI 因多方位扫描,一般定位无困难。

CT 灌注扫描有助于脑肿瘤内血管生成及血流状态的研究,而脑肿瘤内血管生成对肿瘤生长、分级、预后有重要影响。CT 灌注可以反映血管生成引起血流量、血容量和毛细血管通透性的改变,从而有助于判断肿瘤的生物学特性,并估计预后情况。

## 一、星形细胞瘤

### (一)病理和临床概述

星形细胞瘤成人多发生于大脑,儿童多见于小脑。按肿瘤组织学分为 6 种类型,且依细胞分化程度不同分属于不同级别。WHO 将星形细胞瘤分为局限性和弥漫性两类。Ⅰ级,即毛细胞型、多形性黄色星形细胞瘤及室管膜下巨细胞型星形细胞瘤,占胶质瘤 5%～10%,小儿常见。Ⅱ级星形细胞瘤,包括弥漫性星形细胞瘤、多形性黄色星形细胞瘤(Ⅱ级)、间变性星形细胞瘤为Ⅲ级,胶质母细胞瘤为Ⅳ级。Ⅰ～Ⅱ级肿瘤的边缘较清楚,多表现为瘤内囊腔或囊腔内瘤结节,肿瘤血管较成熟;Ⅲ～Ⅳ级肿瘤呈弥漫浸润生长,肿瘤轮廓不规则,分界不清,易发生坏死、出血和囊变,肿瘤血管丰富且分化不良。

### (二)诊断要点

1.Ⅰ级星形细胞瘤

(1)毛细胞型常位于颅后窝,具有包膜,一般显示为边界清楚的卵圆形或圆形囊性病变,但内部囊液 CT 值较普通囊液高,20～25 Hu。瘤周水肿和占位效应较轻。部分可呈实质性,但密度仍较脑实质为低(图 8-9)。增强扫描无或轻度强化,延迟扫描可见造影剂进入囊内。

(2)多形性黄色星形细胞瘤通常位于大脑皮质的表浅部位,约一半以上为囊性,增强后囊内可见强化结节,囊壁不强化。不足一半为实质性,密度不均,有钙化及出血,增强后不均强化。

(3)10%～15%结节性硬化患者可以发生此瘤,常位于室间孔附近,形成分叶状肿块,并可见囊变及钙化。增强扫描有明显强化。

2.Ⅱ级星形细胞瘤

平扫呈圆形或椭圆形等或低密度区,边界常清楚,但可见局部或弥漫性浸润生长,15%～20%有钙化及出血,增强扫描一般不强化。

3.Ⅲ～Ⅳ级星形细胞瘤

多呈高、低或混杂密度的囊性肿块,可有斑点状钙化和瘤内出血,肿块形态不规则,边界不清,占位效应和瘤周水肿明显,增强扫描多呈不规则环形伴壁结节强化,有的呈不均匀性强化(图 8-10、图 8-11)。

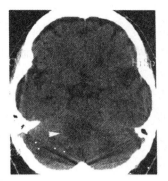

**图 8-9　毛细胞型星形细胞瘤**

男性患者,63 岁,因头昏不适 3 个月来院就诊,CT 显示小脑右
侧低密度影,边界尚清;第四脑室受压变形。病变内部 CT 值
约 20 Hu。手术病理为毛细胞型星形细胞瘤

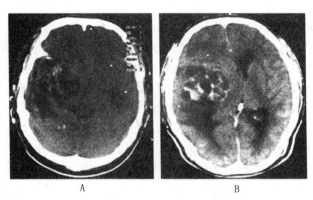

A　　　　　　　　　　B

**图 8-10　Ⅲ 级星形细胞瘤**

男性患者,26 岁,因头昏 1 个月,癫痫发作 2 d。A.CT 扫描示右侧颞
叶片状不规则高低混杂密度囊性肿块,边界不清;B.增强扫描呈不规
则环形伴壁结节强化。手术病理为Ⅲ级星形细胞瘤

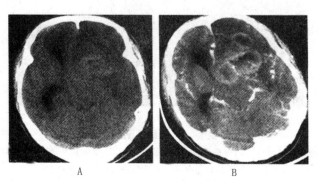

A　　　　　　　　　　B

**图 8-11　胶质母细胞瘤**

男性患者,17 岁,因头痛 2 个月来院就诊。A.CT 示左额叶密度不均肿
块影,边界不清,中心及周围低密度,侧脑室受压变形,中线结构向右移
位;B.增强呈环状中度不均强化肿块影,环形欠规则,厚薄不均,内为不
均低密度,病灶前较大低密度水肿区。手术病理为胶质母细胞瘤

**（三）鉴别诊断**

**1.脑梗死**

同Ⅱ级星形细胞瘤相鉴别。一般脑梗死与相应供血血管的区域形态相似，如楔形、扇形、底边在外的三角形等，无或轻微占位效应，并且3周后增强扫描可见小斑片状或结节状强化。

**2.脑脓肿**

有相应的临床症状，增强扫描厚壁强化较明显。

**3.转移瘤**

一般多发，有明显的水肿。

**（四）特别提示**

CT对星形细胞瘤诊断价值有限，MRI对颅内病变显示尤为清晰，并可以多方位、多参数成像，应补充MRI检查。

## 二、脑膜瘤

**（一）病理和临床概述**

脑膜瘤多见于中年女性，起源于蛛网膜粒帽细胞，多居于脑外，与硬脑膜粘连。好发部位为矢状窦旁、脑凸面、蝶骨嵴、嗅沟、桥小脑角、大脑镰和小脑幕等，少数肿瘤位于脑室内。肿瘤包膜完整，多由脑膜动脉供血，血运丰富，常有钙化，少数有出血、坏死和囊变。组织学分为上层型、纤维型、过渡型、砂粒型、血管瘤型等15型。脑膜瘤以良性为最常见，少部分为恶性，侵袭性生长。

**（二）诊断要点**

平扫肿块呈等或略高密度，常见斑点状钙化。多以广基底与硬脑膜相连，类圆形，边界清楚，瘤周水肿轻或无，静脉或静脉窦受压时可出现中度或重度水肿。颅板侵犯引起骨质增生或破坏。增强扫描呈均匀性显著强化（图8-12）。

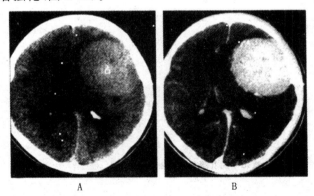

**图8-12　纤维型脑膜瘤**

A.CT检查显示肿瘤为卵圆形，均匀的略高密度灶，与硬脑膜相连，邻近脑沟消失，

有白质受压征；B.增强后明显均匀强化。术后病理为纤维型脑膜瘤

少数恶性或侵袭性脑膜瘤可以侵犯脑实质及局部骨皮质，但基本也基于局部脑膜向内、外发展。

**(三)鉴别诊断**

1.转移瘤

一般有大片裂隙样水肿及多发病变,较容易鉴别。

2.胶质瘤

一般位于脑内,与脑膜有关系者,可见为窄基相接,增强强化不如脑膜瘤。

3.神经鞘瘤

位于桥小脑角区时较难鉴别,但 MRI 有较大意义。

**(四)特别提示**

CT 对该病有较好的价值,但显示与脑膜的关系不如 MRI。

## 三、垂体瘤

**(一)病理和临床概述**

绝大多数为垂体腺瘤。按其是否分泌激素可分为非功能性腺瘤和功能性腺瘤。直径小于 10 mm 者为微腺瘤,直径大于 10 mm 者为大腺瘤。肿瘤包膜完整,较大肿瘤常因缺血或出血而发生坏死、囊变,偶可钙化。肿瘤向上生长可穿破鞍隔突入鞍上池,向下可侵入蝶窦,向两侧可侵入海绵窦。

**(二)诊断要点**

肿瘤较大时,蝶鞍可扩大,鞍内肿块向上突入鞍上池,或侵犯一侧或者两侧海绵窦。肿块呈等或略高密度,内常有低密度灶,均匀、不均匀或环形强化。

局限于鞍内的、小于 10 mm 的微腺瘤,宜采取冠状面观察,平扫不易显示,增强呈等密度、低密度或稍高密度结节(图 8-13)。间接征象有垂体高度超过 8 mm、垂体上缘隆突、垂体柄偏移和鞍底下陷。

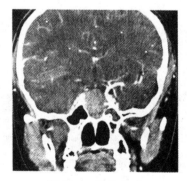

**图 8-13 垂体腺瘤**

CT 检查示垂体窝内可见类圆形稍高密度影,边界清楚,蝶鞍扩大,鞍底下陷;增强扫描肿瘤均匀强化。术后病理为垂体腺瘤。

**(三)鉴别诊断**

1.颅咽管瘤

位于鞍区一侧,位于鞍区时鞍底无下陷或鞍底骨质无变化。

2.脑膜瘤

位于蝶峰的脑膜瘤与脑膜关系密切。

**（四）特别提示**

注意部分垂体微腺瘤CT需要冠状位扫描，可以显示垂体柄偏移，正常垂体柄位正中或下端极轻的偏斜（倾斜角为1.5°左右），若明显偏移肯定为异常。MRI矢状位、冠状位扫描对显示正常垂体及垂体病变有重要价值。

## 四、听神经瘤

### （一）病理和临床概述

听神经瘤为成人常见的颅后窝肿瘤。起源于听神经鞘膜，早期位于内耳道内，以后长入桥小脑角池，包膜完整，可出血、坏死、囊变。

### （二）诊断要点

头颅X线平片示内耳道呈锥形扩大，骨质可破坏。CT示桥小脑角池内等、低或高密度肿块，瘤周轻、中度水肿，偶见钙化或出血，均匀、非均匀或环形强化（图8-14）。第四脑室受压移位，伴幕上脑积水。骨窗观察内耳道呈锥形扩大。

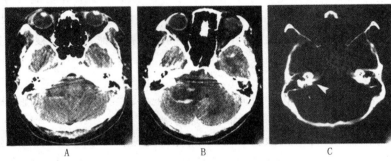

**图8-14　听神经瘤**

A、B.女性患者，29岁，右侧耳鸣7个月，近来加重伴共济失调，CT扫描可见右侧桥小脑角区肿块，宽基于岩骨尖，内有大片囊变区，增强呈实质部分明显强化；C.骨窗观察可见右侧内听道喇叭口扩大（箭头所指）

### （三）鉴别诊断

1.桥小脑脚区的脑膜瘤

CT骨窗观察可见内听道无喇叭口样扩大是重要征象。

2.表皮样囊肿

匍行生长、沿邻近蛛网膜下腔铸型发展、包绕其内神经和血管、无水肿等可以鉴别，MRI对诊断该疾病有很好的优势。

3.颅咽管瘤

CT可见囊实性病变伴包膜蛋壳样钙化。

4.特别提示

根据内听道处应薄层扫描，内耳道呈锥形扩大。高强场MRI行局部轴位、冠状位扫描可以显示位于内听道内较小的肿瘤。

## 五、颅咽管瘤

### （一）病理和临床概述

颅咽管瘤来源于胚胎颅咽管残留细胞的良性肿瘤，以儿童多见，多位于鞍上。肿瘤可分为囊性和实性,囊性多见,囊壁和实性部分多有钙化,常见为鸡蛋壳样钙化。

**(二)诊断要点**

鞍上池内类圆形肿物,压迫视交叉和第三脑室前部,可出现脑积水。肿块呈不均匀低密度为主的囊实性改变或呈类圆形囊性灶(图8-15A),囊壁可以有鸡蛋壳形钙化,实性部分也可以不规则钙化,呈高密度。囊壁和实性部分呈环形均匀或不均匀强化,部分颅咽管瘤呈实性(图8-15B)。

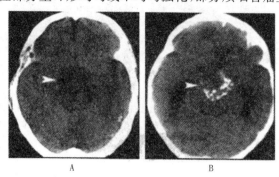

A      B

图 8-15 颅咽管瘤

A.男性患者,13岁,头昏来院检查,CT显示鞍上池内囊性占位,边界清楚,手术病理证实为囊性颅咽管瘤;B.男性患者,65岁,因双眼复视3年,近来数月有加重来院就诊,CT显示鞍上池区囊实性肿块,壁多发钙化,边界清楚,手术病理为实性颅咽管瘤

**(三)鉴别诊断**

垂体瘤及囊变、脑膜瘤等。

**(四)特别提示**

冠状位扫描更有帮助,应补充MRI扫描。

# 六、转移瘤

**(一)病理和临床概述**

转移瘤多发于中老年人。顶枕区常见,也见于小脑和脑干。多来自肺癌、乳腺癌、前列腺癌、肾癌和绒癌等原发灶,经血行转移而来。常为多发,易出血、坏死、囊变,瘤周水肿明显。临床上一般有原发肿瘤病史后出现突发肢体障碍或头痛等症状,也有部分患者因出现神经系统症状,经检查发现脑内转移灶后再进一步查找原发灶。

**(二)诊断要点**

典型征象是"小肿瘤、大水肿",部分肿瘤平扫无显示,增强扫描有明显强化后显示清晰,可以只有很小的肿瘤病灶,便可出现大片指压状水肿低密度影(图8-16)。

**(三)鉴别诊断**

1.脑猪囊尾蚴病

有疫区居住史,可见壁结节或钙化。

2.脑炎

一般结合临床表现及实验室检查可以作出诊断。

3.多发脑膜瘤

根据有无水肿及与脑膜关系可以鉴别。

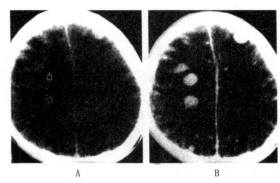

**图 8-16 转移瘤**

男性患者,68 岁,1 年前右下肺癌手术切除病史,7 d 前无明显诱因
下出现头痛、呕吐,CT 检查可见双侧额顶叶多发类圆形结节灶,周
围可见大片水肿带,增强病灶明显均匀强化,边界清晰

4.胶质母细胞瘤

瘤内有出血、坏死,显著不均匀强化等。

**(四)特别提示**

须注意的是部分肿瘤要增强扫描才能显示,MRI 显示效果要优于 CT。

## 七、少枝神经胶质瘤

**(一)病理和临床概述**

少枝神经胶质瘤多发于 30～50 岁,约占颅内肿瘤的 3%。以额叶、顶叶等常见,很少发生于
小脑和脑桥。肿瘤发生于白质内,沿皮质灰质方向生长,常累及软、硬脑膜,可侵及颅骨和头皮。
肿瘤乏血供,多钙化,钙化常位于血管壁和血管周围。可以伴囊变和出血。病理上可以分为单纯
型和混合型,但影像学上难以区分。

**(二)诊断要点**

好发于额叶。肿瘤位置一般较表浅,位于皮质灰质或灰质下区,边界清楚或不清楚。肿瘤内
囊变及钙化使密度不均匀,呈高、低混杂密度。钙化多为条带状、斑块状及大片絮状,囊变可以单
或多囊,少见出血。瘤周水肿及占位效应较轻微(图 8-17)。

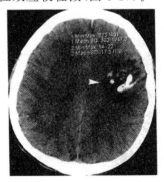

**图 8-17 少枝神经胶质瘤**

男性患者,42 岁,癫痫偶发 1 年,发作间隔缩短约 2 个月,CT 显示左
侧额顶叶边界清楚肿瘤,内可见条片状钙化,钙化 CT 值约 303 Hu,
占位效应轻微。手术病理结果为少枝神经胶质瘤

### （三）鉴别诊断

1.星形细胞瘤

常位于脑白质及其深部,而少枝胶质瘤位于脑表浅皮质和皮质灰质下区。

2.神经颜面综合征

一般为小点状钙化,有明显的三叉神经分布区域颜面部血管痣等。

### （四）特别提示

需要注意的是与一般钙化和血管畸形的钙化相鉴别。MRI 显示软组织肿瘤的效果要优于CT,但显示钙化的效果较差。

## 八、室管膜瘤

### （一）病理和临床概述

室管膜瘤为发生于脑室壁与脊髓中央管室管膜细胞的神经上皮瘤,多发于儿童及青少年,占颅内肿瘤的 1.9%～7.8%。占小儿颅内肿瘤的 13%,男女比例为 3:2。室管膜瘤为中等恶性程度肿瘤。多于术后通过脑脊液种植转移。好发部位第四脑室底部最为常见,其次为侧脑室、第三脑室、脊髓、终丝和脑实质。临床表现因肿瘤生长部位不同而异。一般主要有颅内高压、抽搐、视野缺损等,幕下肿瘤还可以伴有共济失调。

### （二）诊断要点

幕下室管膜瘤为等、稍低密度软组织肿块,有时可以在肿瘤周围见到残存第四脑室及瘤周水肿,呈低密度环状影。CT 可以显示瘤内钙化及出血,钙化约占一半,呈点状或位于瘤周。增强扫描肿瘤有轻至中度强化(图 8-18)。幕上室管膜瘤囊变及出血较幕下多见,肿瘤有较显著强化。

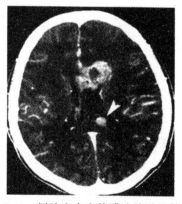

**图 8-18　侧脑室内室管膜瘤伴种植转移**

男性患者,19 岁,因头昏 1 个月,抽搐 1 d 就诊,CT 扫描可见左侧侧脑室前角肿块,瘤内有囊变,左侧侧脑室体部后壁可见一结节灶。增强扫描肿块及结节有明显强化。手术病理为侧脑室内室管膜瘤伴种植转移

### （三）鉴别诊断

(1)髓母细胞瘤:一般位于幕下,应行 MRI 矢状位扫描,可见显示发生部位为小脑蚓部。

(2)毛细胞星形细胞瘤。

### （四）特别提示

MRI 矢状位及冠状位扫描显示肿瘤与第四脑室关系非常有优势,对诊断有重大价值。

### 九、髓母细胞瘤

#### (一)病理和临床概述

髓母细胞瘤好发于颅后窝,以小脑蚓部最常见,多发于男性儿童,约占儿童颅后窝肿瘤的18.5%。髓母细胞瘤为原始神经外胚层瘤,恶性程度较高。一般认为起源于髓帆生殖中心的胚胎残余细胞,位于蚓部或下髓帆,再向下生长而填充枕大池。本病起病急,病程短,多在3个月内死亡。

#### (二)诊断要点

平扫为边缘清楚的等或稍高密度肿瘤,周边可见低密度第四脑室影(图8-19)。增强扫描主要呈中等或轻度强化,少部分可以明显强化或不强化。

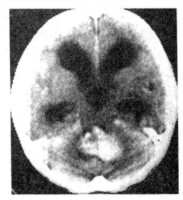

**图 8-19　髓母细胞瘤**

3岁患者,因呕吐、步态不稳2周就诊,CT增强扫描可见第四
脑室内肿块,有中等均匀强化。手术病理为髓母细胞瘤

#### (三)鉴别诊断

同第四脑室室管膜瘤、毛细胞星形细胞瘤等鉴别。

#### (四)特别提示

MRI矢状位及冠状位扫描显示肿瘤与第四脑室关系,非常有优势,对诊断有重大价值。

### 十、原发性淋巴瘤

#### (一)病理和临床概述

中枢神经系统原发性淋巴瘤是相对罕见的颅内肿瘤,占颅内原发瘤的0.8%～1.5%。均为非霍奇金淋巴瘤。但近年来由于获得性免疫缺陷综合征及器官移植术后服用大量免疫抑制药的患者增多,淋巴瘤的发生率逐年增高。原发性淋巴瘤恶性程度高,病程短,如不及时治疗。患者将会在短期内死亡。因此早期诊断意义重大。好发于额叶、颞叶、基底核区、丘脑,也可以发生于侧脑室周围白质、胼胝体、顶叶、三角区、鞍区及小脑半球、脑干。临床表现无特异性,主要有:①基底部脑膜综合征,头痛、颈项强直、脑神经麻痹及脑积水等,脑脊液检查可见瘤细胞;②颅内占位症状,癫痫、精神错乱、痴呆、乏力及共济失调等。

#### (二)诊断要点

平扫大多数为稍高密度肿块,也可以表现为等密度,一般密度均匀,呈圆形或类圆形,边界多数较清楚或呈浸润性生长使边界欠清。瘤内囊变、出血、钙化相对少见。肿瘤可以单发也可以多发,大小不等。病灶占位效应轻微,瘤周水肿轻或中等(图 8-20)。

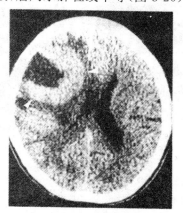

**图 8-20　原发性淋巴瘤**

男性患者,36 岁,因头痛 1 周来院就诊,CT 平扫见右侧额叶巨大肿块,呈类圆
形稍高密度,中央有低密度影,宽基于脑膜。手术病理为原发性淋巴瘤

继发于 AIDS 或其他免疫功能缺陷时,病理上常有瘤中心坏死,CT 上表现为低密度灶。增强扫描肿瘤大多数均匀强化,少数形态不规则,边缘不清及强化不均匀。沿室管膜种植转移者可见室管膜不均匀增厚并明显强化。侵及脑膜者也如此。AIDS 患者,病灶可见低密度周围的环形强化。

**(三)鉴别诊断**

1.继发淋巴瘤

临床上有 AIDS 或器官移植史,一般难以鉴别。

2.转移瘤

多发,大片水肿。

3.其他

需要鉴别的还有星形细胞瘤、脑膜瘤等。

**(四)特别提示**

CT 与 MRI 均可以作为首选方法,但 MRI 增强扫描时剂量增加后可以显示小病变,$T_2WI$ 显示瘤周水肿效果非常好。

## 十一、血管母细胞瘤

**(一)病理和临床概述**

血管母细胞瘤又叫成血管细胞瘤,是起源于内皮细胞的良性肿瘤,占中枢神经系统原发性肿瘤的 1.1％～2.4％。好发于小脑,也见于延髓及脊髓,罕见于幕上。发生于任何年龄,以中年男性多见。病理上常为囊性,含实性壁结节,壁结节常靠近软脑膜,以便于接受血供。实性者常为恶性,预后较差。临床症状较轻微或呈间歇性,有头痛、头晕、呕吐、眼球震颤、言语不清等症状。

**(二)诊断要点**

平扫时囊性肿瘤表现为均匀的低密度灶,囊液内因含蛋白及血液,密度较脑脊液稍高,囊性肿瘤的壁结节多为等或稍低密度(图 8-21A)。增强后囊性肿瘤壁不强化或轻度强化,壁结节明显强化(图 8-21B)。

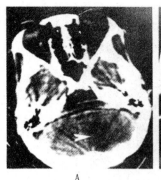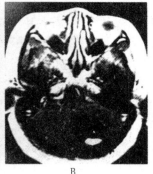

**图 8-21　血管母细胞瘤**

A.男性患者,48 岁,因头痛、呕吐及共济失调来院就诊,CT 平扫左侧小脑半球可见囊性灶,边界及壁结节显示欠清,手术病理为血管母细胞瘤;B.与前者为同一患者,MRI 增强显示囊性灶,壁轻微强化,后壁上有明显强化的壁结节

实性肿瘤多为等或稍低密度混杂灶,呈轻度或中等强化。

**(三)鉴别诊断**

囊性肿瘤需要与星形细胞瘤、脑脓肿、转移瘤相鉴别。实性肿瘤需要与星形细胞瘤等相鉴别。

**(四)特别提示**

CT 平扫不容易发现壁结节,增强效果较好,但与 MRI 比较应以后者作为首选方法,MRI 增强多方位扫描,显示壁结节效果极佳。

（张宏波）

# 第四节　脑血管疾病

脑血管疾病(CVD)在急性期以脑出血和脑梗死多见,CT 和 MRI 诊断价值大;动脉瘤和血管畸形则需配合 DSA、CTA 或 MRA 诊断。

## 一、脑出血

### (一)病理和临床概述

脑出血是指脑实质内的出血,依原因可分为创伤性的和非创伤性的,后者又称原发性或自发性脑内出血,多指高血压、动脉瘤、血管畸形、血液病和脑肿瘤等引起的出血,以高血压性脑出血常见,多发于中老年高血压和动脉硬化患者。出血好发于基底核、丘脑、脑桥和小脑,易破入脑室。血肿及伴发的脑水肿引起脑组织受压、软化和坏死。血肿演变分为急性期、吸收期和囊变期,各期时间长短与血肿大小和年龄有关。

### (二)诊断要点

呈边界清楚的肾形、类圆形或不规则形均匀高密度影,周围水肿带宽窄不一,局部脑室受压移位(图 8-22)。破入脑室可见脑室内积血。

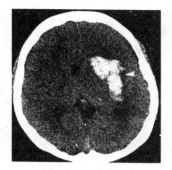

**图 8-22　脑出血**
女性患者,68 岁,突发言语不清、左侧肢体偏瘫 4 h 就诊,CT
显示左侧基底核区条片状高密度影,左侧侧脑室受压变形

急性期表现为脑内密度均匀一致的高密度灶,呈卵圆形或圆形为主,CT 值为 50～80 Hu;吸收期始于 3～7 d,可见血肿周围变模糊,水肿带增宽,血肿缩小并密度减低,小血肿可完全吸收;囊变期始于 2 个月以后,较大血肿吸收后常遗留大小不等的囊腔,伴有不同程度的脑萎缩。

**(三)鉴别诊断**

应与脑外伤出血鉴别,结合外伤史可以鉴别。

**(四)特别提示**

血肿不同演变时期 CT 显示的密度不同,容易误诊,应密切结合临床。

## 二、脑梗死

**(一)病理和临床概述**

脑梗死包括缺血性和出血性脑梗死及腔隙性脑梗死。缺血性脑梗死是指脑血管闭塞导致供血区域脑组织缺血性坏死。其原因有以下几种。①脑血栓形成:继发于脑动脉硬化、动脉瘤、血管畸形、炎性或非炎性脉管炎等;②脑栓塞:如血栓、空气、脂肪栓塞;③低血压和凝血状态。病理上分为缺血性、出血性和腔隙性脑梗死。出血性脑梗死是指部分缺血性脑梗死继发梗死区内出血。腔隙性脑梗死为深部髓质小动脉闭塞所致,为脑深部的小梗死,在脑卒中病变中占 20%,主要好发中老年人,常见于基底核、内囊、丘脑、放射冠及脑干。

**(二)诊断要点**

1.缺血性梗死(图 8-23A)

CT 示低密度灶,其部位和范围与闭塞血管供血区一致,皮髓质同时受累,多呈扇形。基底贴近硬脑膜。可有占位效应。2～3 周时可出现"模糊效应",病灶变为等密度而不可见。增强扫描可见脑回状强化。1 个月后形成边界清楚的低密度囊腔。

2.出血性梗死(图 8-23B)

CT 示在低密度脑梗死灶内,出现不规则斑点、片状高密度出血灶,占位效应较明显。

3.腔隙性梗死(图 8-23C)

CT 表现为脑深部的低密度缺血灶,大小 5～15 mm,无占位效应。

125

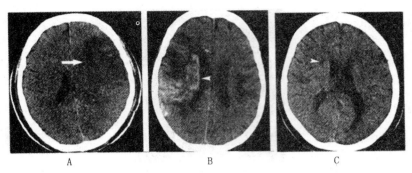

**图 8-23　脑梗死**

A.男性患者,75 岁,突发肢体偏瘫 1 d,CT 显示左侧额、颞叶大片低密度梗死灶;B.女性,64 岁,突发肢体偏瘫 5 h,经诊断为右颞大片脑梗死后入院后行溶栓治疗,3 d 后病情加重,CT 显示右侧颞顶叶大片出血性脑梗死;C.女性,67 岁,头昏 3 d,CT 显示右侧颞叶基底核区腔隙性脑梗死(箭头)

**(三)鉴别诊断**

1.胶质瘤

详见胶质瘤。

2.脑炎

结合病史和临床症状及实验室检查。

**(四)特别提示**

CT 对急性期及超急性期脑梗死的诊断价值不大,应行 MRI 弥散加权扫描。病情突然加重时应行 CT 复查,明确有无梗死后出血即出血性脑梗死,以指导治疗。

## 三、动脉瘤

**(一)病理和临床概述**

动脉瘤好发于脑底动脉环及附近分支,是蛛网膜下腔出血的常见原因,发生的主要原因是血流动力学改变,尤其是血管分叉部血液流动对血管壁形成剪切力及搏动压力造成血管壁退化;动脉粥样硬化也是常见因素;另外,常与其他疾病伴发,如纤维肌肉发育异常等。按形态可分为常见的浆果形、少见的梭形及罕见的主动脉夹层。浆果形的囊内可有血栓形成。

**(二)诊断要点**

分为 3 型。Ⅰ型无血栓动脉瘤(图 8-24A),平扫呈圆形高密度区,均一性强化;Ⅱ型部分血栓动脉瘤(图 8-24B),平扫中心或偏心处高密度区,中心和瘤壁强化,其间血栓无强化,呈"靶征";Ⅲ型完全血栓动脉瘤,平扫呈等密度灶,可有弧形或斑点状钙化,瘤壁环形强化。动脉瘤破裂时 CT 图像上多数不能显示瘤体,但可见并发的蛛网膜下腔出血,脑内血肿、脑积水、脑水肿和脑梗死等改变。

**(三)鉴别诊断**

1.脑膜瘤

脑膜瘤与脑膜宽基相接。

2.脑出血

结合病史及临床症状。

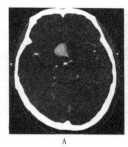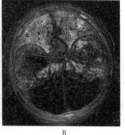

**图 8-24　前交通动脉瘤**

A.男性患者,24 岁,因不明原因蛛网膜下腔出血而行 CT 检查,增强可见鞍上池前方可
见一囊样结节灶,强化程度与动脉相仿;B.CTA 的 VRT 重建显示前交通动脉瘤

### (四)特别提示

CTA 对动脉瘤显示价值重大,可以立体旋转观察载瘤动脉、瘤颈及其同周围血管的空间关系。

## 四、脑血管畸形

### (一)病理和临床概述

脑血管畸形为胚胎期脑血管的发育异常,根据 McCormick 分类,分为动静脉畸形、静脉畸形、毛细血管扩张症、血管曲张和海绵状血管瘤等。动静脉畸形最常见,好发于大脑中动脉、后动脉系统,由供血动脉、畸形血管团和引流静脉构成。好发于男性,以 20～30 岁最常见。儿童常以脑出血、成人以癫痫就诊。

### (二)诊断要点

显示不规则混杂密度灶,可有钙化,并呈斑点或弧线形强化,水肿和占位效应缺乏(图 8-25A)。可合并脑血肿、蛛网膜下腔出血及脑萎缩等改变。

### (三)鉴别诊断

与海绵状血管瘤相鉴别。CT 增强扫描呈轻度强化,病灶周围无条状、蚯蚓状强化血管影;MRI 可显示典型的网格状或爆米花样高低混杂信号,周围见低信号环。

### (四)特别提示

CTA 价值重大,可以立体旋转观察供血动脉和引流静脉(图 8-25B)。MRA 显示更清楚。

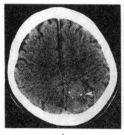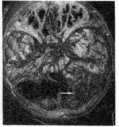

**图 8-25　颅内动静脉畸形**

A.男性患者,19 岁,因癫痫不规则发作 5 年来院检查,CT 平扫显示左侧顶、枕部脑实质内可见多发斑点状钙化影,局部脑实质密度增高,DSA 证实为颅内动静脉畸形;B.CTA 的 VRT 重建显示为左侧顶枕叶 AVM

(张宏波)

# 第五节　颅脑先天性畸形

颅脑先天性畸形种类很多,仅分述如下几种。

## 一、胼胝体发育不全

### (一)病理和临床概述

胼胝体发育不全是较常见的颅脑发育畸形,包括胼胝体完全缺如和部分缺如,常合并脂肪瘤。

### (二)诊断要点

侧脑室前角扩大、分离,体部距离增宽,并向外突出,三角部和后角扩大,呈"蝙蝠翼"状。第三脑室扩大并向前上移位于分离的侧脑室之间,大脑纵裂一直延伸到第三脑室顶部。合并脂肪瘤时可见纵裂池为负 CT 值伴边缘钙化。

### (三)鉴别诊断

一般无须鉴别。

### (四)特别提示

由于 MRI 可以多方位成像,并且矢状位和冠状位显示胼胝体非常清楚,所以对该病诊断有重要意义。

## 二、Chiari 畸形

### (一)病理和临床概述

Chiari 畸形又称小脑扁桃体下疝畸形,为后脑的发育异常。小脑扁桃体变尖延长,经枕大孔下疝入颈椎管内,可合并延髓和第四脑室下移、脊髓空洞和幕上脑积水等。

### (二)诊断要点

CT 主要表现为幕上脑积水,椎管上端后部类圆形软组织,为下疝的小脑扁桃体。X 线平片可显示颅、颈部的畸形。

### (三)鉴别诊断

一般无须鉴别。

### (四)特别提示

由于 MRI 可以多方位成像,并且矢状位显示脑干、延髓与枕大孔关系及颈髓内部结构非常清楚,所以对该病诊断有重要意义。应行 MRI 检查。

## 三、脑颜面血管瘤综合征

### (一)病理和临床概述

脑颜面血管瘤综合征又称 Sturge-Weber 综合征,属于先天性神经皮肤血管发育异常疾病。与神经外胚层和血管中胚层组织发育障碍有关。主要病理改变为颅内血管畸形、颜面三叉神经分布区皮肤血管痣及眼球脉络膜血管畸形。脑的基本病变为覆盖皮质灰质表面的软脑膜血管异常瘤样改变,好发于枕叶或顶枕叶、额叶或颞极,并可以导致血管闭塞、脑组织缺血、萎缩等改变。临床表现主要有:癫痫,部分患者伴偏瘫、不同程度智力低下,颜面部沿三叉神经分布的血管痣的发生常与颅内血管瘤同侧。

**(二)诊断要点**

CT 主要表现为枕叶或顶枕叶、额叶或颞极不规则斑片状高密度影或斑点状钙化,局部可以伴发脑萎缩或广泛脑萎缩改变(图 8-26A)。增强少数病例可以看到钙化部位及周围不规则的轻微脑皮质强化。

**(三)鉴别诊断**

一般无须鉴别。

**(四)特别提示**

CT 由于对钙化显示效果较 MRI 好,结合临床上三叉神经分布区颜面部血管痣(图 8-26B),对该病诊断有重要意义。

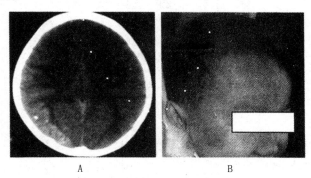

A        B

**图 8-26　脑颜面血管瘤综合征**

A.男性患者,4 岁,因癫痫发作来院就诊,CT 显示右侧顶枕叶皮质灰质区密度增高,脑回可见多发斑点状钙化;B.与前图同一患者,可见患者右侧三叉神经分布区大片红色血管痣,结合 CT 脑内表现,诊断为脑颜面血管瘤综合征

**(张宏波)**

# 第九章　面部疾病的CT诊断

## 第一节　眼部疾病

### 一、眼部外伤

#### (一)眼部异物

**1.病理和临床概述**

眼部异物为常见眼部外伤,异物分为金属性(铜、铁、钢、铅及其合金)和非金属性(玻璃、塑料、橡胶、沙石等)。眼部异物可产生较多并发症,如眼球破裂、晶状体脱位、眼球固缩、出血和血肿形成、视神经创伤、眶骨骨折、海绵窦动静脉瘘、感染等,临床表现多样。

**2.诊断要点**

金属异物CT表现为高密度影,CT值>2 000 Hu,周围可有明显的放射状金属伪影。非金属异物又分为:①高密度,如沙石、玻璃,CT值>300 Hu,一般无伪影;②低密度,如植物类、塑料,CT值为−199~+20 Hu(图9-1)。

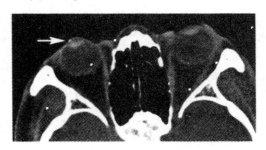

**图9-1　右眼异物**

右侧眼角膜见小点状高密度影,临床证实为石头溅入

**3.鉴别诊断**

(1)眼内钙化:分为眼球内钙化和球后眶内钙化,多见于肿瘤、血管性病变,CT可见肿块影,可以区别。

(2)人工晶体:询问病史可以区别。

（3）眶内气肿：异物具有固定的形状，有助于区别。

4.特别提示

X线不易确定异物位于眼球内或眼球外，CT能准确显示异物的部位、数目及其并发症，并能定位。对于密度同玻璃体相近的异物，CT不能显示，MRI显示良好。

### （二）眼球及眶部外伤

1.病理和临床概述

眼球及眶部外伤包括软组织损伤和眼部骨折。前者以晶状体破裂和眼球穿通伤多见。晶状体破裂表现为外伤性白内障，视力下降或丧失；穿通伤致眼球破裂，最终致眼球萎缩，眼球运动障碍，视力丧失。后者以眶壁、视神经管骨折多见。

2.诊断要点

（1）晶状体破裂CT表现为晶状体密度减低直至晶状体影像和玻璃体等密度而消失。

（2）穿通伤常伴局部出血（血肿）、少量积气、晶状体脱位、视神经损伤及眼球破裂等表现。

（3）眼眶骨折多发生于骨壁较薄弱部位，如眼眶内侧壁、眶底、眶尖、蝶骨大翼骨折等。表现为骨质连续性中断。

（4）CT还可以确定眼内容物、视神经、眼肌、球后脂肪损伤情况及视神经管骨折情况（图9-2）。

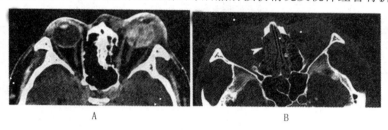

A B

**图 9-2　眼球及眶部外伤**

A.左侧眼球密度增高及球内可见少量气体，眼睑软组织肿胀；

B.右侧眼眶内侧壁骨折，筛窦密度增高，内直肌挫伤肿胀

3.鉴别诊断

一般多有明确外伤史。正常眼眶内侧壁局部可为膜状结构，需与骨折鉴别，骨折时内直肌常表现挫伤改变。

4.特别提示

早期诊断眼部外伤情况，对决定治疗方法和预后很重要。CT能充分提供外伤信息。对于眼外肌和其周围纤维化情况CT有时不能区分，MRI显示更好。

## 二、眶内炎性病变

### （一）炎性假瘤

1.病理和临床概述

炎性假瘤病因不清，可能与免疫功能有关。本病男性多于女性，中年以上为主，一般为单侧发病，少数病例可以双侧发病。根据炎症累及的范围，可分为眶隔前炎型、肌炎型、泪腺炎型、巩膜周围炎、神经束膜炎及弥漫性炎性假瘤。也有人将炎性假瘤分为4型：弥漫型、肿块型、泪腺型和肌炎型。急性期主要为水肿和轻度炎性浸润，浸润细胞包括淋巴细胞、浆细胞和嗜酸性粒细胞，发病急，表现为眼周不适或疼痛、眼球转动受限、眼球突出、球结膜充血水肿、眼睑皮肤红肿、

复视和视力下降等,症状的出现与炎症累及的眼眶结构有关。亚急性期和慢性期为大量纤维血管基质形成,病变逐渐纤维化,症状和体征可于数周至数月内缓慢发生,持续数月或数年。对激素治疗有效但容易复发。

2.诊断要点

按 CT 表现可以一般按后者分型:肿块型、肌炎型、泪腺型和弥漫型,以肌炎型和肿块型较为常见。肿块型表现为球后边缘清楚、密度均匀的软组织肿块,可以同时显示眼环增厚、眼外肌和视神经增粗、密度增高及边缘不整齐等改变;肌炎型表现为眼外肌肥大,边缘不整齐,常累及眼肌附着点,可同时显示泪腺肿大;泪腺型表现为泪腺呈半圆形、扁形、肿块状增大,边界清楚;弥漫型表现为眼外肌肥大和视神经增粗,且密度增高、眼环增厚,泪腺弥漫性增大,球后间隙密度增高,眶内各结构显示欠清(图 9-3)。

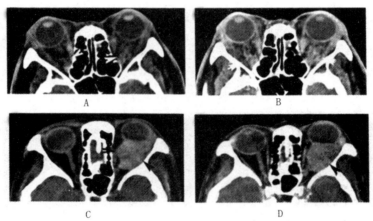

图 9-3 **炎性假瘤**

A、B.为弥漫型炎性假瘤,眼外肌肥大和视神经增粗,且密度增高、眼环增厚,泪腺弥漫性增大,球后间隙密度增高,眶内各结构显示欠清,增强扫描呈不均匀中等强化;C、D.为肿块型炎性假瘤,左眼眶球后视神经与外直肌间可见一肿块,边界尚清,增强扫描有轻度均匀强化

3.鉴别诊断

格氏眼病表现为肌腹增粗,附着于眼球壁上的肌腱不增粗,常是双侧下直肌、上直肌、内直肌肌腹增粗,临床有甲状腺功能亢进表现。部分患者横断位扫描眼外肌增粗如肿块样,应行冠状位或 MRI 检查。

4.特别提示

临床激素治疗可以明显好转。

**(二)眶内蜂窝织炎**

1.病理和临床概述

眶内蜂窝织炎为细菌引起的软组织急性炎症,病菌多为溶血性链球菌或金黄色葡萄球菌。大多为鼻窦或眼睑炎症蔓延所致,或由于外伤、手术、异物及血行感染等引起。临床表现为发热,眼睑红肿,球结膜充血,运动障碍,视力降低,感染未及时控制,可引起海绵窦及颅内感染。

2.诊断要点

CT 检查可以明确显示病变范围,区别炎症与脓肿。表现为眼睑软组织肿胀;眼外肌增粗,边缘模糊；眶内脂肪影为软组织密度取代，内见条状高密度影，泪腺增大；骨膜下脓肿表现为紧贴骨壁肿块，见小气泡影或环状强化(图 9-4)。

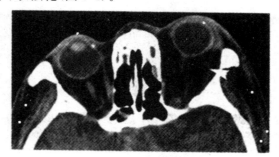

**图 9-4　眶内蜂窝织炎**
左侧球后脂肪密度增高，可见条状影及模糊改变，左侧眼睑肿胀、眼球突出

部分患者有眼球壁增厚，密度同眼外肌或略低，增强后病变明显不均匀强化。

发生骨髓炎表现为眶骨骨质破坏，伴骨膜反应，周围见不规则软组织影。

3.鉴别诊断

眶内转移性肿瘤，发生在眶骨、肌锥内外、眼外肌，其中 60% 发生在肌锥外，20% 为弥漫性，2/3 患者伴有眶骨改变，临床有原发病史。

4.特别提示

眼部 CT 检查可以明确炎症范围、侵袭眼眶途径、观察疗效及有无颅内侵犯。MRI 检查对诊断亦有帮助。

**(三)格氏眼病**

1.病理和临床概述

甲状腺功能改变可有眼部症状。仅有眼症状而甲状腺功能正常者称为眼型 Graves 病；甲状腺功能亢进伴有眼征者称为 Graves 眼病，多数 Graves 眼病有甲状腺功能亢进，甲状腺增大和眼球突出。病理改变眼外肌肥厚、眶脂肪体积增加，镜下表现为淋巴细胞、浆细胞浸润。临床表现：格氏眼病发作缓慢，有凝视、迟落等表现；严重者眼球明显突出固定，视力明显减退。

2.诊断要点

CT 检查多数为对称性眼外肌增大，眼肌增大呈梭形，肌腹增大为主；边缘光滑清晰，以内直肌、下直肌较多累及(图 9-5)。

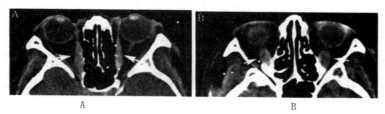

**图 9-5　Graves 眼病**
甲状腺功能亢进，眼球突出，A 图双眼内直肌肌腹明显增粗(箭头所指)，肌腱未见增粗；B 图双眼下直肌明显增粗(箭头所指)

视神经增粗和眼球突出，球后脂肪体积增加，显示清晰，眶隔前移，可与炎性假瘤鉴别。

少数患者表现为眶内脂肪片状密度增高影，泪腺增大，眼睑水肿，甚至视神经增粗等征象。

3.鉴别诊断

(1)炎性假瘤:主要是肌炎型假瘤需鉴别,表现为眼外肌肌腹和肌腱均增粗,上直肌、内直肌最易受累,眶壁骨膜与眼外肌之间脂肪间隙消失。

(2)颈动脉海绵窦瘘:有外伤病史,眼球突出明显,听诊及血管搏动音,增强扫描显示眼上静脉明显增粗,MRI斜矢状位可以清晰显示。

(3)外伤性眼外肌增粗:表现眼肌肿胀,常见眶壁骨折、眼睑肿胀等征象。

4.特别提示

CT和MRI均能较好显示增粗的眼外肌,但MRI更易获得理想的冠状面和斜矢状面,显示上直肌、下直肌优于CT,并可区分病变是炎性期还是纤维化期。

## 三、眼部肿瘤

### (一)视网膜母细胞瘤

1.病理和临床概述

视网膜母细胞瘤是儿童常见肿瘤,90%见于3岁以下,单眼多见。该肿瘤起源于视网膜内层,向玻璃体内或视网膜下生长,呈团块状,常有钙化和坏死,病灶可表现一侧眼球内多发结节或两侧眼球发病。临床表现早期多无症状,肿瘤较大可出现白瞳征、视力丧失,晚期出现青光眼、球后扩散、眼球突出等。肿瘤常沿视神经向颅内侵犯,累及脉络膜后可远处转移。

2.诊断要点

CT表现眼球后半部圆形或椭圆形高密度肿块,大部分见不规则钙化或一致性钙化,钙化呈团块状、斑点状或片状,钙化亦是本病的特征表现(图9-6)。

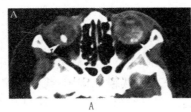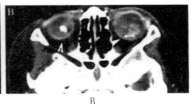

**图9-6 视神经母细胞瘤**

女童患儿,4岁,发现左眼瞳孔内黄光反射来院就诊。CT可见双侧眼球内混杂密度肿块,其
内有斑点状钙化。手术病理为视神经母细胞瘤(A为平扫,B为增强)

侵犯视神经时显示视神经增粗,肿瘤非钙化部分增强扫描呈轻、中度强化。

3.鉴别诊断

(1)眼球内出血,多有外伤史,无肿块。

(2)眼球内寄生虫病,晚期一般为玻璃体内高密度影,CT有时很难鉴别,B超有助于区分钙化和寄生虫坏死后形成的高密度影。

4.特别提示

CT是诊断视网膜母细胞瘤的最佳方法,薄层高分辨率CT对肿瘤钙化显示达90%以上。CT和MRI显示肿瘤的球后扩散较清楚,但MRI对于视神经和颅内转移及颅内异位视网膜母细胞瘤的显示率优于CT。

**（二）视神经胶质瘤**

1.病理和临床概述

视神经胶质瘤是发生于视神经内胶质细胞的肿瘤,儿童多见,发生于成人具有恶性倾向,女性多于男性。本病伴发神经纤维瘤者达 15%～50%。

临床最早表现为视野盲点,但由于患者多为儿童而被忽视。95%患者以视力减退就诊,还表现为眼球突出,视盘水肿或萎缩。

2.诊断要点

视神经条状或梭形增粗,边界光整,密度均匀,CT 值在 40～60 Hu,轻度强化,侵及视神经管内段引起视神经管扩大(图 9-7)。

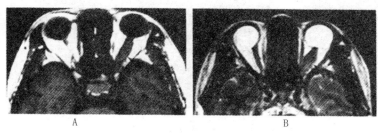

A　　　　　　　　　　B

**图 9-7　视神经胶质瘤**

女性患者,39 岁,左眼视力减退 5 个月就诊,CT 显示左侧视神经明显梭形增粗,边界光整,信号基本均匀

3.鉴别诊断

(1)视神经鞘脑膜瘤:主要见于成年人。CT 表现为高密度并可见钙化,边界欠光整;MRI 上 $T_1WI$ 和 $T_2WI$ 均呈低或等信号,肿瘤强化明显,而视神经无强化,形成较具特征性的"轨道"征。

(2)视神经炎:主要指周围视神经鞘的炎性病变,有时与胶质瘤不易鉴别。

(3)视神经蛛网膜下腔增宽:见于颅内压增高,一般有颅内原发病变。

4.特别提示

MRI 检查容易发现肿块是否累及球壁段、管内段或颅内段;有利于区别肿瘤与蛛网膜下腔增宽,因此为首选检查方法。MRI 增强显示更好。

**（三）皮样囊肿或表皮样囊肿**

1.病理和临床概述

眼眶皮样囊肿或表皮样囊肿由胚胎表皮陷于眶骨间隙内没有萎缩退化形成,可不定期地潜伏,儿童期发病多见。临床表现为缓慢进行性无痛性肿物,伴眼球突出、眼球运动障碍等。

2.诊断要点

CT 表现为均匀低密度或混杂密度肿块,其内含有脂肪密度结构。常伴邻近骨壁局限性缺损,囊壁强化而囊内无强化。眼球、眼外肌、视神经受压移位。

3.鉴别诊断

应与泪腺肿瘤、组织细胞增殖症等病变鉴别。根据病变特征一般可以鉴别。

4.特别提示

CT 能很好地显示囊肿典型 CT 密度和骨质缺损,一般容易诊断。若 CT 诊断困难,MRI 能显示肿块信号特点,一般可明确诊断。

### (四)泪腺良性混合瘤

**1.病理和临床概述**

泪腺良性混合瘤又称良性多形性腺瘤。见于成人,平均发病年龄40岁,无明显性别差异。多来源于泪腺眶部,肿物呈类圆形,有包膜,生长缓慢,可恶变。表现为眼眶前外上方相对固定、无压痛的包块,眼球向前下方突出,肿瘤生长较大时可引起继发性视力下降等。

**2.诊断要点**

CT表现为泪腺窝区肿块,软组织密度,均匀,少见钙化,边界光整;泪腺窝扩大,骨皮质受压,无骨质破坏征象;明显强化。还可有眼球、眼外肌及视神经受压移位改变(图9-8)。

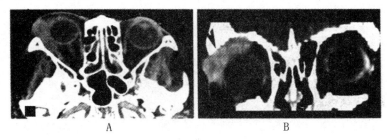

A        B

**图9-8　泪腺良性混合瘤**

男性患者,52岁,发现右眼眶外侧肿块3年,近来感觉有增大,CT检查显示右侧泪腺区占位,呈等稍高均匀密度,边界欠清,眼球轻度受压移位。手术病理为泪腺良性混合瘤,有恶变倾向

**3.鉴别诊断**

(1)泪腺恶性上皮性肿瘤:肿瘤边缘多不规则,常伴有泪腺窝区骨质破坏改变。

(2)泪腺非上皮性肿瘤:形态不规则,一般呈长扁平形,肿块常包绕眼球生长。

**4.特别提示**

CT能较好地显示肿块的形态、边缘和眶骨改变,定性诊断优于MRI。但MRI在显示泪腺肿瘤是否累及额叶脑膜或脑实质方面具有优势。

### (五)海绵状血管瘤

**1.病理和临床概述**

海绵状血管瘤是成年人最常见的原发于眶内的肿瘤,占眶内肿瘤的4.6%~14.5%,发病年龄平均38岁,女性占52%~70%,多单侧发病。本病为良性,进展缓慢。临床表现缺乏特征性。最常见的为轴性眼球突出,呈渐进性,晚期引起眼球运动障碍。

**2.诊断要点**

CT检查肿瘤呈圆形、椭圆形或梨形,边界光整,密度均匀,CT值平均55 Hu。肿瘤不侵及眶尖脂肪。增强扫描有特征的"渐进性强化",即肿瘤内首先出现小点状强化,逐渐扩大,随时间延长形成均匀的显著强化。强化出现时间快,持续时间长也是本病的强化特点,因此,增强扫描对本病诊断有重要临床意义(图9-9)。

此外,有眼外肌、视神经、眼球受压移位、眶腔扩大等征象。

**3.鉴别诊断**

(1)神经鞘瘤:典型的神经鞘瘤密度较低且不均匀,增强后呈轻、中度快速强化。眶尖神经鞘瘤可形成眶颅沟通性肿瘤。MRI检查更有利于显示神经鞘瘤的病理特征。

(2)海绵状淋巴管瘤:肿瘤内密度不均匀,可并发出血,有时难以鉴别。

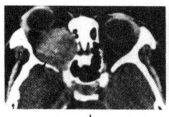
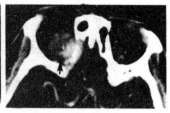

**图 9-9　球后海绵状血管瘤**

女性患者,43岁,右眼突出半年就诊,CT检查见右眼球后方视神经与内直肌间肿块,密度稍高,均匀,筛骨板受压变形(A);增强扫描动脉期有明显片状强化,静脉期呈明显均匀强化(B)

4.特别提示

MRI显示肿瘤信号,显示"渐进性强化"征象、定位和定性诊断优于CT。

**(六)脉络膜黑色素瘤**

1.病理和临床概述

脉络膜黑色素瘤是成年人中最常见的原发性恶性肿瘤,主要发生于40～50岁。多起自先天性黑痣,好发于脉络膜后1/3部位,肿瘤形成典型的蘑菇状肿物,伴有新生血管,可引起出血和渗血。常向玻璃体内扩展。肿瘤易侵犯血管,较早发生转移。临床表现与肿瘤位置和体积相关。

2.诊断要点

CT表现为眼环局限性增厚,肿瘤蘑菇状或半球形,同玻璃体相比为高密度,向球内或球外突出,增强扫描明显强化(图9-10)。

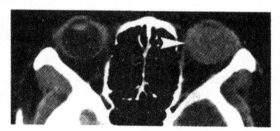

**图 9-10　脉络膜黑色素瘤**

男性患者,57岁,因视物变形3个月,加重2 d来院就诊。CT平扫可见左眼球内等密度球形肿块,密度均匀,边界清楚。手术病理为脉络膜黑色素瘤

如肿块内有坏死或囊变,则强化不均。典型脉络膜黑色素瘤表现为蘑菇状,基底宽,颈细。不典型可呈半球形或平盘状。

3.鉴别诊断

(1)脉络膜血管瘤,一般呈圆形,$T_1WI$同脑实质呈低信号或等信号,$T_2WI$与玻璃体相比呈等或略高信号,强化不明显。

(2)脉络膜转移瘤,主要根据检眼镜表现和有无原发肿瘤鉴别。

(3)脉络膜剥离出血,通过增强鉴别,无强化。

4.特别提示

由于黑色素瘤含有顺磁性物质,MRI表现为短 $T_1$ 短 $T_2$ 信号,表现较具有特征性,可以首先选择MRI检查。增强扫描有助于清楚显示较小肿瘤,鉴别肿瘤与血肿、视网膜剥离,鉴别恶性黑

色素瘤与黑色素细胞瘤。脂肪抑制技术与增强扫描联合运用可更好地显示较小肿瘤。

**（七）转移性肿瘤**

**1.病理和临床概述**

转移性肿瘤发生于眼眶、眼球、球后组织和视神经鞘,当侵犯软组织时可位于肌锥内或肌锥外。成人的转移一般多来自肺癌、乳腺癌、胃癌等,主要表现为眼球突出、疼痛,眼球运动障碍,视力减退等;儿童则多为肾脏恶性肿瘤或其他肉瘤类,如肾母细胞瘤、神经母细胞瘤、尤因肉瘤等,常转移至眼眶,表现为迅速发生的进行性眼球突出,伴有眼睑皮肤淤血。

**2.诊断要点**

转移瘤可发生在眶骨、肌锥内外、眼外肌,也可为弥漫性;CT通常表现为单发或多灶性不规则肿块,呈浸润性,与眼外肌等密度,增强后有不同程度强化(图9-11);大多数有肿块效应,可引起突眼;大部分患者有眶骨破坏,为溶骨性改变,少数发生成骨性转移。

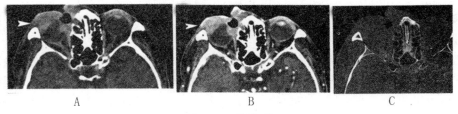

**图 9-11 转移瘤**

男性患者,67岁,发现右眼视物不清伴肿块半年,3年前有结肠癌手术史。CT平扫可见右眼前部分、内直肌及鼻根部肿块影(A);增强扫描肿块有明显强化(B);鼻根部骨质有破坏吸收征象(C)

**3.鉴别诊断**

(1)眶内炎症性病变:应与眶骨骨髓炎鉴别,主要根据临床表现,鉴别困难者行活检。

(2)淋巴瘤:常发生于眼睑、结膜、泪腺,并沿肌锥外间隙向后延伸,肿块后缘锐利,常包绕眼球生长,转移瘤大多为多灶性,伴有眶骨改变,多有原发病史。

**4.特别提示**

CT和MRI均能清楚显示肿瘤,CT对显示眶骨骨质破坏有优势;MRI对侵犯眶骨的软组织肿块和颅内结构肿瘤侵犯显示较好。

**（方海霞）**

# 第二节 耳 部 疾 病

## 一、耳部外伤

### （一）病理和临床概述

耳部外伤中颞骨外伤包括颞骨骨折和听小骨脱位。其中乳突部骨折为最多见,多因直接外伤所致,分为纵行骨折、横行骨折、粉碎性骨折。听小骨外伤表现为传导性耳聋。面神经管外伤则于外伤后出现延迟性面神经麻痹。

**（二）诊断要点**

颞骨外伤引起的骨折，需在 12 mm 薄层扫描观察，骨折可形成气颅，还可以显示乳突内积液或气液平面。岩部骨折分为纵行（图 9-12）（平行于岩骨长轴，占 80%）、横行（垂直于岩骨长轴，占 10%～20%）及粉碎性骨折。骨折好发于上鼓室外侧，常累及上鼓室及面神经前膝。迷路骨折多为横行骨折，但累及岩部的纵行骨折亦可累及迷路，均致感音神经性聋。少见迷路出血机化，表现为膜迷路密度增高。

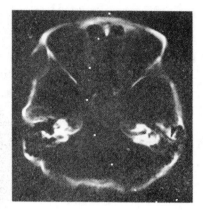

**图 9-12　左侧乳突骨折**
左侧乳突见斜行骨折线，乳突气房密度增高

听小骨外伤 HRCT 显示听小骨骨折或脱位，因结构细小容易漏诊，三维螺旋 CT 对显示听小骨有独特的优越性，锤砧关节脱位或砧镫关节脱位常见。

**（三）鉴别诊断**

正常耳部，有明确外伤史及乳突积液等情况。

**（四）特别提示**

临床怀疑颞骨部骨折时首选 HRCT，必要时应加扫冠状位；面神经管损伤者，MRI 显示较好。

## 二、耳部炎性病变

**（一）中耳乳突炎**

1.病理和临床概述

中耳乳突炎多见于儿童，为最常见的耳部感染性病变。急性分泌性中耳乳突炎鼓膜充血、膨隆，慢性中耳乳突炎鼓膜内陷或穿孔。临床常表现为听力减退，耳鸣、耳痛、耳瘘等症状。

2.诊断要点

CT 表现为中耳腔内水样密度增高影，黏膜增厚。部分病例转为慢性，中耳内肉芽组织形成，表现为中耳软组织样密度增高，鼓室、鼓窦开口扩大，乳突密度增高、硬化，听小骨破坏、消失（图 9-13）。

3.鉴别诊断

（1）胆脂瘤：边界清楚甚至硬化，而骨疡型乳突炎边缘模糊不整。

（2）耳部肿瘤：两者骨质破坏有时难以鉴别。

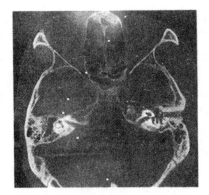

**图 9-13　左侧中耳乳突炎**

左侧中耳及乳突区密度增高,骨质未见破坏

4.特别提示

中耳炎检查可首选平片检查,怀疑骨疡型或颅内并发症者可选 CT 检查。

**(二)胆脂瘤**

1.病理和临床概述

胆脂瘤一般在慢性炎症基础上发生,上鼓室为好发部位,胆脂瘤的发展途径为上鼓室、鼓窦入口、鼓窦,随着角化碎片增多,肿块逐渐增大。由于膨胀压迫,慢性炎症活动导致骨质破坏,上述部位窦腔明显扩大。有长期流脓病史,鼓膜穿孔位于松弛部。

2.诊断要点

CT 表现为上鼓室、鼓窦入口、鼓窦骨质受压破坏,腔道扩大,边缘光滑伴有骨质硬化,扩大的腔道内为软组织密度,增强扫描无强化。CT 检查还在于发现并发症:鼓室盖骨质破坏、乙状窦壁破坏、内耳破坏、乳突外板破坏(图 9-14)。

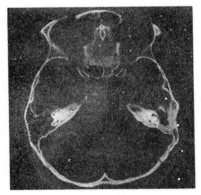

**图 9-14　左侧胆脂瘤**

上鼓室及乳突开口扩大,骨质破坏,边缘较光整

3.鉴别诊断

(1)慢性中耳炎:骨质破坏模糊不清,以此鉴别。

(2)中耳癌:中耳癌表现为鼓室内软组织肿块,周边骨壁破坏,增强 CT 见肿块向颅中窝或颅后窝侵犯。

(3)面神经瘤:MRI 增强扫描明显强化,而胆脂瘤扫描无强化。

4.特别提示

CT除能确定诊断外,还能清晰显示鼓室盖及乙状窦情况,为手术提供良好帮助。

## 三、耳部肿瘤

### (一)颞骨血管瘤

1.病理和临床概述

颞骨血管瘤包括血管瘤和血管畸形,可发生于外耳道、中耳、面神经管前膝、内耳道底,少见于后膝。临床表现为进行性面肌力弱,搏动性耳鸣及听力障碍等。

2.诊断要点

(1)鼓室、上鼓室软组织肿块。

(2)肿块内钙化或骨针。

(3)骨质蜂窝状或珊瑚状结构和骨质膨大。

(4)面神经管前膝破坏或迷路扩大。

(5)内耳道壁破坏。

(6)岩骨广泛破坏,骨质破坏边缘不整。

3.鉴别诊断

(1)面神经肿瘤:首发面瘫,面神经管区占位,局部管腔扩大,骨破坏,CT鉴别困难者,DSA可帮助诊断。

(2)鼓室球瘤:CT增强明显强化,MRI特点为肿块内多数迂曲条状或点状血管流空影,DSA检查可确诊。

4.特别提示

CT为首选,MRI可确定肿瘤范围,DSA显示异常血管结构,有较大诊断价值。

### (二)外中耳癌

1.病理和临床概述

外中耳癌少见,多见于中老年人,病理为鳞癌,常有慢性耳部感染或外耳道炎病史。少数为基底细胞癌及腺癌。临床表现早期为耳聋,耳道分泌物呈水样、带血或有臭味,多耳痛难忍。晚期常有面瘫。

2.诊断要点

CT示外耳道、鼓室内充满软组织肿块。外耳道骨壁侵蚀破坏边缘不整。肿块可累及外耳道骨壁、上鼓室、耳蜗、面神经管、颈静脉窝及岩骨尖,增强见肿块向颅中窝、颅后窝侵入破坏(图9-15)。

3.鉴别诊断

(1)恶性外耳道炎:鉴别困难,需活检。

(2)颞骨横纹肌肉瘤:多见于儿童,表现为颞骨广泛破坏,并有软组织肿块,增强有高度强化。

4.特别提示

CT增强扫描是目前常用检查方法。MRI显示肿瘤范围更佳,$T_1$加权呈中等稍低信号,$T_2$加权呈稍高信号,增强有强化。最后确诊需病理活检。

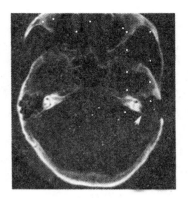

**图 9-15　左外中耳中分化鳞癌**

男性患者,78 岁,左耳部肿块 1 年余,CT 平扫可见外耳道、鼓室内充满软组织
肿块,外耳道、鼓室骨壁侵蚀破坏边缘不整。术后病理为外中耳中分化鳞癌

## 四、耳部先天性畸形

### (一)病理和临床概述

外耳和中耳起源于第一、二鳃弓和鳃沟及第一咽囊,内耳由外胚层的听泡发育而来。这些结构的发育异常常可导致畸形单独发生或同时存在。外耳、中耳畸形临床上较多见。

### (二)诊断要点

外耳道闭锁表现为骨性外耳道狭窄或缺如(图 9-16);中耳畸形可见鼓室狭小和听小骨排列紊乱或缺如;内耳畸形显示前庭、半规管和耳蜗结构发育不全或完全不发育,呈单纯的圆形膜性腔影或致密骨。

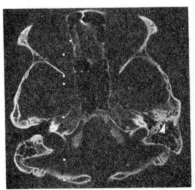

**图 9-16　外耳道先天性骨性闭锁畸形**

CT 高分辨率扫描可见左侧骨性外耳道缺如,但耳蜗、听小骨存在

### (三)鉴别诊断

一般无须鉴别。

### (四)特别提示

CT 为确定骨性畸形的首选,MRI 容易观察迷路,很好诊断内耳畸形。

(任春旺)

# 第三节 鼻 部 疾 病

## 一、鼻窦炎

### (一)病理和临床概述

鼻窦炎按病因分有化脓性、过敏性和特源性炎症,炎症可发生于单个窦腔,亦可多个。慢性期黏膜可以肥厚或萎缩,表现为息肉样肥厚、息肉、黏膜下囊肿等。化脓性炎症慢性期骨壁增厚、硬化。

### (二)诊断要点

CT表现为黏膜增厚和窦腔密度增高,长期慢性炎症可导致窦壁骨质增生肥厚和窦腔容积减小(图9-17)。窦腔软组织影内见不规则钙化提示并发真菌感染。窦腔扩大,窦腔呈低密度影,增强后周边强化,窦壁膨胀性改变提示鼻窦黏液囊肿。

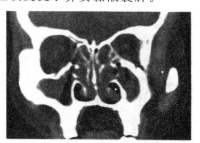

**图 9-17　鼻窦炎**

鼻窦炎,双侧上颌窦、筛窦黏膜不规则增厚

### (三)鉴别诊断

(1)鼻窦内良性肿瘤,鼻窦内肿块密度较高,增强扫描轻中度强化。

(2)而鼻窦炎症积液不会发生强化。

(3)毛霉菌、曲霉菌等真菌感染时,窦腔内密度较高,可见钙化,部分引起骨质破坏,须与恶性病变鉴别。

### (四)特别提示

鼻窦炎临床无明显症状而影像学检查可有阳性表现,X线平片发现率约20%,CT对鼻窦炎的分型及分期具有重要意义。MRI检查 $T_2WI$ 窦腔常为较高信号,增强后只有黏膜呈环形强化。

## 二、黏液囊肿

### (一)病理和临床概述

鼻窦黏液囊肿是鼻窦自然开口受阻,窦腔内黏液潴留,长时间后形成囊肿。黏液囊肿多见于额窦、筛窦,蝶窦较少见。较大的囊肿可产生面部畸形或压迫症状,如头痛、眼球突出及移位等,囊肿继发感染则有红、肿、热、痛等症状。

**（二）诊断要点**

CT 表现为窦腔内均质密度增高影，CT 值 20～30 Hu，窦腔膨大，窦壁变薄。增强扫描囊壁可有线样强化。若经常继发感染，则出现窦壁骨质毛糙、增生（图 9-18）。

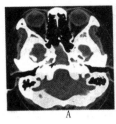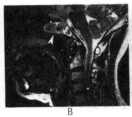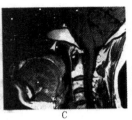

**图 9-18　蝶窦黏液囊肿**

图 A.CT 横断位平扫显示右侧蝶窦密度明显增高，边缘骨质压迫吸收；图 B、C 为 MRI 矢状位 T₂、T₁WI 扫描，可见蝶窦内蛋白含量较高的囊液，T₂WI 图呈等低信号，T₁WI 图呈均匀高信号

**（三）鉴别诊断**

（1）鼻窦炎症的主要表现为黏膜肥厚和积液，而囊肿主要为局限性有张力的肿块，边界光整规则。

（2）良性肿瘤应根据有无强化进行鉴别。

**（四）特别提示**

X 线片观察以瓦氏位最佳，表现为窦腔内半球形软组织密度减低影，可见弧形边缘。

## 三、黏膜下囊肿

**（一）病理和临床概述**

黏膜下囊肿是鼻窦黏膜内腺体在炎症或变态反应后，腺体导管开口阻塞，黏液潴留，腺体扩大所致，或黏膜息肉囊性变，此类囊肿均位于黏膜下。上颌窦好发，额窦、蝶窦次之。

**（二）诊断要点**

CT 扫描见鼻窦内类圆形偏低密度影，边缘光滑，基底常位于上颌窦底壁、内壁或外侧壁。增强扫描无强化（图 9-19）。

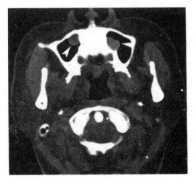

**图 9-19　上颌窦黏膜下囊肿**

上颌窦见小囊状高密度灶，边缘较光整

**（三）鉴别诊断**

鼻窦炎症，良性肿瘤。

（四）特别提示

X线片表现各异,基本表现为窦腔密度减低和窦腔膨大,窦壁受压改变。MRI扫描因黏液囊肿信号差异较大,应用不多。

## 四、鼻和鼻窦良性肿瘤

### （一）病理和临床概述

最多见的是乳头状瘤。男性多见,多发生于40～50岁,主要临床表现有鼻塞、流涕、鼻出血、失嗅、溢泪等。常复发,有2%～3%恶变概率。

### （二）诊断要点

CT表现为鼻腔或筛窦软组织肿块,较小时呈乳头状,密度均匀,轻度强化。阻塞窦口引起继发性鼻窦炎改变,增强检查有助于区别肿瘤与继发炎性改变,肿瘤有强化。可侵入眼眶或前颅窝(图9-20)。

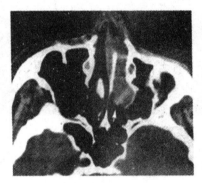

**图9-20　左侧鼻腔乳头状瘤**

男性患者,45岁,反复鼻塞、出血半年,CT显示左侧鼻腔内密度不均
匀软组织影,左侧上颌窦壁有受压变形,手术病理为乳头状瘤

### （三）鉴别诊断

(1)慢性鼻窦炎、鼻息肉,一般骨质破坏不明显。

(2)血管瘤,可有明显强化。

(3)黏液囊肿,窦腔膨胀性扩大。

(4)恶性肿瘤有骨质明显破坏。定性诊断需要病理学检查。

### （四）特别提示

鼻和鼻窦良性肿瘤少见,但组织学种类众多,准确鉴别比较困难,主要依靠病理检查。首先选择CT检查,对于手术后或放疗后纤维瘢痕与复发鉴别困难者,可辅以MRI检查。

肿瘤迅速增大,骨质破坏明显应考虑有恶变可能。

## 五、鼻窦恶性肿瘤

### （一）病理和临床概述

鼻窦恶性肿瘤包括上皮性恶性肿瘤(鳞癌、腺癌和未分化癌等)和非上皮性恶性肿瘤(嗅神经母细胞瘤、横纹肌肉瘤、淋巴瘤和软骨肉瘤等),鳞癌最常见。鼻窦恶性肿瘤较罕见,以上颌窦癌最常见。上颌窦癌大多数为鳞状上皮癌。早期肿瘤局限于窦腔内时,无窦壁骨质破坏,难以明确诊断,需组织学诊断定性。临床常表现血性鼻涕、鼻塞、牙齿疼痛及松动、面部隆起及麻木、眼球运动障碍、张口困难等。

### (二)诊断要点

CT 表现为鼻腔和/或鼻窦内软组织肿块,一般密度均匀。肿块较大时可有液化坏死,部分病例还可见钙化,如腺样囊性癌、软骨肉瘤、恶性脊索瘤等。肿物呈侵袭性生长,恶性上皮性肿瘤随肿瘤的发展直接侵及邻近结构如眼眶、翼腭窝、额下窝、面部软组织甚至颅内等。绝大多数有明显的虫蚀状骨质破坏,中度或明显强化。

上颌窦癌向前侵犯时,前壁骨质破坏伴有皮下软组织增厚或肿块隆起;后壁破坏时可累及翼腭窝、颞下窝及翼内外板,翼腭窝见软组织肿块;向上侵犯时,肿瘤破坏眼眶底壁伴有肿块,下直肌和下斜肌可受累;向内上方侵犯时,可破坏筛窦,在鼻腔内形成肿块(图 9-21)。

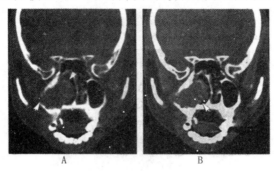

**图 9-21　上颌窦癌**

右侧上颌窦内见软组织肿块(B 图箭头所指),内、外侧窦壁骨质破坏(A 图箭头所指)

### (三)鉴别诊断

(1)炎症,早期肿瘤局限于窦腔内时,无窦壁骨质破坏,与炎症难以鉴别,明确诊断须组织学诊断定性。

(2)转移瘤,有原发病史,骨质破坏一般范围较广。

### (四)特别提示

不同部位恶性肿瘤的 CT 表现及诊断各具有一定特点。CT 对定位诊断和定量诊断具有重要作用。CT 检查对肿瘤侵犯的部位、范围、颈部淋巴结转移情况以及放疗或手术后复查同样具有重要意义。

(任春旺)

# 第四节　口腔颌面部疾病

## 一、造釉细胞瘤

### (一)病理和临床概述

造釉细胞瘤是颌面部常见肿瘤,来源于牙板和造釉器的残余上皮和牙周组织的残余上皮。

多见于20～40岁的青壮年,男女无差异,多发生于下颌骨。生长缓慢,初期无症状,后期颌骨膨大,面部畸形,牙齿松动、脱落。可产生吞咽、咀嚼、语言、呼吸障碍,4.7％恶变概率。

**（二）诊断要点**

病变呈囊状低密度区,周围囊壁境界清晰,呈锐利高密度囊壁。可清晰观察肿瘤的位置、边缘、内部结构、密度及局部骨皮质情况（图 9-22）。

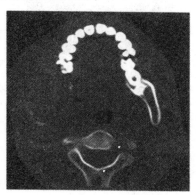

**图 9-22　造釉细胞瘤**

男性患者,18 岁,右侧下颌角肿胀半年,CT 检查显示右侧下颌角区膨胀性病变,内囊状低密度区,周围囊壁境界清晰,呈锐利高密度骨质影

**（三）鉴别诊断**

造釉细胞瘤需要和牙源性囊肿和骨巨细胞瘤鉴别。牙源性囊肿呈圆形低密度影,边缘光滑锐利,囊壁硬化完整,囊内可见牙齿。骨巨细胞瘤呈分隔状,瘤壁无硬化。

**（四）特别提示**

临床常以 X 线检查为主,分为 4 型:多房型占 59％,蜂窝型占 22％,单房型占 14％,恶变约占 5％。表现为单囊状、砂粒状、蜂窝状或多囊状低密度影,内见厚度不一的骨间隔,囊壁边缘硬化,囊内有时见到牙齿,局部骨皮质受压变形、膨隆、变薄。MRI 检查有一定的价值。

## 二、口腔癌

**（一）病理和临床概述**

口腔癌是颌面部常见肿瘤,其中舌癌最为常见。临床表现为舌痛,肿瘤表面溃疡。病变发展引起舌运动受限,涎液多,进食、言语困难。

**（二）诊断要点**

肿瘤呈低密度,境界不清,侵犯舌根时局部不规则膨突,不均匀强化,常见颈部淋巴结肿大（图 9-23）。

**（三）鉴别诊断**

需要与炎性包块相鉴别。

**（四）特别提示**

MRI 检查:$T_1WI$ 呈均匀或不均匀低信号,境界不清,$T_2WI$ 呈明显高信号。Gd-DTPA 增强肿瘤呈不均匀强化。同时伴颈淋巴结肿大。

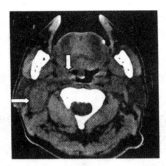

**图 9-23  右侧口腔癌**

男性患者,78 岁,舌右侧放射性痛半年,CT 检查显示右
侧口咽部肿块(下箭头),右侧颈部淋巴结肿大(横箭头)

### 三、腮腺肿瘤

#### (一)病理和临床概述

腮腺肿瘤 90% 来自腺上皮,良性者以混合瘤多见,多位于腮腺浅部;恶性者以黏液表皮样癌多见。良性病史长,可达 30 余年,无痛性包块,肿块质软,边界清楚。恶性病史短,侵犯神经引起疼痛和面神经麻痹,侵犯咀嚼肌群发生开口困难。

#### (二)诊断要点

良性肿瘤呈圆形或分叶状边界清楚的等密度或稍高密度影,轻至中等强化。恶性肿瘤呈境界不清稍高密度影,其内密度不均匀,呈不均匀强化,以及下颌骨骨质破坏,常合并颈部淋巴结肿大(图 9-24)。

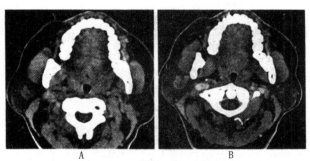

A                          B

**图 9-24  右侧腮腺混合瘤恶变**

男性患者,45 岁,发现右侧腮腺区结节 3 年,近来感觉有增大,CT 检查示
右侧腮腺内稍高密度结节影,增强扫描有中度强化,有小片状低密度影

#### (三)鉴别诊断

包括下颌骨升支肿瘤、咽旁间隙肿瘤、淋巴瘤、淋巴结核、腮腺转移瘤等。

#### (四)特别提示

腮腺造影具有重大诊断价值:良性者导管纤细、变直、撑开、聚拢、消失、移位;恶性者导管受压移位、破坏、缺损、中断及对比剂外溢。MRI 检查作为补充:良性边界清,呈圆形或分叶状;恶性呈不规则状,伴淋巴结肿大。良性肿瘤强化较均匀者居多;恶性肿瘤不均匀强化者居多,转移淋巴结呈均匀或环状强化。

(任春旺)

# 第十章 颈部疾病的CT诊断

## 第一节 咽部疾病

### 一、鼻咽腺样体增生

#### (一)病理和临床概述

腺样体(咽扁桃体)是位于鼻咽顶部的一团淋巴组织,在儿童期可呈生理性肥大,腺样体增生5岁时最明显,以后逐渐缩小,15岁左右达成人状态。腺样体肥大可引起呼吸道不畅或反复性上呼吸道感染,临床主要表现有鼻塞、张口呼吸、打鼾,影响咽鼓管时导致分泌性中耳炎。

#### (二)诊断要点

CT表现为顶壁、后壁软组织对称性增厚,表面可不光滑,增强后均匀强化,两侧咽隐窝受压狭窄,咽旁间隙、颈长肌等结构形态密度正常,颅底无骨质破坏(图10-1)。

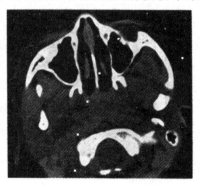

**图10-1 腺样体肥大**

患者男性,8岁,打鼾加重就诊,CT检查可见顶壁、后壁软
组织对称性增厚,表面光滑,两侧咽隐窝受压狭窄

#### (三)鉴别诊断

一般可明确诊断。

#### (四)特别提示

临床检查即可以明确诊断,X线平片侧位检查有助于了解腺样体大小,CT检查可以明确显

示腺样体情况,并有助于鉴别诊断。

### 二、鼻咽部纤维血管瘤

#### (一)病理和临床概述

纤维血管瘤是常见的良性肿瘤,多见于男性青少年。组织学上,肿瘤由结缔组织和扩张的血管组成,由于血管缺乏肌层,容易出血,随着年龄增长,病灶可纤维化,部分可自行消退。主要症状为鼻阻塞、鼻出血。

#### (二)诊断要点

肿瘤常位于鼻咽顶壁或后鼻孔,呈软组织密度,边界清晰,呈膨胀生长,周围骨质可压迫吸收,肿块有沿自然孔道、裂隙生长趋势,可经后鼻孔长入同侧鼻腔,蝶腭孔扩大,肿瘤长入翼腭窝、颞下窝,向上可破坏颅底骨质,侵入蝶窦或海绵窦,肿块境界清楚,密度一般均匀,肿瘤强化异常明显(图10-2)。

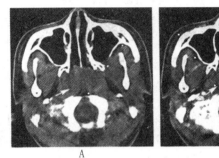

**图 10-2 鼻咽部纤维血管瘤**
A.鼻咽部顶后壁软组织肿块;B.增强扫描明显均匀强化

#### (三)鉴别诊断

(1)鼻咽癌:一般年龄较大,临床常见回吸性涕血,咽旁间隙一般显示清晰,DSA 检查肿块血管多显著,可作鉴别。

(2)腺样体增生:多发生于婴幼儿,一般 15 岁后逐渐萎缩,无鼻出血症状。

#### (四)特别提示

MRI $T_1WI$ 呈低信号,$T_2WI$ 呈明显高信号,强化明显,瘤内可见低信号条状或点状影,称为"椒盐征"。DSA 肿瘤富含血管,可明确肿瘤供血动脉及引流静脉,同时可进行介入治疗。

### 三、鼻咽癌

#### (一)病理和临床概述

鼻咽癌(NPC)占鼻咽部恶性肿瘤的 90%,以结节型多见。好发年龄 30~60 岁,男性较多见。临床常见回吸性涕血,单侧耳鸣及听力减退,不明原因的复视及偏头痛。

#### (二)诊断要点

鼻咽癌病灶较小时,CT 表现为咽隐窝变浅或咽鼓管变平;肿瘤较大时,向鼻咽腔生长,顶后壁或侧壁不规则肿块,咽鼓管隆起变厚。咽旁间隙变小。鼻咽癌常侵犯周围结构,颅底骨质破坏多表现为溶骨性,部分病例为成骨性。鼻咽癌淋巴转移常位于颈后三角、颈内静脉二腹肌淋巴结等,常显示中央低密度,周围有增强(图10-3)。

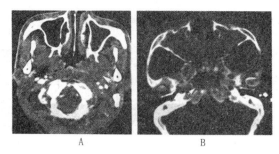

**图 10-3　鼻咽癌**

A.图示左侧咽隐窝变浅,鼻咽部左后壁、咽旁间隙见软组织肿块(箭头),颈部血管旁淋巴结肿大;B.图示颅底见骨质破坏吸收(箭头)

### (三)鉴别诊断

需要与鼻咽部慢性炎症、淋巴瘤、颈部淋巴结结核等鉴别。

### (四)特别提示

CT 能明确鼻咽癌的侵犯范围及有无转移,并用于放疗后随访。

## 四、咽部脓肿

### (一)病理和临床概述

咽部脓肿为临床常见疾病。咽周为疏松结缔组织、肌肉、筋膜构成的间隙,这些间隙感染较易形成积脓。根据感染的部位又分为扁桃体周围脓肿、咽后脓肿、咽旁间隙感染或脓肿。急性脓肿多见于儿童,常因咽壁损伤、异物刺伤、耳部感染、化脓性淋巴结炎等引起。慢性脓肿多见于颈椎结核、淋巴结结核所致的脓肿。临床上急性脓肿有全身炎症症状、咽痛、吞咽及呼吸困难等,脓肿破坏血管可引起出血。

### (二)诊断要点

CT 显示软组织肿胀,呈略低密度,结核脓肿有时见脓肿壁钙化。脓肿突向咽腔,导致气道变形,脓肿与深部组织分界清或不清。增强呈不规则环形强化(图 10-4)。

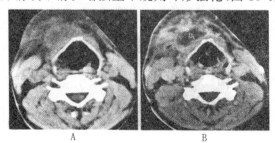

**图 10-4　咽部脓肿**

患者男性,12 岁,外伤后 10 d,发现右侧咽部肿胀,触之有波动感,CT 检查可见软组织明显肿胀,皮下脂肪间隙模糊,有低密度团块影,增强扫描低密度影呈环形强化,为脓肿

### (三)鉴别诊断

鉴别诊断包括外伤血肿、咽部囊性淋巴管瘤、鼻咽血管纤维瘤等。血肿 CT 呈高密度,MRI $T_1WI$、$T_2WI$ 呈高信号。囊性淋巴管瘤为儿童头颈部较常见疾病,范围较广,与脓肿改变不同。

鼻咽纤维血管瘤见于男性青少年,DSA 检查呈富血管肿瘤,CT 和 MRI 强化明显。

**(四)特别提示**

CT 增强扫描有重要价值;MRI $T_1WI$ 见脓肿呈不均匀低信号,$T_2WI$ 呈高信号,脓肿范围显示清楚,压迫周围组织器官移位。增强后脓肿壁强化,脓腔无强化。

**(张宏波)**

# 第二节 喉部疾病

## 一、喉癌

**(一)病理和临床概述**

喉癌是喉部常见的恶性肿瘤,大多数为鳞状细胞癌。好发年龄为 50～70 岁,喉癌按位置分为声门下区癌、声门癌、声门上区癌,所有肿瘤均可通过黏膜层、黏膜下层向深部组织扩散。临床上声门上癌早期表现异物感,晚期咳嗽、痰中带血、呼吸困难、声音嘶哑。声门癌早期出现声音嘶哑,逐渐加重。声门下癌早期无症状,晚期出现呼吸困难及颈部淋巴结转移。

**(二)诊断要点**

声门癌多数位于真声带前部,早期表现声带局限性增厚,中、晚期声带显著增厚变形,有软组织肿块,杓状软骨移位,周围软组织及软骨破坏(图 10-5)。

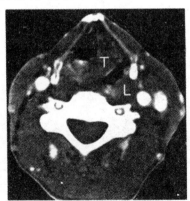

**图 10-5 喉癌**

左侧声带增厚,呈团块状高密度影,左侧梨

状窝受累(T),颈动脉旁淋巴结肿大(L)

**(三)鉴别诊断**

喉部息肉,呈小结节状,常见歌手及教师等用嗓子较多的人群,位于声带游离缘前、中 1/3 处,双侧多见。

**(四)特别提示**

CT 检查可以发现甲状软骨、环甲膜及会厌前间隙有无肿瘤侵犯。

### 二、甲状舌管囊肿

#### (一)病理和临床概述

甲状舌管囊肿(TDCs)是由于胚胎早期甲状腺舌导管未完全闭合,部分开放管壁所衬之上皮细胞发育成长,并分泌黏液而形成。因此,甲状舌管囊肿大多数位于颈中线,少数病例也可略为偏向一侧,是颈部常见无痛性肿块,可随伸舌运动而上下移动。

#### (二)诊断要点

表现为颈中线区或略偏一侧可见一囊性病灶,边界清楚,内部密度均匀,偶尔可因囊肿内少量出血或蛋白含量增高,可见密度较高(图 10-6)。

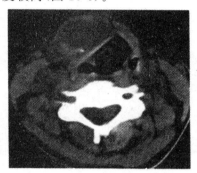

**图 10-6　甲状舌管囊肿**

患者男性,15 岁少年,3 年前发现颈中线区肿块,近
1 年来有增大并向右侧略偏移。CT 可见中线偏右侧
囊性肿块,边界清楚。手术病理为甲状舌管囊肿

#### (三)鉴别诊断

(1)声门癌:多数位于真声带前部,早期表现声带局限性增厚,中、晚期声带显著增厚变形,有软组织肿块,杓状软骨移位,周围软组织及喉软骨破坏。

(2)颈前部炎症:起病急,颈前部软组织肿胀,脓肿形成时可见积气及环状强化,实验室检查白细胞增高。

#### (四)特别提示

CT 检查增强扫描囊性病变无强化及边界相对清晰者应该考虑本病。CT 检查可以发现甲状软骨有无侵犯,观察囊肿边缘是否光整及有无瘘管形成。

(张宏波)

# 第三节　甲状腺与甲状旁腺疾病

CT 检查能够清晰显示甲状腺形态、大小、密度的变化,正常甲状腺密度高于周围颈部组织,甲状腺病变时,病变组织含碘量降低,在 CT 上表现为低密度灶。临床上,影像学检查首先选择超声检查,CT 作为二线检查手段,主要应用于:①观察甲状腺肿大的程度并分析可能的原因;②检查甲状腺结节并鉴别良恶性;③对于甲状腺癌,检查有无周围结构侵犯、淋巴结转移或远处转移,治疗过程中有无复发或转移;④区别前上纵隔肿块是否与甲状腺相连;⑤颈部肿块是否为异位甲状腺组织。

## 一、弥漫性甲状腺肿大

### (一)病理和临床概述

弥漫性甲状腺肿大又叫 Graves 病,其临床 3 个主要特点:高代谢、弥漫性甲状腺肿大、突眼。在甲状腺功能亢进患者中,Graves 病患者约占 85%,20～40 岁女性多见。临床症状有甲状腺肿大、突眼、心悸、神经质、易激动、畏热多汗、多食、体重减轻等。

### (二)诊断要点

CT 检查时弥漫性甲状腺肿表现为甲状腺侧叶及峡部明显增大,边缘清楚,密度均匀或不均匀,与颈部肌肉密度相仿。增强扫描更明显(图 10-7)。

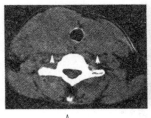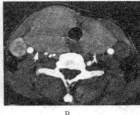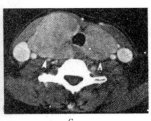

A        B        C

图 10-7　弥漫性甲状腺肿大

图 A～C 分别为平扫、动脉期、静脉期扫描图像,双侧甲状腺弥漫性肿大,密度均匀,增强时呈均匀性强化

### (三)鉴别诊断

结节性甲状腺肿,甲状腺轮廓呈结节状或波浪状,密度不均,见多发结节状低密度灶。

### (四)特别提示

临床怀疑有甲状腺肿或甲状腺功能亢进时,慎行 CT 碘对比剂增强扫描。

## 二、结节性甲状腺肿

### (一)病理和临床概述

结节性甲状腺肿为甲状腺激素合成不足,刺激甲状腺滤泡上皮增生、肥大所致。病理分为弥漫性或结节性甲状腺肿。结节性甲状腺肿镜下可见胶体潴留性结节和腺瘤样结节。临床多无症状表现,较大者可出现压迫症状。

### (二)诊断要点

CT 表现为低密度结节,较小时密度均匀,较大时密度不均匀,多结节甲状腺肿表现为多发低密度区,有时边缘可见钙化,腺瘤样增生结节可有轻度强化,一般不侵犯邻近器官或结构。有两种结节表现:①胶体潴留性结节表现为边界不清低密度结节,可有囊变或钙化,钙化为弧状或粗斑点状;②腺瘤样结节呈实性,可有轻度强化(图 10-8)。

### (三)鉴别诊断

甲状腺癌:临床上结节生长迅速,结节边界不清,病灶侵犯周围结构,颈部淋巴结肿大,提示甲状腺癌。

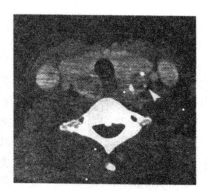

**图 10-8　结节性甲状腺肿**

双侧甲状腺增大,密度不均,见结节状低密度灶,边缘见小点状钙化

### (四)特别提示

临床怀疑有甲状腺肿或甲状腺功能亢进时,慎行对比剂增强扫描。MRI 表现为长 $T_2$ 信号, $T_1$ 信号强度则根据胶体中蛋白质含量而定,信号由低信号到高信号不等。

## 三、甲状腺腺瘤

### (一)病理和临床概述

甲状腺腺瘤是最常见的甲状腺良性肿瘤,好发于 30～50 岁女性。病理上分为滤泡状和乳头状囊性腺瘤。临床上,患者常无症状,部分有颈部压迫和吞咽困难,通常生长缓慢,出血时明显增大。

### (二)诊断要点

CT 检查腺瘤呈圆形或类圆形低密度灶,多数单发,直径 1～5 cm,边缘清晰、光整、锐利,密度均匀,部分病灶可有囊变,急性出血时呈高密度。增强扫描轻度强化,强化程度低于正常甲状腺组织。邻近甲状腺及气管受压、移位(图 10-9)。

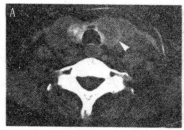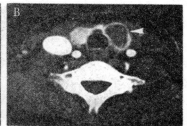

**图 10-9　甲状腺腺瘤**

A.CT 平扫显示左侧甲状腺见结节状低密度灶,边缘光整,密度较
均匀;B.增强扫描可见结节无明显强化

### (三)鉴别诊断

甲状腺癌:临床上结节生长迅速,结节边缘不清,病灶侵犯周围结构,颈部淋巴结肿大,提示甲状腺癌。

### (四)特别提示

10%的甲状腺腺瘤有癌变危险,且可引起甲状腺功能亢进,一般应早期切除。

### 四、甲状腺癌

#### (一)病理和临床概述

甲状腺癌为内分泌系统中最常见的恶性肿瘤,女性多见。组织学上,甲状腺癌分为乳头状癌、滤泡癌、未分化癌和髓样癌。颈前或颈侧区肿块是其主要临床表现。

#### (二)诊断要点

CT 平扫甲状腺癌大小不一,2～5 cm,常单发,部分病例可累及一叶或双侧甲状腺,呈形态不规则、边界不清的不均匀低密度影,约半数可见细盐状钙化及更低密度坏死区,病变与周围组织分界不清,颈部淋巴结肿大。不均匀明显强化,转移淋巴结多呈环状强化。甲状腺肿块生长迅速或侵犯包膜和邻近组织、器官是恶性的较为可靠征象,可伴有局部淋巴结转移。增强扫描不均匀强化,强化程度低于正常组织,病灶边缘变清晰,边界模糊,甲状腺癌侵犯邻近组织包括肌肉、气管、食管及颈部血管。颈部淋巴结转移表现淋巴结肿大,密度不均,可呈环状强化(图 10-10)。

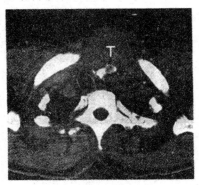

**图 10-10　甲状腺癌**

左侧甲状腺不规则肿块,肿块内见不定形
钙化,周围间隙不清,气管受压右移

#### (三)鉴别诊断

结节性甲状腺肿、甲状腺腺瘤,当甲状腺癌较小时,鉴别诊断困难,需在 B 超引导下活检定性。

#### (四)特别提示

总体上,CT 对甲状腺癌的定性较超声没有明显优势。但 CT 可显示甲状腺癌对周围器官的侵犯、淋巴结转移情况及肿瘤同血管的关系较佳。MRI 能辨别肿瘤切除术后甲状腺内组织特征,将纤维化和肿瘤复发区别开来,利于随访。

### 五、甲状旁腺疾病

甲状旁腺分泌的甲状旁腺激素(PTH)具有调节钙、磷代谢的作用,主要的疾病为甲状旁腺功能亢进和特发性甲状旁腺功能减退,以原发性甲状旁腺功能亢进最多见。甲状旁腺检查方法有 X 线平片、US、PET、CT、MRI、血管造影检查和选择性静脉采样等。

#### (一)病理和临床概述

甲状旁腺腺瘤是原发性甲状旁腺功能亢进最常见原因,常单发,肿瘤包膜完整,无分叶表现,与残存甲状旁腺分界明显。甲状旁腺腺瘤约 80% 位于颈部甲状腺区,常位于气管-食管旁沟内,呈软组织肿块,该区正常的脂肪密度消失。小部分甲状旁腺腺瘤位于甲状腺叶下极附近或稍下方。临床上主要有以下两点:①屡发活动性尿结石或肾钙盐沉着;②骨质吸收、脱钙,甚而囊肿形成,特别当累及上述好发部位时,应高度怀疑本病。

原发性甲状旁腺功能亢进的病因还有甲状旁腺增生、甲状旁腺癌等。原发性甲状旁腺功能亢进占10%～30%,常为多个腺体增生肥大,程度不一。甲状旁腺增生病理表现分两型:主细胞型和亮细胞型,以主细胞型多见,表现为所有的腺体均增大,病变与正常组织分界不清。

在原发性甲状旁腺功能亢进中,甲状旁腺癌少见,仅占0.4%～3.2%。临床上,血钙及PTH明显增高,颈部见增长迅速的肿块,质地较硬,肿瘤细胞排列成小梁状,被厚的纤维束分隔,细胞核大、深染,易出血、纤维化,部分病灶内见显著钙化。

甲状旁腺功能减退是因甲状旁腺素分泌不足或先天性肾小管和/或骨对甲状旁腺素反应不良而引起的疾病,临床常分3种:特发性、继发性、低镁血性。临床特点:手足搐搦,癫痫样发作,儿童常有智力低下、发育畸形、低钙血症、高磷血症。特发性甲状旁腺功能减退病因不明,多认为是自身免疫性疾病,可伴有其他自身免疫性疾病。多数有家族遗传性。

**(二)诊断要点**

(1)甲状旁腺腺瘤(图10-11):CT表现为类圆形软组织肿块,常1～3 cm,边缘清晰,密度较均匀,CT值35～60 Hu,少部分病灶内见囊变,常为陈旧性出血所致。较大肿瘤表现邻近甲状腺、气管受压或移位。增强扫描,肿瘤强化明显,CT值90～105 Hu。

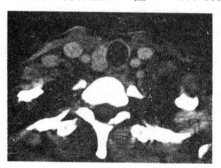

**图10-11　甲状旁腺腺瘤**

患者有多次尿路结石病史,血钙明显升高而行颈部CT检查,可
见右侧气管食管间隙结节,增强扫描有均匀强化

(2)增生的甲状旁腺通常很小,只有增生的甲状旁腺明显增大时,方能被影像学检查发现。CT检查能发现的增生性显著增大的腺体的表现与甲状旁腺腺瘤相似,难以鉴别。

(3)CT表现颈部甲状旁腺区较大的软组织肿块,常呈分叶状,肿块密度不均,常见坏死、出血、钙化,增强扫描瘤体实性部分明显强化。较大肿块可压迫或侵犯相邻结构如甲状腺、气管、食管和颈部血管。

(4)甲状旁腺功能减退(图10-12):甲状旁腺功能减退患者约93%有脑内钙化,而临床症状一般在甲状旁腺素分泌减少到正常的50%以下时出现。CT表现:双侧基底节、丘脑、小脑、齿状核、皮质下及皮髓质交界区高密度钙化。钙化常对称性,多发,大小不等。其形态常片状、点状、弯曲条状、条带状。钙化好发于基底节(苍白球、壳核、尾状核),常对称,其次是脑叶、丘脑、小脑、齿状核。脑叶深部钙化多发于额顶叶。

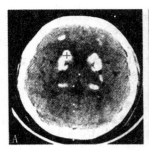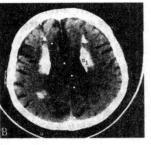

**图 10-12　甲状旁腺功能减退**

患者反复抽搐就诊,CT 检查可见苍白球、壳核、尾状核多发对称性钙化,提示甲状腺功能减退,经血钙、磷检查证实

### (三)鉴别诊断

需要与正常颈部血管和肿大淋巴结相鉴别:颈部血管呈连续性,多层面均可清晰显示,动态增强扫描,血管强化明显,腺瘤强化程度略低。颈部肿大淋巴结,常位于颈部血管旁,增强扫描轻度强化。

### (四)特别提示

原发性甲状旁腺功能亢进患者行各种影像学检查时,发现甲状旁腺区结节或肿块影,除考虑腺瘤外,也需要想到甲状旁腺增生的可能性,因此,甲状旁腺功能亢进患者手术时,除切除影像学发现的增大腺体外,还需探查其余的腺体并行术中甲状旁腺激素(PTH)测定。在原发性甲状旁腺功能亢进者,如果甲状旁腺区 CT 检查未发现异常,需继续向上扫描至下颌水平、向下扫描至主动脉根部水平,以寻找移位的甲状旁腺腺瘤。

临床怀疑甲状旁腺功能减退,癫痫样发作或肢体功能障碍伴有低血钙或高血磷者,均应行颅脑 CT 检查。反之,CT 上发现脑内多发钙化者,应结合临床表现,血清钙、磷及甲状旁腺素的检查确定有无甲状腺功能减退。

(张宏波)

# 第十一章 腹部疾病的CT诊断

## 第一节 胃十二指肠疾病

### 一、溃疡性疾病

#### (一)病理和临床概述

胃十二指肠溃疡是消化道常见疾病,十二指肠较胃多见,与胃酸水平及幽门螺杆菌感染有关。病理表现为胃壁溃烂缺损,形成壁龛。临床表现长期反复上腹疼痛。

#### (二)诊断要点

CT、MRI对胃十二指肠溃疡的诊断价值不大,尤其是良性溃疡;恶性溃疡较不典型时表现为胃壁不规则增厚或腔外软组织肿块。

#### (三)鉴别诊断

需活检与溃疡型胃癌鉴别。

#### (四)特别提示

溃疡性病变主要靠钡剂造影或胃镜诊断,CT在观察溃疡穿孔、恶变等方面有一定优势。

### 二、憩室

#### (一)病理和临床概述

十二指肠憩室占消化道憩室首位,胃憩室少见。病因不清,可能与先天性肠壁发育薄弱有关,病理为多层或单层肠壁向腔外呈囊袋状突出,多位于十二指肠内侧。单纯憩室无症状,合并憩室炎或溃疡可有上腹痛、恶心、呕吐等症状。

#### (二)诊断要点

表现为圆形或卵圆形囊袋状影,与肠腔关系密切,三维重组常见一窄颈与肠腔相连。其内密度混杂,含有气体、液体或高密度对比剂。十二指肠乳头旁憩室常引起胆管及胰管扩张(图 11-1)。

#### (三)鉴别诊断

胃十二指肠憩室具有典型表现,行钡剂造影检查一般可确诊。

#### (四)特别提示

对于胆管、胰管扩张患者,在排除结石及肿瘤后,应考虑到十二指肠壶腹部憩室可能。

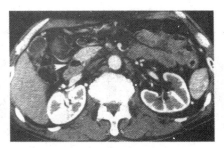

**图 11-1 胃十二指肠球后憩室**

CT 显示可见十二指肠降部前方类圆形空气集聚

### 三、胃淋巴瘤

**(一)病理和临床概述**

胃淋巴瘤(GL)原发性起源于胃黏膜下层淋巴组织,肿瘤局限于胃肠壁及其周围区域淋巴结;也可继发全身恶性淋巴瘤。临床症状除上腹痛、消瘦及食欲减退外,可有胃出血、低热等。

**(二)诊断要点**

胃壁广泛或节段性增厚,胃腔变形缩小,增厚胃壁密度较均匀。增强扫描增厚胃壁均匀强化,其强化程度较皮革样胃低。肾门上下淋巴结肿大或广泛主动脉旁淋巴结肿大,常侵犯胰腺(图 11-2)。

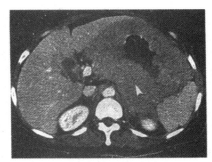

**图 11-2 淋巴瘤**

CT 检查显示胃体部胃壁弥漫性增厚,强化均一,胃腔狭窄

**(三)鉴别诊断**

需与胃癌鉴别,胃壁增厚、胃腔缩小不明显、较少侵犯胃周脂肪层及增强强化效应不及胃癌等征象有助于胃淋巴瘤诊断。

**(四)特别提示**

CT 对检出早期淋巴瘤比较困难,但能充分显示中晚期淋巴瘤的病变全貌。病变确诊依靠活检。

### 四、胃间质瘤

**(一)病理和临床概述**

胃间质瘤是一类独立来源于胃间叶组织的非定向分化肿瘤,以往将其诊断为平滑肌或神经源性肿瘤,多数间质瘤为恶性,好发胃体,以膨胀性、腔外性生长为主,肿瘤越大恶性可能性越大。

临床表现进行性上腹疼痛,有呕血及柏油样便,可触及包块。

**(二)诊断要点**

肿瘤较大,常在 5 cm 以上,腔外肿块常向腹腔薄弱区域突出,肿块密度不均,有坏死囊变,增强扫描中等度不均质强化;肿块腔内部分凹凸不平,可见溃疡龛影。腔外肿块有向邻近结构浸润现象(图 11-3)。

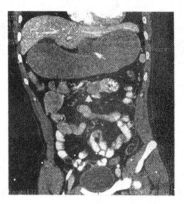

**图 11-3　多发间质瘤**

CT 显示胃小弯及十二指肠旁腔外肿块,密度不
均,有坏死囊变,增强扫描中等度不均质强化

**(三)鉴别诊断**

同胃癌、肝肿瘤、淋巴瘤等鉴别,膨胀性、腔外性生长有助于间质瘤诊断。

**(四)特别提示**

CT 重建有助于判断肿瘤起源部位。要明确病理诊断必须进行光镜检查及免疫组化检测,包括c-KIT、PDGFRα 和 CD34。

## 五、胃癌

**(一)病理和临床概述**

胃癌在我国居消化道肿瘤首位。病因至今不明,好发年龄为 40～60 岁,可发生在胃任何部位,以胃窦、小弯、贲门常见。胃癌起于黏膜上皮细胞,都为腺癌。早期胃癌临床症状轻微,进行期胃癌表现为上腹痛、消瘦及食欲减退。

**(二)诊断要点**

胃壁局限或广泛增厚,胃腔狭窄,胃腔内形成不规则软组织肿块,表面凹凸不平,早期扫描肿瘤强化明显。周围组织受侵时表现为胃周脂肪层模糊消失,腹腔腹膜后淋巴结增大,常伴肝转移(图 11-4)。

**(三)鉴别诊断**

胃平滑肌瘤,边界光整规则,瘤内易出现出血坏死、囊变及钙化,有套叠征、胃溃疡。

**(四)特别提示**

胃肠造影检查只能观察胃腔内结构,CT 检查意义在于发现胃周结构侵犯情况,腹腔腹膜后有无淋巴结转移等,对临床分期有重要意义。

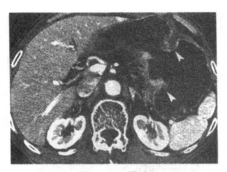

**图 11-4　胃癌**

CT 显示胃小弯侧前、后壁不规则增厚，后壁见浅大腔内溃疡，增强扫描动脉期明显强化

（刘松军）

# 第二节　肠道疾病

## 一、肠梗阻

肠梗阻是临床最常见的急腹症之一，可见于各年龄段。肠梗阻的病因很多，其临床表现复杂多变且无特异性，不但引起肠管本身解剖和功能的改变，并且导致全身性正常生理功能紊乱。腹部 X 线平片对肠梗阻的诊断具有重要作用。但对 $20\%\sim52\%$ 的病例尚不能作出肯定诊断，对梗阻原因、有无闭襻和绞窄的诊断价值十分有限。钡剂检查对明确结肠肠梗阻有一定的诊断价值，并对小儿肠套叠有重要治疗意义，但对不完全性小肠梗阻价值有限，并存在使完全性小肠梗阻患者梗阻程度加重的危险。螺旋 CT 作为一种先进的无创性检查技术具有良好的密度分辨率和时间分辨率，对气体和液体分辨均很敏感，将 X 线腹部平片上相互重叠的组织结构在横断面显示清晰，结合其强大的后处理功能，能全面显示和判断肠梗阻是否存在、梗阻部位及程度、梗阻原因，CT 发现有无闭襻和绞窄比出现临床症状、体征早数小时，并且对肿瘤引起梗阻的病灶性质判断、周围情况显示、分期等具有显著的优越性，越来越被广泛认可。

肠梗阻一般可以分为机械性肠梗阻、动力性肠梗阻（包括假性肠梗阻）和血运性肠梗阻，其中大部分为机械性肠梗阻。机械性肠梗阻按照梗阻的病变位置可以分为肠壁、肠腔内和肠腔外三种；按照有无绞窄又可分为单纯性机械性肠梗阻和绞窄性机械性肠梗阻。本节简单介绍以下几种常见的和部分罕见但可能会导致严重并发症的机械性肠梗阻类型。

### （一）肿瘤性肠梗阻

1.病理和临床概述

肿瘤性肠梗阻，肠道肿瘤是引起肠梗阻重要原因之一。临床表现为腹痛、腹胀、呕吐、肛门停止排便、排气。

2.诊断要点

可显示梗阻近、远段肠管情况，以阳性对比剂充盈肠管并追踪梗阻点，以重组分析梗阻段情况,常能显示肠腔或肠壁肿块,同时显示供血动脉及引流静脉。

以下 CT 表现支持肠道恶性肿瘤:①肠壁肿块局部僵硬,较明显强化,中央有坏死;②移行带狭窄不规则,肠壁不规则增厚;③淋巴结肿大(图 11-5)。

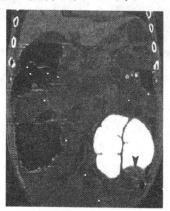

**图 11-5　肿瘤性肠梗阻**
三维重建显示降结肠腔内充盈缺损,手术病理为降结肠腺癌

3.鉴别诊断

炎症;粘连;粪石性肠梗阻;发现肠道内不均匀肿块和淋巴结肿大有助于肿瘤性肠梗阻的诊断。

4.特别提示

小肠是内镜检查盲区,螺旋 CT 应用使诊断肠梗阻发生了革命性变化,它能分析肠梗阻原因、明确梗阻部位。

**(二)肠扭转**

1.病理和临床概述

肠扭转是严重急腹症,以小肠多见,原因有先天发育异常、术后粘连、肠道肿瘤、胆道蛔虫及饱餐后运动等;另外,小肠内疝(部分小肠疝入手术形成的空隙内)实质上也是肠扭转。临床表现为急性完全性肠梗阻,常在体位改变后剧烈腹痛。

2.诊断要点

(1)漩涡征:为肠曲及肠系膜血管紧紧围绕某一中轴盘绕聚集。

(2)鸟嘴征:扭转开始后未被卷入"涡团"的近端肠管充气、充液而扩张,紧邻漩涡肠管呈鸟嘴样变尖。

(3)肠壁强化减弱、靶环征及腹水:为肠扭转时造成局部肠壁血运障碍所致,靶环征指肠壁环形增厚并出现分层改变,为黏膜下层水肿增厚所致(图 11-6)。

3.鉴别诊断

肠道肿瘤、其他原因肠梗阻。

4.特别提示

诊断肠扭转必须具备肠管及肠系膜血管走行改变,即肠管及血管漩涡征。CT 扫描结合后处理诊断肠扭转具有明显优势。

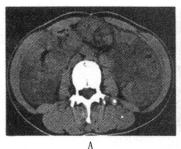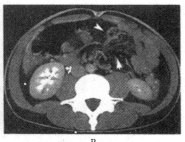

A B

**图 11-6 肠扭转**

A.肠系膜血管 360°旋转,呈典型"漩涡"征,同时见肠管梗阻、

肠壁水肿及腹水;B.可见附属肠系膜血管"漩涡"征

### (三)肠套叠

1.病理和临床概述

肠套叠是一段肠管套入邻近肠管,并导致肠内容物通过障碍。常因系膜过长或肠道肿瘤所致,以回盲部或升结肠多见。婴幼儿表现为突然发生的阵发性剧烈腹痛、哭闹、果酱样血便。成人肠套叠常继发于肿瘤、炎症、粘连及坏死性肠炎等,最常见是脂肪瘤。临床表现为不全性肠梗阻或完全性肠梗阻,症状不典型,并可以因反复肠套叠,反复出现腹部包块。

2.诊断要点

可以分 3 类:小肠-小肠型、小肠-结肠型和结肠-结肠型,以小肠-结肠型为最常见。

典型征象:出现 3 层肠壁,最外层为鞘部肠壁,第二层为套入之折叠层肠壁,第三层为中心套入部肠腔。鞘部及套入部均可有对比剂或气体,呈多层靶环状表现,即"同心圆"征或"肠内肠"征。原发病灶一般位于肠套叠的头端(图 11-7)。CT 重建可见肠系膜血管卷入征。

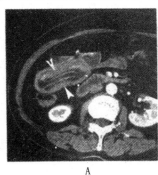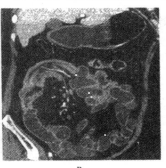

A B

**图 11-7 肠套叠**

CT 检查显示肠套叠的横断位增强扫描和冠状位重建,因套叠部长轴与扫描层面平行,

表现为肾形或香肠状,并可见肠系膜动脉嵌入,即"肠内肠征"及"血管卷入征"

3.鉴别诊断

肠道肿瘤,CT 重建有助于鉴别。

4.特别提示

CT 扫描及重建对肠套叠有非常重要的价值,对原发病的检出也有重要意义。少部分坏死性肠炎所致及慢性肠套叠 CT 征象不典型,需密切结合临床。

### （四）粘连性肠梗阻

**1.病理和临床概述**

粘连性肠梗阻的诊断与治疗是临床上一个棘手问题，而能否及时正确诊断，对患者治疗效果甚至预后有重大影响。以往，肠梗阻的诊断一般依赖于传统X线平片，但螺旋CT的应用显著提高了粘连性肠梗阻的定性定位诊断正确率。主要继发于腹部手术后，由于以不全性肠梗阻为主，大部分病例临床症状较轻，以反复腹痛为主。

**2.诊断要点**

（1）梗阻近段的肠管扩张和远端肠管塌陷。

（2）在梗阻部位可见移行带光滑。

（3）增强扫描肠壁局部延迟强化，但肠壁未见增厚。

（4）局部见"鸟嘴"征、粘连束带及假肿瘤征（图11-8）。

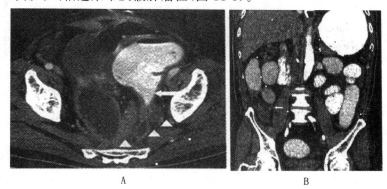

**图 11-8　粘连性肠梗阻**

A.在梗阻部位可见移行带光滑，肠壁未见明显增厚，但局部后期强化更明显，近段肠管扩张，并可见局部粘连束带，后方见光整移行带及粘连束带，局部呈"鸟嘴"征；B.在单纯回肠末段粘连性肠梗阻病例的多平面重建技术重建，可见回肠末段呈鸟嘴样改变，梗阻段肠管明显变细，其外可见束带影

**3.鉴别诊断**

其他原因所致肠梗阻，如肠道肿瘤、扭转等。

**4.特别提示**

一些有反复不全性肠梗阻症状患者，行螺旋CT扫描及各种方法重组，对肠梗阻定性、定位诊断具有重要临床价值。

### （五）肠内疝

**1.病理和临床概述**

肠内疝、小肠内疝是罕见的肠梗阻原因之一，及时正确诊断并进行手术治疗对抢救患者生命具有重大意义。分先天性、后天性小肠内疝两种。胚胎发育期，中肠的旋转与固定不正常将导致内疝。腹腔内会有一些腹膜隐窝或裂孔形成如十二指肠旁隐窝、回盲肠隐窝、回结肠隐窝、小网膜孔（Winslow孔）、肠系膜裂孔等。后天性小肠内疝常见胃空肠吻合术后（如 Roux-en-Y），上提的空肠襻与后腹膜间可形成间隙，另外还有末端回肠与横结肠吻合后形成系膜阀隙等。一个正常的腹腔内并无压力差，肠管的各种运动（主要是蠕动）和肠内容物之重力作用及人体位突然改变，而致使肠管脱入隐窝、裂孔或间隙，由于肠管的蠕动，进入孔洞的肠曲增多，无法自行退回则会发生嵌闭、扭转、绞窄，甚至坏死。部分内疝由于肠管的运动，可自行退回复位，这就是间断出现发作性或慢性腹痛的原因。小肠内疝临床表现不典型,一直以来,正确的术前诊断是难点和重点。

2.诊断要点

(1)左侧十二指肠旁疝:①胃、胰腺之间囊性或囊袋状肿块,重建观察与其余腹内肠管相连,为移位、聚集的小肠;②肠系膜血管异常征,包括肠系膜血管聚集、牵拉、扭转与充盈,肠系膜血管干左移或右移,超过一个主动脉宽度,并可见粗大的肠系膜血管进入病灶内;③肠系膜脂肪延伸进入病灶内;STS-MIP 观察有时可见疝口;其他肠段移位,可见十二指肠第四段受压移位(图 11-9)。

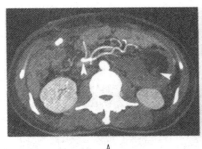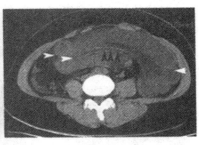

**图 11-9 肠内疝**

A.左侧十二指肠旁疝 STS-MIP 重建示,肠系膜上动脉主干移位,超过 1 个主动脉宽度(上箭头),并可见肠系膜脂肪与病变内脂肪相连续(右向箭头);B 先天性肠系膜裂孔所致的空、回肠内疝,部分肠襻经裂孔向左侧疝入(右向箭头),肠系膜血管受牵拉(多个星号),所累肠管因水肿呈"靶环征"及少量腹水(左向箭头)

(2)经肠系膜疝的主要征象:①肠管或肠襻聚集、移位及拥挤、拉伸及"鸟嘴"征,肠襻经肠系膜裂孔疝入后,继续蠕动进入更多肠襻,可以显示聚集拥挤的肠襻;②其附属肠系膜血管异常征,包括肠系膜血管聚集、牵拉、扭转与充盈等,上述征象在 STS-MIP 重建时可以观察到;③肠系膜脂肪延伸进入病灶内,可见附属于疝入肠襻的肠系膜脂肪受牵连进入;④其他肠段移位,原来位置的腹腔空虚及疝入小肠襻对该位置的肠管推移;⑤可见疝口;⑥并发肠扭转时,可以显示为肠管及附属肠系膜血管的"漩涡"征。

(3)其他继发性征象:①肠梗阻,位于疝口附近的近段肠管有梗阻扩张积液征象;②"靶环"征,为疝入肠管缺血水肿所致;③腹水,早期可较少,位于疝入侧的结肠隐窝内,后期可以明显增加,提示绞窄性梗阻甚至有坏死并弥漫性腹膜炎趋势。

3.鉴别诊断

与粘连性肠梗阻、肠扭转、左侧十二指肠旁疝和腔外型胃间质瘤进行鉴别。

4.特别提示

螺旋 CT 扫描及多平面重建技术、STS-MIP 重建对小肠内疝的诊断具有重要价值,在检查急腹症或肠梗阻患者时,发现肠管或肠襻聚集、移位及拥挤、拉伸及"鸟嘴"征,附属肠系膜血管有充盈、拥挤等异常征象,其他肠段移位等征象时,并且临床上有腹部手术史,尤其是 Roux-en-Y 术式,或有慢性间歇性腹痛史,应该考虑到此病的可能。

**(六)胆石性肠梗阻**

1.病理和临床概述

胆石性肠梗阻最早(1896 年)由 Bouveret 报道,以胃的幽门部梗阻为特征,主要是指由于胆结石(多数为较大的胆囊结石)通过胆肠瘘移行在胃的远侧部分或十二指肠近侧部分,所造成的胃肠输出段的胆石性肠梗阻是临床上极为少见的肠梗阻类型;已经发现许多较小的胆结石通过胆囊与十二指肠之间瘘管后,可以滑入小肠而引起小肠梗阻。患者有胆囊结石及慢性胆囊炎病史,临床症状和体征缺乏特异性,主要包括恶心、呕吐和上腹部疼痛等非特异性征象。

2.诊断要点

确诊胆石性肠梗阻的直接征象为:①肠腔内胆结石;②胆囊与消化道之间瘘管。

有第一直接征象,以下任两种间接征象以上可以确诊为胆石性肠梗阻:①肠梗阻;②胆囊塌陷及胆囊与十二指肠之间边界不清;③胆囊和胆管积气(图11-10)。

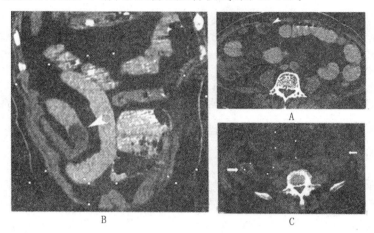

**图11-10 胆石性肠梗阻**

A、B.阴性结石所致的肠梗阻,可见空回肠交界处低密度灶,局部肠壁有强化;C.为阳性结石
所致的肠梗阻,可见回肠近段同心圆样结石密度灶,近段肠管扩张

3.鉴别诊断

与粪石性肠梗阻、肿瘤性肠梗阻、粘连性肠梗阻鉴别。

4.特别提示

胆石性肠梗阻是临床上极为少见的肠梗阻类型,由于胆石性肠梗阻发病年龄较大,并发症较多,手术的风险性也随之增加,据文献总结,其病死率可高达33%。螺旋CT诊断胆石性肠梗阻上具有高度的敏感性和特异性。

**(七)粪石性肠梗阻**

1.病理和临床概述

粪石性肠梗阻的粪石的形成主要是因为某些食物中含有的鞣酸成分遇胃酸后形成胶状物质,胶状物质与蛋白质结合成为不溶于水的鞣酸蛋白,再有未消化的果皮、果核及植物纤维等相互凝集而成。粪石嵌入小肠引起粪石性肠梗阻。临床症状和体征同胆石性肠梗阻。

2.诊断要点

(1)大部分粪石CT上呈类圆形、相对低密度,有筛状结构及"气泡"征,与大肠内容物相似,但小肠内容物一般无此形态,增强无强化。

(2)肠梗阻的一般CT征象(图11-11)。

3.鉴别诊断

与胆石性肠梗阻、肿瘤性肠梗阻、粘连性肠梗阻、肠套叠鉴别。

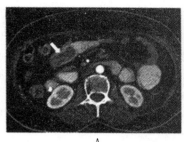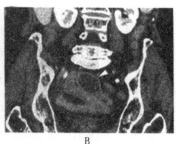

**图 11-11　粪石性肠梗阻**

A.空肠内粪石呈卵圆形低密度灶,内部有气泡征;B.为回肠粪石冠状位重建,可见粪石
呈低密度影(横箭头),内有气泡及筛孔结构,其远段肠管塌陷

4.特别提示

结合临床病史,螺旋 CT 在粪石性肠梗阻的定位、定性上具有高度的敏感性和特异性,为临床正确诊断与治疗提供重要依据。

## 二、肠道炎症

### (一)克罗恩病

1.病理和临床概述

小肠克罗恩病是一原因不明的疾病,多见于年轻人。表现为肉芽肿性病变,合并纤维化和溃疡。好发于末段回肠,同时常侵犯回肠和空肠。临床常表现为腹痛、慢性腹泻。

2.诊断要点

受累肠管的肠壁及肠系膜增厚,肠管狭窄,邻近淋巴结肿大和炎性软组织肿块,邻近腹腔内脓肿或瘘管形成(图 11-12)。

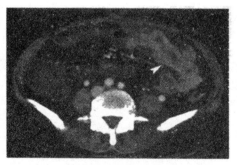

**图 11-12　小肠克罗恩病**

CT 检查显示左侧小肠肠壁增厚、强化,相
应肠管狭窄,远段肠管正常

3.鉴别诊断

(1)肠结核:其他部位有结核病灶者有助于诊断,鉴别困难可行抗结核药物实验性治疗。

(2)肠淋巴瘤:小肠多发病灶,有腹腔淋巴结肿大,临床表现更明显。

(3)慢性溃疡性空回肠炎:肠管狭窄和扩张,临床腹痛、腹泻明显。

4.特别提示

小肠插管气钡双重造影是诊断克罗恩病的首选方法。CT扫描的作用在于显示病变侵入腹腔的情况,可明确腹部包块的性质和腹腔内病变范围。

**(二)肠结核**

1.病理和临床概述

肠结核好发于回盲部,也可见于空回肠和十二指肠,多见于青壮年人。以肠壁和相邻淋巴结的纤维化和炎症为特征。临床常表现为腹痛、腹泻和便秘交替、低热等。

2.诊断要点

病变肠管狭窄,肠壁增厚,邻近淋巴结肿大。若伴有结核性腹膜炎,则可显示腹水和腹膜增厚。

3.鉴别诊断

克罗恩病;肠淋巴瘤,增殖型肠结核同淋巴瘤有时鉴别困难,淋巴瘤范围广,淋巴结肿大,肠道受压移位,伴有肝脾大。

4.特别提示

小肠钡剂造影是诊断肠结核的主要方法。

## 三、肠道肿瘤

**(一)小肠腺癌**

1.病理和临床概述

小肠腺癌起源于肠黏膜上皮细胞,好发于十二指肠降段和空肠。多见于老年男性。病理上分肿块型和浸润狭窄型。肿瘤向腔内生长或沿肠壁浸润,产生梗阻症状。

2.诊断要点

肠壁局限性增厚或肿块形成,近段肠腔梗阻扩张,增强扫描病变不均质强化,可伴肠系膜淋巴结肿大。部分腺癌呈局部肠壁水肿增厚改变,但增强扫描有不均匀强化(图11-13)。

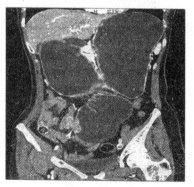

**图 11-13　空肠腺癌**

CT冠状位重建可见局部肠管狭窄、肠壁明显增厚,
增强扫描有不均匀强化,近段肠管明显扩张

3.鉴别诊断

(1)十二指肠布氏腺增生:增强扫描为均匀一致,同肠壁表现相仿。

(2)小肠淋巴瘤:病灶常呈多发改变。

4.特别提示

小肠造影是诊断小肠肿瘤的常用方法。CT有助于显示肿块大小、形态、范围,以及同周围器官的关系、转移情况。必要时可行CT引导下穿刺活检。

**(二)小肠淋巴瘤**

1.病理和临床概述

小肠淋巴瘤可原发于小肠,也可为全身淋巴瘤一部分。淋巴瘤起源于肠壁黏膜下层淋巴组织,向内浸润黏膜,使黏膜皱襞变平、僵硬,向外侵入浆膜层、系膜及淋巴结。临床常有高位肠梗阻症状。

2.诊断要点

肠壁增厚,肠腔狭窄,局部形成肿块,病变向肠腔内、外生长,增强扫描病变轻中度强化。肠系膜及后腹膜常受累(图11-14)。

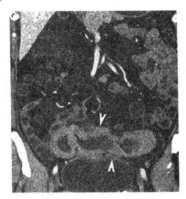

**图11-14　回肠淋巴瘤**

CT增强扫描后冠状位重建可见下腹部回肠肠壁明显增厚,范围较广,肠腔未见明显狭窄,增强扫描呈中度均匀强化

3.鉴别诊断

同小肠腺癌、小肠克罗恩病等鉴别。

4.特别提示

小肠造影是诊断小肠肿瘤的常用方法。CT有助于显示肿块大小、形态、范围,以及同周围器官的关系、转移情况。必要时可行CT引导下穿刺活检。

**(三)结肠癌**

1.病理和临床概述

结肠癌为常见消化道肿瘤,好发于直肠及乙状结肠。病理多为腺癌,分增生型、浸润型、溃疡型。临床常有便血及肠梗阻症状。

2.诊断要点

结肠或直肠壁不规则增厚,累及部分或全周肠壁,肠腔内见分叶或菜花状肿块,晚期肠腔狭窄并侵犯浆膜,肠外脂肪层密度增高,周围淋巴结肿大。增强扫描病灶强化较明显(图11-15)。

3.鉴别诊断

(1)肠结核:病灶多同时累及盲肠、升结肠和回盲部,表现为管腔狭窄变形,三维重建有助于诊断。

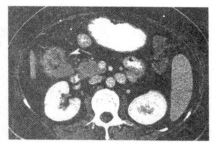

**图 11-15　结肠肝曲癌**

CT 检查示结肠肝曲肠壁不规则增厚,局部见
菜花状肿块突入肠腔,相应肠腔狭窄

(2)溃疡性结肠炎:常先累及直肠和左半结肠,病变呈连续状态,无明显肿块。

4.特别提示

在日常工作中,部分肠梗阻患者因梗阻存在,临床不能行内镜检查,常不能明确梗阻原因,行
CT 检查,能较明确诊断结肠癌。

**(刘松军)**

# 第三节　肝　脏　疾　病

## 一、肝囊肿

### (一)病理和临床概述

肝囊肿是比较常见的良性疾病,根据发病原因不同,可将其分为非寄生虫性和寄生虫性肝囊
肿。非寄生虫性又分为先天性和后天性(如创伤、炎症性和肿瘤性,又称为假性囊肿)。以先天性
肝囊肿最常见,先天性起源于肝内迷走的胆管或因肝内胆管和淋巴管在胚胎期发育障碍所致。
可单发或多发,肝内两个以上囊肿者称为多发性肝囊肿。有些病例左右叶肝内散在大小不等的
囊肿,又称为多囊肝,通常并存有肾、胰腺、脾、卵巢及肺等部位囊肿。本节主要讨论先天性肝囊
肿表现。临床一般无表现,巨大囊肿可压迫肝和邻近脏器产生相应症状(图 11-16)。

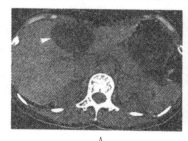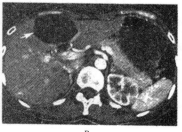

A　　　　　　　　　　　　　　　　　B

**图 11-16　肝囊肿**

A.CT 平扫可见左侧肝叶呈低密度囊性改变,呈张力较高;

B.CT 增强扫描可见左侧肝叶囊性病变未见强化

**（二）诊断要点**

CT 上表现为单个或多个、圆形或椭圆形、密度均匀、边缘光滑的低密度区，CT 值接近于水。合并出血或感染时密度可以增高。增强后囊肿不强化。

**（三）鉴别诊断**

囊性转移瘤；肝包虫囊肿；肝囊肿无强化，密度均匀可鉴别。

**（四）特别提示**

肝囊肿的诊断和随访应首选 B 超，其敏感度和特异性高。对于疑难病例，可选用 CT 或 MRI。其中 MRI 对小囊肿的准确率最高，CT 因部分容积效应有时不易区分囊性或实质性。

## 二、肝内胆管结石

**（一）病理和临床概述**

我国肝内胆管结石发病率约 16.1%，几乎全是胆红素钙石，由胆红素、胆固醇、脂肪酸与钙盐组成。可为双侧肝内胆管结石，也可限于左肝或右肝肝内胆管。肝内胆管结石的形成与细菌感染、胆汁滞留有关。肝内胆管结石与肝内胆管狭窄、扩张并存较多见。因此有胆汁的滞留。狭窄于两侧肝管均可见到，以左侧多见，也可见于肝门左、右肝管汇合部。主要临床表现：①患者疼痛不明显，发热、寒战明显，周期发作；②放射至下胸部、右肩胛下方；③黄疸；④多发肝内胆管结石者易发生胆管炎，急性发作后恢复较慢；⑤肝大、肝区叩击痛；⑥多发肝内胆管结石者，多伴有低蛋白血症及明显贫血；⑦肝内胆管结石广泛存在者，后期出现肝硬化、门静脉高压。

**（二）诊断要点**

（1）单纯肝内胆管结石或伴肝外胆管结石、胆囊结石，按结石成分 CT 表现可分 5 种类型：高密度结石、略高密度结石、等密度结石、低密度结石、环状结石。胆石的 CT 表现与其成分有关，所以，CT 可以提示结石的类型。肝内胆管结石主要 CT 表现为管状、不规则高密度影，典型者在胆管内形成铸型结石，密度与胆汁相比以等密度到高密度不等，以高密度为多见。结石位于远端较小分支时，肝内胆管扩张不明显；结石位于肝内较大胆管者，远端小分支扩张。

（2）肝内胆管结石伴感染，肝内胆管结石可以伴感染，主要有胆管炎、胆管周围脓肿形成等。CT 表现为胆管壁增厚，有强化；对胆管周围脓肿，CT 可以表现为胆管周围可见片状低密度影或呈环形强化及延迟强化等表现。

（3）肝内胆管结石伴胆管狭窄，CT 可以显示结石情况及逐渐变细的胆管形态。

（4）肝内胆管结石伴胆管细胞癌，CT 增强扫描可以在显示肝内胆管结石外及扩张胆管的同时，对肿块的位置、大小、形态及其对周围肝实质侵犯情况可以精确分析，动态增强扫描有特异性的表现。依表现分两型，肝门型和周围型。肝门型主要表现有，占位近侧胆管扩张，70% 以上可显示肿块，呈中度强化。局限于腔内的小结节时，可以显示胆管壁增厚和强化，腔内软组织影和显示中断的胆管。动态增强扫描其强化方式呈延迟强化，具有较高的特异性。周围型病灶一般较大，在平扫和增强扫描中，都表现为低密度多数病例有轻度到中度强化，以延迟强化为主，常伴有病灶内和/或周围区域胆管扩张。

**（三）鉴别诊断**

肝内胆管结石容易明确诊断，主要需要将肝内胆管结石伴间质性肝炎与胆管细胞癌相鉴别。

**（四）特别提示**

肝内胆管结石的影像学检查一般首选 B 超、CT 和 MRI，由于单纯的胆管结石较少，伴有胆管炎、胆管狭窄的居多,所以,MRCP 因其可以完整显示胆管系统又成为一项重要的检查项目;但单纯 MRCP 对伴有胆管细胞癌或不伴胆管扩张的胆管结石显示效果不佳,CT 和 MRI 及增强扫描的价值重大(图 11-17)。

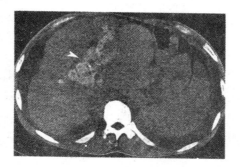

**图 11-17　肝内胆管结石**

CT 显示左肝内胆管内多发结节状高密度灶,肝内胆管扩张,肝脾周围少量积液

## 三、肝脏挫裂伤

**(一)病理和临床概述**

肝脏挫裂伤,肝脏由于体积大,肝实质脆性大,包膜薄等特点,在腹部受到外力撞击容易产生闭合伤,多由高处坠入、交通意外引起。临床表现为肝区疼痛,严重者失血性休克。

**(二)诊断要点**

1.肝包膜下血肿

包膜下镰状或新月状等低密度区,周围肝组织弧形受压。

2.肝实质血肿

肝内圆形、类圆形或星芒低密度灶。

3.肝撕裂

肝撕裂为多条线状低密度影,边缘模糊(图 11-18)。

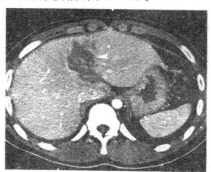

**图 11-18　肝挫裂伤**

CT 显示肝左叶内片状低密度灶,边缘模糊,增强扫描内部轻度不均质强化

**(三)鉴别诊断**

结合病史,容易诊断。

### (四)特别提示

CT 检查能准确判断肝外伤的部位、范围、肝实质损伤和大血管的关系、腹腔积血的量,为外科决定手术或保守治疗提供重要依据。

## 四、肝脓肿

### (一)病理和临床概述

肝脓肿是肝内常见炎性病变,分细菌性、阿米巴性、真菌性、结核性等,以细菌性、阿米巴性肝脓肿多见。肝脓肿病理改变可分为 3 层结构,中心为组织液化坏死,中间为含胶原纤维的肉芽组织构成,外周为移行区域,为伴有细胞浸润及新生血管的肉芽组织。临床表现肝大、肝区疼痛、发热及白细胞升高等急性感染表现。

### (二)诊断要点

平扫肝实质圆形或类圆形低密度病灶,中央为脓腔,密度均匀或不均匀,CT 值高于水低于肝,有时可见积气或液平面。脓腔壁为较高密度环状阴影,急性期可见壁外水肿带,边缘模糊。增强扫描脓肿壁明显环状强化,中央坏死区无强化,典型称"双环"征,代表强化脓肿壁及水肿带。

环征和脓肿内积气为肝脓肿特征性表现(图 11-19)。

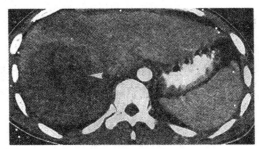

**图 11-19　肝脓肿**

CT 检查显示肝右叶类圆形混杂密度团块,增强扫描脓肿壁见
环状强化,外缘见晕征,中心区域低密度脓腔未见强化

### (三)鉴别诊断

肝癌、肝转移瘤,典型病史及"双环"征有助于肝脓肿诊断。

### (四)特别提示

临床起病急,进展快有助于肝脓肿诊断,不典型病例需随访观察。

## 五、肝硬化

### (一)病理和临床概述

肝硬化是以肝脏广泛纤维结缔组织增生为特征的慢性肝病,正常肝小叶结构被取代,肝细胞坏死、纤维化,肝组织代偿增生形成再生结节,晚期肝脏体积缩小。引起肝硬化主要原因有乙肝、丙肝、酗酒、胆道疾病、寄生虫感染等。早期无明显症状,后期可出现腹胀、消化不良、消瘦、贫血及颈静脉怒张、肝脾大、腹水等症状。

### (二)诊断要点

(1)肝叶比例失调,肝左叶尾叶常增大,右叶萎缩,肝裂增宽,肝表面凹凸不平、呈结节状,晚期肝硬化体积普遍萎缩。

（2）肝脏密度不均匀，肝硬化再生结节为相对高密度，动态增强扫描见强化。

（3）脾大（超过5个肋单位），脾静脉、门静脉扩张及侧支循环建立，出现胃短静脉、胃冠静脉及食管静脉曲张，部分患者见脾肾分流。

（4）腹水，表现为腹腔间隙水样密度灶。少量腹水常积聚于肝脾周围，大量腹水时肠管受压聚拢，肠壁浸泡水肿（图11-20）。

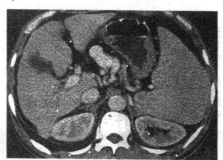

**图11-20　肝硬化**

CT检查显示肝脏体积缩小，肝叶比例失调，脾大，门静脉扩张伴侧支血管形成

**（三）鉴别诊断**

应与弥漫型肝癌鉴别。增强扫描动脉期肝内结节明显强化及门脉癌栓，AFP显著升高等征象均有助于肝癌诊断。

**（四）特别提示**

CT可直观显示肝脏形态和轮廓改变，观察肝密度改变，可初步判断肝硬化程度。同时可全方位显示肝内血管，为经颈静脉肝内门腔静脉分流术的操作进行导向。

## 六、脂肪肝

**（一）病理和临床概述**

脂肪肝为肝内脂类代谢异常，诱发甘油三酯和脂肪酸在肝内聚积、浸润和变性，分局灶性脂肪浸润及弥漫性脂肪浸润两种。常见原因有肥胖、糖尿病、肝硬化、激素治疗及化疗后等。临床表现为肝大、高脂血症等症状。

**（二）诊断要点**

（1）局灶性脂肪浸润表现为肝叶或肝段局部密度减低，密度低于脾脏，无占位效应，其内见血管纹理分布。

（2）弥漫性脂肪浸润表现为全肝密度降低，肝内血管异常清晰（图11-21）。

（3）常把肝/脾CT比值作为脂肪肝治疗后的观察指标。

**（三）鉴别诊断**

肝癌；血管瘤；肝转移瘤；局限性脂肪肝或弥漫性脂肪肝中残存肝岛有时呈圆形或类圆形，易误诊为肿瘤或其他病变。增强扫描表现、无占位效应、无门静脉肝静脉阻塞移位征象，可作为鉴别诊断依据。

**（四）特别提示**

对于肝岛、局灶性脂肪浸润及脂肪肝基础上伴有病变的检查，MRI具有优势（图11-22）。

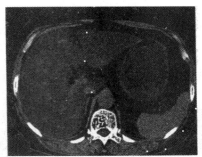

**图 11-21　脂肪肝**

CT 检查显示肝脏平扫密度均匀性减低,低于
脾脏密度,肝内血管纹理异常清晰

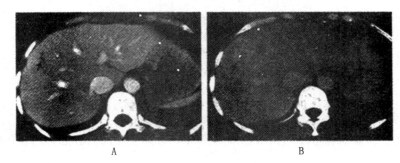

A　　　　　　　　　　　　　　B

**图 11-22　肝局灶性结节增生**

CT 检查显示增强扫描肝右前叶类圆形团块强化,中央星芒瘢痕延迟期强化

# 七、肝细胞腺瘤

## (一)病因、病理及临床概述

肝细胞腺瘤与口服避孕药或合成激素有关,肿瘤由分化良好、形似正常的肝细胞组织构成,无胆管,表面光滑,有完整假包膜。主要见于年轻女性,多无症状,停用避孕药肿块可以缩小或消失。

## (二)诊断要点

平扫为圆形低密度块影,边缘锐利。少数为等密度,增强扫描动脉期较明显强化。有时肿瘤周围可见脂肪密度包围环,为该肿瘤特征。

## (三)鉴别诊断

1.肝癌

与肝细胞癌相比腺瘤强化较均匀,无结节中结节征象。

2.局灶性结节增生

中央瘢痕为其特征。

3.血管瘤

早出晚归,可多发。

## (四)特别提示

肝腺瘤在 CT 上与其他实质性肿瘤表现相似,不易作出定性诊断。若有长期口服避孕药史,可供诊断参考。

## 八、肝脏局灶性结节增生

### (一)病因、病理及临床概述

肝脏局灶性结节增生(FNH)是一种相对少见的肝脏良性富血供占位。病变常为单发,易发生于肝包膜下,边界多清晰,但无包膜,其病理表现为实质部分由肝细胞、Kupffer 细胞、血管和胆管等组成,肝小叶的正常排列结构消失;肿块内部有放射性纤维瘢痕、瘢痕组织内包含一条或数条供血滋养动脉为其病理特征。临床多见于年轻女性,通常无临床症状。

### (二)诊断要点

平扫表现为等或略低密度,中央瘢痕为更低密度;动态增强扫描 FNH 表现基本恒定,表现为动脉期明显均匀强化(中央瘢痕除外),程度强于肝细胞肝癌及海绵状血管瘤,门脉期强化程度降低,略高于正常肝组织,中央瘢痕一般延时强化(图 11-23)。

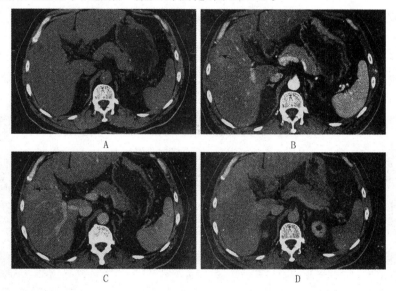

**图 11-23　肝脏局灶性结节增生**
A.CT 平扫示肝右前叶包膜下略低密度灶,中心见条状更低密度瘢痕;B.增强动脉期病灶不均匀强化,瘢痕区无强化;C.门脉期扫描示病灶为略高密度,中心瘢痕仍为低密度;D.延迟期扫描示病灶为略高密度,中心瘢痕延迟强化为条状略高密度

### (三)鉴别诊断

主要与肝细胞肝癌鉴别,FNH 无特殊临床症状,中央瘢痕为其特征。

### (四)特别提示

CT 可动态反映病灶血供特点,定性能力强。对于不典型者,以放射性核素扫描和 MRI 检查意义大。

## 九、肝脏血管平滑肌脂肪瘤

### (一)病因、病理及临床概述

肝血管平滑肌脂肪瘤是一种较为少见的肝脏良性间叶性肿瘤,由血管、平滑肌和脂肪 3 种成分以不同比例组成。随着病理诊断水平的不断提高,近年来对其报道逐渐增多,但由于该瘤的形态学变异多样化,因此大多数病例易误诊为癌、肉瘤或其他间叶性肿瘤。

**(二)诊断要点**

肝血管平滑肌脂肪瘤病理成分的多样化导致临床准确诊断肝血管平滑肌脂肪瘤存在一定困难。根据 3 种组织成分的不同比例将肝血管平滑肌脂肪瘤分 4 种类型。

**1.混合型**

各种成分比例基本接近(脂肪 10%～70%)。混合型肝血管平滑肌脂肪瘤是肝血管平滑肌脂肪瘤中常见的一种类型,CT 平扫为含有脂肪的混杂密度,各种成分的比例相近,增强扫描动脉期软组织成分有明显强化,多数能持续到门静脉期,病灶中心或边缘可见高密度血管影(图 11-24A、B)。

**2.平滑肌型**

脂肪<10%,根据其形态分为上皮样型、梭形细胞型等。平滑肌型肝血管平滑肌脂肪瘤中脂肪含量<10%,动脉期及门静脉期强化都略高于周围肝组织,但术前准确诊断困难(图 11-24C～E)。

**3.脂肪型**

脂肪≥70%,脂肪型肝血管平滑肌脂肪瘤影像学表现相对有特征性,脂肪影是其特征性 CT 表现之一。其他成分的比例相对较少。因此在 CT 扫描时发现有低密度脂肪占位例则高度怀疑肝血管平滑肌脂肪瘤(图 11-24F)。

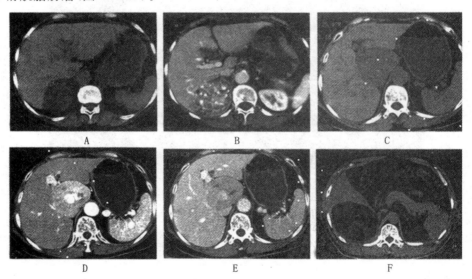

**图 11-24　肝脏血管平滑肌脂肪瘤**

A～B.为混合型:可见脂肪低密度及软组织影、增强的血管影;C～E.为上皮样型:实质内未见明显脂肪密度,中央可见粗大畸形的血管影,增强扫描为"快进快出"模式;F.为脂肪型,大部分为脂肪密度

**4.血管型**

血管型肝血管平滑肌脂肪瘤诊断依靠动态增强扫描。发现大多数此类的肝血管平滑肌脂肪瘤在注射对比剂后 40 s,病灶达到增强峰值,延迟期(>4 min)病灶仍然强化,强化方式酷似血管瘤,造成鉴别诊断困难,主要靠病灶内含有脂肪及中心高密度点状血管影加以区分。

**（三）鉴别诊断**

1.脂肪型肝血管平滑肌脂肪瘤与肝脏含脂肪组织的肿瘤相鉴别

（1）脂肪瘤及脂肪肉瘤：CT值多在－60 Hu以下，而且无异常血管及强化组织，脂肪肉瘤形态不规则，边缘不光滑。

（2）肝局灶性脂肪浸润：常呈扇形或楔形，无占位表现，其内有正常血管穿过。

（3）肝癌病灶内脂肪变性：分布弥散，界限不清，伴有液化坏死和血管侵犯，有肝硬化和甲胎蛋白升高。

（4）髓性脂肪瘤：由于缺乏血供，血管造影呈乏血供或少血供。

2.平滑肌型肝血管平滑肌脂肪瘤与肝癌、血管瘤、腺瘤等相鉴别

（1）肝细胞癌：增强扫描"早进早出"，动脉期多为明显强化，呈高密度，但门静脉期及平衡期强化不明显，密度相对低于周围正常肝组织。肝血管平滑肌脂肪瘤的软组织成分在门静脉期仍呈稍高密度，尤其对于脂肪成分少的肝血管平滑肌脂肪瘤容易误诊为肝癌。

（2）肝脏转移瘤或腺瘤：鉴别诊断主要依赖于病史，瘤内出血、坏死有助于鉴别肝腺瘤。

（3）血管型平滑肌脂肪瘤的强化方式和血管瘤的强化方式相似，在平衡期仍然为较高密度。肝血管瘤由扩张的血管及血窦组成，血窦内衬内皮细胞，有厚薄不一的纤维隔，其血供特点为"快进慢出"，在增强扫描时强化密度与肝动脉相近，动脉期、门静脉期均多为明显强化，而平衡期多为稍高密度。较大的肝血管瘤内可有纤维化，呈低密度，与肝血管平滑肌脂肪瘤内含脂肪的低密度明显不同，因而鉴别诊断主要依靠肝血管平滑肌脂肪瘤内有脂肪成分及中心血管影。

**（四）特别提示**

动态增强多期扫描可充分反映肝血管平滑肌脂肪瘤的强化特征，有助于提高肝血管平滑肌脂肪瘤诊断的准确性，但是对不典型病灶必须结合临床病史和其他影像检查方法，CT引导下细针抽吸活检对肝脏肝血管平滑肌脂肪瘤诊断很有帮助。少脂肪的肝血管平滑肌脂肪瘤可以行MRI同相位、反相位扫描。

## 十、肝脏恶性肿瘤

**（一）肝癌**

1.病因、病理及临床概述

肝癌是成人最常见的恶性肿瘤之一，肝癌患者大多具有肝硬化背景。有3种组织学类型：肝细胞型、胆管细胞型、混合细胞型。肿瘤主要由肝动脉供血，易发生出血、坏死、胆汁郁积。肿块>5 cm为巨块型；肿块<5 cm为结节型；细小癌灶广泛分布为弥漫型。纤维板层样肝细胞癌为一种特殊类型肝癌，以膨胀性生长并较厚包膜及瘤内钙化为特征，多好发于青年人，无乙型肝炎、肝硬化背景。

2.诊断要点

（1）肝细胞型肝癌：表现为或大或小、数目不定低密度灶。CT值低于正常肝组织20 Hu左右。有包膜者边缘清晰；边缘模糊不清，表明浸润性生长特征，常侵犯门静脉及肝静脉。有些肿瘤分化良好平扫呈等密度。增强扫描表现多种多样，通常动脉期癌灶明显不均匀强化，门静脉期及延迟期快速消退，即所谓"快进快出"强化模式（图11-25）。

（2）胆管细胞型肝癌：平扫为低密度肿块，增强动脉期无明显强化，门静脉期及延迟期边缘强化、并向中央扩展。发生在较大胆管者，可见肿瘤近端胆管呈节段性扩张（图11-26）。

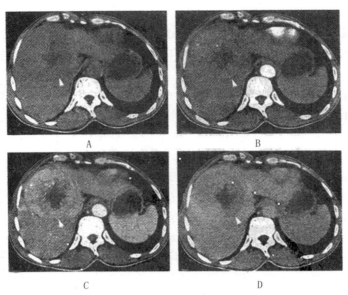

**图 11-25　肝癌**

A、B.动脉期扫描肝脏右叶病灶明显强化,见条状供血血管影;C、D.静脉期及
延迟期扫描,病灶强化程度降低,见假包膜强化

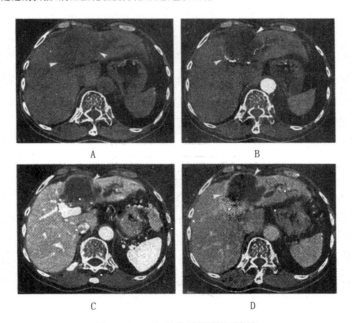

**图 11-26　左肝外叶胆管细胞癌**

A.左肝外叶萎缩,平扫可见肝内低密度肿块;B～D.左肝肿块逐渐强化,边缘不规则

3.鉴别诊断

同肝血管瘤、肝硬化再生结节、肝转移瘤等区别,乙型肝炎病史、AFP升高、并肝内胆管结石
及门脉癌栓等均有助于肝癌诊断。

4.特别提示

一般肝癌通过典型CT表现、慢性肝病史、AFP升高可确诊。部分不典型者可通过影像引导下穿刺活检明确诊断

**（二）肝转移瘤**

1.病因、病理及临床概述

由于肝脏为双重供血，其他脏器的恶性肿瘤容易转移至肝脏，尤以门静脉为多，故消化系统肿瘤转移占首位，其次为肺、乳腺等肿瘤。肝转移性肿瘤多为结节或圆形团块状，中心易发生坏死、出血和囊变，钙化较常见。

2.诊断要点

可发现90%以上肿瘤，表现为单发或多发圆形低密度灶，大部分病灶边缘较清晰，密度均匀，CT值15～45 Hu，若中心坏死、囊变密度则更低。若有出血、钙化则局部为高密度。增强扫描瘤灶边缘变清晰，呈花环状强化，称"靶环"征，部分病灶中央延时强化，称"牛眼"征（图11-27）。

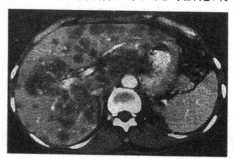

**图 11-27　乳腺癌肝转移**

CT检查显示肝内见广泛低密度结节及团块状

转移瘤，境界较清，增强扫描边缘环状强化

3.鉴别诊断

同肝癌、肝血管瘤、肝硬化再生结节、局灶性脂肪浸润等鉴别，结合原发病灶，一般诊断不难。

4.特别提示

结合原发病灶，一般诊断不难。多血供肿瘤有平滑肌肉瘤、肾癌、甲状腺癌、胰岛细胞瘤；少血供肿瘤有胃癌、胰腺癌及恶性淋巴瘤；黏液腺癌易产生钙化；结肠癌、平滑肌肉瘤易发生出血、坏死；直肠癌可为单发巨大肿块；卵巢癌常见肝包膜种植转移。

# 十一、肝脏血管性病变

**（一）肝海绵状血管瘤**

1.病因、病理及临床概述

海绵状血管瘤，起源于中胚叶，为中心静脉和门静脉发育异常所致。由大小不等血窦组成，血窦内充满血液，与正常肝组织间有薄的纤维包膜。瘤体小至数毫米，大至数十厘米，直径＞4 cm称巨大血管瘤。小血管瘤无症状，巨大血管瘤引起压迫症状，血管瘤破裂致肝内或腹腔出血。

2.诊断要点

平扫为圆形或类圆形低密度灶，边缘清晰，密度均匀。动态增强扫描动脉期病灶周边结节或

环状强化,门静脉期逐渐向中心充填,延迟期(5～10 min)病灶大部或全部强化。整个强化过程称"早出晚归"为血管瘤特征性征象。巨大血管瘤可见分隔或钙化。大血管瘤内部多有纤维、血栓及分隔而不强化(图 11-28)。

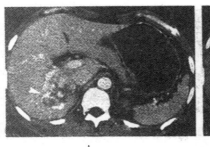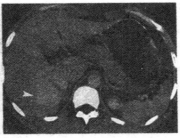

**图 11-28　肝海绵状血管**

CT 检查增强扫描示右肝病灶边缘结节环状强化,平衡期病灶被充填呈高密度改变

3.鉴别诊断

肝细胞癌的"快进快出"强化模式与血管瘤容易鉴别;肝转移瘤一般有原发病史,且呈环状强化。

4.特别提示

CT 是诊断血管瘤主要手段,但若未做延迟扫描或时间掌握不好,可能会误诊;特别是伴有脂肪肝的患者,CT 诊断较困难,可选用 MRI 检查,MRI 诊断血管瘤有特征表现。

**(二)布-加综合征**

1.病因、病理及临床概述

布-加综合征(BCS)是指肝静脉流出道阻塞和由此引起的相应表现,阻塞可以发生于肝与右心房之间的肝静脉或下腔静脉内。BCS 是一全球性疾病,其发病率、病因、病变类型及临床表现具有一定地域性。在亚洲,BCS 多由下腔静脉膜性闭塞所致,多无明确病因。临床主要表现为下腔静脉梗阻和门静脉高压症状,发病年龄以 20～40 岁为多见,男性略高于女性,如诊断不及时可以导致肝实质纤维化、肝硬化甚至肝衰竭而死亡。BCS 依据其病变类型和阻塞部位临床分为肝静脉阻塞型、下腔静脉阻塞型及肝静脉下腔静脉均阻塞型。

2.诊断要点

CT 表现有以下特征:①肝静脉和/或下腔静脉明显狭窄或闭塞。CT 可以直接显示肝静脉和下腔静脉的情况。②肝实质内呈网格状改变或局部低密度影,增强扫描时呈渐进式强化,为肝淤血所致的局部区域有相对减弱的动脉血流,窦后压力增高,门静脉血流减慢所致。显示门静脉高压征象包括腹水、胆囊水肿、胆囊静脉显示及侧支循环形成等。③肝内侧支血管在 CT 增强上表现多发"逗点状"异常强化灶,为扭曲襻状血管,尤其在延迟期扫描可以显示肝内迂曲高密度影。④肝硬化改变,伴或不伴轻度脾大。⑤肝脏再生结节在病理检查中,60%～80%的 BCS 患者肝内可见到大于 5 mm 的、多发的再生结节,也称腺瘤性增生结节或结节样再生性增生。通常为散在多发,圆形或类圆形,边界清楚,大小不等,通常直径为0.2～4.0 cm,少数可达7～10 cm。部分位于周边的结节可引起肝轮廓改变(图 11-29)。

3.鉴别诊断

(1)多发性肝转移瘤:其强化多为边缘强化,多个转移结节呈明显均一强化者少见,与 BCS

再生结节不同,结合其他影像学表现及临床资料不难鉴别。

(2)与可能合并的肝细胞癌进行鉴别:肝细胞癌有其特征性的"快进快出"强化模式,血浆甲胎蛋白浓度的升高可提示肝细胞癌的发生。

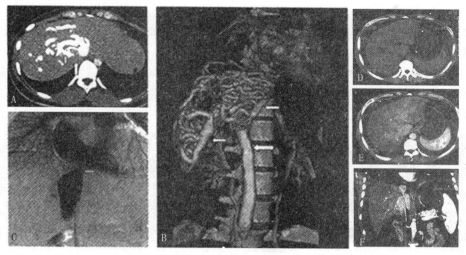

**图 11-29　布加综合征**

A、B.为 CT 增强延迟扫描和 VRT 重建,可见肝中、右静脉造影剂滞留,下腔静脉内造影剂滞留明显;C.DSA 下腔静脉造影可见膜状物;D～F.为另一例患者,男,45 岁,平扫肝脏密度不均匀,有腹水;增强扫描可见肝实质明显不均匀强化;冠状位重建可见下腔静脉肝内段明显受压

(3)肝局灶性结节性增生(FNH):在延迟扫描可以有进一步强化。但鉴别意义不大,因为两者都是属于肝细胞及血管等间质过度增殖形成的良性结节。

4.特别提示

MRI 和 CT 能很好地显示肝脏实质信号或密度的改变,增强以后能清楚地显示血管结构及血供变化情况。另外,MRI 可以多方位做肝血管成像,最大限度显示血管结构而不用静脉注射造影剂。特别对于那些因血管病变严重或肝静脉开口闭塞即使行血管造影也难以显示的血管结构,能够清楚地显示。相位敏感技术及 MRI 血管造影有助于评价门静脉通畅度和血流方向。超声检查是诊断 BCS 的首选检查方法可为临床病变的定位、分型提供可靠的诊断,但 US 的局限性在于不能全面评价凝血块或肿瘤累及下腔静脉或肝静脉的情况。静脉造影是诊断的金标准,目前采用介入方法治疗 BCS 已十分普遍。

**(三)肝小静脉闭塞病**

1.病因、病理及临床概述

肝小静脉闭塞病(VOD)是指肝小叶中央静脉和小叶下静脉损伤导致管腔狭窄或闭塞而产生的肝内窦后性门静脉高压症。本病的致病原因据目前所知有两大类,一是食用含吡咯双烷生物碱植物或被其污染的谷类;二是癌肿化疗药物和免疫抑制药的应用。另有文献认为,肝区放疗3～4周,对肝照射区照射剂量超过 35 Gy 时也可发生本病。含吡咯双烷生物碱的植物与草药有野百合碱、猪屎豆、千里光(又名狗舌草)、"土三七"等。

急性期肝小叶中央区肝细胞由于静脉回流不畅致出血坏死,无炎细胞浸润;亚急性期肝小叶、肝小静脉支内皮增生、纤维化致管腔狭窄,出现血液回流障碍。周围有广泛的纤维组织增生;

慢性期呈同心源性肝硬化的表现。

急性期起病急骤，上腹剧痛、腹胀、腹水；黄疸、下肢水肿少见，有肝功能异常；亚急性的特点是持久性的肝大，反复出现腹水；慢性期表现以门静脉高压为主。

2.诊断要点

（1）CT平扫：肝大，密度降低，严重者呈"地图状"、斑片状低密度，呈中到大量腹水。

（2）增强动脉期：肝动脉呈代偿改变，血管增粗、扭曲，肝脏可有轻度的不均匀强化。

（3）门静脉期：特征性的"地图状"、斑片状强化和低灌注区；肝静脉显示不清，下腔静脉肝段明显变扁，远端不扩张亦无侧支循环，下腔静脉、门静脉周围"晕征"或"轨道征"，胃肠道多无淤血表现（图11-30）。

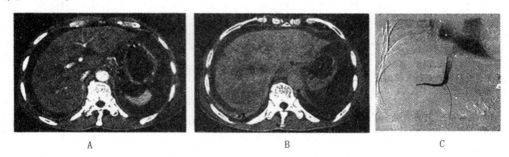

**图11-30　肝小静脉闭塞病**

患者服用"土三七"20 d后出现腹水，肝功能损害。A、B.CT示肝淤血改变，肝静脉未显示，门静脉显示正常，侧支循环较少；C.造影见下腔静脉通畅，副肝静脉显示良好

（4）延迟期：肝内仍可有斑片、"地图状"的低密度区存在。

3.鉴别诊断

布-加综合征主要指慢性型约有60％的患者伴有躯干水肿、侧腹部及腰部静脉曲张等下腔静脉梗阻的表现，而VOD无这种表现；CT平扫及增强可发现BCS的梗阻部位，肝内和肝外侧支血管形成等血流动力学改变等。

4.特别提示

对临床有明确病史、符合肝脏CT 3期增强表现特征者，可以提示VOD的诊断，并根据平扫和增强前后的肝实质密度改变程度和肝内血管的显示清晰程度，提供临床对肝脏损害程度的判断。明确诊断应行肝静脉造影和肝穿刺活检。临床无特异性治疗。

**（四）肝血管畸形**

1.病理和临床概述

肝血管畸形分为先天性和特发性两类，前者为遗传性出血性毛细血管扩张症（HHT）的肝血管异常表现的一部分，较为多见；后者为单纯肝血管畸形，而无其他部位或脏器的血管畸形。文献报道，HHT有4个特征：家族性、鼻咽部出血、脏器出血及内脏动-静脉畸形。一般认为如果上述症状出现三项即可诊断HHT，在肝脏的发生率占总发生率的8％，主要的临床表现为肝硬化，继而出现肝性脑病，食管静脉曲张及充血性心力衰竭等。HHT的病变主要累及毛细血管、小静脉及小中动脉，表现为毛细血管扩张，动-静脉畸形及动-静脉瘘。这种改变可累及皮肤、黏膜、肺、胃肠道、肝脏和中枢神经系统，肝脏受累概率为8％～31％，可形成肝硬化改变。特发性肝动脉畸形仅指肝动脉异常，而无其他脏器和部位相应血管畸形，但同HHT比较两者的肝动脉畸形改变是类似的。

2.诊断要点

CT 和增强造影示患者有典型的肝内动、静脉瘘,轻度门静脉、肝静脉瘘,肝血管畸形有许多伴发改变,如增粗肝动脉压迫局部胆管,可使胆管扩张,由于血流动力学改变致肝大、尾叶萎缩等(图 11-31)。

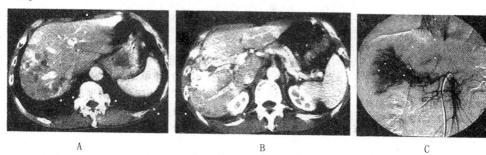

**图 11-31　特发性肝血管畸形**

A、B.CT 检查显示动脉期肝内异常强化灶,门静脉提前出现;C.造影见肝动脉杂乱,肝静脉、门静脉提前出现。该患者给予两次 NBCA 栓塞畸形血管,肝功能良好

增强扫描动脉期肝实质灌注不均匀,可见斑片状强化区并其间夹杂散在点状强化,腹腔动脉干及肝内动脉明显增宽、扭曲改变,同时伴肝脏增大,动脉期全肝静脉清晰显影,门静脉期肝实质密度强化基本均匀,门静脉一般无明显异常改变。

3.鉴别诊断

肿瘤所致动、静脉瘘,可见肝脏肿块,有临床病史,一般可以鉴别。

4.特别提示

双期螺旋 CT、CTA、MRA 能特别有助于显示血管畸形的血流特征及空间关系,同时可以发现肝脏动、静脉畸形的其他伴发表现,这些很难被其他影像技术很好地显示,可以充分认识病灶的影像学特征,为诊治提供可靠的影像学信息。动态增强 MRA 也可以直观显示肝动脉畸形改变,是 US 和传统 CT 不可比拟的。肝动脉造影是诊断肝血管畸形的金标准。

（刘松军）

# 第四节　胆　囊　疾　病

## 一、胆囊结石伴单纯性胆囊炎

### (一)病理和临床概述

胆囊结石伴单纯性胆囊炎,急性胆囊炎病理改变是胆囊壁充血水肿及炎性渗出,严重者胆囊壁坏死或穿孔形成胆瘘,常合并结石。临床常有慢性胆囊炎或胆囊结石病史,症状为右上腹疼痛,放射至右肩,为持续性疼痛并阵发性绞痛,伴畏寒、呕吐。

### (二)诊断要点

平扫示胆囊增大,直径大于 15 mm,胆囊壁弥漫性增厚(超过 3 mm),常见胆囊结石;增强扫描增厚胆囊壁明显均匀强化。胆囊窝可有积液,若胆囊壁坏死穿孔,可见液平面(图11-32)。

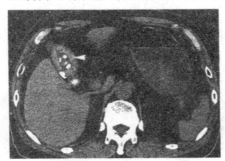

**图11-32　胆囊结石伴单纯性胆囊炎**

CT检查示胆囊壁明显增厚,胆囊内见多发小结节状高密度结石

**(三)鉴别诊断**

应与慢性胆囊炎、胆囊癌鉴别。胆囊癌常表现为胆囊壁不规则增厚,伴相邻肝脏浸润。

**(四)特别提示**

超声为急性胆囊炎、胆囊结石最常用检查方法。CT显示胆囊窝积液、胆囊穿孔及气肿性胆囊炎方面有较高价值。

## 二、黄色肉芽肿性胆囊炎

**(一)病理和临床概述**

黄色肉芽肿性胆囊炎是一种以胆囊慢性炎症为基础,伴有胆汁肉芽肿形成,重度增生性纤维化,以及泡沫状组织细胞为特征的炎性疾病。常见于女性,患者常有慢性胆囊炎或结石病史,临床表现与普通胆囊炎相似。

**(二)诊断要点**

(1)不同程度胆囊壁增厚,弥漫性或局限性,胆囊增大。

(2)胆囊壁可见大小不一、数目不等的圆形或椭圆形低密度灶,病灶可融合,增强无明显强化。胆囊壁轻中度强化。

(3)可显示黏膜线。

(4)胆囊周围侵犯征象,胆囊结石或钙化(图11-33)。

**(三)鉴别诊断**

与胆囊癌、急性水肿或坏死性胆囊炎鉴别困难。

**(四)特别提示**

CT常易误诊为胆囊癌伴周围侵犯。诊断需由切除的胆囊做病理检查后才能最终确诊。

## 三、胆囊癌

**(一)病理和临床概述**

胆囊癌病因不明,可能与胆囊结石及慢性胆囊炎长期刺激有关。多见于中老年,以女性多见,早期无明显症状,进展期表现为右上腹持续性疼痛、黄疸、消瘦、肝大及腹部包块。约80%合并胆囊结石,70%~90%为腺癌,80%呈浸润性生长。晚期肿瘤侵犯肝脏、十二指肠、结肠肝曲等周围器官,可通过肝动脉、门静脉及胆道远处转移。

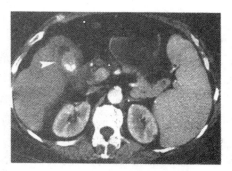

**图 11-33　黄色肉芽肿性胆囊炎**

CT检查示胆囊壁弥漫性不均性增厚，中央层可见低密度，呈"夹心饼干"
征。胆囊壁轻中度强化，胆囊腔内见高密度结石，胆囊窝模糊不清

**（二）诊断要点**

分胆囊壁增厚型、腔内型、肿块型和弥漫浸润型。表现为胆囊壁不规则性增厚或腔内肿块，增强扫描明显强化，常并胆管受压扩张，邻近肝组织受侵表现为低密度区（图 11-34）。

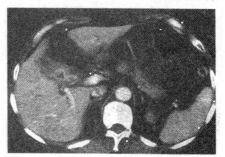

**图 11-34　胆囊癌侵犯局部肝脏**

CT增强扫描可见胆囊正常结构消失，胆囊壁不
规则增厚伴延迟不均匀强化，局部肝脏可见受累

**（三）鉴别诊断**

有时与慢性胆囊炎或胆囊腺肌增生症鉴别困难。

**（四）特别提示**

CT虽然在诊断胆囊癌上很有价值，但有一定的局限性，如早期胆囊癌，CT易漏诊；而晚期胆囊癌，CT不易区分肿瘤来源；胆囊癌胆管内播散不易发现等。

（刘　建）

# 第五节　胰　腺　疾　病

## 一、胰腺炎

胰腺炎分为急性、慢性胰腺炎。

（一）急性胰腺炎

1.病理和临床概述

急性胰腺炎为常见急腹症之一，多见于成年人，暴饮暴食及胆道疾病为常见诱因，分水肿型及出血坏死型两种。水肿型表现为胰腺大、间质充血水肿及炎症细胞浸润；出血坏死型表现为胰腺腺泡坏死、血管坏死性出血、脂肪坏死。伴胰周渗液及后期假性囊肿形成。临床起病急骤，持续性上腹部疼痛，放射至胸背部，伴发热、呕吐，甚至低血压休克。血和尿淀粉酶升高。

2.诊断要点

（1）水肿型：轻型 CT 表现正常，多数表现为胰腺不同程度增大，密度正常或稍低，轮廓清或欠清，可有胰周渗液，增强后胰腺均匀性强化。

（2）出血坏死型：胰腺体积弥漫性增大、密度不均匀，常见高低混杂密度区，增强扫描见低密度坏死区，胰周脂肪层模糊消失，胰周见低密度渗液，肾前筋膜增厚。常并发胰腺蜂窝织炎及胰腺脓肿（图 11-35）。

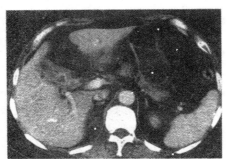

**图 11-35　急性胰腺炎**

CT 检查显示胰腺弥漫性肿胀、密度减低，胰周
见低密度渗液，左侧肾前筋膜增厚

3.鉴别诊断

同胰腺癌、胰腺囊腺瘤鉴别，典型临床病史及实验室检查有助于胰腺炎诊断。

4.特别提示

部分患者早期 CT 表现正常，复查时才出现胰腺增大，胰周渗液等征象。CT 对出血坏死性胰腺炎诊断有重要作用。因此，临床怀疑急性胰腺炎时应及时行 CT 检查及复查。

（二）慢性胰腺炎

1.病因、病理及临床概述

慢性胰腺炎在我国以胆道疾病的长期存在为主要原因。病理特征是胰间质纤维组织增生或胰腺腺泡广泛进行性纤维化和胰腺实质破坏，以及有不同程度炎症性改变。临床视其功能受损不同而有不同表现，常有反复上腹痛及消化障碍。

2.诊断要点

（1）胰腺轮廓改变，外形可表现为正常、弥漫性增大或萎缩，或局限性增大，弥漫性增大常见于慢性胰腺炎急性发作者。

（2）主胰管扩张，直径大于 3 mm，常伴导管内结石或导管狭窄。

（3）胰腺密度改变，钙化是慢性胰腺炎特征，胰腺实质坏死区表现为不均质边界不清低密度区，增强扫描早期可见强化。

（4）假性囊肿形成。

（5）肾前筋膜增厚（图 11-36）。

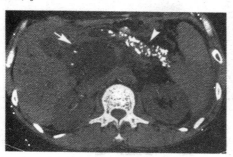

**图 11-36 慢性胰腺炎**

CT 检查显示胰腺萎缩，广泛钙化，胰管局部扩
张，胰头后方区域见假性囊肿形成

**3.鉴别诊断**

与胰腺癌鉴别。慢性胰腺炎常表现为胰管不规则扩张、胰周血管受压；而胰腺癌常表现为胰管中断、胰周血管侵犯。

**4.特别提示**

CT 诊断慢性胰腺炎时，最关键就是要排除胰腺癌或是否合并胰腺癌。行 MRCP 检查观察病变区胰管是否贯穿或中断，有助于提高诊断正确性。

## 二、胰腺良性肿瘤或低度恶性肿瘤

### （一）胰岛细胞瘤

**1.病因、病理及临床概述**

胰岛细胞瘤起源于胰腺内分泌细胞，根据有无激素分泌活性，分功能性和非功能性两大类。90％功能性胰岛细胞瘤直径不超过 2 cm，85％为良性；非功能性胰岛细胞瘤瘤体总是很大。不同肿瘤其临床表现不一样，无功能胰岛细胞瘤小者无症状，大者以腹部肿块为主诉；功能性胰岛细胞瘤因分泌不同激素而症状不同，如胰岛素瘤表现为持续性低血糖，胃泌素（促胃液素）瘤表现为胰源性溃疡等。

**2.诊断要点**

动态增强扫描因肿瘤血管丰富而增强显示。非功能性胰岛细胞瘤瘤体很大，平扫呈等或低密度，肿块呈椭圆形或分叶状，可出现囊变坏死，少数有钙化，邻近器官受压改变。增强扫描实质部明显强化，肿瘤不侵犯腹腔干及肠系膜血管根部周围脂肪层（图 11-37）。

**3.鉴别诊断**

无功能胰岛细胞瘤需与胰腺癌鉴别。瘤体大、富血管、瘤体内钙化及无胰腺后方血管侵犯等征象有助于诊断胰岛细胞瘤。

**4.特别提示**

功能性胰岛细胞瘤由于肿瘤小，常规 CT 检出的敏感性不高。判断胰岛细胞瘤良、恶性影像学检查不可靠，需应用免疫化学检查和内分泌标识来分类。

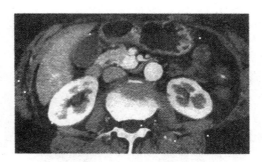

**图 11-37　胰岛细胞瘤**
CT 检查显示胰腺钩突旁明显强化结节,边缘规则,与周围血管界清

**(二)胰腺囊性肿瘤**

**1.病因、病理及临床概述**

胰腺囊性肿瘤比较少见,病理上分为大囊及小囊型。好发于胰体、尾部,高龄女性多见,一般无明显临床症状,肿瘤较大时可触及腹部包块,胃肠道可有不适症状。

**2.诊断要点**

胰腺内壁较厚的囊性肿块,大囊型直径大于 2 cm,小囊型直径小于 2 cm,囊壁可见向腔内突出乳头状肿瘤,或表现为多个小囊状肿物,中心呈放射状间隔。增强扫描较明显强化(图 11-38)。

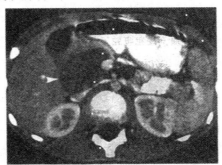

**图 11-38　胰头囊腺瘤**
CT 检查显示胰头区囊性占位,前缘见受压推
移正常胰腺组织,增强扫描病灶内部环状强化

**3.鉴别诊断**

囊性腺瘤与囊性腺癌很难鉴别,血管造影有利于鉴别。

**4.特别提示**

发现胰腺小囊性占位,特别发生在体尾部,不要轻易诊断胰腺囊肿或囊性瘤,一定要密切随访。

## 三、胰腺癌

**(一)病因、病理及临床概述**

胰腺癌主要源于导管细胞,无明确诱发因素,慢性胰腺炎是个重要因素。多见于 60～80 岁,男性好发。按临床表现为胰头癌、胰体尾部癌及全胰腺癌。腹痛、消瘦和乏力为胰腺癌共同症状,黄疸是胰头癌突出表现。

**(二)诊断要点**

(1)胰腺局限或弥漫性增大,肿块形成。

(2)胰腺内不均质低密度肿块,内部可有液化坏死区,增强扫描病灶轻度强化(图11-39)。

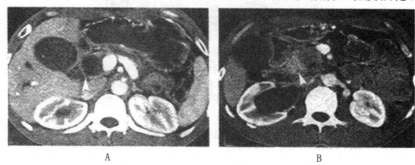

A B

**图11-39 胰头癌**

A、B.两图CT显示胆道胰管扩张呈"双管"征。胰头区见低密度肿块,增强
扫描轻度不均质强化,正常胰腺实质仍明显强化,右肾盂积水

(3)病变处胰管中断,远侧胰管扩张、周围腺体萎缩,胰头癌可出现"双管"征。

(4)胰周脂肪层模糊消失伴条索状影,血管(腹腔干、肠系膜上动静脉多见)被包埋。

(5)腹膜后淋巴结增大及远处转移,以肝脏多见。

**(三)鉴别诊断**

主要与囊腺瘤、胰岛细胞瘤及慢性胰腺炎鉴别,胰管中断征象是胰腺癌特征征象。囊腺瘤表现为大小不等囊腔,胰岛细胞瘤为富血供肿瘤,强化明显,慢性胰腺炎一般有典型病史。

**(四)特别提示**

CT是诊断胰腺癌的金标准。胰周侵犯及胰周血管包绕是胰腺癌不可切除的可靠征象。

(刘 建)

# 第六节 脾 脏 疾 病

## 一、脾脏梗死及外伤

**(一)脾脏梗死**

**1.病因、病理及临床概述**

脾脏梗死指脾内动脉分支阻塞,造成脾组织缺血坏死所致。风湿性心脏病二尖瓣病变和肝硬化是引起脾梗死常见原因。临床多无症状,有时可有上腹痛、发热、左侧胸腔积液等。

**2.诊断要点**

平扫表现为脾内三角形或楔形低密度区,多发于脾前缘近脾门方向。增强扫描周围脾组织明显强化,而梗死灶无强化,境界变清(图11-40)。

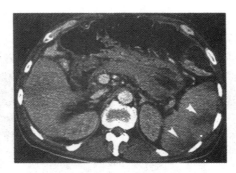

**图 11-40　脾梗死**

CT 检查显示脾内多发楔形低密度灶,尖端指向脾门,增强扫描未见强化

3.鉴别诊断

脾梗死容易诊断,慢性期有时需与脾肿瘤鉴别,增强有助于鉴别。

4.特别提示

脾梗死一般不需要处理。CT 扫描的目的在于观察梗死的程度。MRI 价值同 CT 相仿。

**(二)脾挫裂伤**

1.病因、病理及临床概述

脾挫裂伤绝大部分是闭合性的直接撞击所致。脾是腹部外伤中最常累及的脏器。病理包括脾包膜下血肿、脾脏挫裂伤、脾撕裂、脾脏部分血管阻断和脾梗死。临床表现为腹痛、血腹、失血性休克等。

2.诊断要点

(1)脾包膜下血肿:包膜下新月形低密度灶,相应脾脏实质呈锯齿状。

(2)脾实质内出血:脾内多发混杂密度,呈线状。圆形或卵圆形改变,增强扫描斑点状不均质强化。

(3)其他:腹腔积血(图 11-41)。

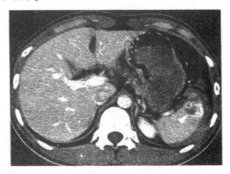

**图 11-41　脾挫裂伤**

CT 检查显示脾包膜下新月形血肿,脾实质内不规则低密度灶,增强扫描不均质强化

3.鉴别诊断

平扫脾挫裂伤与脾分叶、先天切迹及扫描伪影有时难以鉴别,应行增强扫描观察。

4.特别提示

急性脾损伤患者平扫有时可表现正常,应行增强扫描观察。CT 检查对脾挫裂伤诊断非常准确,累及脾门时应考虑手术。

## 二、脾脏血管瘤

### (一)病因、病理及临床概述

脾脏血管瘤是脾脏最常见的良性肿瘤,多发生于30～60岁,女性稍多。成人为海绵状血管瘤,小儿多为毛细血管瘤。较大血管瘤可有上腹痛、左上腹肿块、压迫感及恶心、呕吐等症状。约25％产生自发性破裂急腹症而就诊。

### (二)诊断要点

平扫为比较均匀低密度影,多为单发,边缘清晰,形态规则,合并出血时密度增高或不均匀,瘤体较大可伴有钙化。增强扫描瘤体边缘见斑点状强化,逐渐向中心部充填,延迟期整瘤增强(图11-42)。

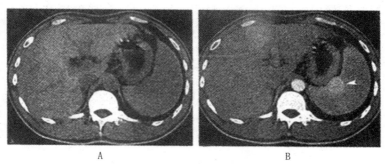

**图11-42　脾脏血管瘤**
A.CT检查显示可见脾门处结节状稍低密度灶;B.增强扫描明显强化,边缘光整

### (三)鉴别诊断

脾脏错构瘤,密度不均匀,发现脂肪密度为其特征。

### (四)特别提示

因脾脏血管瘤网状内皮增厚及中心血栓、囊变等原因,少部分脾脏血管瘤强化充填缓慢。MRI显示脾血管瘤的敏感性高于CT。

## 三、脾脏淋巴瘤

### (一)病因、病理及临床概述

脾脏淋巴瘤分脾原发性恶性淋巴瘤及全身恶性淋巴瘤脾浸润两种。病理上分为弥漫性脾肿大、粟粒状肿物及孤立性肿块。临床表现有脾肿大及其相关症状。

### (二)诊断要点

(1)原发性恶性淋巴瘤表现脾肿大,脾内稍低密度单发或多发占位病变,边缘欠清,增强扫描不规则强化、边缘变清。

(2)全身恶性淋巴瘤脾浸润表现脾肿大、弥漫性脾内结节灶,脾门部淋巴结肿大(图11-43)。

### (三)鉴别诊断

转移瘤,有时鉴别困难,需密切结合临床。

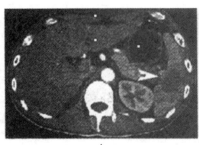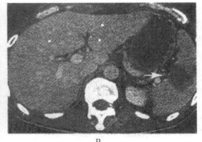

A          B

**图 11-43 脾内多发类圆形低密度灶**

CT 显示边缘不规则强化,胰尾受累

### (四)特别提示

淋巴瘤的诊断要依靠病史,CT 上淋巴瘤病灶可互相融合成地图样,此点同转移瘤不同。MRI 平面梯度快速回波增强扫描对淋巴瘤的诊断很有帮助。

（刘  建）

# 第十二章　泌尿生殖道疾病的CT诊断

## 第一节　膀　胱　疾　病

### 一、膀胱结石

#### （一）病理和临床概述

膀胱结石95％见于男性，发病年龄多为10岁以下儿童和50岁以上老人。儿童以原发性多见，主要是营养不良所致。继发性则多见于成人，可来源于肾、输尿管，膀胱感染、异物、出口梗阻、膀胱憩室、神经源性膀胱等也可引起继发结石。结石的病理改变是对膀胱黏膜的刺激、继发性炎症、溃疡形成出血、长期阻塞导致膀胱小梁、小房或憩室形成。临床症状主要为疼痛、排尿中断、血尿及膀胱刺激症状。

#### （二）诊断要点

平扫表现为圆形、卵圆形、不规则形、倒梨形等高密度灶，可单发或多发，大小不一，小至几毫米，大至十余厘米。边缘多光整，CT值常为100 Hu以上，具有移动性；膀胱憩室内结石移动性差（图12-1）。

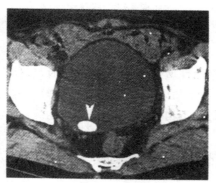

**图12-1　膀胱结石**

CT显示膀胱后壁见一卵圆形高密度影

### （三）鉴别诊断

**1.膀胱异物**

常有器械检查或手术史,异物有特定形状,如条状等,容易以异物为核心形成结石。

**2.膀胱肿瘤**

为膀胱壁局限性不规则增厚,可形成软组织肿块,有明显强化。

### （四）特别提示

膀胱结石含钙量高,易于在 X 线平片上确诊。CT 对膀胱区可疑病灶定位准确,易于表明位于膀胱腔内、膀胱憩室、膀胱壁及壁外;易于反映膀胱炎等继发改变及膀胱周围改变。一般不需 MRI 检查。

## 二、膀胱炎

### （一）病理和临床概述

膀胱炎临床分型较多,以继发性细菌性膀胱炎多见。致病菌多为大肠埃希菌,且多见于妇女,由上行感染引起,常合并尿道炎和阴道炎。急性膀胱炎病理上局限于黏膜和黏膜下层,以充血、水肿、出血及小溃疡形成为特征;慢性膀胱炎以膀胱壁纤维增生,瘢痕挛缩为特征。主要症状有尿频、尿急、尿痛等膀胱刺激症状。

### （二）诊断要点

（1）急性膀胱炎:多表现正常,少数 CT 平扫增厚的膀胱壁为软组织密度,增强均匀强化。

（2）慢性膀胱炎:表现为膀胱壁增厚,强化程度不如前者,无特征性表现（图 12-2）。

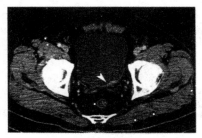

**图 12-2　膀胱炎**

男性患者,有反复膀胱刺激症状,CT 检查示膀胱左后壁较均匀性增厚、强化

### （三）鉴别诊断

（1）膀胱充盈不良性膀胱壁假性增厚,膀胱充盈满意时,假性增厚消失。

（2）先天性膀胱憩室,为膀胱壁局限性外突形成囊袋样影,容易伴发憩室炎及憩室内结石。

（3）膀胱癌,为膀胱壁局限性、不均匀性增厚,强化不均。

### （四）特别提示

膀胱炎主要靠临床病史、细菌培养、膀胱镜检查或活检证实,CT 检查结果只作为一个补充。

## 三、膀胱癌

### （一）病理和临床概述

膀胱癌为泌尿系统最常见的恶性肿瘤,男性多见,多见于 40 岁以上。大部分为移行细胞癌,以淋巴转移居多,其中以闭孔淋巴结和髂外淋巴结最常见,晚期可有血道转移。临床症状为无痛性全程血尿,合并感染者有尿频、尿痛、排尿困难等。

### (二)诊断要点

肿瘤好发于膀胱三角区后壁及侧壁;常为多中心。CT表现为膀胱壁向腔内乳头状突起或局部增厚,增强呈较明显强化。当膀胱周围脂肪层消失,表示肿瘤扩展到膀胱壁外,可有边界不清的软组织肿块和盆腔积液,也可有膀胱周围和盆壁淋巴结转移(图12-3)。

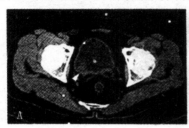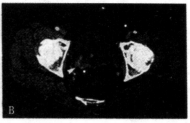

**图12-3 膀胱癌**

A、B两图为CT检查示右侧膀胱三角区可见不规则增厚软组织密度,增强扫描有明显不均匀强化

### (三)鉴别诊断

**1.膀胱炎**

为膀胱壁较广泛均匀性增厚,强化均匀。

**2.前列腺肥大**

膀胱基底部形成局限性压迹,CT矢状位重建、MRI可鉴别。

**3.膀胱血块**

平扫为高密度,CT值一般＞60 Hu,增强无强化,当膀胱癌伴出血,大量血块包绕肿块时,则难以鉴别。

### (四)特别提示

CT可为膀胱癌术前分期提供依据,明确有无周围脏器、盆壁侵犯及淋巴结转移。膀胱癌术后随访可发现复发或合并症。膀胱壁增厚也可见于炎症性病变或放射后损伤。MRI的定位价值更高。

**(任春旺)**

# 第二节 输尿管疾病

## 一、输尿管外伤

### (一)病理和临床概述

输尿管外伤可单发或并发于泌尿系统外伤。泌尿系统遭受任何直接或间接暴力均可导致损伤。近年来,医源性损伤也逐渐增多。输尿管损伤的病理取决于其损伤的程度。如完全断裂,则尿液积聚于腹膜后以肾后间隙最常见。如有瘢痕收缩则形成狭窄、闭塞和阻塞。临床表现多样,可有伤口漏尿或尿外渗,尿瘘形成;腹膜炎症状;尿道阻塞、无尿等(图12-4)。

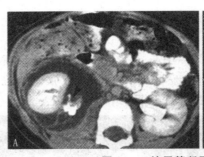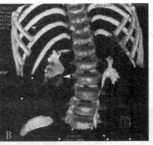

**图 12-4 输尿管断裂三维重建**

车祸患者,右输尿管上段区见片状造影剂外渗,输尿管中下段未显影

**(二)诊断要点**

平扫表现可发现阳性及阴性结石,阴性结石密度也常高于肾实质,CT 值常为 100 Hu 以上,无增强效应。结石多位于输尿管狭窄部位即肾盂输尿管连接部、输尿管与髂动脉交叉处、输尿管膀胱入口处。间接征象可表现为输尿管扩张,肾盂、肾盏积水等,并可显示结石周围软组织炎症、水肿(图 12-5)。

**(三)鉴别诊断**

1.盆腔静脉石

位于静脉走行区,为小圆形高密度灶,病灶中心为低密度。

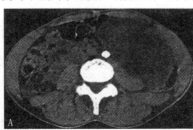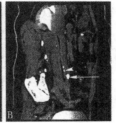

**图 12-5 输尿管内多发结石**

图中长箭头所示为较大的一颗结石,小箭头为两颗细小结石

2.盆腔骨岛

位于骨骼内。

**(四)特别提示**

临床诊断以 X 线平片及静脉尿路造影为首选。但 CT 对结石的大小、部位、数目、形状显示更准确,免除了其他结构的影响;同时能易于显示肾盂扩张和肾盂、肾盏积水及梗阻性肾实质改变,能客观评价结石周围炎症、肾功能情况。MRI 水成像能显示梗阻性肾、输尿管积水情况。

## 二、输尿管炎

**(一)病理和临床概述**

输尿管炎指发生在输尿管壁的炎症,常由大肠埃希菌、变形杆菌、铜绿假单胞菌、葡萄球菌等致病菌引起。输尿管炎常继发于肾盂肾炎、膀胱炎等;也可因血行、淋巴传播或附近器官的感染蔓延而来(如阑尾炎、盲肠炎);部分患者因医疗器械检查、结石摩擦及药物引起。急性输尿管炎表现为黏膜化脓性炎症;而慢性输尿管炎表现为输尿管壁扩张、变薄,输尿管逐渐延长,也可为管壁增厚、变硬、僵直,致输尿管狭窄。临床症状为尿频、尿急伴有腰痛乏力、尿液浑浊,严重时发生血尿、肾绞痛,尿培养可有细菌。

### (二)诊断要点

急性输尿管炎 CT 检查无特异性。

慢性输尿管炎可表现为输尿管壁增厚,管壁不均匀,部分患者出现肾盂积水。输尿管周围炎可出现腹膜后输尿管纤维化(图 12-6)。

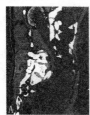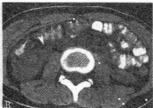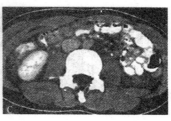

**图 12-6　输尿管炎**

CT 显示右输尿管中、下段管壁弥漫性增厚、强化,管腔狭窄,输尿管上段及肾盂、肾盏明显扩张、积水

### (三)鉴别诊断

囊性输尿管炎、输尿管癌,难以鉴别;输尿管结核,表现为输尿管壁增厚,管腔狭窄,管壁常可见钙化,常伴有同侧肾脏结核。

### (四)特别提示

输尿管炎的诊断应密切结合病史和辅助检查。静脉尿路造影表现为输尿管扩张或狭窄,扭曲变形。CT 检查也有明显特异性。对可疑病变可行病理活检。

## 三、输尿管癌

### (一)病理和临床概述

输尿管肿瘤多发生在左侧,尤其是在下 1/3 段。大部分为移行细胞癌,少数为鳞癌、腺癌。原发输尿管移行细胞癌较少见,好发年龄为 50～70 岁,男性多于女性。最常见的症状为间歇性无痛性肉眼或镜下血尿,少数患者可触及腹部肿块,阻塞输尿管可引起肾绞痛。

### (二)诊断要点

CT 表现输尿管不规则增厚、狭窄或充盈缺损,肿瘤近侧输尿管及肾盂扩张,三维重建显示最佳。输尿管肿瘤为少血供肿瘤,增强多无强化或轻度强化(图 12-7)。

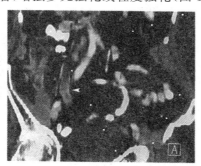

**图 12-7　右输尿管癌**

CT 显示输尿管中下段及膀胱入口区充满软组织影,管腔闭塞

（三）鉴别诊断

1.血凝块

为输尿管腔内充盈缺损，无强化，管壁不增厚。

2.阴性结石

输尿管内高密度灶，CT 值常为 100 Hu 以上。

3.输尿管结核

输尿管壁增厚、管腔狭窄，常伴有钙化。

（四）特别提示

随诊中应注意其余尿路上皮器官发生肿瘤的可能性。CT 检查对诊断输尿管肿瘤起重要作用，不仅能显示肿瘤本身，也可了解肿瘤的侵犯程度，有无淋巴结转移。MRU 对该病的诊断有一定的价值，但对尿路结石的鉴别有困难。

**（任春旺）**

# 第十三章 颅脑疾病的MRI诊断

## 第一节 颅 脑 外 伤

### 一、硬脑膜外血肿

#### (一)临床表现与病理特征

硬脑膜外血肿位于颅骨内板与硬脑膜之间,约占外伤性颅内血肿的30%。出血来源包括脑膜中动脉,脑膜中动脉经棘孔入颅后,沿着颅骨内板的脑膜中动脉沟走行,在翼点分两支,均可破裂出血;上矢状窦或横窦,骨折线经静脉窦致出血;板障静脉或导血管,颅骨板障内有网状板障静脉和穿透颅骨导血管,损伤后出血沿骨折线流入硬脑膜外形成血肿;脑膜前动脉和筛前、筛后动脉;脑膜中静脉。

急性硬脑膜外血肿患者常有外伤史,临床容易诊断。慢性硬脑膜外血肿较少见,占3.5%～3.9%。其发病机制、临床表现及影像征象与急性血肿有所不同。临床表现以慢性颅内压增高症状为主,症状轻微而持久,如头痛、呕吐及视盘水肿。通常无脑局灶定位体征。

#### (二)MRI 表现

头颅 CT 是最快速、最简单、最准确的诊断方法。其最佳征象为高密度双凸面脑外占位。在 MRI 可见血肿与脑组织之间的细黑线,即移位的硬脑膜(图 13-1)。急性期硬脑膜外血肿在多数序列与脑皮质信号相同。

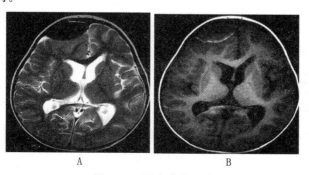

**图 13-1　硬脑膜外血肿**

A、B.轴面 $T_2WI$ 及 $T_1WI$ 显示右额硬脑膜外双凸状异常信号,其内可见液平面,右额皮质受压明显

**（三）鉴别诊断**

包括脑膜瘤、转移瘤及硬脑膜结核瘤。脑膜瘤及硬脑膜结核瘤均可见明显强化的病灶,而转移瘤可能伴有邻近颅骨病变。

## 二、硬脑膜下血肿

**（一）临床表现与病理特征**

硬脑膜下血肿发生于硬脑膜和蛛网膜之间,是最常见的颅内血肿。常由直接颅脑外伤引起,间接外伤亦可。1/3～1/2为双侧性血肿。外伤撕裂了横跨硬脑膜下的桥静脉,导致硬脑膜下出血。

依照部位不同及进展快慢,临床表现多样。慢性型自外伤到症状出现之间有一静止期,多由皮质小血管或矢状窦旁桥静脉损伤所致。血液流入硬脑膜下间隙并自行凝结。因出血量少,此时可无症状。3周以后血肿周围形成纤维囊壁,血肿逐渐液化,蛋白分解,囊内渗透压增高,脑脊液渗入囊内,致血肿体积增大,压迫脑组织而出现症状。

**（二）MRI表现**

CT诊断主要根据血肿形态、密度及一些间接征象。一般表现为颅骨内板下新月形均匀一致高密度。有些为条带弧状或梭形混合性硬脑膜外、下血肿,CT无法分辨。MRI在显示较小硬脑膜下血肿和确定血肿范围方面更具优势。冠状面、矢状面MRI有助于检出位于颞叶之下中颅凹内血肿、头顶部血肿、大脑镰及靠近小脑幕的血肿(图13-2)。硬脑膜在MRI呈低信号,有利于确定血肿在硬脑膜下或是硬脑膜外。在FLAIR序列,硬脑膜下血肿表现为条弧状、月牙状高信号,与脑回、脑沟分界清楚。

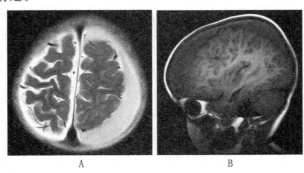

A        B

**图13-2　硬脑膜下血肿**

A.轴面 $T_2WI$;B.矢状面 $T_1WI$ 显示左侧额顶骨板下新月形血肿信号

**（三）鉴别诊断**

主要包括硬脑膜下水瘤,硬脑膜下渗出及由慢性脑膜炎、分流术后、低颅内压等所致硬脑膜病。

## 三、外伤性蛛网膜下腔出血

**（一）临床表现与病理特征**

本病是颅脑损伤后由于脑表面血管破裂或脑挫伤出血进入蛛网膜下腔,并积聚于脑沟、脑裂和脑池。因患者年龄、出血部位、出血量多少不同,临床表现各异。轻者可无症状,重者昏迷。绝大多数病例外伤后数小时内出现脑膜刺激征,表现为剧烈头痛、呕吐、颈项强直等。少数患者早期可出现精神症状。腰椎穿刺脑脊液检查可确诊。

相关病理过程包括血液流入蛛网膜下腔使颅内体积增加,引起颅内压升高;血性脑脊液直接刺激脑膜致化学性脑膜炎;血性脑脊液直接刺激血管或血细胞产生多种血管收缩物质,引起脑血管痉挛,导致脑缺血、脑梗死。

### (二)MRI 表现

CT 可见蛛网膜下腔高密度,多位于大脑外侧裂、前纵裂池、后纵裂池、鞍上池和环池。但 CT 阳性率随时间推移而减少,外伤 24 h 内 95% 以上,1 周后不足 20%,2 周后几乎为零。而 MRI 在亚急性和慢性期可以弥补 CT 的不足(图 13-3)。在 GRE $T_2WI$,蛛网膜下腔出血呈沿脑沟分布的低信号。本病急性期在常规 $T_1WI$、$T_2WI$ 无特异征象,在 FLAIR 序列则显示脑沟、脑裂、脑池内条弧线状高信号。

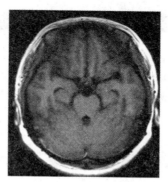

**图 13-3　蛛网膜下腔出血**
轴面 $T_1WI$ 显示颅后窝蛛网膜下腔线样高信号

## 四、弥漫性轴索损伤

### (一)临床表现与病理特征

脑弥漫性轴索损伤(DAI)又称剪切伤,是重型闭合性颅脑损伤病变,临床症状重,死亡率和致残率高。病理改变包括轴索微胶质增生和脱髓鞘改变,伴有或不伴有出血。因神经轴索折曲、断裂,轴浆外溢而形成轴索回缩球,可伴有微胶质细胞簇形成。脑实质胶质细胞不同程度肿胀、变形,血管周围间隙扩大。毛细血管损伤造成脑实质和蛛网膜下腔出血。

DAI 患者表现为意识丧失和显著的神经学损害。大多数在伤后立即发生原发性持久昏迷,无间断清醒期或清醒期短。昏迷的主要原因是广泛性大脑轴索损伤,使皮质与皮质下中枢失去联系,故昏迷时间与轴索损伤的数量和程度有关。临床上将 DAI 分为轻、中、重 3 型。

### (二)MRI 表现

CT 见脑组织弥漫性肿胀,灰白质分界不清,其交界处有散在斑点状高密度出血灶,伴有蛛网膜下腔出血。脑室、脑池受压变小,无局部占位征象。MRI 特征如下。①弥漫性脑肿胀:双侧大脑半球皮髓质交界处出现模糊不清的长 $T_1$、长 $T_2$ 信号,在 FLAIR 序列呈斑点状不均匀中高信号。脑组织呈饱满状,脑沟、裂、池受压变窄或闭塞,且为多脑叶受累。②脑实质出血灶:单发或多发,直径多<2.0 cm,均不构成血肿,无明显占位效应。主要分布于胼胝体周围、脑干上端、小脑、基底核区及皮髓质交界部。在急性期呈长 $T_1$、短 $T_2$ 信号(图 13-4),在亚急性期呈短 $T_1$、长 $T_2$ 信号,在 FLAIR 呈斑点状高信号。③蛛网膜下腔和/或脑室出血:蛛网膜下腔出血多见于脑干周围,尤其是四叠体池、环池,以及幕切迹和/或侧脑室、第三脑室。在出血超急性期或急性

期,平扫 $T_1WI$、$T_2WI$ 显示欠佳,但在亚急性期,呈短 $T_1$、长 $T_2$ 信号,在 FLAIR 呈高信号。④合并其他损伤:DAI 可合并硬脑膜外、硬脑膜下血肿,颅骨骨折。

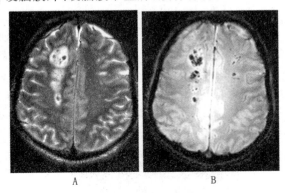

**图 13-4　弥漫性轴索损伤**

A.轴面 $T_2WI$ 显示双额灰白质交界区片状长 $T_2$ 异常信号,混杂有点状出血低信号;B.轴面 GRE 像显示更多斑点状出血低信号

### (三)鉴别诊断

**1.DAI 与脑挫裂伤鉴别**

前者出血部位与外力作用无关,出血好发于胼胝体、皮髓质交界区、脑干及小脑等处,呈类圆形或斑点状,直径多<2.0 cm;后者出血多见于着力或对冲部位,呈斑片状或不规则形,直径可>2.0 cm,常累及皮质。

**2.DAI 与单纯性硬脑膜外、硬脑膜下血肿鉴别**

DAI 合并的硬脑膜外、下血肿表现为"梭形"或"新月形"稍高信号,但较局限,占位效应不明显。可能与其出血量较少和弥漫性脑肿胀有关。

## 五、脑挫裂伤

### (一)临床表现与病理特征

脑挫裂伤是最常见的颅脑损伤之一。脑组织浅层或深层有散在点状出血伴静脉淤血,并脑组织水肿者为脑挫伤,凡有软脑膜、血管及脑组织断裂者称脑裂伤,两者习惯上统称脑挫裂伤。挫裂伤部位以直接接触颅骨粗糙缘的额颞叶多见。脑挫裂伤病情与其部位、范围和程度有关。范围越广、越接近颞底,临床症状越重,预后越差。

### (二)MRI 表现

MRI 征象复杂多样,与挫裂伤后脑组织出血、水肿及液化有关。对于出血性脑挫裂伤(图 13-5),随着血肿内的血红蛋白演变,即含氧血红蛋白→去氧血红蛋白→正铁血红蛋白→含铁血黄素,病灶的 MRI 信号也随之变化。对于非出血性脑损伤病灶,多表现为长 $T_1$、长 $T_2$ 信号。由于脑脊液流动伪影,或与相邻脑皮质产生部分容积效应,位于大脑皮质、灰白质交界处的病灶不易显示,且难鉴别水肿与软化。FLAIR 序列抑制自由水,显示结合水,在评估脑挫裂伤时,对确定病变范围、检出重要功能区的小病灶、了解是否合并蛛网膜下腔出血有重要的临床价值。

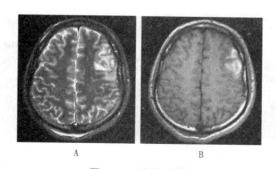

图 13-5 脑挫裂伤

A、B.轴面 $T_2WI$ 及 $T_1WI$ 显示左额叶不规则形长 $T_2$ 混杂信号及短 $T_1$ 出血信号

（于培锋）

# 第二节 颅 脑 肿 瘤

## 一、星形细胞瘤

### （一）临床表现与病理特征

神经胶质瘤是中枢神经系统最常见的原发性肿瘤,约占脑肿瘤的 40%,呈浸润性生长,预后差。在胶质瘤中,星形细胞瘤最常见,约占 75%,幕上多见。按照 WHO 肿瘤分类标准,星形细胞瘤分为 Ⅰ级、Ⅱ级、Ⅲ级（间变型）、Ⅳ级（多形性胶质母细胞瘤）。

### （二）MRI 表现

星形细胞瘤的恶性程度和分级不同,MRI 征象也存在差异。低度星形细胞瘤边界多较清晰,信号较均匀,水肿及占位效应轻,出血少见,无强化或强化不明显。高度恶性星形细胞瘤边界多模糊,信号不均匀,水肿及占位效应明显,出血相对多见,强化明显（图 13-6、图 13-7）。高、低度恶性星形细胞瘤的信号强度虽有一定差异,但无统计学意义。常规 $T_1WI$ 增强扫描能反映血-脑屏障破坏后对比剂在组织间隙的聚集程度,并无组织特异性。血-脑屏障破坏的机制是肿瘤破坏毛细血管,或病变组织血管由新生的异常毛细血管组成。肿瘤强化与否,在反映肿瘤血管生成方面有一定的局限性。

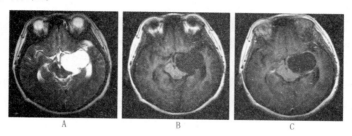

图 13-6 星形细胞瘤

A、B.轴面 $T_2WI$ 及 $T_1WI$ 显示左侧颞叶内侧团状长 $T_2$、长 $T_1$ 异常信号,边界清晰,相邻脑室颞角及左侧中脑大脑脚受压;C.增强扫描 $T_1WI$ 显示肿瘤边缘线样强化

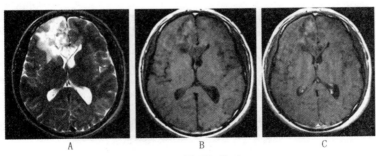

**图 13-7 星形细胞瘤**

A、B.轴面 $T_2WI$ 及 $T_1WI$ 显示右侧额叶及胼胝体膝部混杂异常信号,周边可
见水肿,右侧脑室额角受压;C.增强扫描 $T_1WI$ 显示肿瘤不均匀强化

虽然常规 MRI 对星形细胞瘤的诊断准确率较高,有助于制订治疗方案,但仍有局限性。因治疗方法的选择,应以病理分级不同而异。一些新的扫描序列,如 DWI、PWI、MRS 等,有可能对星形细胞瘤的诊断、病理分级、预后及疗效作出更准确的评价。

PWI 可评价血流的微循环,即毛细血管床的血流分布特征。PWI 是在活体评价肿瘤血管生成最可靠的方法之一,可对星形细胞瘤的术前分级及肿瘤侵犯范围提供有价值信息。胶质母细胞瘤和间变胶质瘤实质部分的相对脑血流容积(rCBV)明显高于Ⅰ、Ⅱ级星形细胞瘤。

MRS 利用 MR 现象和化学位移作用,对一系列特定原子核及其化合物进行分析,是目前唯一无损伤性研究活体组织代谢、生化变化及对化合物定量分析的方法。不同的脑肿瘤,由于组成成分不同、细胞分化程度不同、神经元破坏程度不同,MRS 表现存在差异。MRS 对星形细胞瘤定性诊断和良恶性程度判断具有一定特异性。

## 二、胶质瘤病

### (一)临床表现与病理特征

胶质瘤病为一种颅内少见疾病,主要临床症状有头痛、记忆力下降、性格改变及精神异常,病程数周至数年不等。病理组织学特点是胶质瘤细胞(通常为星形细胞)在中枢神经系统内弥漫性过度增生,病变沿血管及神经轴突周围浸润性生长,神经结构保持相对正常。病灶主要累及脑白质,累及大脑灰质少见;病灶区域脑组织弥漫性轻微肿胀,边界不清;肿瘤浸润区域脑实质结构破坏不明显,坏死、囊变或出血很少见。

### (二)MRI 表现

肿瘤细胞多侵犯大脑半球的 2 个或 2 个以上部位,皮质及皮质下白质均可受累,白质受累更著,引起邻近脑中线结构对称性的弥漫性浸润,尤以胼胝体弥漫性肿胀最常见。病变多侵犯额颞叶,还可累及基底核、脑干、小脑、软脑膜及脊髓等处。MRI 特点为在 $T_1WI$ 呈片状弥散性低信号,在 $T_2WI$ 呈高信号,信号强度较均匀(图 13-8)。$T_2WI$ 显示病变更清楚。病灶边界模糊,常有脑水肿表现。病变呈弥漫性浸润生长,受累区域脑组织肿胀,脑沟变浅或消失,脑室变小。由于神经胶质细胞只是弥漫性瘤样增生,保存了原有的神经解剖结构,因此 MRI 多无明显灶性出血及坏死。

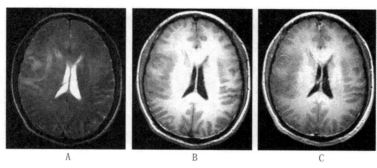

**图 13-8 胶质瘤病**

A、B.轴面 $T_2WI$ 及 $T_1WI$ 显示双侧额颞叶及胼胝体膝部片状稍长 $T_1$、稍长 $T_2$ 异常信号,弥漫性浸润生长,边界不清;C.轴面增强扫描 $T_1WI$ 显示肿瘤强化不明显

**(三)鉴别诊断**

脑胶质瘤病是肿瘤性质的疾病,但肿瘤细胞在脑组织中浸润性散在生长,不形成团块,影像表现不典型,易误诊。鉴别诊断主要应排除下列疾病。

1.多中心胶质瘤

本病是颅内同时原发 2 个以上胶质瘤,各瘤体间彼此分离,无组织学联系。脑胶质瘤病为胶质瘤细胞弥漫浸润性生长,影像表现为大片状。

2.其他恶性浸润胶质瘤

如多形性胶质母细胞瘤。此类胶质瘤有囊变、坏死,MRI 信号不均匀,占位效应明显,增强扫描时有不同形式的明显强化。

3.各种脑白质病及病毒性脑炎

脑胶质瘤病早期影像与其有相似之处,有时无法鉴别。但大多数患者在应用大量的抗生素和激素类药物后,病情仍进行性加重,复查 MRI 多显示肿瘤细胞浸润发展,肿瘤增大,占位效应逐渐明显,可资鉴别。

## 三、室管膜瘤

**(一)临床表现与病理特征**

室管膜瘤起源于室管膜或室管膜残余部位,比较少见。本病主要发生在儿童和青少年,5 岁以下占 50%,居儿童期幕下肿瘤第三位。男性多于女性。其病程与临床表现主要取决于肿瘤的部位,位于第四脑室者病程较短,侧脑室者病程较长。常有颅内压增高表现。

颅内好发部位依次为第四脑室、侧脑室、第三脑室和导水管。幕下占 60%~70%,特别是第四脑室。脑实质内好发部位是顶、颞、枕叶交界处,绝大多数含有大囊,50% 有钙化。病理学诊断主要依靠瘤细胞排列呈菊形团或血管周假菊形团这一特点。肿瘤细胞脱落后,可随脑脊液种植转移。

**(二)MRI 表现**

(1)脑室内或以脑室为中心的肿物,以不规则形为主,边界不整,或呈分叶状边界清楚的实质性占位病变(图 13-9)。

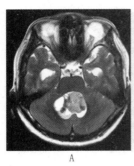 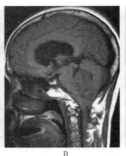 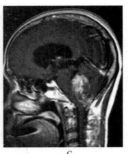

A                    B                    C

**图 13-9 室管膜瘤**

A.轴面 $T_2WI$ 显示第四脑室内不规则形肿物,信号不均匀;B、C.矢状面 $T_1WI$
和增强 $T_1WI$ 显示肿瘤突入小脑延髓池,强化不均匀,幕上脑积水

(2)脑室内病变边缘光滑,周围无水肿,质地略均质,其内可有斑点状钙化或小囊变区;脑实质内者以不规则形为主,常见大片囊变区及不规则钙化区,周围有水肿带。

(3)脑室系统者常伴不同程度的脑积水,脑实质者脑室系统受压改变。

(4)实质成分在 CT 主要为混杂密度,或略高密度病灶;在 $T_1WI$ 呈略低信号,$T_2WI$ 呈略高信号或高信号,增强扫描不均匀强化。

**(三)鉴别诊断**

室管膜瘤需要与以下疾病鉴别。

1.局限于四脑室的室管膜瘤应与髓母细胞瘤鉴别

前者多为良性,病程长,发展慢,病变多有囊变及钙化;后者为恶性肿瘤,起源于小脑蚓部,常突向四脑室,与脑干间常有一间隙(内含脑脊液),其表现较光滑,强化表现较室管膜瘤更明显,病程短,发展快,囊变及钙化少见,病变密度/信号多均匀一致。此外,髓母细胞瘤成人少见,其瘤体周围有一环形水肿区,而室管膜瘤不常见。

2.脉络丛乳头状瘤

脉络丛乳头状瘤好发于第四脑室,肿瘤呈结节状,边界清楚,悬浮于脑脊液中,脑积水症状出现更早、更严重,脑室扩大明显,其钙化与强化较室管膜瘤明显。

3.侧脑室室管膜瘤应与侧脑室内脑膜瘤鉴别

后者多位于侧脑室三角区,形状较规则,表面光整,密度均匀,强化明显。室管膜下室管膜瘤常发生于孟氏孔附近,大多完全位于侧脑室内,境界清楚,很少侵犯周围脑组织,脑水肿及钙化均少见,强化轻微或无。

4.大脑半球伴有囊变的室管膜瘤需与脑脓肿鉴别

后者起病急,常有脑膜脑炎临床表现,病灶强化与周围水肿较前者更显著。

5.星形细胞瘤及转移瘤

发病年龄多在 40 岁以上,有明显的花环状强化,瘤周水肿与占位效应重。

# 四、神经元及神经元与胶质细胞混合性肿瘤

神经元及神经元与胶质细胞混合性肿瘤包括神经节细胞瘤、小脑发育不良性节细胞瘤、神经节胶质瘤、中枢神经细胞瘤。这些肿瘤的影像表现,特别是 MRI 表现各具有一定特点。

**（一）神经节细胞瘤**

**1.临床表现与病理特征**

神经节细胞瘤为单纯的神经元肿瘤，无胶质成分及恶变倾向，组织结构类似正常脑，缺乏新生物特征。大多数为脑发育不良，位于大脑皮质或小脑。单侧巨脑畸形时可见奇异神经元，伴星形细胞数量及体积增加。

**2.MRI表现**

在 $T_2WI$ 为稍高信号，$T_1WI$ 为低信号，MRI确诊困难。合并其他脑畸形时，$T_1WI$ 可见局部灰质变形，信号无异常或轻度异常，$T_2WI$ 呈等或低信号，PD呈相对高信号。CT平扫可为高密度或显示不明显。注射对比剂后，肿瘤不强化或轻度强化。

**（二）神经节胶质瘤**

**1.临床表现与病理特征**

临床主要表现为长期抽搐及高颅内压症状，生存时间长，青年多见。本病发病机制目前有两种学说。①先天发育不全学说：在肿瘤形成前即存在神经细胞发育不良，在此基础上，胶质细胞肿瘤性增生，刺激或诱导幼稚神经细胞分化，形成含神经元及胶质细胞的真性肿瘤；②真性肿瘤学说：神经节胶质瘤以分化良好的瘤性神经节细胞与胶质细胞（多为星形细胞，偶为少枝细胞）混合为特征。

神经节胶质瘤可能具有神经内分泌功能。实性、囊性各约 $50\%$，囊伴壁结节，生长缓慢，部分有恶变及浸润倾向。

**2.MRI表现**

典型影像表现为幕上发生，特别是额叶及颞叶的囊性病灶（图13-10），伴有强化的壁结节。肿瘤在 $T_1WI$ 呈低信号团块，囊性部分信号更低。在质子密度像，肿瘤囊腔如含蛋白成分高，其信号高于囊壁及肿瘤本身。在 $T_2WI$ 囊液及肿瘤均为高信号，局部灰白质界限不清。注射 Gd-DTPA 后，病变由不强化至明显强化，以结节、囊壁及实性部分强化为主。1/3病例伴有钙化，CT可清楚显示，MRI不能显示。

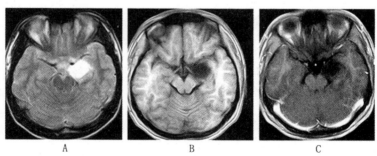

**图13-10　神经节胶质瘤**

A、B.轴面 $T_2WI$ 及 $T_1WI$ 显示左侧颞叶内侧则形不规则形长 $T_1$、长 $T_2$ 异常信号，边界欠清；C.轴面 $T_1WI$ 增强扫描，病变强化不明显

**3.鉴别诊断**

神经节胶质瘤的影像学诊断应与以下疾病鉴别。

（1）蛛网膜囊肿位于脑外，CSF信号。

（2）表皮样囊肿位于脑外，信号类似。

209

### (三)中枢神经细胞瘤

**1.临床表现与病理特征**

本病常见于青年人(平均年龄 31 岁),临床症状少于 6 个月,表现为头痛及高颅内压症状。占原发脑肿瘤 0.5%,1982 年由 Hassoun 首次报道,具有特殊的形态学及免疫组织学特征。

肿瘤来源于 Monro 孔之透明隔下端,呈现分叶状,局限性,边界清楚。常见坏死、囊变灶。部分为富血管,可有出血。肿瘤细胞大小一致,分化良好,似少枝胶质细胞但胞质不空,似室管膜瘤但缺少典型之菊花团,有无核的纤维区带。电镜下可见细胞质内有内分泌样小体。有报告称免疫组化显示神经元标记蛋白。

**2.MRI 表现**

中枢神经细胞瘤位于侧脑室体部邻近莫氏孔,宽基附于侧室壁。在 $T_1WI$ 呈不均匀等信号团块,肿瘤血管及钙化为流空或低信号;在 $T_2WI$,部分与皮质信号相等,部分呈高信号;注射Gd-DTPA后,强化不均匀(图 13-11);可见脑积水。CT 显示丛集状、球状钙化。

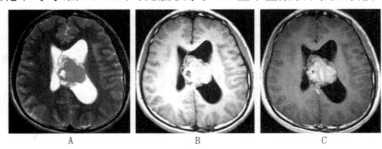

**图 13-11　中枢神经细胞瘤**

A、B.轴面 $T_2WI$ 及 $T_1WI$ 显示左侧脑室不规则形团块,信号不均匀,透明
隔右移;C.轴面增强 $T_1WI$ 显示病变中度不均匀强化

**3.鉴别诊断**

应包括脑室内少枝胶质细胞瘤,室管膜下巨细胞星形细胞瘤,低级或间变星形细胞瘤,室管膜瘤。

### (四)小脑发育不良性节细胞瘤

**1.临床表现与病理特征**

本病又称 LD 病(Lhermitte-Duclos disease),结构不良小脑神经节细胞瘤,为一种低级小脑新生物,主要发生在青年人,且以小脑为特发部位。临床表现为颅后窝症状,如共济障碍、头痛、恶心、呕吐等。

正常小脑皮质构成:外层为分子层,中层为普肯野细胞层,内层为颗粒细胞层。本病的小脑脑叶肥大与内颗粒层及外分子层变厚有关。中央白质常明显减少,外层存在怪异的髓鞘,内层存在许多异常大神经元。免疫组化染色提示大多数异常神经元源自颗粒细胞,而非普肯野细胞。本病可单独存在,也可合并 Cowden 综合征(多发错构瘤综合征)、巨脑、多指畸形、局部肥大、异位症及皮肤血管瘤。

**2.MRI 表现**

MRI 显示小脑结构破坏和脑叶肿胀,边界清楚,无水肿。病变在 $T_1WI$ 呈低信号,在 $T_2WI$ 呈高信号,注射对比剂后无强化。脑叶结构存在,病灶呈条纹状(高低信号交替带)为本病特征(图 13-12)。可有邻近颅骨变薄,梗阻性脑积水。

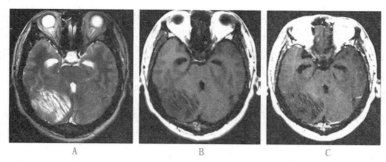

**图 13-12 小脑发育不良性节细胞瘤**

A、B.轴面 $T_2WI$ 及 $T_1WI$ 显示右侧小脑条纹状长 $T_1$、长 $T_2$ 异常信号，

边界清楚；C.轴面增强 $T_1WI$ 显示病变强化不明显

## 五、胚胎发育不良神经上皮肿瘤

### （一）临床表现与病理特征

胚胎发育不良神经上皮肿瘤（dysembryoplastic neuroepithelial tumor，DNET）多见于儿童和青少年，常于 20 岁之前发病。患者多表现为难治性癫痫，但无进行性神经功能缺陷。经手术切除 DNET 后，一般无须放疗或化疗，预后好。

### （二）MRI 表现

DNET 多位于幕上表浅部位，颞叶最常见，占 62%～80%，其次为额叶、顶叶和枕叶。外形多不规则，呈多结节融合脑回状，或局部脑回不同程度扩大，形成皂泡样隆起。MRI 平扫，在 $T_1WI$ 病灶常呈不均匀低信号，典型者可见多个小囊状更低信号区；在 $T_2WI$ 大多数肿瘤呈均匀高信号，如有钙化则显示低信号。病灶边界清晰，占位效应轻微，水肿少见（图 13-13），是本病影像特点。$T_1WI$ 增强扫描时，DNET 表现多样，多数病变无明显强化，少数可见结节样或点状强化。

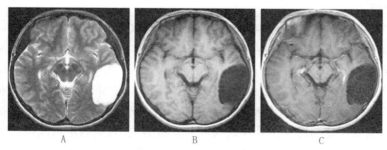

**图 13-13 胚胎发育不良神经上皮肿瘤**

A、B.轴面 $T_2WI$ 及 $T_1WI$ 显示左侧颞叶囊性异常信号，边界清楚，周边

无水肿；C.轴面增强 $T_1WI$ 显示病变强化不明显

## 六、脑膜瘤

### （一）临床表现与病理特征

肿瘤起病慢，病程长，可达数年之久。初期症状及体征可不明显，以后逐渐出现颅内高压及局部定位症状和体征。主要表现为剧烈头痛、喷射状呕吐、血压升高及眼底视盘水肿。

脑膜瘤起源于蛛网膜颗粒的内皮细胞和成纤维细胞,是颅内最常见非胶质原发脑肿瘤,占颅内肿瘤的15%~20%。常为单发,偶可多发。较大肿瘤可分叶。WHO分类,根据细胞形态和组织学特征,将其分为脑膜细胞型、成纤维细胞型、过渡型、乳头型、透明细胞型、脊索样脑膜瘤和富于淋巴浆细胞的脑膜瘤。

**(二)MRI表现**

多数脑膜瘤在$T_1WI$和$T_2WI$信号强度均匀,$T_1WI$呈灰质等信号或略低信号,$T_2WI$呈等或略高信号。少数信号不均匀,在$T_1WI$可呈等信号、高信号、低信号。由于无血-脑屏障破坏,绝大多数在增强扫描$T_1WI$呈均一强化,硬脑膜尾征对脑膜瘤的诊断特异性高达81%(图13-14)。MRI可以显示脑脊液/血管间隙,广基与硬脑膜相连,骨质增生或受压变薄膨隆,邻近脑池、脑沟扩大,静脉窦阻塞等脑外占位征象。

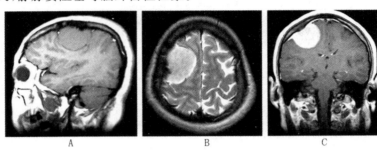

**图13-14　脑膜瘤**

A、B.矢状面$T_1WI$及轴面$T_2WI$显示右侧额叶凸面等$T_1$、等$T_2$占位病变,边界清楚,相邻皮质
受压、移位;C.冠状面增强$T_1WI$显示肿物明显均匀强化,可见硬脑膜"尾征"

约15%的脑膜瘤影像表现不典型,主要包括以下几种情况:①少数脑膜瘤可整个肿瘤钙化,即弥漫性钙化的沙粒型脑膜瘤,在$T_1WI$和$T_2WI$均呈低信号,增强扫描显示轻度强化;②囊性脑膜瘤;③多发性脑膜瘤,常见部位依次为大脑凸面、上矢状窦旁、大脑镰旁、蝶骨嵴、鞍上及脑室内。

**(三)鉴别诊断**

常见部位的脑膜瘤,诊断不难。少见部位脑膜瘤须与其他肿瘤鉴别。

(1)位于大脑半球凸面、完全钙化的脑膜瘤应与颅骨致密骨肿瘤鉴别:增强MRI检查时,前者有强化,后者无强化。

(2)鞍上脑膜瘤主要应与突入鞍上的垂体巨腺瘤鉴别。以下征象提示脑膜瘤:鞍结节有骨硬化表现,无蝶鞍扩大,矢状面MRI显示肿瘤中心位于鞍结节上方而非垂体腺上方,鞍隔位置正常。

(3)侧脑室内脑膜瘤应与脉络丛乳头状瘤及室管膜瘤鉴别:侧脑室内脉络丛乳头状瘤和室管膜瘤主要发生于儿童和少年,而脑膜瘤常见于中年人;脉络丛乳头状瘤可有脑脊液分泌过多,表现为脑室普遍扩大,而脑膜瘤仅有同侧侧脑室颞角扩大;脉络丛乳头状瘤表面常呈颗粒状,脑膜瘤边缘较圆滑;室管膜瘤强化欠均匀,脑膜瘤强化较均匀。

## 七、脉络丛肿瘤

**(一)临床表现与病理特征**

脉络丛肿瘤(choroid plexus tumors,CPT)是指起源于脉络丛上皮细胞的肿瘤,WHO中枢神经系统肿瘤分类(2007)将其分为良性的脉络丛乳头状瘤(choroid plexus papilloma,CPP)、非典型脉络丛乳头状瘤（atypical CPP）和恶性的脉络丛癌（choroid plexus carcinoma，CPC）3类，分属Ⅰ级、Ⅱ级和Ⅲ级肿瘤。绝大多数为良性，恶性仅占10%～20%。CPT好发部位与年龄有关，儿童多见于侧脑室，成人多见于第四脑室。脑室系统外发生时，最多见于桥小脑角区。CPT的特征是脑积水，原因主要有：①肿瘤直接导致脑脊液循环通路梗阻（梗阻性脑积水）；②脑脊液生成和吸收紊乱（交通性脑积水）。CPT发生的脑积水、颅内压增高及局限性神经功能障碍多为渐进性，但临床上部分患者急性发病，应引起重视。

**（二）MRI表现**

MRI检查多可见"菜花状"的特征性表现，肿瘤表面不光滑不平整，常呈粗糙颗粒状；而肿瘤信号无特征，在$T_1WI$多呈低或等信号，在$T_2WI$呈高信号，强化较明显（图13-15）。CT平扫多表现为等或略高密度病灶，类圆形，部分呈分叶状，边界清楚，增强扫描呈显著均匀强化。

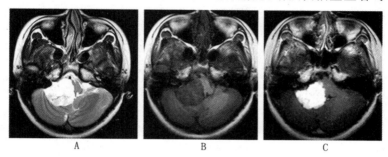

**图13-15　脉络丛乳头状瘤**

A、B.轴面$T_2WI$及$T_1WI$显示肿瘤位于右侧桥小脑角区，信号欠均匀，"菜花状"外观，边界清楚；C.轴面增强$T_1WI$显示肿物强化明显

**（三）鉴别诊断**

1.与室管膜瘤鉴别

后者囊变区较多见，且多有散在点、团状钙化，增强扫描时中等均匀或不均匀强化；发生于幕上者，年龄较大，发生于幕下者年龄较小，与前者正好相反。

2.与脑室内脑膜瘤鉴别

后者除具有脑膜瘤典型特征外，脑积水不如前者显著，好发于成年女性，以侧脑室三角区多见。

## 八、髓母细胞瘤

**（一）临床表现与病理特征**

髓母细胞瘤是一种高度恶性小细胞瘤，极易沿脑脊液通道转移。好发于小儿，特别是10岁左右儿童，约占儿童脑瘤的20%。本病起病急，病程短，多在3个月之内。由于肿瘤推移与压迫第四脑室，导致梗阻性脑积水，故多数患者有明显颅内压增高。

肿瘤起源于原始胚胎细胞残余，多发生于颅后窝小脑蚓部，少数位于小脑半球。大体病理检查可见肿瘤呈灰红色或粉红色，柔软易碎，边界清楚，但无包膜，出血、钙化及坏死少。镜下肿瘤细胞密集，胞质少，核大且浓染，肿瘤细胞可排列成菊花团状。

**（二）MRI表现**

MRI不仅能明确肿瘤大小、形态及其与周围结构的关系，还能与其他肿瘤鉴别诊断。MRI检查时，肿瘤的实质部分多表现为长$T_1$、长$T_2$信号，增强扫描时实质部分显著强化（图13-16）；第四脑室常被向前推移,变形变窄;大部分合并幕上脑室扩张及脑积水。MRI 较 CT 有一定优势,能清楚显示肿瘤与周围结构及脑干的关系;矢状面或冠状面 MRI 易显示沿脑脊液种植的病灶。

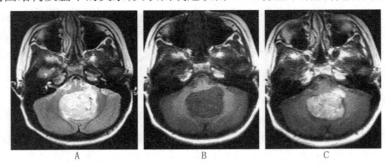

**图 13-16　髓母细胞瘤**

A、B.轴面 $T_2WI$ 及 $T_1WI$ 显示肿瘤位于小脑蚓部,形态欠规则,边界清楚,第四脑室前移;C.轴面增强 $T_1WI$ 显示肿物不均匀强化

### (三) 鉴别诊断

本病需与星形细胞瘤、室管膜瘤、成血管细胞瘤及脑膜瘤相鉴别。

**1.星形细胞瘤**

星形细胞瘤是儿童最常见的颅内肿瘤,其病灶大多位于小脑半球,肿块边缘形态欠规则,幕上脑室扩大较少见,$T_1WI$ 呈低信号,$T_2WI$ 呈高信号,增强扫描时不如髓母细胞瘤强化明显。

**2.室管膜瘤**

位于第四脑室内,肿块周围可见脑脊液,呈环形线状包绕,肿瘤内囊变及钙化较多见,肿物信号常不均匀。

**3.脑膜瘤**

第四脑室内脑膜瘤于 $T_1WI$ 呈等信号,$T_2WI$ 呈高信号,增强扫描时均匀强化,可见脑膜尾征。

**4.成血管细胞瘤**

常位于小脑半球,表现为大囊小结节,囊壁无或轻度强化,壁结节明显强化。

## 九、生殖细胞瘤

### (一) 临床表现与病理特征

生殖细胞瘤主要位于颅内中线位置,占颅内肿瘤的 11.5％,常见于松果体和鞍区,以松果体区最多。发生在基底核和丘脑者占 4％～10％。鞍区及松果体区生殖细胞瘤来源于胚胎时期神经管嘴侧部分的干细胞,而基底核及丘脑生殖细胞瘤来自第三脑室发育过程中异位的生殖细胞。

本病男性儿童多见,男女比例约 2.5∶1。好发年龄在 12～18 岁。早期无临床表现。肿瘤压迫周围组织时,出现相应神经症状。鞍区肿瘤主要出现视力下降、下丘脑综合征及尿崩症;松果体区出现上视不能、听力下降;基底核区出现偏瘫;垂体区出现垂体功能不全及视交叉、下丘脑受损表现。患者均可有头痛、恶心等高颅内压表现。因松果体是一个神经内分泌器官,故肿瘤可能影响内分泌系统。性早熟与病变的部位和细胞种类相关。

### (二) MRI 表现

生殖细胞瘤的发生部位不同,MRI 表现也不相同,分述如下。

**1.松果体区**

瘤体多为实质性,质地均匀,圆形、类圆形或不规则形态,可呈分叶状或在胼胝体压部有切迹,边界清楚。一般呈等 $T_1$、等或稍长 $T_2$ 信号(图 13-17)。大多数瘤体显著强化,少数中度强化,强化多均匀。少数瘤体内有单个或多个囊腔,使强化不均匀。

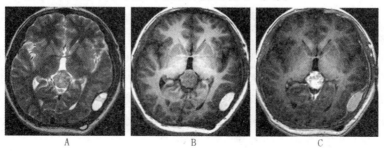

**图 13-17 生殖细胞瘤**

A、B.轴面 $T_2$WI 及 $T_1$WI 显示肿瘤位于第三脑室后部,类圆形,呈等 $T_1$、等 $T_2$ 异常信号,信号欠均匀,边界清楚;C.轴面增强 $T_1$WI 显示肿瘤强化明显,但不均匀

**2.鞍区**

根据肿瘤具体部位,分为 3 类。Ⅰ类:位于第三脑室内,包括从第三脑室底向上长入第三脑室,瘤体一般较大,常有出血、囊变和坏死。Ⅱ类:位于第三脑室底,仅累及视交叉、漏斗、垂体柄、视神经和视束,体积较小,形态多样。可沿漏斗垂体柄分布,呈长条状;或沿视交叉视束分布,呈椭圆形。一般无出血、囊变、坏死,MRI 多呈等或稍长 $T_1$、稍长 $T_2$ 信号,明显或中等程度均匀强化。Ⅲ类:仅位于蝶鞍内,MRI 显示鞍内等 $T_1$、等或长 $T_2$ 信号,明显或中度均匀强化。MRI 信号无特征,与垂体微腺瘤无法区别。

**3.丘脑及基底核区**

肿瘤早期在 $T_1$WI 为低信号,$T_2$WI 信号均匀,显著均匀强化,无中线移位,边缘清晰。晚期易发生囊变、坏死和出血,MRI 多呈混杂 $T_1$ 和混杂长 $T_2$ 信号,不均匀强化。肿瘤体积较大,但占位效应不明显,瘤周水肿轻微。肿瘤可沿神经纤维束向对侧基底核扩散,出现斑片状强化;同侧大脑半球可有萎缩。

**(三)鉴别诊断**

鞍区生殖细胞瘤主要累及神经垂体、垂体柄及下丘脑。瘤体较大时,易与垂体瘤混淆。垂体瘤也呈等 $T_1$、等 $T_2$ 信号,但多为直立性生长,而生殖细胞瘤向后上生长,可资鉴别。瘤体仅于鞍内时,MRI 显示垂体饱满,后叶 $T_1$ 高信号消失,表现类似垂体微腺瘤。但垂体腺瘤为腺垂体肿瘤,瘤体较小时仍可见后叶 $T_1$ 高信号,可资鉴别。另外,如发现瘤体有沿垂体柄生长趋势,或增强扫描时仅见神经垂体区强化,均有助于生殖细胞瘤诊断。

(于培锋)

# 第三节 脑血管疾病

## 一、高血压脑出血

### (一)临床表现与病理特征

高血压脑动脉硬化为脑出血的常见原因,出血多位于幕上,小脑及脑干出血少见。患者多有明确病史,突然发病,出血量一般较多,幕上出血常见于基底核区,也可发生在其他部位。脑室内出血常与尾状核或基底神经节血肿破入脑室有关,影像学检查显示脑室内血肿信号或密度,并可见液平面。脑干出血以脑桥多见,由动脉破裂所致,由于出血多,压力较大,可破入第四脑室。

### (二)MRI 表现

高血压动脉硬化所致脑内血肿的影像表现与血肿发生时间密切相关。对于早期脑出血,CT显示优于 MRI。急性期脑出血,CT 表现为高密度,尽管由于颅底骨性伪影使少量幕下出血有时难以诊断,但大多数脑出血可清楚显示,一般出血后 6～8 周,由于出血溶解,在 CT 表现为脑脊液密度。血肿的 MRI 信号多变,并受多种因素影响,除血红蛋白状态外,其他因素包括磁场强度、脉冲序列、红细胞状态、凝血块的时间、氧合作用等。

MRI 的优点是可以观察出血的溶解过程。了解出血的生理学改变,是理解出血信号在 MRI 变化的基础。简单地说,急性出血由于含氧合血红蛋白及脱氧血红蛋白,在 $T_1WI$ 呈等至轻度低信号,在 $T_2WI$ 呈灰至黑色(低信号);亚急性期出血(一般指 3 d 至 3 周)由于正铁血红蛋白形成,在 $T_1WI$ 及 $T_2WI$ 均呈高信号(图 13-18)。随着正铁血红蛋白被巨噬细胞吞噬、转化为含铁血黄素,在 $T_2WI$ 可见在血肿周围形成一低信号环。以上出血过程的 MRI 特征,在高场强磁共振仪显像时尤为明显。

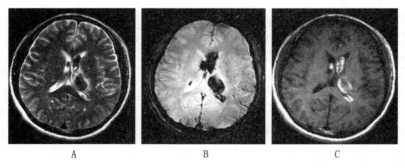

A       B       C

**图 13-18　脑出血**

A.轴面 $T_2WI$;B.轴面梯度回波像;C.轴面 $T_1WI$。MRI 显示左侧
丘脑血肿,破入双侧侧脑室体部和左侧侧脑室枕角

## 二、超急性期脑梗死与急性脑梗死

### (一)临床表现与病理特征

脑梗死是常见疾病,具有发病率、死亡率和致残率高的特点,严重威胁人类健康。伴随着脑梗死病理生理学的研究进展,特别是提出"半暗带"概念和开展超微导管溶栓治疗后,临床需要在发病的超急性期及时明确诊断,并评价缺血脑组织血流灌注状态,以便选择最佳治疗方案。

MRI 检查是诊断缺血性脑梗死的有效方法。发生在 6 h 内的脑梗死称为超急性期脑梗死。梗死发生 4 h 后,由于病变区持续性缺血缺氧,细胞膜离子泵衰竭,发生细胞毒性脑水肿。6 h后,血-脑屏障破坏,继而出现血管源性脑水肿,脑细胞出现坏死。1 周后,脑水肿逐渐减轻,坏死脑组织液化,梗死区出现吞噬细胞,清除坏死组织。同时,病变区胶质细胞增生,肉芽组织形成。8 周后,形成囊性软化灶。少数缺血性脑梗死在发病 24 h 后,可因血液再灌注,发生梗死区出血,转变为出血性脑梗死。

### (二)MRI 表现

常规 MRI 用于诊断脑梗死的时间较早。但由于常规 MRI 特异性较低,往往需要在发病 6 h 以后才能显示病灶,而且不能明确病变的范围及半暗带大小,也无法区别短暂性脑缺血发作 (TIA)与急性脑梗死,因此其诊断价值受限。随着 MRI 成像技术的发展,功能性磁共振检查提供了丰富的诊断信息,使缺血性脑梗死的诊断有了突破性进展。

在脑梗死超急性期,$T_2WI$ 上脑血管出现异常信号,表现为正常的血管流空效应消失。 $T_1WI$ 增强扫描时,出现动脉增强的影像,这是最早的表现。它与脑血流速度减慢有关,此征象在发病 3~6 h 即可发现。血管内强化一般出现在梗死区域及其附近,皮质梗死较深部白质梗死更多见。基底核、丘脑、内囊、大脑脚的腔隙性梗死一般不出现血管内强化,大范围的脑干梗死有时可见血管内强化。

由于脑脊液的流动伪影及与相邻脑皮质产生的部分容积效应,常规 $T_2WI$ 不易显示位于大脑皮质灰白质交界处、岛叶及脑室旁深部脑白质的病灶,且不易鉴别脑梗死分期。FLAIR 序列由于抑制脑脊液信号,同时增加 $T_2$ 权重成分,背景信号减低,使病灶与正常组织的对比显著增加,易于发现病灶。FLAIR 序列的另一特点是可鉴别陈旧与新鲜梗死灶。陈旧与新鲜梗死灶在 $T_2WI$ 均为高信号。而在 FLAIR 序列,由于陈旧梗死灶液化,内含自由水,$T_1$ 值与脑脊液相似,故软化灶呈低信号,或低信号伴周围环状高信号;新鲜病灶含结合水,$T_1$ 值较脑脊液短,呈高信号。但 FLAIR 序列仍不能对脑梗死作出精确分期,同时对于<6 h 的超急性期病灶,FLAIR 的检出率也较差。DWI 技术在脑梗死中的应用解决了这一问题。

DWI 对缺血改变非常敏感,尤其是超急性期脑缺血。脑组织急性缺血后,由于缺血、缺氧、$Na^+$-$K^+$-ATP 酶泵功能降低,导致钠水滞留,首先引起细胞毒性水肿,水分子弥散运动减慢,表现为表现弥散系数(ADC)值下降,继而出现血管源性水肿,随后细胞溶解,最后形成软化灶。相应地在急性期 ADC 值先降低后逐渐回升,在亚急性期 ADC 值多数降低。DWI 图与 ADC 图的信号表现相反,在 DWI 弥散快(ADC 值高)的组织呈低信号,弥散慢(ADC 值低)的组织呈高信号。人脑发病后 2 h 即可在 DWI 发现直径 4 mm 的腔隙性病灶。急性期病例 $T_1WI$ 和 $T_2WI$ 均可正常,FLAIR 部分显示病灶,而在 DWI 均可见脑神经体征相对应区域的高信号。发病 6 h 后,$T_2WI$ 可发现病灶,但病变范围明显<DWI,信号强度明显低于 DWI。发病 24 h 后,DWI 与 $T_1WI$、$T_2WI$、FLAIR 显示的病变范围基本一致。72 h 后进入慢性期,随诊观察到 $T_2WI$ 仍呈高信号,而病灶在 DWI 信号下降,且在不同病理进程中信号表现不同。随时间延长,DWI 信号继续下降,表现为低信号,此时 ADC 值明显升高。因此,DWI 不仅能对急性脑梗死定性分析,还可通过计算 ADC 与 rADC 值做定量分析,鉴别新鲜和陈旧脑梗死,评价疗效及预后。

DWI、FLAIR、$T_1WI$、$T_2WI$ 敏感性比较:对于急性脑梗死,FLAIR 序列敏感性高,常早于 $T_1WI$、$T_2WI$ 显示病变,此时 FLAIR 成像可取代常规 $T_2WI$;DWI 显示病变更为敏感,病变与正常组织间的对比更高,所显示的异常信号范围均不同程度大于常规 $T_2WI$ 和 FLAIR 序列,因此 DWI 敏感性最高。但 DWI 空间分辨率相对较低,磁敏感性伪影影响显示颅底部病变(如颞极、额中底部、小脑),而 FLAIR 显示这些部位的病变较 DWI 清晰。DWI 与 FLAIR 技术在评价急性脑梗死病变中具有重要的临床价值,两者结合应用能准确诊断早期梗死,鉴别新旧梗死病灶,指导临床溶栓灌注治疗。

PWI 显示脑梗死病灶比其他 MRI 更早,且可定量分析 CBF。在大多数病例,PWI 与 DWI 表现存在一定差异。在超急性期,PWI 显示的脑组织血流灌注异常区域大于 DWI 的异常信号区,且 DWI 显示的异常信号区多位于病灶中心。缺血半暗带是指围绕异常弥散中心的周围正常弥散组织,它在急性期灌注减少,随病程进展逐渐加重。如不及时治疗,于发病几小时后,DWI所示异常信号区域将逐渐扩大,与 PWI 所示血流灌注异常区域趋于一致,最后发展为梗死灶。同时应用 PWI 和 DWI,有可能区分可恢复性缺血脑组织与真正的脑梗死(图 13-19、图 13-20)。

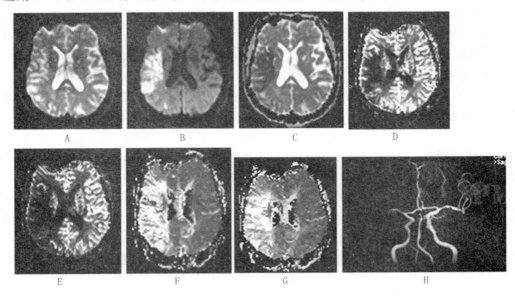

**图 13-19 超急性期脑梗死**

A.轴面 DWI(b=0),右侧大脑中动脉分布区似见高信号;B.DWI(b=1 500)显示右侧大脑中动脉分布区异常高信号;C.ADC 图显示相应区域低信号;D.PWI 显示 CBF 减低;E.PWI 显示 CBV减低;F.PWI 显示 MTT 延长;G.PWI 显示 TTP 延长;H.MRA 显示右侧 MCA 闭塞

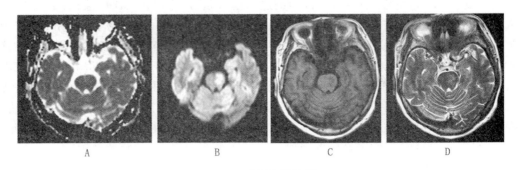

**图 13-20 脑桥急性脑梗死**

A.轴面 ADC 图未见明显异常信号;B.DWI 显示左侧脑桥异常高信号;C.轴面$T_1WI$,左侧脑桥似见稍低信号;D.在 $T_2WI$,左侧脑桥可见稍高信号

MRS 可区分水质子信号与其他化合物或原子中质子产生的信号,使脑梗死的研究达到细胞代谢水平。这有助于理解脑梗死的病理生理变化,早期诊断,判断预后和疗效。急性脑梗死$^{31}$P-MRS主要表现为 PCr 和 ATP 下降,Pi 升高,同时 pH 降低。发病后数周$^{31}$P-MRS 的异常信号改变可反映梗死病变不同演变的代谢状况。脑梗死发生 24 h 内,$^1$H-MRS 显示病变区乳酸持续性升高,这与葡萄糖无氧酵解有关。有时可见 NAA 降低,或因髓鞘破坏出现 Cho 升高。

### 三、静脉窦闭塞

#### (一)临床表现与病理特征

脑静脉窦血栓是一种特殊类型的脑血管病,分为非感染性与感染性两大类。前者多由外伤、消耗性疾病、某些血液病、妊娠、严重脱水、口服避孕药等所致,后者多继发于头面部感染,以及化脓性脑膜炎、脑脓肿、败血症等疾病。主要临床表现为颅内高压,如头痛、呕吐、视力下降、视盘水肿、偏侧肢体无力、偏瘫等。

本病发病机制和病理变化不同于动脉血栓形成,脑静脉回流障碍和脑脊液吸收障碍是主要改变。若静脉窦完全阻塞并累及大量侧支静脉,或血栓扩展到脑皮质静脉时,出现颅内压增高和脑静脉、脑脊液循环障碍,导致脑水肿、出血、坏死。疾病晚期,严重的静脉血流淤滞和颅内高压将继发动脉血流减慢,导致脑组织缺血、缺氧,甚至梗死。因此,临床表现多样性是病因及病期不同、血栓范围和部位不同,以及继发脑内病变综合作用的结果。

#### (二)MRI表现

MRI诊断静脉窦血栓有一定优势,一般不需增强扫描。MRV可替代DSA检查。脑静脉窦血栓最常发生于上矢状窦,根据形成时间长短,MRI表现复杂多样(图13-21),给诊断带来一定困难。急性期静脉窦血栓通常在$T_1WI$呈中等或明显高信号,$T_2WI$显示静脉窦内极低信号,而静脉窦壁呈高信号。随着病程延长,$T_1WI$及$T_2WI$均呈高信号;有时在$T_1WI$,血栓边缘呈高信号,中心呈等信号,这与脑内血肿的演变一致。$T_2WI$显示静脉窦内流空信号消失,随病程发展甚至萎缩、闭塞。

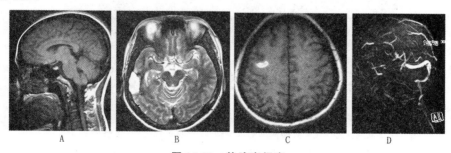

**图13-21　静脉窦闭塞**
A.矢状面$T_1WI$显示上矢状窦中后部异常信号;B.轴面$T_2WI$显示右颞长$T_2$信号,周边见低信号(含铁血红素沉积);C.轴面$T_1WI$显示右额叶出血灶;D.MRV显示上矢状窦、右侧横窦及乙状窦闭塞

需要注意,缩短TR时间可使正常人脑静脉窦在$T_1WI$信号增高,与静脉窦血栓混淆。由于磁共振的流入增强效应,在$T_1WI$正常人脑静脉窦可由流空信号变为明亮信号,与静脉窦血栓表现相同。另外,血流缓慢可使静脉窦信号强度增高;颞静脉存在较大逆流,可使部分发育较小的横窦呈高信号;乙状窦和颈静脉球内的涡流也常在SE图像呈高信号。因此,对于疑似病例,应通过延长TR时间、改变扫描层面,以及MRV检查进一步鉴别。

MRV可反映脑静脉窦的形态和血流状态,对诊断静脉窦血栓具有一定优势。静脉窦血栓的直接征象为受累静脉窦闭塞、不规则狭窄和充盈缺损。由于静脉回流障碍,常见脑表面及深部静脉扩张、静脉血淤滞及侧支循环形成。但是,当存在静脉窦发育不良时,MRI及MRV诊断本病存在困难。对比剂增强MRV可得到更清晰的静脉图像,弥补这方面的不足。大脑除了浅静脉系统,还有深静脉系统。后者由Galen静脉和基底静脉组成。增强MRV显示深静脉比MRV

更清晰。若 Galen 静脉形成血栓,可见局部引流区域(如双侧丘脑、尾状核、壳核、苍白球)水肿,侧脑室扩大。一般认为 Monro 孔梗阻由水肿造成,而非静脉压升高所致。

## 四、动脉瘤

### (一)临床表现与病理特征

脑动脉瘤是脑动脉的局限性扩张,发病率较高。患者主要症状有出血、局灶性神经功能障碍、脑血管痉挛等。绝大多数囊性动脉瘤是先天性血管发育不良和后天获得性脑血管病变共同作用的结果,此外,创伤和感染也可引起动脉瘤,高血压、吸烟、饮酒、滥用可卡因、避孕药、某些遗传因素也被认为与动脉瘤形成有一定关系。

动脉瘤破裂危险因素包括瘤体大小、部位、形状、多发、性别、年龄等。瘤体大小是最主要因素,基底动脉末端动脉瘤最易出血,高血压、吸烟、饮酒增加破裂危险性。32%~52%的蛛网膜下腔出血为动脉瘤破裂引起。治疗时机不同,治疗方法、预后和康复差别很大。对于未破裂的动脉瘤,目前主张早期诊断及早期外科手术。

### (二)MRI 表现

动脉瘤在 MRI 呈边界清楚的低信号,与动脉相连。血栓形成后,动脉瘤可呈不同信号强度(图 13-22),据此可判断血栓的范围、瘤腔的大小及是否并发出血。瘤腔多位于动脉瘤的中央,呈低信号,如血液滞留可呈高信号。血栓因血红蛋白代谢阶段不同,其信号也不同。

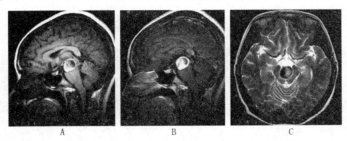

**图 13-22　基底动脉动脉瘤**

A.矢状面 $T_1WI$ 显示脚间池圆形混杂信号,可见流动伪影;B.增强 $T_1WI$
可见动脉瘤瘤壁强化明显;C.轴面 $T_2WI$ 显示动脉瘤内混杂低信号

动脉瘤破裂时常伴蛛网膜下腔出血。两侧大脑间裂的蛛网膜下腔出血常与前交通动脉瘤破裂有关,外侧裂的蛛网膜下腔出血常与大脑中动脉动脉瘤破裂有关,第四脑室内血块常与小脑后下动脉动脉瘤破裂有关,第三脑室或双侧侧脑室内血块常与前交通动脉瘤和大脑中动脉动脉瘤破裂有关。

## 五、血管畸形

### (一)临床表现与病理特征

血管畸形与胚胎发育异常有关,包括动静脉畸形、毛细血管扩张症、海绵状血管瘤(最常见的隐匿性血管畸形)、脑静脉畸形或静脉瘤等。各种脑血管畸形中,动静脉畸形最常见,为迂曲扩张的动脉直接与静脉相连,中间没有毛细血管。畸形血管团大小不等,多发于大脑中动脉系统,幕上多于幕下。由于动静脉畸形存在动静脉短路,使局部脑组织呈低灌注状态,形成缺血或梗死。畸形血管易破裂,引起自发性出血。临床表现为癫痫发作、血管性头痛、进行性神经功能障碍等。

### (二)MRI表现

脑动静脉畸形时,MRI显示脑内流空现象,即低信号环状或线状结构(图13-23),代表血管内高速血流。在注射 Gd 对比剂后,高速血流的血管通常不增强,而低速血流的血管往往明显增强。GRE 图像有助于评价血管性病变。CT 可见形态不规则、边缘不清楚的等或高密度点状、弧线状血管影、钙化。

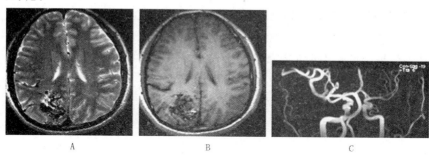

图 13-23　动静脉畸形

A.轴面 $T_2WI$ 显示右顶叶混杂流空信号及增粗的引流静脉;B.轴面 $T_1WI$ 显示团状混杂信号;C.MRA 显示异常血管团、供血动脉、引流静脉

中枢神经系统的海绵状血管瘤并不少见。典型 MRI 表现为,在 $T_1WI$ 及 $T_2WI$,病变呈高信号或混杂信号,部分病例可见桑葚状或网络状结构;在 $T_2WI$,病灶周边由低信号的含铁血黄素构成。在 GRE 图像,因磁敏感效应增加,低信号更明显,可以提高小海绵状血管瘤的检出率。MRI 的诊断敏感性、特异性及对病灶结构的显示均优于 CT。部分海绵状血管瘤具有生长趋势,MRI 随诊可了解其演变情况。毛细血管扩张症也是脑出血的原因之一。CT 扫描及常规血管造影时,往往为阴性结果。MRI 检查显示微小灶性出血,提示该病;由于含有相对缓慢的血流,注射对比剂后可见病灶增强。

脑静脉畸形或静脉瘤较少引起脑出血,典型 MRI 表现为注射 Gd 对比剂后,病灶呈"水母头"样,经中央髓静脉引流(图13-24)。合并海绵状血管瘤时,可有出血表现。注射对比剂前,较大的静脉分支在 MRI 呈流空低信号。有时,质子密度像可见线样高或低信号。静脉畸形的血流速度缓慢,MRA 成像时如选择恰当的血流速度,常可显示病变。血管造影检查时,动脉期表现正常,静脉期可见扩张的髓静脉分支。

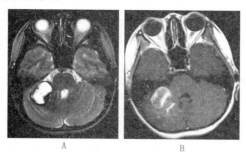

图 13-24　静脉畸形

A.轴面 $T_2WI$ 显示右侧小脑异常高信号,周边有含铁血黄素沉积(低信号环);B.轴面 $T_1WI$ 增强扫描,可见团状出血灶及"水母头"样静脉畸形

(于培锋)

# 第四节　脑 白 质 病

脑白质病可分为髓鞘形成异常和脱髓鞘疾病两大部分。在此分述如下。

髓鞘形成异常是一组髓鞘形成障碍的疾病,其原因包括染色体先天缺陷或某些特异酶缺乏,导致正常代谢障碍,神经髓鞘不能正常形成。与脱髓鞘疾病不同,髓鞘形成异常通常不伴有特异性炎性反应,而且病变范围广泛、弥漫。该组疾病包括中枢神经系统海绵状变性、异染性脑白质营养不良及先天性皮质外轴索再生障碍症等异常。

## 一、中枢神经系统海绵状变性

### (一)临床表现与病理特征

本病又称 Canavan-Van Bogaert 病、脑白质海绵状硬化症,是一种较罕见的家族遗传性疾病,呈常染色体隐性遗传。以犹太人多见。病理改变为慢性脑水肿、广泛的空泡形成、大脑白质海绵状变性。以皮质下白质及深部灰质受累为主,中央白质相对较轻。髓磷脂明显缺失。星形细胞肿胀、增生。临床表现为出生后 10 个月内起病,以男婴多见,发病迅速,肢体松弛,举头困难,而后肌张力增高,去大脑强直与抽搐发作,视神经萎缩及失明。稍大儿童可有巨脑。患者常在 2～3 岁时死亡。5 岁以后发病以智力障碍为主,可有小脑性共济失调。

### (二)MRI 表现

MRI 显示大脑白质长 $T_1$、长 $T_2$ 异常信号,广泛、弥漫、对称,不强化。头颅巨大、颅缝分开。晚期脑萎缩,脑室扩大。

## 二、肾上腺脑白质营养不良

### (一)临床表现与病理特征

本病又称性连锁遗传谢尔德病,为染色体遗传的过氧化物酶体病变。由于全身性固醇或饱和极长链脂肪酸在细胞内异常堆积,致使脑和肾上腺发生器质与功能性改变。由于是在髓鞘形成以后又被破坏,严格讲本病属于脱髓鞘病变。病理检查见大脑白质广泛性、对称性脱髓鞘改变,由枕部向额部蔓延,以顶颞叶变化为著。可累及胼胝体,但皮质下弓形纤维往往不被侵及。脱髓鞘区可见许多气球样巨噬细胞,经 Sudan Ⅳ 染色为橘红色。血管周围呈炎性改变,并可有钙质沉积。电镜下,巨噬细胞、胶质细胞内有特异性的层状胞浆含体。肾上腺萎缩及发育不全可同时存在。晚期,脑白质广泛减少,皮质萎缩,脑室扩大。

根据发病年龄及遗传染色体不同分为 3 种类型。①儿童型:最常见。为 X 性连锁隐性遗传。仅见于男性,通常在 4～8 岁发病。表现为行为改变、智力减退及视觉症状,可有肾上腺功能不全症状(异常皮肤色素沉着)。病程进行性发展,发病后数年内死亡。②成人型:较常见。属性染色体隐性遗传,见于 20～30 岁男性。病程长,有肾上腺功能不全、性腺功能减退、小脑共济失调和智力减退。③新生儿型:为常染色体隐性遗传。于出生后 4 个月内出现症状。临床表现有面部畸形、肌张力减低及色素性视网膜炎。精神发育迟缓,常有癫痫发作。一般在 2 岁前死亡。

**（二）MRI 表现**

顶枕叶白质首先受累,继之向前累及颞、顶、额叶白质。有时累及胼胝体压部及小脑。病灶周边可有明显强化。经与病理对照发现,这种周边强化实际上代表炎性活动,而疾病后期的无强化,则反映完全性髓鞘结构丧失。在 $T_2WI$,双侧枕叶白质内可见片状高信号,并向视放射及胼胝体压部扩展(图 13-25)。在部分病例,病变可通过内囊、外囊及半卵圆中心向前发展,但较少累及皮质下弓状纤维。偶有病变最先发生在额叶,并由前向后发展。在成人型病例,MRI 表现无特异性,可见白质内长 $T_1$、长 $T_2$ 局灶性异常信号,可有轻度脑萎缩。

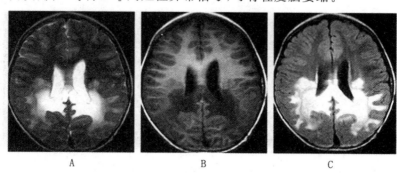

**图 13-25 肾上腺脑白质营养不良**

A、B.轴面 $T_2WI$ 及 $T_1WI$ 显示双侧颞后枕叶对称性片状长 $T_1$、长 $T_2$ 信号,胼胝体受累;C.轴面 FLAIR 像显示病变白质为高信号

## 三、类球状脑白质营养不良

**（一）临床表现与病理特征**

本病又称 Krabbe 病,属于溶酶体异常,为常染色体隐性遗传疾病。由于 β-半乳糖苷酶缺乏,使脑苷酯类代谢障碍,导致髓鞘形成不良。病理检查见大脑髓质广泛而对称性的缺乏髓鞘区,轴索常受累,并可累及小脑及脊髓,病变区星形胶质细胞增生明显,其特征性改变为在白质小血管周围常见丛集的所谓类球状细胞。这种细胞为体积较大的多核类上皮细胞,胞体内含大量脑苷酯类物质。发病有家族遗传史,首发症状见于生后 2～6 个月(婴儿型)。临床表现为发育迟缓、躁动、过度兴奋、痉挛状态。检查可见痴呆、视神经萎缩、皮质盲、四肢痉挛性瘫痪。一般在 3～5 年死亡。偶有晚发型。

**（二）MRI 表现**

在疾病早期,丘脑、尾状核、脑干、小脑和放射冠可见对称性弥漫性长 $T_2$ 异常信号。中期可见室周斑状异常信号。晚期呈弥漫性脑白质萎缩。

## 四、异染性脑白质营养不良

**（一）临床表现与病理特征**

异染性脑白质营养不良又称脑硫脂沉积病、异染性白质脑病。为常染色体隐性遗传疾病,脑脂质沉积病之一。因芳香基硫酸酯酶 A 缺乏,导致硫脂在巨噬细胞和胶质细胞内的异染颗粒里异常沉积而发病。病理改变为大脑半球、脑干及小脑白质内广泛脱髓鞘,以少枝胶质细胞脱失明显。用甲苯胺蓝染色可见颗粒状的红黑色异染物质广泛分布。临床表现可根据发病年龄分为以下 4 型。①晚期婴儿型：最常见，1～2 岁时开始不能维持正常姿势，肌张力下降，运动减少，以后智力减退，由软瘫转为硬瘫（痉挛性瘫痪），并可有小脑共济失调、眼震、视神经萎缩、失语，逐渐去脑强直、痴呆，多于 5 岁前死于继发感染；②少年型：于 4～5 岁起病，进展缓慢，常有人格改变及精神异常；③婴儿型：生后 6 个月内发病，又称 Austin 病；④成人型：16 岁后发病。

**（二）MRI 表现**

不具特异性。MRI 显示脑白质内弥漫性融合性长 $T_1$、长 $T_2$ 信号（图 13-26）。早期病变以中央白质区为主，并累及胼胝体。晚期累及皮质下白质，脑萎缩。无强化，无占位效应。

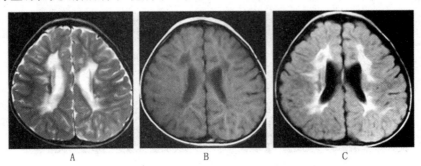

**图 13-26　异染性脑白质营养不良**

A、B.轴面 $T_2WI$ 及 $T_1WI$ 显示双侧室旁片状长 $T_1$、长 $T_2$ 信号；C.轴面 FLAIR 像显示双侧室旁高信号病变

## 五、多发性硬化

**（一）临床表现与病理特征**

多发性硬化（MS）是一种慢性进行性疾病，特征是在大脑及脊髓发生多处播散的脱髓鞘斑块，从而引起多发性与变化不一的神经症状与体征，且有反复加重与缓解的特点。病因不清，可能与自身免疫反应或慢性病毒感染有关。病理检查见散在的脱髓鞘斑块或小岛，少突胶质细胞破坏，伴有血管周围炎症。病变主要发生于白质内，尤其是脑室周围、视神经、脊髓侧柱与后柱（颈胸段常发生），中脑、脑桥、小脑也受累。大脑皮质及脊髓灰质也有病变。早期，神经细胞体及轴突可保持正常；晚期，轴突破坏，特别是长神经束轴突，继而胶质纤维增生，表现为"硬化"。不同时期病灶可同时存在。

MS 多见于 20～40 岁，女性多于男性。部分病例发病前有受寒、感冒等诱因及前驱症状。症状特点是多灶性及各病灶性症状此起彼伏，恶化与缓解相交替。按主要损害部位可分为脊髓型、脑干小脑型及大脑型。①脊髓型：最常见，主要为脊髓侧束、后束受损的症状，有时可呈脊髓半侧损害或出现脊髓圆锥、前角病损的症状，脊髓某一节段受到大的硬化斑或多个融合在一起的硬化斑破坏时，可出现横贯性脊髓损害征象。②脑干或脑干小脑型：也较常见，病损部位主要在脑干与小脑，脑干以脑桥损害多见，临床表现包括 Charcot 征、运动障碍、感觉障碍及脑神经损害，后者以视神经损害最常见。③大脑型：少见，根据病变部位及病程早晚，可有癫痫发作、运动障碍及精神症状。

**（二）MRI 表现**

MS 斑块常见部位包括脑室周围、胼胝体、小脑、脑干和脊髓。MRI 显示 MS 的早期脱髓鞘病变优于 CT，敏感度超过 85%。FLAIR 序列，包括增强后 FLAIR 序列，是目前显示 MS 斑块最有效的 MR 序列之一。MS 斑块呈圆形或卵圆形,在 $T_2$ FLAIR 序列呈高信号,在 $T_1$WI 呈等或低信号。注射对比剂后增强扫描时,活动性病灶表现为实性或环状强化(图 13-27),而非活动性病灶往往不强化。对于不典型病例,需要综合临床表现、免疫生化及影像检查结果,方可正确诊断。

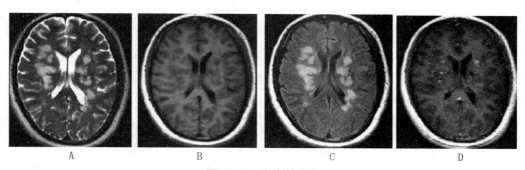

**图 13-27　多发性硬化**

A、B.轴面 $T_2$WI 及 $T_1$WI 显示双侧室旁白质内多发的斑块状长 $T_1$、长 $T_2$异常信号;C.轴面 FLAIR 像显示双侧室旁白质内高信号病灶更明显;D.轴面增强 $T_1$WI 显示斑点和斑片状强化病灶

### 六、弥漫性硬化

#### (一)临床表现与病理特征

弥漫性硬化又称 Schilder 病,是一种罕见的脱髓鞘疾病。常见于儿童,故也称儿童型多发性硬化。病理改变为大脑白质广泛性脱髓鞘,呈弥漫不对称分布,常为一侧较明显。病变多由枕叶开始,逐渐蔓延至顶叶、颞叶与额叶,或向对侧扩展。白质髓鞘脱失由深至浅融合成片,可累及皮质。脑干、脊髓也可见脱髓鞘后形成的斑块。晚期因髓质萎缩出现第三脑室及侧脑室扩大,脑裂、脑池增宽。

患者多在 10 岁前发病,起病或急或缓。根据受累部位不同出现不同症状。枕叶症状:从同侧偏盲至全盲,从视力减退至失明,瞳孔功能与眼底常无改变;顶颞叶症状:失听、失语、失用与综合感觉障碍;额叶症状:智力低下、情感不稳、行为幼稚。也可出现四肢瘫或偏瘫,癫痫大发作或局限性运动性发作。

#### (二)MRI 表现

病灶大多位于枕叶,表现为长 $T_2$ 异常信号;在 $T_1$WI,病灶可为低信号、等信号或高信号;注射对比剂后病灶边缘可强化。病变晚期主要表现为脑萎缩。

### 七、急性播散性脑脊髓炎

#### (一)临床表现与病理特征

常发生于病毒感染(如麻疹、风疹、天花、水痘、腮腺炎、百日咳、流感)或细菌感染(如猩红热)之后,也可发生于接种疫苗(如狂犬病、牛痘)之后。病理改变为脑与脊髓广泛的炎性脱髓鞘反应,以白质中小静脉周围的髓鞘脱失为特征。病变区血管周围有炎性细胞浸润、充血、水肿,神经髓鞘肿胀、断裂及脱失,形成点状软化坏死灶,并可融合为大片软化坏死区,可有胶质细胞增生。病灶主要位于白质,但也可损及灰质与脊神经根。临床急性起病,儿童及青壮年多发,发病前1～2 周有感染或接种史。首发症状多为头痛、呕吐,体温可再度升高。中枢神经系统受损广泛,出现大脑、脑干、脑膜及脊髓症状与体征。

### (二)MRI 表现

双侧大脑半球可见广泛弥散的长 $T_1$、长 $T_2$ 异常信号，病灶边界清楚，可累及基底核区及灰质。急性期因水肿使脑室受压、变小。注射对比剂后，病灶无强化，或呈斑片状、环状强化。较大孤立强化病灶的影像表现可类似肿瘤，应结合病史进行鉴别。晚期灰白质萎缩，脑沟裂及脑室增宽。

## 八、胼胝体变性

### (一)临床表现与病理特征

本病又称 Marchiafava-Bjgnami 病，病因不清。最早报道发生于饮红葡萄酒的意大利中老年人。但无饮酒嗜好者也可发生。病理改变特征为胼胝体中央部脱髓鞘，坏死及软化灶形成。病变也可侵及前、后联合或其他白质区。病灶分布大致对称，病灶周边结构保持完好。临床表现为局限性或弥漫性脑部受损症状及体征，如进行性痴呆、震颤、抽搐等。病情渐进发展无缓解，对各种治疗无明显反应。一般数年内死亡。

### (二)MRI 表现

特征性 MRI 表现为胼胝体内长 $T_1$、长 $T_2$ 异常信号（图 13-28），边界清楚、局限。注射对比剂后病变区可强化。病变常累及脑室额角前白质，表现为长 $T_1$、长 $T_2$ 异常信号区。晚期胼胝体萎缩。

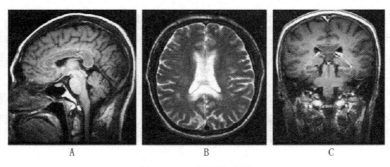

A           B           C

**图 13-28　胼胝体变性**

A、B.矢状面 $T_1$WI 及轴面 $T_2$WI 显示胼胝体长 $T_1$、长 $T_2$ 异常信号；

C.冠状面增强 $T_1$WI 显示胼胝体病变无明显强化

## 九、脑桥中央髓鞘溶解症

### (一)临床表现与病理特征

本病可能与饮酒过度、营养不良及电解质或酸碱平衡紊乱（特别是快速纠正的低血钠）有关。病理改变为以脑桥基底的中央部开始的髓鞘溶解，并呈离心性扩散，神经细胞及轴索可不受损害，神经纤维束之间存在巨噬细胞，其作用为吞噬溶解的髓鞘及脂肪颗粒。病变严重者，整个脑桥均受累，并可累及中脑及脑桥外结构，如内囊、丘脑、基底核、胼胝体及半卵圆中心。典型患者为中年酒徒。此外，本病也可发生于患恶性肿瘤、慢性肺部疾病或慢性肾衰竭者。患者多表现为严重的代谢障碍，脑神经麻痹及长束征。病程进展很快，存活率低。

**（二）MRI 表现**

MRI 在检出脑桥病灶、评估轴索（皮质脊髓束）保留及发现脑桥外病灶方面均优于 CT。在 $T_2WI$，病变呈高信号，无占位效应。在 $T_1WI$，脑桥中心部呈低信号区，脑桥边缘仅剩薄薄的一层（图 13-29）。通常不累及被盖部。有时可见中脑、丘脑和基底核受累。病灶强化表现多变，可无强化或轻度环状强化。病变后期脑桥萎缩。

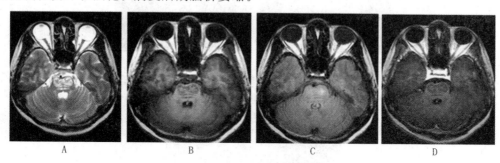

**图 13-29　脑桥中央髓鞘溶解**

A、B.轴面 $T_2WI$ 及 $T_1WI$ 显示脑桥片状不均匀稍长 $T_1$、稍长 $T_2$ 信号；C.轴面 FLAIR
像显示脑桥病灶为稍高信号；D.轴面增强 $T_1WI$ 显示脑桥病灶强化不明显

（于培锋）

# 第五节　囊肿与脑脊液循环异常

## 一、蛛网膜囊肿

**（一）临床表现与病理特征**

颅内蛛网膜囊肿是指脑脊液样无色清亮液体被包裹在蛛网膜所构成的袋状结构内形成的囊肿，分先天性囊肿和继发性囊肿。颅内蛛网膜囊肿可发生于各个年龄段，以儿童及青少年多见。患者可终身无症状，常因头部外伤、体检或其他原因行头颅影像学检查而发现。常见症状为颅内压增高、脑积水、局灶性神经功能缺失、头围增大或颅骨不对称畸形等。

**（二）MRI 表现**

MRI 检查时，$T_1WI$ 示低信号，$T_2WI$ 示高信号，与脑脊液信号相同（图 13-30），呈边界清楚的占位病灶，增强时无强化，周围脑组织无水肿，部分脑组织受压移位。与 CT 相比，MRI 为三维图像，且无颅骨伪像干扰。对中线部位、颅后窝及跨越两个颅窝的病变，以及了解病变与脑实质、脑池的关系，MRI 检查可以获得 CT 检查不能得到的信息（图 13-31）。

**（三）鉴别诊断**

本病诊断主要靠 CT 或 MRI，应与脂肪瘤、皮样或表皮样囊肿相鉴别。它们的 CT 值均为负值可资区别；囊性胶质瘤囊壁边有瘤结节则易于区别；血管网织细胞瘤通常亦为"大囊小结节"，且结节于囊壁边为其特征。

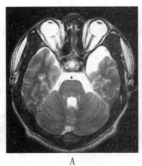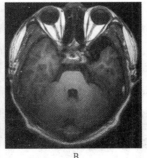

A          B

**图 13-30　蛛网膜囊肿**

A、B.轴面 $T_2WI$ 及 $T_1WI$ 显示左侧颞极长圆形长

$T_1$、长 $T_2$ 脑脊液信号,边界清楚,相邻颞叶受推移

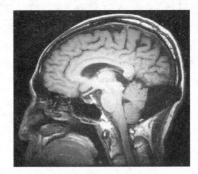

**图 13-31　枕大池蛛网膜囊肿**

矢状面 $T_1WI$ 显示枕大池内团状脑脊液信号影,

膨胀性生长,相邻小脑及颅后窝骨板受压

## 二、表皮样囊肿

### (一)临床表现与病理特征

表皮样囊肿来自外胚层,又称胆脂瘤或珍珠瘤,是胚胎发育过程中外胚层残余组织异位所致。囊壁为正常表皮,内含角质物,有时含胆固醇结晶。占颅内肿瘤的 $0.2\%\sim1.8\%$ 。多发生于桥小脑角、岩斜区,手术全切除较为困难。

临床症状与病变部位有关。①桥小脑角型:最常见,早期三叉神经痛,晚期出现桥小脑角征,脑神经功能障碍,如面部疼痛,感觉减退、麻木,共济失调;②岩斜区型:常为三叉神经痛及三叉神经分布区感觉运动障碍,由于肿瘤生长缓慢、病情长,且呈囊性沿间隙生长,以致肿瘤大而临床表现轻;③脑实质内型:大脑半球常有癫痫发作及颅内压增高,颅后窝者多出现共济失调及后组脑神经麻痹。

### (二)MRI 表现

肿瘤多发生于额、颞叶邻近颅底区表浅部位,如桥小脑角、鞍上池、岩斜区,形态不规则,边缘不光整。肿瘤沿蛛网膜下腔匐行生长,呈"见缝就钻"特性。由于表皮样囊肿内的胆固醇和脂肪大多不成熟,且含量较少,所以决定表皮样囊肿 MR 信号的主要因素是上皮组织。表皮样囊肿在 $T_1WI$ 呈低信号,$T_2WI$ 高信号,信号明显高于脑组织和脑脊液,包膜在 $T_1$ 和 $T_2$ 相均呈高信号。增强扫描时,病灶无强化(图 13-32),或其边缘及局部仅有轻、中度强化。

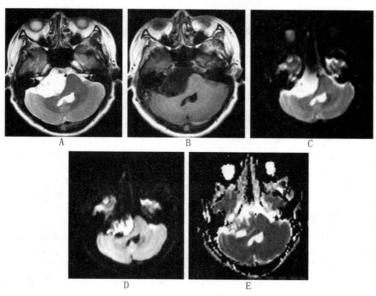

**图 13-32　表皮样囊肿**

A、B.轴面 $T_2WI$ 及 $T_1WI$ 增强像显示右侧脑桥小脑角区囊性异常信号,信号欠均匀,病灶未见明显强化;C.轴面 DWI(b=0),病灶呈稍高信号;D.轴面 DWI(b=1 000);E.轴面 ADC 图,可见病灶信号不均匀,弥散降低

### (三)鉴别诊断

**1.低级星形细胞瘤**

虽病灶边界清晰,无水肿,无强化,可囊变及钙化,但病变常位于白质内,病灶以稍长 $T_1$、稍长 $T_2$ 信号为主,形态多规则等征象与本病不同。

**2.间变型星形细胞瘤与多形性胶质母细胞瘤**

以不均匀长 $T_1$、长 $T_2$ 信号及囊变、坏死和出血为特征,与本病类似,但其血管源性水肿明显,呈不规则花环状明显强化,易与本病区别。

**3.恶性多形性黄色星形细胞瘤**

常位于颞叶表浅部位,囊实性肿块有出血及坏死,信号不均,瘤内可含有脂肪信号与本病类似,但水肿及强化明显,脑膜常受累等征象有助于两者鉴别。

**4.同心圆性硬化**

表皮样囊肿偶有同心圆形等 $T_1$、略长 $T_2$ 信号,但同心圆性硬化多发生于脑白质,脑白质内及脑干白质内常伴有小圆形长 $T_1$、长 $T_2$ 信号病灶,类似多发性硬化斑等特点,有助于诊断与鉴别诊断。

## 三、皮样囊肿

### (一)临床表现与病理特征

颅内皮样囊肿是罕见的先天性肿瘤,起源于妊娠 3～5 周外胚层表面,与神经管分离不完全而包埋入神经管内,胎儿出生后形成颅内胚胎肿瘤,占颅内肿瘤的 0.2%。常发生在中线部位硬脑膜外、硬脑膜下或脑内,位于颅后窝者占 2/3,以小脑蚓部、第四脑室及小脑半球为多。常见于

30岁年龄组,无性别差异。

临床表现与其占位效应和自发破裂有关。皮样囊肿的胆固醇粒子进入蛛网膜下腔可引起脑膜刺激症状。癫痫和头痛最常见。囊壁破裂后可引起化学性脑膜炎、血管痉挛、脑梗死等。少数囊壁通过缺损的颅骨与皮肤窦相通,感染后可引起脑脓肿。

**(二)MRI表现**

囊肿呈囊状,边界清楚,信号强度较低。但由于其内含有毛发等不同成分,信号不均匀,以$T_2WI$为著。注射Gd-DTPA后囊肿无强化(图13-33),部分囊壁轻度强化。皮样囊肿破裂后,病灶与周围组织分界欠清,蛛网膜下腔或脑室内出现脂肪信号。脂肪抑制像可见高信号消失(图13-34)。在桥小脑角区短$T_1$短$T_2$信号病变的鉴别诊断中,应考虑皮样囊肿。

## 四、松果体囊肿

### (一)临床表现与病理特征

松果体囊肿是一种非肿瘤性囊肿,是一种正常变异。囊肿起源尚不清楚,大小一般5~15 mm。囊肿壁组织学分3层,外层为纤维层,中层为松果体实质,内层为胶质组织,无室管膜细胞。患者大多无症状。但由于囊肿上皮具有分泌功能,可随时间延长而使囊肿逐渐增大,产生占位效应,出现临床症状,称为症状性松果体囊肿。症状包括:①阵发性头痛,伴有凝视障碍;②慢性头痛,伴有凝视障碍、眼底水肿及脑积水;③急性脑积水症状。

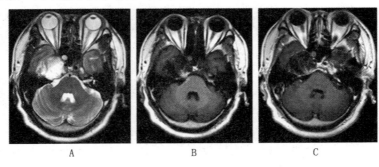

**图13-33 皮样囊肿**

A、B.轴面$T_2WI$及$T_1WI$显示右侧颞叶内侧片状混杂信号,内见斑片状短$T_1$信号,边界清楚;C.轴面增强$T_1WI$显示病灶无强化

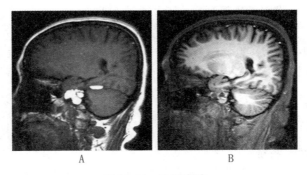

**图13-34 皮样囊肿**

A.矢状面$T_1WI$显示岩骨尖及小脑幕团状及片状短$T_1$信号;B.矢状面$T_1WI$脂肪抑制像显示异常短$T_1$信号被抑制,提示脂性病灶

**（二）MRI 表现**

MRI 表现为松果体区囊性病变,呈椭圆形或圆形,边缘光滑、规整。囊壁薄、均匀完整,于各扫描序列同脑皮质等信号。增强扫描部分囊壁环状强化,部分不强化。其强化机制是由于囊壁中残余的松果体实质碎片引起或是囊肿邻近血管结构的强化所致。囊内容物同脑脊液信号相似(图 13-35)。

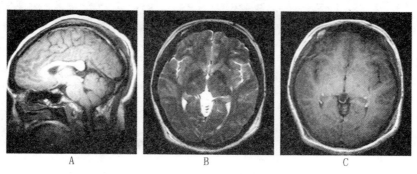

图 13-35 松果体囊肿

A、B.矢状面 $T_1WI$ 及轴面 $T_2WI$ 显示松果体区小圆形囊性信号,边界
清楚;C.轴面增强 $T_1WI$ 显示囊性病灶后缘略显强化

**（三）鉴别诊断**

主要有蛛网膜囊肿、松果体瘤囊变、第三脑室后表皮样囊肿、皮样囊肿及单发囊虫病。

1.蛛网膜囊肿

其信号特征与松果体囊肿相似,但前者无壁,且 $T_2$ FLAIR 序列呈低信号,与后者不同。

2.松果体瘤液化囊变

其囊壁厚且不规则,有壁结节,增强扫描时囊壁及壁结节明显强化,与松果体囊肿壁的强化不同。

3.第三脑室后表皮样囊肿和皮样囊肿

其信号特征与松果体囊肿不同,特别在 $T_2$ FLAIR 和 DWI 序列。

4.单发囊虫病

有临床感染史,MRI 可显示囊壁内头节,结合实验室检查鉴别不难。

**（任春旺）**

# 第十四章　乳腺疾病的MRI诊断

## 第一节　乳腺脂肪坏死

### 一、临床表现与病理特征

乳腺脂肪坏死常为外伤或医源性损伤导致局部脂肪细胞坏死液化后引起的非化脓性无菌性炎症反应。虽然乳腺内含有大量的脂肪组织，但发生脂肪坏死者并不多见。根据病因可将乳腺脂肪坏死分为原发性和继发性两种。绝大多数为原发性脂肪坏死，由外伤后引起，外伤多为钝器伤，尽管有些患者主诉无明显外伤史，但一些较轻的钝器伤如桌边等的碰撞也可使乳腺脂肪组织直接受到挤压而发生坏死。继发性乳腺脂肪坏死可由于导管内容物淤积并侵蚀导管上皮，使具有刺激性的导管内残屑溢出到周围的脂肪组织内，导致脂肪坏死，也可由于手术、炎症等原因引起。

脂肪坏死的病理变化随病期而异。最早表现为一局限出血区，脂肪组织稍变硬。镜下可见脂肪细胞浑浊及脂肪细胞坏死崩解，融合成较大的脂滴。4周后形成一圆形硬结，表面呈黄灰色，并有散在暗红区，切面见油囊形成，囊大小不一，其中含油样液或暗褐色的血样液及坏死物质。后期纤维化，病变呈坚实灰黄色肿块，切面为放射状瘢痕样组织，内有含铁血黄素及钙盐沉积。

脂肪坏死多发生在巨大脂肪型乳腺患者。发病年龄可从 14～80 岁，但多数发生在中、老年。约半数患者有外伤史，病变常位于乳腺表浅部位的脂肪层内，少数可发生于乳腺任何部位。最初表现为病变处黄色或棕黄色瘀斑，随着病变的发展，局部出现肿块，界限多不清楚，质地硬韧，有压痛，与周围组织有轻度粘连。后期由于大量纤维组织增生，肿块纤维样变，使其边界较清楚。纤维化后可有牵拽征，如皮肤凹陷、乳头内陷等，应注意与乳腺癌鉴别。部分患者肿块最后可缩小、消失。少数患者由于炎症的刺激可伴有同侧腋窝淋巴结肿大。

### 二、MRI表现

乳腺脂肪坏死表现典型者病变多位于皮下脂肪层表浅部位（图 14-1），当脂肪坏死发生在乳腺较深部位与腺体重叠而表现为边缘欠清的肿块性病变时易误诊为乳腺癌。病变早期，若皮肤有红肿、瘀斑,则可显示非特异性的皮肤局限增厚与皮下脂肪层致密浑浊。在 MRI 上较早期的脂肪坏死表现为形状不规则,边界不清楚,病变在 $T_1WI$ 上表现为低信号,在 $T_2WI$ 上表现为高信号,内部信号不均匀。

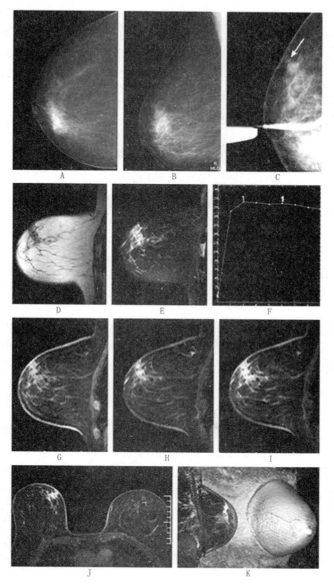

**图 14-1 右乳脂肪坏死**

63 岁,女,2 个月前右乳曾有自行车车把撞过外伤史。A.右乳 X 线头尾位片;B.右乳 X 线内外侧斜位片;C.右乳病变切线位局部加压片,显示右乳内上方皮下脂肪层及邻近腺体表层局限致密,边界不清,密度中等;D.右乳 MRI 平扫矢状面 $T_1WI$;E.右乳 MRI 平扫矢状面脂肪抑制 $T_2WI$;F.动态增强后病变时间-信号强度曲线图;G、H、I.分别为 MRI 平扫、动态增强后 1、8 min;J.增强后延迟时相横轴面 $T_1WI$;K.VR 图,显示右乳内上方皮下脂肪层及邻近腺体表层局限片状异常信号,边界欠清,于 $T_1WI$ 呈较低信号,$T_2WI$ 呈较高信号,动态增强后病变呈明显不均匀强化,时间-信号强度曲线呈平台型,局部皮肤增厚

动态增强检查病变可呈快速显著强化,与恶性肿瘤鉴别困难。病变后期纤维化后,动态增强检查有助于脂肪坏死的诊断,其强化方式缺乏典型恶性病变具有的快进快出特点。

### 三、鉴别诊断

本病应与乳腺癌鉴别。发生在皮下脂肪层表浅部位的乳腺脂肪坏死诊断不难。对于无明显外伤史,脂肪坏死又发生在乳腺较深部位且与腺体重叠时,与乳腺癌较难鉴别。通常乳腺癌的肿块呈渐进性增大,而脂肪坏死大多有缩小趋势。对于较早期的脂肪坏死,单纯依靠 MRI 动态增强后的曲线类型与乳腺癌鉴别困难。病变后期纤维化后,动态增强检查有助于脂肪坏死的诊断,其强化方式缺乏典型恶性病变具有的快进快出特点。

(刘松军)

# 第二节　乳腺脓肿

### 一、临床表现与病理特征

乳腺脓肿既可发生于产后哺乳期妇女,也可发生于非产后哺乳期妇女。乳腺脓肿可由乳腺炎形成,少数来自囊肿感染。而对于非产后哺乳期乳腺脓肿,则多数不是由急性乳腺炎迁延而来,临床表现不典型,常无急性过程,患者往往以乳腺肿块而就诊,因缺乏典型的乳腺炎病史或临床症状,更由于近年来乳腺癌的发病率上升,容易将其误诊为乳腺肿瘤。

### 二、MRI 表现

乳腺脓肿在 MRI 上比较具有特征性表现,MRI 平扫 $T_1WI$ 上表现为低信号,$T_2WI$ 呈中等或高信号,边界清晰或部分边界清晰,脓肿壁在 $T_1WI$ 上表现为环状规则或不规则的等或略高信号,在 $T_2WI$ 上表现为等或高信号,且壁较厚。当脓肿形成不成熟时,环状壁可厚薄不均匀或欠完整,外壁边缘较模糊;而脓肿成熟后,其壁厚薄均匀完整。脓肿中心坏死部分在 $T_1WI$ 呈明显低信号、在 $T_2WI$ 呈明显高信号。水肿呈片状或围绕脓肿壁的晕圈,在 $T_1WI$ 上信号较脓肿壁更低、在 $T_2WI$ 上信号较脓肿壁更高。

在增强 MRI,典型的脓肿壁呈厚薄均匀的环状强化,多数表现为中度、均匀、延迟强化。当脓肿处于成熟前的不同时期时,脓肿壁也可表现为厚薄均匀或不均匀的环状强化,强化程度也可不同。脓肿中心坏死部分及周围水肿区无强化。部分脓肿内可见分隔状强化。较小的脓肿可呈结节状强化。当慢性脓肿的脓肿壁大部分发生纤维化时,则强化较轻。如在脓肿周围出现子脓肿时对诊断帮助较大(图 14-2)。

### 三、鉴别诊断

#### (一)良性肿瘤和囊肿

乳腺脓肿在 MRI 上具有特征性表现,脓肿壁较厚,增强后呈环状强化,中心为无强化的低信号区。如行 DWI 检查,乳腺脓肿与良性肿瘤或囊肿表现不同,脓液 ADC 值较低。

### (二)肿块型乳腺癌

乳腺癌多表现为形态不规则,边缘毛刺,临床以无痛性肿块为主要表现。在动态增强 MRI,乳腺癌信号强度多为快速明显增高且快速减低,强化方式多由边缘向中心渗透,呈向心样强化。而脓肿呈环状强化,壁较厚,中心为无强化的低信号区。

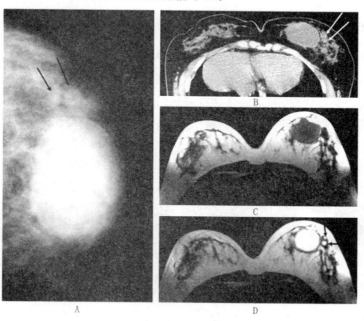

**图 14-2　左乳腺脓肿**

A.左乳 X 线头尾位片,显示左乳内上高密度肿物,肿物大部分边缘清晰、规则,部分后缘显示模糊,其内未见钙化,该肿物外侧尚可见两个小结节(黑箭),密度与腺体密度相近,边缘尚光滑;B.CT 平扫,显示左乳内侧肿物,边界清楚,其内部 CT 值为 11.4 Hu,肿物壁密度稍高且较厚,其外侧也可见两个小结节(白箭),边界清楚;C.MRI 平扫横轴面 $T_1WI$;D.MRI 平扫横轴面 $T_2WI$,显示左乳内侧类圆形肿物,肿物于 $T_1WI$ 呈低信号,$T_2WI$ 呈高信号,表现为液体信号特征,边界清楚,肿物外周可见一厚度大致均匀的壁,内壁光滑整齐,该肿物外侧也可见两个信号与之相同的小结节(黑箭),边界清楚

（刘　建）

# 第三节　乳腺纤维腺瘤

## 一、临床表现与病理特征

乳腺纤维腺瘤是最常见的乳腺良性肿瘤,多发生在 40 岁以下妇女,可见于一侧或两侧,也可多发,多发者约占 15%。患者一般无自觉症状,多为偶然发现,少数可有轻度疼痛,为阵发性或

偶发性,或在月经期明显。触诊时多为类圆形肿块,表面光滑,质地韧,活动,与皮肤无粘连。病理上,纤维腺瘤是由乳腺纤维组织和腺管两种成分增生共同构成的良性肿瘤。在组织学上,可表现为以腺上皮为主要成分,也可表现为以纤维组织为主要成分,按其比例不同,可称为纤维腺瘤或腺纤维瘤,多数肿瘤以纤维组织增生为主要改变。其发生与乳腺组织对雌激素的反应过强有关。

## 二、MRI 表现

纤维腺瘤的 MRI 表现与其组织成分有关。在平扫 $T_1WI$,肿瘤多表现为低信号或中等信号,轮廓边界清晰,圆形或卵圆形,大小不一。在 $T_2WI$ 上,依肿瘤内细胞、纤维成分及水的含量不同而表现为不同的信号强度:纤维成分含量多的纤维性纤维腺瘤信号强度低;而水及细胞含量多的黏液性及腺性纤维腺瘤信号强度高。发生退化、细胞少、胶原纤维成分多者在 $T_2WI$ 上呈较低信号。约64%的纤维腺瘤内可有由胶原纤维形成的分隔,分隔在 $T_2WI$ 上表现为低或中等信号强度(图 14-3~图 14-6)。通常发生在年轻妇女的纤维腺瘤细胞成分较多,而老年妇女的纤维腺瘤则含纤维成分较多。

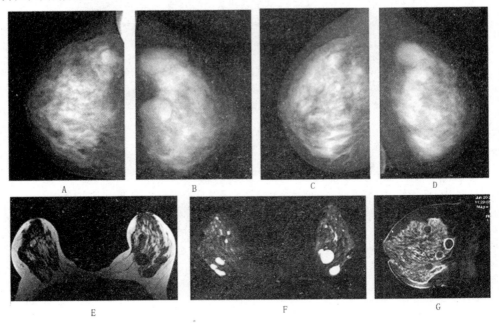

**图 14-3  双侧乳腺囊性增生病**

A、B.右、左乳 X 线头尾位片;C、D.右、左乳 X 线内外侧斜位片,显示双乳呈多量腺体型乳腺,其内可见多个大小不等圆形或卵圆形肿物,部分边缘清晰光滑,部分边缘与腺体重叠显示欠清,未见毛刺、浸润征象,肿物密度与腺体密度近似;E.MRI 平扫横轴面 $T_1WI$;F.MRI 平扫横轴面脂肪抑制 $T_2WI$,显示双乳腺内可见多发大小不等肿物,$T_1WI$ 呈低信号,$T_2WI$ 呈高信号,边缘清晰光滑,内部信号均匀;G.MRI 增强后矢状面 $T_1WI$,显示部分肿物未见强化,部分肿物边缘可见规则环形强化

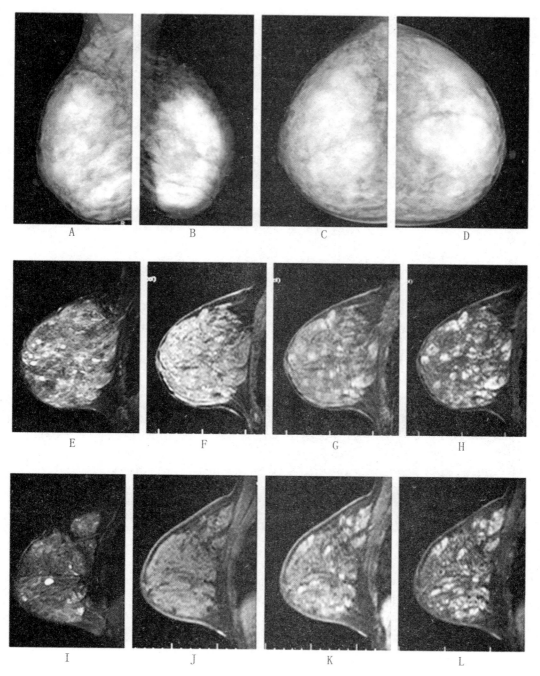

**图 14-4 双乳增生**

A、B.右、左乳 X 线内外侧斜位片；C、D.右、左乳 X 线头尾位片，显示双乳呈多量腺体型乳腺，其内可见多发斑片状及结节状影，与腺体密度近似；E.左乳 MRI 平扫矢状面脂肪抑制 $T_2WI$；F、G、H.分别为左乳 MRI 平扫、动态增强后 1、8 min；I.右乳 MRI 平扫矢状面脂肪抑制 $T_2WI$；J、K、L.分别为右乳 MRI 平扫、动态增强后 1、8 min，显示双乳呈多量腺体型乳腺，平扫 $T_2WI$ 双乳腺内多发大小不等液体信号灶，动态增强后双乳腺内弥漫分布多发斑点状及斑片状渐进性强化，随时间的延长强化程度和强化范围逐渐增高和扩大

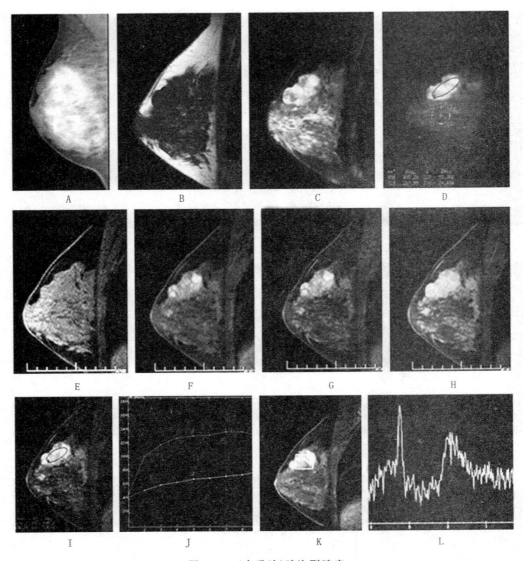

**图 14-5　（右乳腺）腺泡型腺病**

A.右乳 X 线内外侧斜位片,外上方腺体表面局限性突出,呈中等密度,所见边缘光滑,相邻皮下脂肪层及皮肤正常;B.MRI 平扫矢状面 $T_1WI$;C.MRI 平扫矢状面脂肪抑制 $T_2WI$,显示右乳外上方不规则形肿物,呈分叶状,$T_1WI$ 呈较低信号,$T_2WI$ 呈中等、高混杂信号,边界尚清楚;D.DWI 图,病变呈异常高信号,ADC 值略降低;E、F、G、H.分别为 MRI 平扫、动态增强后 1、2、8 min;I、J.动态增强后病变和正常腺体感兴趣区测量及时间-信号强度曲线,显示动态增强后病变呈明显强化且随时间延迟信号强度呈逐渐升高趋势;K.病变区 MRS 定位像;L.MRS 图,于病变区行 MRS 检查,在 3.2 ppm($\times 10^{-6}$)处可见异常增高胆碱峰

　　动态增强 MRI 扫描,纤维腺瘤表现也可各异,大多数表现为缓慢渐进性的均匀强化或由中心向外围扩散的离心样强化,少数者,如黏液性及腺性纤维腺瘤也可呈快速显著强化,其强化类型有时难与乳腺癌鉴别,所以准确诊断除依据强化程度、时间-信号强度曲线类型外,还需结合病变形态学表现进行综合判断,必要时与 DWI 和 MRS 检查相结合,以减少误诊。

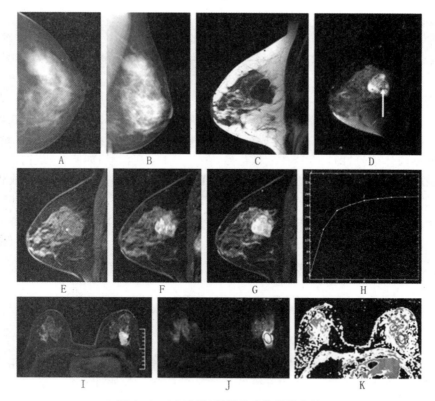

**图 14-6　（左乳腺）纤维腺瘤伴黏液变性**

A.左乳 X 线头尾位片；B.左乳 X 线内外侧斜位片，显示左乳外上方分叶状肿物，密度比正常腺体密度稍高，
肿物部分边缘模糊，小部分边缘可见低密度透亮环；C.左乳 MRI 平扫矢状面 $T_1WI$；D.左乳 MRI 平扫矢状面
脂肪抑制 $T_2WI$，显示左乳外上方分叶状肿物，内部信号不均匀，$T_1WI$ 呈较低信号且其内可见小灶性高信
号，$T_2WI$ 呈混杂较高信号且其内可见多发低信号分隔（白箭），边界清楚；E、F、G.分别为 MRI 平扫、动态增
强后 1、8 min；H.动态增强后病变区时间-信号强度曲线图；I.增强后延迟时相横轴面，显示动态增强后病变
呈不均匀渐进性强化，时间-信号强度曲线呈渐增型；J.DWI 图；K.ADC 图，于 DWI 上病变呈高信号，ADC 值
无降低（肿物 ADC 值为 $1.9 \times 10^{-3}mm^2/s$，正常乳腺组织 ADC 值为 $2.0 \times 10^{-3}mm^2/s$）

## 三、鉴别诊断

### （一）乳腺癌

患者多有临床症状。病变形态多不规则，边缘呈蟹足状。MRI 动态增强检查时，信号强度
趋于快速明显增高且快速减低，即时间-信号强度曲线呈流出型，强化方式由边缘向中心渗透，呈
向心样强化趋势。ADC 值减低。少数纤维腺瘤（如黏液性及腺性纤维腺瘤）也可呈快速显著强
化，其强化类型有时难与乳腺癌鉴别，需结合形态表现综合判断，必要时结合 DWI 和 MRS 信
息，以减少误诊。

### （二）乳腺脂肪瘤

脂肪瘤表现为脂肪信号特点，在 MRI $T_1WI$ 和 $T_2WI$ 上均呈高信号，在脂肪抑制序列上呈
低信号。其内常有纤细的纤维分隔，而无正常的导管、腺体和血管结构。周围有较纤细而致密的
包膜。

### （三）乳腺错构瘤

为由正常乳腺组织异常排列组合而形成的一种瘤样病变。病变主要由脂肪组织（可占病变的 80%）构成，混杂不同比例的腺体和纤维组织。影像特征为肿瘤呈混杂密度或信号，具有明确的边界。

### （四）乳腺积乳囊肿

比较少见，是由于泌乳期一支或多支乳导管发生阻塞、乳汁淤积形成，常发生在哺乳期或哺乳期后妇女。根据形成的时间及内容物成分不同，MRI 表现也不同：病变内水分含量较多时，积乳囊肿可呈典型液体信号，即在 $T_1WI$ 呈低信号，在 $T_2WI$ 呈高信号；如脂肪、蛋白或脂质含量较高，积乳囊肿在 $T_1WI$ 和 $T_2WI$ 均呈明显高信号，在脂肪抑制序列表现为低信号或仍呈较高信号；如病变内脂肪组织和水含量接近，在反相位 MRI 可见病变信号明显减低。在增强 MRI，囊壁可有轻至中度强化。临床病史也很重要，肿物多与哺乳有关。

（刘　建）

# 第四节　乳　腺　癌

乳腺恶性肿瘤中约 98% 为乳腺癌，我国乳腺癌发病率较欧美国家为低，但近年来在大城市中的发病率正呈逐渐上升趋势，已成为女性首位或第二位常见的恶性肿瘤。乳腺癌的五年生存率在原位癌为 100%，I 期为 84%～100%，II 期为 76%～87%，III 期为 38%～77%，表明乳腺癌早期发现、早期诊断和早期治疗是改善预后的重要因素。目前在乳腺癌一级预防尚无良策的阶段，乳腺癌的早期诊断具有举足轻重的作用，而影像检查更是早期检出、早期诊断的重中之重。

乳腺 X 线摄影和超声检查为乳腺癌的主要影像检查方法，尤其是乳腺 X 线摄影对显示钙化非常敏感。MRI 检查对致密型乳腺内瘤灶的观察、乳腺癌术后局部复发的观察、乳房假体后方乳腺组织内癌瘤的观察及对多中心、多灶性病变的检出、对胸壁侵犯和胸骨后、纵隔、腋窝淋巴结转移的显示要优于其他方法，这对乳腺癌的诊断、术前分期及临床选择恰当的治疗方案非常有价值。此外，MRI 不仅可观察病变形态，还可通过动态增强检查了解血流灌注情况，有助于鉴别乳腺癌与其他病变，并间接评估肿瘤生物学行为及其预后。

## 一、临床表现与病理特征

乳腺癌好发于绝经期前后的 40～60 岁妇女，临床症状常为乳房肿块、伴或不伴疼痛，也可有乳头回缩、乳头溢血等。肿瘤广泛浸润时可出现整个乳腺质地坚硬、固定，腋窝及锁骨上触及肿大淋巴结。

乳腺癌常见的病理类型有浸润性导管癌、浸润性小叶癌、黏液腺癌、髓样癌及导管原位癌等，其中以浸润性导管癌最为常见。WHO 新分类中的非特殊型浸润性导管癌包括了国内传统分类中的浸润性导管癌（肿瘤切片中以导管内癌成分为主，浸润性成分不超过癌组织半量者）、单纯癌（癌组织中主质与间质成分的比例近似）、硬癌（癌的主质少而间质多，间质成分占 2/3 以上）、腺癌（腺管样结构占半量以上）、髓样癌（癌主质多而间质少，主质成分占 2/3 以上，缺乏大量淋巴细胞浸润，国内又称为不典型髓样癌）。病理上根据腺管形成，细胞核大小、形状及染色质是否规则和染色质增多与核分裂象情况,将浸润性导管癌分成Ⅰ、Ⅱ、Ⅲ级。

## 二、MRI 表现

乳腺癌在 MRI 平扫 $T_1WI$ 上表现为低信号,当其周围由高信号脂肪组织围绕时,则轮廓清楚;若病变周围为与之信号强度类似的腺体组织,则轮廓不清楚。肿块边缘多不规则,可见毛刺或呈蟹足状改变。在 $T_2WI$ 上,其信号通常不均且信号强度取决于肿瘤内部成分,胶原纤维所占比例越大则信号强度越低,细胞和水含量高则信号强度也高。MRI 对病变内钙化的显示不直观,特别是当钙化较小且数量较少时。

增强 MRI 检查是乳腺癌诊断及鉴别诊断必不可少的步骤,不仅使病灶显示较平扫更为清楚,且可发现平扫上未能检出的肿瘤。动态增强 MRI 检查,乳腺癌边缘多不规则呈蟹足状,信号强度趋于快速明显增高且快速减低即时间-信号强度曲线呈流出型(图 14-7),强化方式多由边缘强化向中心渗透呈向心样强化趋势。

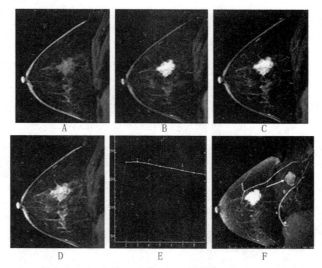

**图 14-7 (右乳腺)非特殊型浸润性导管癌伴右腋下多发淋巴结转移**

A.MRI 平扫;B、C、D.MRI 增强后 1、2、8 min;E.动态增强病变时间-信号强度曲线图;F.MIP 图,显示右乳外上方不规则肿块,边缘分叶及蟹足状浸润,动态增强后肿块呈明显强化,病变时间-信号强度曲线呈"快进快出"流出型,右腋下相当于胸外侧动脉周围可见多发淋巴结(白箭)

实际上 MRI 对比剂 Gd-DTPA 对乳腺肿瘤并无生物学特异性,其强化方式并不取决于良、恶性,而与微血管的数量及分布有关,因此,良、恶性病变在强化表现上也存在一定的重叠,某些良性病变可表现为类似恶性肿瘤的强化方式,反之亦然。MRI 强化表现类似于恶性的良性病变常包括:①少数纤维腺瘤,特别是发生在年轻妇女的细胞及水分含量多的黏液性及腺性纤维腺瘤;②少数乳腺增生性病变,特别是严重的乳腺增生性病变的强化 MRI 表现可类似于乳腺恶性病变;③乳腺炎症;④手术后时间<6 个月或放疗后时间<9 个月的新鲜瘢痕组织,由于炎症和术后反应强化 MRI 表现可类似于乳腺癌;⑤新鲜的脂肪坏死;⑥部分导管乳头状瘤。MRI 强化表现类似于良性的恶性病变包括:部分以纤维成分为主的小叶癌及导管癌;部分缺乏血供的恶性病变;导管内及小叶内原位癌等。因此,对于强化表现存在一定重叠的少数不典型的乳腺良、恶性病变的 MRI 诊断须结合其相应形态学表现及 DWI 和 MRS 进行综合分析,以提高对乳腺病变

诊断的特异性。

乳腺癌通常在 DWI 上呈高信号，ADC 值降低，而乳腺良性病变 ADC 值较高，良、恶性病变 ADC 值之间的差异具有统计学意义，根据病变 ADC 值鉴别乳腺肿瘤良、恶性具有较高的特异性。值得注意的是，部分乳腺病变于 DWI 上呈高信号，但所测得的 ADC 值较高，因此要考虑到在 DWI 上部分病变呈高信号为 $T_2$ 透射效应所致，而并非扩散能力降低。在 $^1$H-MRS 上乳腺癌在 3.2 ppm（$\times 10^{-6}$）处可出现胆碱峰，但目前 $^1$H-MRS 成像技术仍受到诸多因素的制约和影响（如磁场均匀度和病变大小等）。

MRI 对导管原位癌的检测敏感性低于浸润性癌，仅 50% 的原位癌具恶性病变的快速明显、不规则灶性典型强化表现，另一部分则呈不典型的延迟缓慢强化表现。对乳腺良、恶性病变的诊断标准通常包括两方面，一方面依据病变形态学表现，另一方面依据病变动态增强后血流动力学表现特征，而对于非浸润性的导管内原位癌（DCIS）而言，由于其发生部位、少血供及多发生钙化等特点，形态学评价的权重往往大于动态增强后血流动力学表现，如形态学表现为沿导管走行方向不连续的点、线状或段性强化，并伴有周围结构紊乱，即使动态增强曲线类型不呈恶性特征也应考虑恶性可能（图 14-8）。

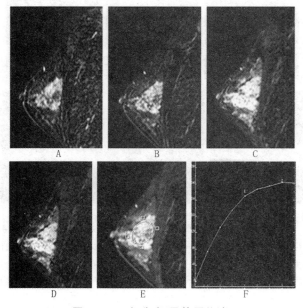

**图 14-8　（左乳腺）导管原位癌**

A、B、C、D.分别为 MRI 动态增强后 1、2、3、8 min 与增强前的减影图像；E、F.
病变兴趣区测量及动态增强时间-信号强度曲线图，显示左乳腺内局限性分
布异常强化，尖端指向乳头，病变区时间-信号强度曲线呈渐增型

另外，浸润性癌如乳腺黏液腺癌，影像表现不同于乳腺最常见的非特殊型浸润性导管癌，颇具特殊性。黏液腺癌在 MRI 平扫 $T_1$WI 呈低信号，$T_2$WI 呈高或明显高信号，其形态学表现多无典型乳腺癌的毛刺及浸润征象。在动态增强 MRI 检查，黏液腺癌于动态增强早期时相多表现为边缘明显强化，而肿块内部结构呈渐进性强化，强化方式呈由边缘环状强化向中心渗透趋势，当测量感兴趣区放置于整个肿块时，时间-信号强度曲线多呈渐增型；部分黏液腺癌也可表现为不十分均匀的渐进性强化或轻微强化，对于表现为轻微强化的黏液腺癌，可因肿瘤周围腺体组织

延迟强化病变反而显示不如平扫 $T_2WI$ 和 DWI 明显。在 DWI 上,黏液腺癌呈明显高信号,但 ADC 值不减低,反而较高,明显高于其他常见病理类型乳腺癌的 ADC 值,甚至高于正常腺体的 ADC 值(图 14-9)。乳腺黏液腺癌在 $T_2WI$ 上明显高信号及在 DWI 上较高的 ADC 值表现与其本身特殊病理组织成分有关。

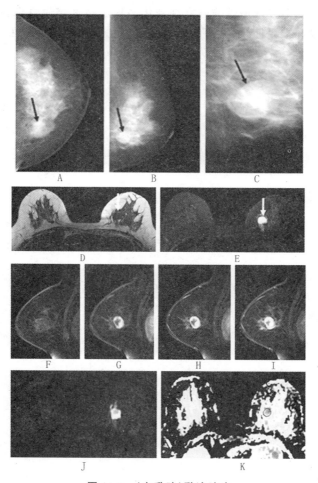

图 14-9　(左乳腺)黏液腺癌

A.左乳 X 线头尾位片;B.左乳 X 线内外侧斜位片;C.左乳肿物局部放大片,显示左乳内侧密度中等类圆形肿物,大部分边缘光滑,周围可见透亮环;D.MRI 平扫横轴面 $T_1WI$;E.MRI 平扫横轴面脂肪抑制 $T_2WI$;F.MRI 平扫;G、H、I.MRI 动态增强后 1、2、8 min;J.DWI 图;K.ADC 图,显示左乳类圆形肿物于 $T_1WI$ 呈较低信号,$T_2WI$ 呈高信号,边界清楚,动态增强后肿物呈明显不均匀强化,边缘带强化较明显,对应 DWI 图病变呈较高信号,ADC 值较高

## 三、鉴别诊断

### (一)影像表现为肿块性病变的乳腺癌需与纤维腺瘤鉴别

形态学上,纤维腺瘤表现为类圆形肿块,边缘光滑、锐利,有时可见粗颗粒状钙化;特征性 MRI 表现是肿瘤在 $T_2WI$ 可见低信号分隔;MRI 动态增强检查时,大多数纤维腺瘤呈渐进性强化,时间-信号强度曲线呈渐增型,强化方式有由中心向外围扩散的离心样强化趋势;ADC 值无

明显减低。少数纤维腺瘤(如黏液性及腺性纤维腺瘤)可快速显著强化,其强化类型与乳腺癌不易鉴别,诊断需结合病变形态表现,必要时结合 DWI 和 MRS 检查。

**(二)影像表现为非肿块性强化的乳腺癌需与乳腺增生性病变鉴别**

应观察强化分布、内部强化特征和两侧病变是否对称,如呈导管样或段性强化常提示恶性病变,尤其是 DCIS;区域性、多发区域性或弥漫性强化多提示良性增生性改变;多发的斑点状强化常提示正常乳腺实质或纤维囊性改变;而双侧乳腺对称性强化多提示良性。

（刘　建）

# 第十五章 胸部疾病的MRI诊断

## 第一节 心 肌 病

心肌病是一类伴有特定的形态、功能、电生理等方面改变的心肌疾病。世界卫生组织及国际心脏病学会联合会心肌病定义分类委员会将心肌病定义为"原因不明的心肌疾病",并将其分为扩张型、肥厚型及限制型三类。

### 一、扩张型心肌病

扩张型心肌病在心肌病中发病率最高,多见于 40 岁以下中青年,临床症状缺乏特异性。

#### (一)临床表现与病理特征

起病初期部分病例可有心悸气短,但大多数病例早期表现隐匿且发展缓慢。随着病程发展,临床表现为心脏收缩能力下降所致的充血性心力衰竭,各类心律失常,以及心腔内血栓引起的体动脉栓塞。听诊一般无病理性杂音。心电图可显示双侧心室肥厚、各类传导阻滞及异常Q波等。

病理改变为心室腔扩大,主要累及左心室,有时累及双侧心室。室壁通常正常,部分病例可出现与心腔扩张不相匹配的室壁增厚。心室肌小梁肥大,肉柱呈多层交织、隐窝深陷,常见附壁血栓。心腔扩大显著者,可造成房室瓣环扩大,导致房室瓣关闭不全。心肌细胞萎缩与代偿性心肌细胞肥大并存,可见小灶性液化性心肌溶解,或散在小灶性心肌细胞坏死,以及不同程度的间质纤维化。总体而言病理所见缺少特异性。

#### (二)MRI 表现

1.心肌信号变化

本病于 SE 序列 $T_1WI$、$T_2WI$ 心肌多表现为较均匀等信号,少数病例 $T_2WI$ 可呈混杂信号。心腔内附壁血栓在 $T_2WI$ 多呈高信号。

2.心腔形态改变

以电影 MRI 短轴位及心腔长轴位观察,一般心室横径增大较长径明显;仅有左心室腔扩大者为左心室型,室间隔呈弧形凸向右心室;仅有右心室扩大者为右心室型,室间隔呈弧形凸向左心室;左右心室均扩大者为双室型。

3.心室壁改变

部分病例早期受累心腔心室壁可稍增厚,晚期则变薄或室壁厚薄不均,左心室的肌小梁粗大。

**4.心脏功能改变**

电影 MRI 显示左心室或双侧心室的心肌收缩功能普遍下降,收缩期室壁增厚率减低,呈弥漫性改变,EF 值多在 50％以下(图 15-1)。

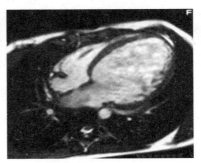

**图 15-1　扩张型心肌病**

真实稳态进动快速成像(True FISP)亮血序列四腔心层面
见左心室腔扩大,左心室游离壁肌小梁肥厚

**(三)鉴别诊断**

本病有时需与晚期冠状动脉粥样硬化性心脏病(心腔扩大时)相鉴别。冠状动脉粥样硬化性心脏病有长期慢性的冠心病病史。在形态学方面,冠心病陈旧心肌梗死多呈节段性室壁变薄,病变区域左心室肌小梁稀少、心肌内壁光滑;而扩张型心肌病的室壁厚度改变广泛均一,左心室心肌小梁肥厚。

## 二、肥厚型心肌病

肥厚型心肌病好发于青壮年,心肌肥厚是其主要病变形态。病因可能与遗传有关。约半数患者为家族性发病,属常染色体显性遗传。

**(一)临床表现与病理特征**

男女发病率无明显差别。早期症状主要为心慌、气短,缺少特征。相当数量病例无症状或症状轻微,常在体检时发现。晚期可发生心力衰竭、晕厥甚至猝死。心前区可闻及收缩期杂音并可触及震颤。心电图表现为左心室肥厚(部分表现为双室肥厚)、传导阻滞等。

心肌肥厚可以累及心室任何区域,但以左心室的肌部室间隔最为常见,非对称性室间隔肥厚(即室间隔向左心室腔凸出明显,室间隔与左心室后壁厚度比≥1.5)为该病的特征性表现。功能改变为舒张期肥厚心肌的顺应性降低,收缩功能正常甚至增强。基底部和中部室间隔肥厚引起左心室流出道梗阻,根据压力阶差可分为梗阻性与非梗阻性肥厚型心肌病。病理改变包括心肌细胞肥大、变性、间质结缔组织增生等。有时见心肌细胞错综排列(细胞间联结紊乱、重叠、迂曲、交错和异常分支),正常的心肌细胞排列消失。心肌壁内小冠状动脉可发生管腔变窄、管壁肥厚等。

**(二)MRI 表现**

MRI 征象包括以下几种。

**1.心肌信号变化**

在 SE 序列 $T_1WI$、$T_2WI$ 肥厚心肌一般呈等信号,与正常心肌相同。有时,肥厚心肌在 $T_2WI$ 呈混杂信号,提示病变区域缺血纤维化。

2.心室壁肥厚

可累及两侧心室的任何部位,但以室间隔最常见,还可累及左心室游离壁、心尖、乳头肌等。病变部位心肌显著肥厚,常超过15 mm。测量室壁厚度应在短轴像心室舒张末期进行。本病几乎不累及左心室后壁,故以肥厚心肌/左心室后壁厚度≥1.5为诊断标准,其特异性达94%。

3.心腔形态改变

以垂直于室间隔长轴位及双口位(左心室流入道和流出道位于同一层面)和短轴位电影MRI观察,左心室腔窄小,室间隔肥厚时心室腔呈"倒锥形",心尖肥厚时心室腔呈"铲形"。

4.心脏功能改变

病变部位肥厚心肌的收缩期增厚率减低,而正常部位收缩期增厚率正常或增强。心脏整体收缩功能正常或增强,EF值多正常或增加。晚期心功能不全时,EF值下降。室间隔部的肥厚心肌向左心室流出道凸出可造成左心室流出道梗阻,此时于双口位电影MRI可见收缩期二尖瓣前叶向室间隔的前向运动,即超声心动图检查中的"SAM征",进一步加重流出道梗阻。收缩期于左心室流出道至主动脉腔内可见条带状低信号喷射血流,左心房内可见由二尖瓣反流引起的反流低信号。

5.心肌灌注及心肌活性检查

病变部位心肌纤维化并常伴局部小冠状动脉损害,可造成负荷心肌灌注减低,提示心肌缺血。心肌活性检查时,部分病变部位可出现点片状高信号,反映灶性纤维化(图15-2)。

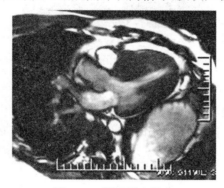

**图 15-2　肥厚型心肌病**
电影 MRI 双口层面见室间隔肥厚并向左心室流出道突出

**(三)鉴别诊断**

本病需与高血压性心脏病引起的心肌肥厚相鉴别。高血压性心脏病的左心室肥厚均匀,无左心室流出道狭窄,无二尖瓣反向运动,收缩期室壁增厚率正常,不难鉴别。

## 三、限制型心肌病

限制型心肌病国内相当少见。因心肌顺应性降低,两侧心室或某一心室舒张期容积减小,致心室充盈功能受限。根据受累心室不同可分为右心室型、左心室型以及双室型,以右心室型最常见。

**(一)临床表现与病理特征**

轻者常无临床症状。右心房压升高时出现全身水肿、颈静脉怒张、肝淤血及腹水等右心功能不全的症状。左心房压升高时出现左心功能不全表现。有时表现为心悸、胸痛及栓塞症等。心电图表现无特征性,最常见异常 Q 波,心房颤动等心房异常。

病理表现缺乏特异性。可有病变区域结缔组织和弹力纤维增生,心肌细胞肥大,错综排列,心内膜增厚等。由于心室舒张功能受限及心室容积减少,心室舒张末期压力升高,进而导致受累心室心功能不全,甚至全心衰竭。

### (二)MRI 表现

MRI 征象包括以下几种。①右心室型:黑血及亮血 MRI 显示横轴面右心室流入道缩短、变形,心尖部闭塞或圆隆,流出道扩张;心室壁厚薄不均,以心内膜增厚为主;心内膜面凹凸不平;右心房明显扩大,上下腔静脉扩张;电影 MRI 可见三尖瓣反流及右心室室壁运动幅度减低;SE 序列MRI 常可见心包积液和/或胸腔积液。②左心室型:表现为以心内膜增厚为主的心室壁不均匀增厚,左心室腔变形,心尖圆钝;心内膜面凹凸不平,有钙化时可见极低信号;左心房明显扩大;电影 MRI 可见二尖瓣反流。③双心室型:兼有上述两者的征象,一般右心室征象更明显(图 15-3)。

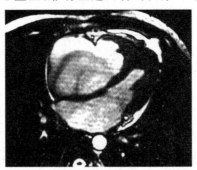

**图 15-3　限制型心肌病**

True FISP 亮血序列显示右心室心尖部闭塞并室壁增厚,心内膜面凹凸不平

### (三)鉴别诊断

该病有时需与缩窄性心包炎、先天性心脏病三尖瓣下移畸形相鉴别。缩窄性心包炎时,MRI显示心包局限或广泛性增厚。限制型心肌病可见特征性的心尖变形、闭塞及心室壁不均匀增厚,与其他疾病鉴别不难。

(任春旺)

# 第二节　冠状动脉粥样硬化性心脏病

冠状动脉粥样硬化性心脏病是指由于冠状动脉阻塞所造成的心肌缺血、心肌梗死以及由此导致的一系列心脏形态及功能改变。心脏 MRI 可对冠状动脉粥样硬化性心脏病进行全面的检查,包括形态学、局部及整体心功能评价、心肌灌注成像、心肌活性检查,正在成为一项能够全面、准确地评价冠状动脉粥样硬化性心脏病的现代影像技术。

## 一、心肌缺血

心脏的血液供应主要由冠状动脉提供,冠状动脉各支分布供应不同的心脏节段,前降支供应左心室前壁、室间隔中段和尖段,回旋支供应左心室后壁,右冠状动脉供应右心室及左心室下壁、室间隔基底段。左心室下壁尖段由前降支和右冠状动脉双重供血,左心室侧壁尖段由回旋支和前降支双重供血。冠状动脉阻塞是心肌缺血的根本原因。严重缺血时,心肌缺氧所造成的各类致痛因子如缓激肽、前列腺素等的释放将导致心绞痛。

**(一)临床表现与病理特征**

临床表现为心前区可波及左肩臂或至颈咽部的压迫或紧缩性疼痛,也可有烧灼感。其诱因常为剧烈体力活动或情绪激动,也可由寒冷、吸烟、心动过速等诱发。疼痛出现后逐步加重,一般于 5 min 内随着停止诱发症状的活动或服用硝酸甘油缓解逐步消失。根据临床特征的不同,心绞痛可分为稳定型心绞痛、变异型心绞痛及不稳定型心绞痛。但无论哪种类型的心绞痛,其疼痛强度均较心肌梗死轻,持续时间较短。

心肌缺血最常见的原因是由动脉粥样硬化斑块造成的冠状动脉狭窄,这类狭窄大多分布于心外膜下的大冠状动脉。动脉硬化斑块早期由血管内皮细胞受损、平滑肌细胞增殖内移发展而来,进而发生内皮下脂质沉积、纤维结缔组织增生。斑块阻塞面积在 40% 以下时,基本不影响心肌灌注,一般无临床症状。随着斑块阻塞面积的加大,在冠状动脉轻至中度狭窄(阻塞面积达到 50%~80%)时,静息状态下狭窄冠脉远端的阻力血管将发生不同程度的扩张以维持相当的心肌灌注,静息状态下无明显临床表现。重度的冠脉狭窄(阻塞面积 90% 左右)则静息时亦无法保证适当的心肌灌注,在静息时就可出现灌注异常,临床上出现静息痛。除冠状动脉粥样硬化外,心肌缺血还有以下病因:①冠状血管神经、代谢及体液调节紊乱导致的冠状动脉痉挛;②冠状动脉微血管内皮功能状态异常导致的心肌灌注下降;③冠状动脉炎症、先天发育畸形及栓子栓塞。

**(二)MRI 表现**

心肌缺血严重时,可出现心肌内广泛或局灶性纤维结缔组织增生、局部或整体心肌变薄、心腔扩大等改变。MRI 可显示相应形态异常。但在大多数情况下,心肌缺血仅表现为功能性心肌灌注异常。根据缺血程度不同,MRI 心肌灌注可表现为:①静息状态各段心肌灌注正常,负荷状态心内膜下心肌或全层心肌透壁性灌注减低或缺损(图 15-4A、B);②静息状态缺血心肌灌注减低或延迟,负荷状态灌注缺损(图 15-4C、D);③静息状态缺血心肌灌注缺损(图 15-4E)。灌注异常区域多数与冠脉供血区相吻合,与核素心肌灌注检查的符合率达 87%~100%,与目前仍作为冠心病诊断金标准的 X 线冠状动脉造影的诊断符合率达 79%~87.5%。此外,严重心肌缺血时(如长时间心肌严重缺血,心肌细胞结构完整但局部室壁运动减弱或消失,称心肌冬眠;短暂心肌严重缺血,心肌结构未损害但收缩功能需较长时间恢复,称心肌顿抑),MRI 心脏电影可发现心室壁运动异常,平行于室间隔长轴位、垂直于室间隔长轴位及无间隔连续左心室短轴位检查可准确判断运动异常的室壁范围。

**(三)鉴别诊断**

心肌缺血的 MRI 检查包括形态、灌注、运动功能等诸多方面。其他心脏疾病,如扩张型心肌病也表现为心腔扩大、心室壁变薄,肥厚型心肌病也会出现室壁运动减弱,甚至小范围的心肌灌注异常,但结合临床表现和综合 MRI 检查,与心肌缺血鉴别不难。

**(四)专家指点**

MRI 诊断心肌缺血的核心是心肌灌注成像。MRI 心肌灌注的基础及相关临床研究始于20世纪 80 年代中期,至 90 年代中后期已取得相当的成绩。90 年代后期 MRI 设备在快速梯度序列多层面成像方面取得突破,一次注射对比剂后覆盖整个左心室的多层面首过灌注成像成为可能(虽然还存在扫描间隔),使 MRI 心肌灌注可用于临床诊断。近年来 MRI 心脏专用机进入临床,提高了成像速度(可完成无间隔的心脏成像)及时间、空间分辨率,有望成为诊断心肌缺血的金标准。

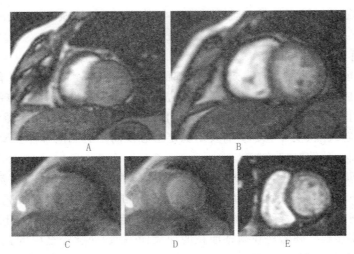

**图 15-4　心脏短轴位左心室中部层面静息及负荷心肌灌注成像**

A.静息灌注成像,显示心肌灌注均匀一致;B.腺苷负荷后心肌灌注成像,显示间隔壁心肌灌注减低;C.静息灌注成像,显示下壁灌注减低;D.负荷后灌注成像,显示该区域灌注减低更为明显,为灌注缺损表现;E.静息时即可显示下间隔壁灌注缺损

## 二、心肌梗死

继发于冠状动脉粥样硬化斑块破裂及血栓形成基础上的急性冠状动脉闭塞是心肌梗死最常见的原因。

### (一)临床表现与病理特征

急性心肌梗死的主要症状是持久的胸骨后剧烈疼痛。典型者为胸骨后挤压性或压榨性疼痛,往往放射至颈部或左上肢。疼痛持续 15～30 min 或更长,与心绞痛比较,疼痛程度重且时间长为其特点。其他临床表现有呼吸短促、出汗、恶心、发热,血白细胞计数、血清心肌酶增高及心电图改变等。急性心肌梗死的并发症包括恶性心律失常、休克、左心室室壁瘤形成、室间隔穿孔、乳头肌断裂及心力衰竭等。病程＞6 周以上者为陈旧性心肌梗死,临床表现除可能继续存在的心肌缺血症状外,主要为急性心肌梗死并发症的相应表现。

当冠状动脉闭塞持续 20 min 后,随着缺血缺氧的进一步发展,细胞膜的完整性破坏,心肌酶漏出,心肌细胞发生不可逆性的损伤,即发生梗死。8 d 后,坏死的心肌纤维逐渐被溶解,肉芽组织在梗死区边缘出现,血管和成纤维细胞继续向内生长,同时移除坏死的心肌细胞。到第 6 周梗死区通常已经成为牢固的结缔组织瘢痕,其间可散布未受损害的心肌纤维。心肌梗死一般首先发生在缺血区的心内膜下心肌,后逐渐向心外膜下及周边扩展。根据梗死范围,病理上分为 3 型:①透壁性心肌梗死,梗死范围累及心室壁全层;②心内膜下心肌梗死,仅累及心室壁心肌的内 1/3 层,并可波及乳头肌,严重者坏死灶扩大、融合,形成累及整个心内膜下心肌的坏死,称为环状梗死;③灶性心肌梗死,病灶较小,临床上多无异常表现,生前常难以发现,病理呈不规则分布的多发性小灶状坏死,分布常不限于某一支冠状动脉的供血范围。

### (二)MRI 表现

#### 1.心肌信号

在 SE 序列 MRI,心肌为类似骨骼肌信号强度的中等信号,有别于周围心外膜下脂肪的高信号和相邻心腔内血流呈"黑色"的低信号。急性心肌梗死时,坏死心肌及周围水肿使相应区域的 $T_1$ 及 $T_2$ 延长,在 $T_2WI$ 呈高信号。急性心肌梗死 24 h 内即可在 $T_2WI$ 观察到信号强度增加,并可维持至第 10 天。但由于急性梗死灶周围存在水肿带,所以高信号范围大于真实的梗死区域。在亚急性期(心肌梗死发生 72 h 内)心肌信号异常范围与实际梗死区域大致相当。慢性期(梗死发生 6 周以上)由于梗死后瘢痕形成,水分含量较正常心肌组织降低,在 SE 序列呈低信号,$T_2WI$ 较 $T_1WI$ 明显。

2.心肌厚度

节段性室壁变薄是陈旧性心肌梗死的形态特征,坏死心肌吸收、纤维瘢痕形成是心肌变薄的病理基础,陈旧透壁性心肌梗死后室壁变薄更明显。前降支阻塞可造成左心室前、侧壁和/或前间壁变薄,右冠状动脉阻塞则造成左心室后壁和/或下壁变薄。MRI 可直接显示心肌组织,心外膜面和心内膜面边界清晰,可精确测量心肌变薄。电影 MRI 通过测量室壁厚度判断存在心肌梗死的标准为:病变区域室壁厚度小于或等于同一层面正常心肌节段室壁厚度的 65%;判断透壁性心肌梗死的标准为:病变区域舒张末期室壁厚度<5.5 mm。

3.室壁运动功能改变

电影 MRI 是评价心脏整体及局部舒缩功能的最佳影像技术。通过无间隔连续左心室短轴位、平行于室间隔左心室长轴位及垂直于室间隔左心室长轴位电影 MRI,可精确评价急性及慢性心肌梗死的一系列功能变化,如整体或局部室壁运动状态、收缩期室壁增厚率、EF 值、心腔容积等。

4.心肌灌注成像

可显示心肌梗死后的组织坏死或瘢痕形成所致的灌注减低及缺损。由于急性心肌梗死时常存在心肌的再灌注,灌注检查可无异常表现。因此,单纯心肌灌注成像无法准确诊断急性梗死心肌。

5.对比增强延迟扫描心肌活性检查

心肌梗死区域表现为高信号。MRI 的高空间分辨率,使其可精确显示梗死透壁程度。后者分为以下 3 种类型。①透壁强化:表现为全层心肌高信号,多为均匀强化;②非透壁强化:为心内膜下心肌或心内膜下至中层心肌区域强化,而心外膜下至中层或心外膜下心肌信号正常(存活心肌);③混合性强化:同一心肌段内透壁和非透壁强化并存。

如果在大面积延迟强化区域内观察到信号减低区,就需与存活心肌鉴别。病理研究表明,这一位于延迟强化区域中心或紧贴心内膜下,被称为"无再灌注区"或"无复流区"的信号减低区,为继发于心肌梗死的严重微血管损伤,毛细血管内存在大量的红细胞、中性粒细胞及坏死心肌细胞,阻塞与充填使对比剂不能或晚于周围结构进入这一区域。它并非存活心肌,而是重度的不可恢复的心肌坏死。其与存活心肌的影像鉴别要点如下:①"无再灌注区"周围常有高强化区环绕且常位于心内膜下,在连续的短轴像可以观察这一征象;②在首过心肌灌注成像中,这一区域没有首过强化;③在上述表现不明显,仍难与存活心肌鉴别时,可在延长延迟时间后再次扫描,如延迟至 30~40 min。此时由于组织间隙的渗透作用,"无再灌注区"将出现强度不等的延迟强化。

6.并发症 MRI

(1)室壁瘤:分为假性室壁瘤和真性室壁瘤。前者常发生于左心室下壁及后壁,为透壁性梗死心肌穿孔后周围心包等包裹形成,瘤口径线小于瘤体直径为其主要特征,电影 MRI 可见瘤体通过一瘤颈与左心室腔相通,瘤内可见血流信号;后者为梗死心肌几乎完全被纤维瘢痕组织替代,丧失收缩能力,在心室收缩期和/或舒张期均向心腔轮廓外膨出,常位于前壁及心尖附近,瘤壁菲薄(可至 1 mm),瘤口径线大于瘤体直径。电影 MRI 显示左心室腔局部室壁明显变薄,收缩期矛盾运动,或收缩期及舒张期均突出于左心室轮廓外的宽基底囊状结构。

(2)左心室附壁血栓:为附着于心室壁或充填于室壁瘤内的团片样充盈缺损(GRE 序列)。SE 序列血栓的信号强度随血栓形成的时间(即血栓的年龄)而异,亚急性血栓 $T_1WI$ 常表现为中等至高信号,$T_2WI$ 呈高信号,而慢性血栓在 $T_1WI$ 和 $T_2WI$ 均呈低信号。

(3)室间隔穿孔:表现为肌部室间隔连续性中断,以横轴面及四腔位显示清晰,电影 MRI 可见心室水平异常血流信号。

(4)乳头肌断裂:平行于室间隔长轴位或垂直于室间隔长轴位电影 MRI 可显示继发于乳头肌断裂的二尖瓣关闭不全所致左心房反流信号。

(5)心功能不全:连续短轴像结合长轴位电影 MRI 可评价继发于心肌梗死的左心室局部及整体运动功能异常,测量各种心功能指数。

**(任春旺)**

# 第十六章 腹部疾病的MRI诊断

## 第一节 肝脏肿块

因可疑的或已知的肝脏肿块接受 MRI 检查和诊断的患者逐年增多。在 MRI 检查中，可以观察到一些特定类型的肝脏肿块，并以此对其分类。MRI 检查的主要目的是评估：①肝脏异常改变的数量和大小；②异常改变的部位与肝血管的关系；③病变的性质，即鉴别良恶性；④病变的起源，如原发与继发。

人们还不知道良性肝脏肿块的确切患病率，可能超过 20％。有研究显示，在那些已知恶性肿瘤的患者中，CT 显示＜15 mm 的肝脏病灶中超过 80％是良性的。随着多排螺旋 CT 和薄层准直器的应用，更多的肝脏病灶将被发现。为了了解病灶的特征，需要其他的成像方法进行印证，如磁共振成像。

良性病变与转移瘤和原发恶性病变的鉴别诊断非常重要。一些恶性肿瘤，如乳腺、胰腺以及结直肠恶性肿瘤易于转移到肝脏。结直肠癌常转移到肝脏，死者中超过 50％可能有肝脏转移。另外，在结直肠癌肝转移的患者中，仅 10％～25％适合外科手术切除。5 年生存率如下：孤立结直肠癌肝转移切除术高达 38％，不做任何治疗 5 年生存率不到 1％；剩余 75％～90％的结直肠癌肝转移者不适合做外科手术。欣慰的是，一些新的放化疗手段已经比较成熟。人群中硬化性肝癌的发病率为 1％～2％，积极治疗可使 5 年生存率高达 75％，未经治疗者 5 年生存率不足 5％。

### 一、非实性肝脏肿块

#### (一)肝囊肿

1.临床表现与病理特征

肝囊肿是常见的疾病，分为单房(95％)和多房。肝囊肿的发病机制尚不清楚，有先天性和后天性假说。病理上肝囊肿内壁衬以单层立方柱状上皮，被覆上皮依附于潜在的纤维间质。

2.MRI 表现

磁共振成像时，囊肿在 $T_1WI$ 上呈低信号，在 $T_2WI$ 上呈高信号，并且在长回波时间(＞120 ms)的 $T_2WI$ 仍保持高信号强度。在钆对比剂增强扫描时，囊肿不强化。延迟增强扫描(超过 5 min)有助于鉴别诊断囊肿与乏血供逐渐增强的转移瘤(图 16-1)。

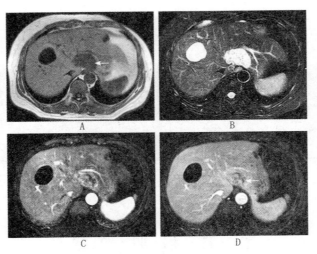

**图 16-1 典型肝囊肿**

A.轴面 $T_1WI$,肝右叶圆形低信号,边缘锐利,第二个病灶(箭)在肝左叶外侧段主动脉前方,为稍低信号的转移瘤;B.轴面脂肪抑制 FSE $T_2WI$,囊肿呈高信号且边缘锐利,左叶转移瘤为稍高信号;C.$T_1WI$ 薄层(4 mm)动态增强扫描动脉期,肝囊肿未见强化,边缘锐利,左叶转移瘤呈现厚薄不均的环状强化;D.延迟期显示肝囊肿仍无强化,转移瘤呈现不均匀强化,容易鉴别

钆对比剂增强 MRI 诊断囊肿优于 CT 图像,囊肿几乎没有 MR 信号,而囊肿在增强 CT 图像呈低密度。单脉冲屏气 $T_2WI$(如单次激发 FSE 序列)显示囊肿非常有效。在病灶比较小,且已知患者患有原发恶性肿瘤时肝脏 MRI 检查价值更大,可鉴别囊肿、转移瘤与原发肿瘤。出血性囊肿或含蛋白质囊肿可能在 $T_1WI$ 呈高信号,$T_2WI$ 呈低信号,但增强扫描表现与单纯囊肿相同。否则应被视为复杂囊肿或囊性恶性肿瘤。

3.鉴别诊断

(1)MRI 有较高的软组织分辨率和独特的成像技术,容易鉴别囊肿、转移瘤与原发肿瘤。有些囊性病变(如出血性囊肿或含蛋白质囊肿)可能在 $T_1WI$ 呈高信号,$T_2WI$ 呈低信号,但增强扫描表现与单纯囊肿相同,鉴别诊断不难。

(2)当囊肿的 $T_2WI$ 信号和增强扫描信号不典型时,应考虑复杂囊肿或囊性恶性肿瘤可能,囊壁无强化是单纯囊肿的特点。

**(二)胆管错构瘤**

1.临床表现与病理特征

胆管错构瘤是良性胆管畸形,被认为是肝脏纤维息肉类疾病的一种,是由胆管板畸形引起,这是胆管错构瘤共同的本质。估计出现在大约 3% 的人群中。胆管错构瘤由嵌入的纤维间质和胆管组成,包含少量血管通道。胆管狭窄与扩张并存、不规则并且分叉状。一些管腔内含有浓缩胆汁。肿瘤可能是单发,也可能是多发。肿瘤多发时呈弥漫分布。

2.MRI 表现

在 MRI 和 MRCP,胆管错构瘤单个病灶较小,直径通常<1 cm,容易辨认。由于含有较多的液性成分,这些病灶在 $T_1WI$ 呈低信号,$T_2WI$ 呈高信号,边界清楚。在重 $T_2WI$,病灶信号可进一步增高,接近脑脊液信号。在 MRCP,病灶呈现肝区多发高信号小囊病变,散在分布,与引流胆汁的胆管树无交通,较大的肝内胆管和肝外胆管无发育异常。在钆增强扫描的早期及延迟

期几乎不强化。这些表现与单纯囊肿相似,但胆管错构瘤在钆增强早期及延迟期扫描中出现薄壁(图16-2)。胆管错构瘤的环形薄壁强化与组织病理学上病灶边缘受压的肝实质有关。相反,转移瘤边缘的环形增强在组织病理学上反映了肿块最外层血管形成的部分。

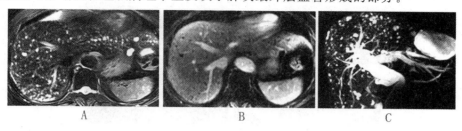

A　　　　　　　　　　B　　　　　　　　　　C

**图16-2　胆管错构瘤**

A.脂肪抑制 $T_2WI$ 显示肝区多发高信号囊灶,肝右叶病灶更明显,一些病灶呈粗细不匀管状,肝左叶直径5 cm 大囊性病变为单纯肝囊肿;B.钆对比剂增强扫描延迟期,部分病灶周边出现稍高信号薄壁强化;C.MRCP 显示病灶弥漫分布于肝实质内和肝叶边缘,外形呈圆形、卵圆形或不规则管形,胆囊已切,胆囊管残留,肝总管直径14 mm

3.鉴别诊断

(1)单纯肝囊肿:鉴别要点是胆道错构瘤在钆增强早期及延迟期扫描中可出现薄壁。

(2)肝脓肿和肝转移瘤:有时不易鉴别。应结合临床病史分析,或追随病灶的大小变化。

(3)肝胆管囊腺瘤:囊壁上常可见结节,病灶较大;囊内出血时,$T_1WI$ 可见明显高于纯黏液或胆汁成分的高信号;$T_2WI$ 瘤内分隔呈低信号。

## 二、实性肝脏肿块

### (一)肝转移瘤

肝转移瘤是较常见的肝脏恶性肿瘤,表现为孤立或多发的结节状病灶,较少出现相互融合。病变可伴有中央坏死和液化。乳腺癌、胰腺癌、结直肠恶性肿瘤喜好转移至肝脏。MRI 检查可以检出病变,并显示灶性病变的特征。

以结直肠转移瘤为例介绍如下。

1.临床表现与病理特征

结直肠癌与其他类型的癌不同,出现远处转移不影响根治疗法。结直肠癌肝转移患者中,10%～25%有机会做外科切除手术;剩余75%～90%的患者不适合手术切除,可进行放疗、化疗和射频消融等微创治疗。大约25%的结直肠癌肝转移患者没有其他部位的远处转移。MRI 序列组合、相控阵线圈、组织特异性对比剂等的应用使其诊断能力远超 CT。

2.MRI 表现

大部分结直肠癌转移瘤的MRI 表现具有典型征象(图16-3)。病变在 $T_1WI$ 呈低信号,肿瘤内部解剖不易观察。在压脂 $T_2WI$,转移瘤呈中等高信号强度(通常与脾比较)。在 $T_2WI$,中等大小到巨大结直肠癌转移瘤的内部解剖结构呈环形靶征,具体表现为:①病灶中央因为凝固坏死信号最高;②病灶外带因为成纤维反应表现为较低的信号,成纤维反应促进了肿瘤细胞带生长,而且形成肿瘤基质;③病灶最外层为稍高信号,是由含有较多血管和较少结缔组织所组成的致密肿瘤组织。最外层厚仅几毫米,为转移瘤的生长边缘。病灶周围可有受压的肝组织及水肿。在钆对比剂动态增强扫描中,大部分结直肠癌转移瘤在动脉期呈不规则的、连续的、环形强化。这种环形强化显示肿瘤的生长边缘,与血管瘤不连续的、结节状强化不同。在门静脉期及延迟期扫描,转移瘤常显示外带的流出效应和中央的逐渐强化。较大病灶可出现菜花样强化。小的转移瘤中央多缺乏凝固性坏死和液性信号。

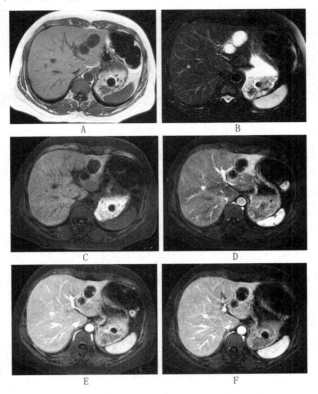

**图 16-3　结直肠癌肝转移**

A.轴面屏气 FSPGR,肝左叶转移瘤呈低信号,边界清楚;B.轴面脂肪抑制 FSE $T_2WI$ 显示外带中度高信号,中央液性高信号的靶环样结构;C.轴面 $T_1WI$ 平扫,转移瘤呈低信号;D.动态增强扫描动脉期,转移瘤显示连续的不规则环形强化,这种强化模式提示转移瘤病灶外带或外围生长带血供丰富;E、F.延迟扫描显示对比剂缓慢向病灶内填充,这种强化模式提示病灶中央血供少,对比剂需要更多的时间才能填充

结直肠癌和胰腺导管癌的转移瘤在病灶周围和节段性强化方面有所不同。典型结肠癌的周边强化是环周的,具有不确定性,而胰腺导管癌常是边界清楚的楔形强化。显微镜下观察发现,肝脏转移瘤的周围组织成分变化多样,由受压的肝实质、结缔组织增生、炎性浸润等构成。

3.鉴别诊断

(1)少数血供丰富的转移瘤和存在瘤内坏死时,$T_2WI$ 可呈明显的高信号,与肝血管瘤 $T_2WI$ 表现相似。增强扫描尤其是动态加上延迟扫描有助于鉴别肝转移瘤、肝血管瘤和肝癌。临床有无炎症反应、甲胎蛋白是否升高以及短期追随病变变化有助于鉴别肝脓肿和肝癌。

(2)与肉芽肿性疾病鉴别时,应仔细询问病史,也可抗感染后短期随诊,观察其影像表现的变化。利用重 $T_2WI$,可鉴别小的转移瘤与肝内小囊性病灶。

**(二)肝结节**

肝实质的多种病变可导致肝炎、肝纤维化、甚至肝硬化。硬化的肝脏包含再生结节(RN),也可包含发育不良结节和原发性肝癌。

1.临床表现与病理特征

除局灶性结节性增生（FNH）发生于肝脏损害之前外，肝脏结节多发生于肝脏损害之后。肝脏损害可能由以下几个因素造成：①地方病，在非洲和亚洲，黄曲霉菌产生的黄曲霉素是导致肝癌的重要原因；②代谢性或遗传性疾病，如血色素病、肝豆状核变性、$\alpha_1$-抗胰蛋白酶缺乏；③饮食、肥胖、糖尿病（Ⅱ型）、乙醇中毒肝脏的脂肪浸润（脂肪变性）、脂肪性肝炎和肝硬化；④病毒，如乙肝病毒和丙肝病毒引起的病毒性肝炎。

1995年后，一种改良的肝结节分类命名法将肝结节分为两类：再生性病变和发育不良性或肿瘤性病变。再生结节（regenerative nodules，RN）由肝细胞和起支撑作用的间质局灶性增生而成。再生性病变包括再生结节、硬化性结节、叶或段的超常增生、局灶性结节性增生。发育不良性或肿瘤性病变是由组织学上异常生长的肝细胞形成。一些假设的或已被证明的基因改变导致肝细胞异常生长。这些病变包括腺瘤样增生、巨大再生结节、结节性增生、发育不良性结节（dysplastic nodules，DN）或肿瘤性结节、肝细胞癌（HCC）等。发育不良性病变的相关名词繁多而复杂，使不少研究结果之间无法比较。最近文献统一命名为DN，是指发生于有肝硬化或无肝硬化背景下的肝内肿瘤性病变。

2.MRI表现

（1）再生结节（regenerativenodules，RN）：RN是在肝硬化基础上肝组织局灶性增生而形成的肝实质小岛。大部分结节直径在0.3～1.0 cm。在MRI上，RN在$T_1WI$和$T_2WI$多呈等或高信号；有些结节在$T_1WI$呈稍高信号，在$T_2WI$呈低信号。$T_2WI$低信号可能与含铁血黄素沉着，或周围的纤维间隔有关。含铁血黄素能有效缩短$T_2$，降低$T_2$信号，使RN呈低信号；纤维间隔则由于炎性反应或血管扩张，使其含水量增加而形成小环形或网状高信号，而使RN呈相对低信号。在钆对比剂动态增强扫描时，动脉期再生结节不强化（图16-4）。

有些RN因含有铁离子，在$T_1WI$和$T_2WI$呈低信号。这些含铁结节在$T_2$序列上呈现磁敏感效应，发生肝细胞癌的危险性较不含铁结节高。

（2）发育不良结节（dysplasticnodules，DN）：DN是一种较RN大的结节，直径常＞1.0 cm，无真正包膜，被认为是一种癌前病变，可见于15%～25%的肝硬化患者中。组织学上，低度DN含有肝细胞，无细胞异型性或细胞结节，但大量细胞发育不良，轻度异常。而高度DN有局灶或广泛结构异常，有细胞异型性。

DN在$T_1WI$呈高或等信号，在$T_2WI$呈等或低信号，这两种信号结合被认为是DN的特征性表现（图16-5）。DN的MR信号特征与小肝细胞癌（＜2.0 cm）部分重叠或相似。两者均可表现为$T_1WI$高信号，$T_2WI$低信号。在$T_2WI$呈稍高信号为肝细胞癌的特征性表现。DN与肝细胞癌的区别在于其在$T_2WI$几乎不呈高信号，也无真正包膜。

DN中含有肝细胞癌结节灶时，其倍增时间＜3个月。当癌灶仅在显微镜下可见时，无论在活体或离体组织标本上，MRI常难以显示。当癌灶增大时，MRI出现典型的"结中结"征象，即在$T_2WI$低信号结节中出现灶性高信号。有时在慢性门脉纤维化时亦可出现假性"结中结"征。因此，一旦发现"结中结"征象，即使血液检查或细胞学穿刺检查呈阴性，也应及时治疗或追踪观察。

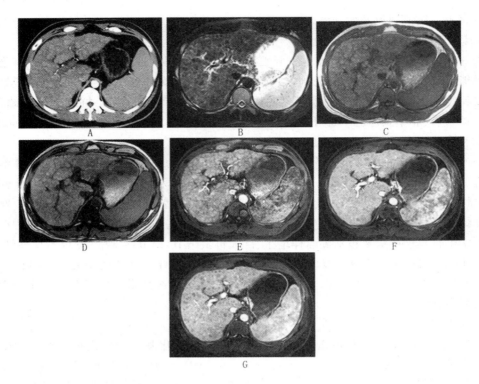

**图 16-4  肝再生结节**

A.CT 增强扫描动脉期见肝实质多发结节影;B.轴面 T₂WI,多发肝硬化结节呈低信号,大部分结
节周围环绕高信号分隔;C、D.梯度回波序列同反相位图像显示肝内多发高信号结节,肝脏外形
不规则,第Ⅲ和Ⅳ肝段萎缩导致肝裂增宽,脾脏增大提示门静脉高压;E、F.轴面二维梯度回波序
列动态增强扫描 T₁WI,动脉期显示结节未强化;G.延迟扫描显示典型肝硬化改变,分隔强化

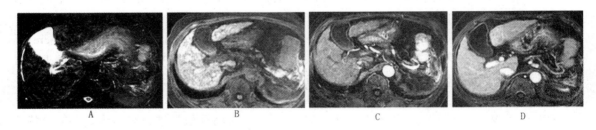

**图 16-5  发育不良结节**

A.脂肪抑制 FSE T₂WI,肝右叶见多发低信号结节,肝硬化背景,脾切除病史;B.LAVA
蒙片为高信号和等信号;C、D.钆增强 LAVA 扫描动脉期和延迟期结节均为等信号

　　此外,肝硬化再生结节和良性退变结节中含有 Kupffer 细胞,能吞噬超顺磁性氧化铁
Feridex(SPIO)。SPIO 缩短 T₂,使结节在 T₂WI 呈低信号。而肝细胞癌无 Kupffer 细胞,或其
吞噬功能降低,在 T₂WI 呈高信号。由此,肝硬化再生结节和良性退变结节可与肝细胞癌鉴别。

　　根据病灶体积和细胞密度逐渐增大情况,可对肝细胞癌分级:依序是再生结节(RN)、发育不
良结节(DN)、小肝癌和大肝癌(图 16-6)。根据这种途径,RN 中局部肝细胞突变、增多,形成小
灶状小肝癌,再生长为大肝癌。肿瘤血管生成对原发性肝细胞癌的生长很重要,也有利于早期影
像检出。

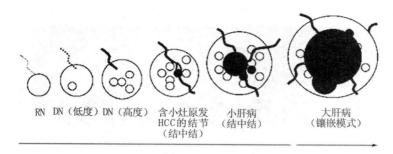

**图 16-6 肝癌逐渐形成过程**

图中包括结节大小、细胞构成、血管生成等因素;肝脏存在潜在的疾病,如肝炎、肝纤维化、肝硬化;原发性肝癌的形成过程是再生结节到发育不良结节到肝癌的渐进发展过程,在这个过程中肿瘤血管生成(图中曲线)起重要作用;RN:再生结节,DN:发育不良结节,HCC:肝细胞癌

3.鉴别诊断

肝硬化再生结节在 MRI 上能较好地与肝细胞癌鉴别,但较难与 DN 鉴别。在 $T_2WI$,DN 不呈高信号,而肝细胞癌可呈高信号,以此区别两者不难。此外,良性 DN 在菲立磁增强的 $T_2WI$ 呈低信号。大部分高级别 DN(如前面提到的腺瘤样增生)和分化较好的小肝癌,在 $T_1WI$ 可呈高信号。

**(三)局灶性结节增生**

局灶性结节增生(focal nodular hyperplasia,FNH)是一种肝脏少见的良性占位病变。病因不明,无恶变倾向及并发症。影像表现虽有特征,但缺乏特异性。临床确诊率不高。

1.临床表现与病理特征

FNH 主要发生于育龄期女性,偶见于男性和儿童。常在影像检查时意外发现,大部分不需要治疗。但需要与其他的肝内局限性病变鉴别,如原发性肝细胞癌、肝细胞腺瘤和富血供转移瘤。

FNH 呈分叶状,好发于肝包膜下,虽无包膜但边界清楚。大体病理的特异性表现是中央有放射状的隔膜样瘢痕。这些瘢痕将病灶分为多个异常肝细胞结节,周围环绕正常肝细胞。中央瘢痕含有厚壁肝动脉血管,给病灶提供丰富的动脉血。直径 >3.0 cm 的 FNH 均有典型的中央瘢痕。组织学上,典型 FNH 的特征是出现异常的结节、畸形的血管和胆小管的增生。非典型 FNH 常缺少异常结节和畸形血管中的一项,但往往会有胆小管增生。Kupffer 细胞依然存在。超过 20% 的 FNH 含有脂肪。

2.MRI 表现

FNH 在 $T_1WI$ 呈略低信号,$T_2WI$ 呈略高信号。有时在 $T_1WI$ 和 $T_2WI$ 均呈等信号。不像肝腺瘤,FNH 的信号强度在 $T_1WI$ 很少高于肝脏。中央瘢痕在 $T_2WI$ 常呈高信号。在 Gd-DTPA 增强扫描时,动脉期 FNH 呈明显同步强化,中央瘢痕和放射状间隔呈延迟强化(图 16-7)。强化模式以"快进慢出"为特点,与肝癌的"快进快出"不同,其中以动脉期瘢痕显著均匀强化为特征。经门脉期至延迟期,信号仍等于或略高于肝实质,中央瘢痕明显强化。动脉期病灶中央或周边出现明显增粗迂曲的血管(供血动脉)亦是 FNH 的特征,但并不多见。特异性对比剂,如 SPIO 和锰剂分别作用于 Kupffer 细胞和肝细胞,可证实病灶的肝细胞起源。Kupffer 细胞摄取 SPIO 后,病灶和正常肝实质在 $T_2WI$ 和 $T_2WI$ 呈低信号;中央瘢痕呈相对高信号。

MRI 诊断 FNH 的敏感性(70%)和特异性(98%)高于 B 超和 CT。

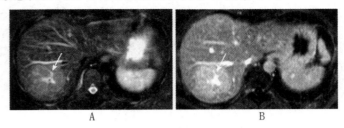

**图 16-7 局灶性结节增生**

A.轴面 $T_2WI$ 显示稍高信号病灶,高信号中央有瘢痕和分隔(箭);B.二维梯度回波增强扫描
轴面 $T_1WI$ 静脉期显示病灶均匀强化,中央瘢痕延迟明显强化(箭)

FNH 的非典型表现有:动脉期强化不显著而低于肝实质;动脉期出现动脉-门脉、动脉-静脉分流;门脉期及延迟期呈低信号和/或中央瘢痕不强化;中央瘢痕不显示;延迟期出现包膜样强化。不典型征象导致术前确诊率不高。

3.鉴别诊断

表现不典型的 FNH 需与原发性肝癌、肝血管瘤(<3.0 cm)以及肝腺瘤鉴别。判断良恶性最关键。FNH 存在 Kupffer 细胞,有吞噬胶体的功能,所以核素标记胶体肝脏显像可用于鉴别FNH、肝腺瘤和肝癌。[18]FDG PET 是肿瘤阳性显像,肿瘤病变因高代谢而表现异常放射性浓聚。FNH 的肝细胞无异型性,[18]FDG PET 显像时无异常放射性浓聚。但高分化肝癌的[18]FDG PET显像也往往表现为阴性,鉴别两者需要借助于[11]C-乙酸肝脏显像。

**(四)肝细胞腺瘤**

肝细胞腺瘤是一种良性新生物,好发于有口服避孕药史的年轻女性。偶见于应用雄性激素或促同化激素的男性,或有淀粉沉积疾病的患者。

1.临床表现与病理特征

通常无临床症状,肝功能正常。大病灶常出现疼痛和出血。肝细胞腺瘤由类似于正常肝细胞的细胞团所组成。与 FNH 不同,肝细胞腺瘤缺少中央瘢痕和放射状分隔。出血和坏死常导致疼痛。有人认为肝细胞腺瘤是癌前病变,有潜在的恶性。大的腺瘤(>5 cm)首选外科手术治疗。

70%~80%的肝腺瘤为单发。组织学见肿瘤由良性可分泌胆汁的肝细胞组成,排列成片状,内含丰富的脂肪和糖原。瘤内有胆汁淤积及局灶出血、坏死,有时可压迫周围肝组织形成假包膜,也可有薄的纤维包膜。周围的肝实质也可脂肪变。肿瘤由肝动脉供血,血供丰富。可有Kupffer 细胞,但数量常少于正常肝实质。腺瘤中没有胆管和门管结构。

2.MRI 表现

在 $T_1WI$ 和 $T_2WI$,典型的腺瘤与周围肝实质信号差别不明显。病灶在 $T_1WI$ 呈中等低信号至中等高信号,$T_2WI$ 呈中等高信号。动态增强扫描时,动脉期即早期强化,呈均匀强化(强化程度常弱于典型 FNH);在门脉期强化减退,呈等信号;延迟期与肝脏信号几乎相等。在脂肪抑制$T_1WI$ 和 $T_2WI$,腺瘤与肝脏相比可呈高信号。腺瘤在 $T_1WI$ 呈高信号,部分原因为含有脂肪。在脂肪抑制 $T_2WI$,在较严重的脂肪肝,肝脏信号的压低较腺瘤明显,使腺瘤呈高信号。瘤内出血时,$T_1WI$ 和 $T_2WI$ 呈高、低混杂信号(图 16-8)。

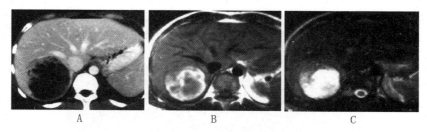

**图 16-8　肝细胞腺瘤**

A.CT 增强扫描门静脉期肿块边缘少许强化,中央大部为低密度,无明确出血表现;B.T₁WI,肿
块内见散在高信号,提示瘤内出血;C.T₂WI,肿块呈不均匀混杂信号

有时,在腺瘤边缘显示完整或不完整的假包膜,通常较薄,在 $T_1WI$ 呈低信号。在 $T_2WI$,假包膜较肝细胞癌的真性纤维包膜信号高。

**(五)肝细胞癌**

肝细胞癌(hepato cellular carcinoma,HCC)是由肝细胞分化而来的恶性新生物。

**1.临床表现与病理特征**

早期常无症状。小肝癌的定义为肿瘤直径<2 cm。在病理学上,鉴别小肝癌和高级别不典型增生的标准尚无明确的界定。偏向于恶性的所见包括:①细胞核明显的异型性;②高的核浆比例,2 倍于正常的细胞核密度;③3 倍或更高的细胞浓度,有大量无伴随动脉;④中等数量的核分裂象;⑤间质或门脉系统受侵袭。很多小肝癌和不典型增生在组织学上无法鉴别。

**2.MRI 表现**

相对于正常肝实质,小肝癌病灶在 $T_2WI$ 呈小片高信号或略高信号,$T_1WI$ 信号多变,可为等信号、低信号或高信号。钆对比剂动态增强扫描时,动脉期明显强化(不均匀或均匀),门脉期和延迟期呈流出效应(图 16-9)。有时出现"结中结"征象,特别在铁质沉着的增生结节中发生的点状小肝癌。

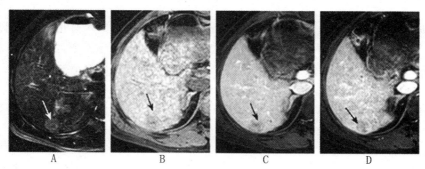

**图 16-9　小肝癌**

A.轴面 $T_2WI$ 显示肝右叶后下段稍高信号结节(箭);B.轴面二维梯度回波增强
扫描 $T_1WI$ 动脉期显示结节不均匀强化;C.门静脉期显示肝内结节强化;D.延迟
期显示肿瘤周围包膜强化(箭)。随访患者 7 个月后,肿物增大至 9.6 cm

大肝癌(直径>2 cm)可能出现附加的特征,如镶嵌征、肿瘤包膜、卫星灶、包膜外浸润、血管侵犯、淋巴结和远处转移等肝外播散。

镶嵌征是由薄层间隔和肿瘤内坏死组织分隔的小结节融合形成。这种表现很可能反映肝细胞癌的组织病理学特点和增殖模式。>2 cm 的肝癌 88% 出现镶嵌征。有镶嵌征的病灶在

$T_1WI$ 和 $T_2WI$ 信号多变,在动态增强扫描动脉期和延迟期呈不均匀强化(图13-10)。

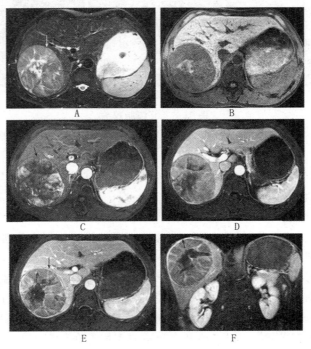

**图 16-10　大肝癌**

A.轴面 $T_2WI$ 显示病灶大部分为高信号,局部为低信号,病灶边缘为低信号肿瘤包膜(箭),$T_2WI$ 低信号提示由纤维组织构成,与良性病变的假包膜不同;B.梯度回波 $T_1WI$ 显示大的圆形病灶,大部分呈低信号,病灶边缘为低信号肿瘤包膜(箭);C.梯度回波轴面 $T_1WI$ 动脉期显示整个病灶明显不均匀强化,呈镶嵌样改变(箭);D、E、F.轴面和冠状面 $T_1WI$ 延迟期扫描,肿瘤强化呈流出效应,肿瘤包膜强化(箭),中央无强化

肿瘤包膜是(大)肝细胞癌的一个特点,见于 60%～82% 的病例。有报道 72 例肝细胞癌中,56 例在组织学上出现肿瘤包膜,75% 肿瘤包膜病灶>2 cm。随着瘤体增大,肿瘤包膜逐渐变厚。肿瘤包膜在 $T_1WI$ 和 $T_2WI$ 呈低信号。肿瘤包膜外侵犯指形成局部放射状或紧贴病灶的卫星灶,见于 43%～77% 肝细胞癌。

门静脉和肝静脉血管侵犯也常见。在梯度回波序列 $T_1WI$ 和流动补偿 FSE $T_2WI$ 表现为流空消失,动态增强扫描 $T_1WI$ 表现为动脉期异常强化,晚期呈充盈缺损。

不合并肝硬化的肝细胞癌:在西方社会,超过 40% 的肝癌患者无肝硬化。而在东南亚地区,地方性病毒性肝炎多发,仅 10% 的肝细胞癌患者无肝硬化。但不合并肝硬化和其他潜在肝病的肝细胞癌患者,确诊时常已是晚期。病灶较大,肿瘤直径的中位数是 8.8 cm,常单发并有中央瘢痕(图 16-11)。这些患者更适合外科手术,且预后较好。

3.鉴别诊断

不合并肝硬化的肝细胞癌应与腺瘤、FNH、肝内胆管癌、纤维板层型癌和高血供转移瘤鉴别。合并肝硬化的肝细胞癌需与所谓的"肝脏早期强化病灶"(EHLs)鉴别。

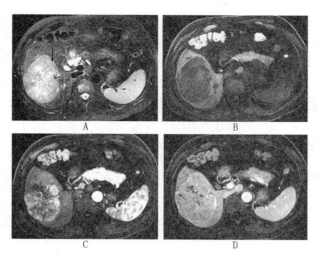

**图 16-11　非肝硬化患者肝癌**

A.轴面 FSE 序列 $T_2WI$ 显示肝内巨大病灶,病灶大部分呈条索状中高信号,中心呈高信号,由厚的肿瘤包膜包绕(箭);B.二维梯度回波轴面 $T_1WI$ 肿瘤呈低信号;C.轴面 $T_1WI$ 增强扫描动脉期,病灶明显不均匀强化;D.延迟期,病灶强化呈流出效应,而肿瘤包膜明显强化。本例肝脏轮廓光滑,肝实质强化均匀,脾脏不大;病灶切除后病理证实为纤维板层肝细胞癌

(1)肝内胆管癌:占胆管癌的 10%,表现为大的团块,伴肝内胆管扩张,脐凹征(肿瘤被膜收缩形成),强化模式与巨大结直肠转移瘤和肝细胞癌有部分重叠。也可出现肝细胞癌和肝内胆管癌的混合型病灶,影像表现与肝细胞癌不易鉴别。

(2)纤维板层型肝癌:与常规肝细胞癌的临床表现和病理存在差别,故被认为是一种单独病变。组织学上,瘤体较大,由排列成层状、束状、柱状的巨大嗜酸性粒细胞、多边形赘生性细胞、平行层状排列的纤维分隔组成。在 $T_1WI$ 呈低信号,$T_2WI$ 呈高信号,强化不均匀。中央的纤维瘢痕在 $T_1WI$ 和 $T_2WI$ 均呈低信号。

(3)FNH:中央瘢痕在 $T_2WI$ 多为高信号,但仅依据中央瘢痕在 $T_1WI$ 和 $T_2WI$ 的表现不足以判断肿瘤的良、恶性。少数肝癌也见纤维瘢痕,并可因炎症而在 $T_2WI$ 呈高信号。

(4)EHLs:多数呈圆形或椭圆形,也可呈楔形、地图形或三角形。这类病灶应除外高级别 DN 和小肝癌。无间隔生长的小 EHLs 表现类似血管分流和假性病灶。

(5)Budd-Chiari 综合征的结节多发,在动脉期明显均匀强化,在晚期几乎与周围肝实质等信号。

（方海霞）

# 第二节　肝脏弥漫性病变

MRI 能够评价肝脏的正常解剖或变异。静脉注射对比剂扫描能提供血流灌注和异常组织血供来源、血管大小与数量、血管壁完整性等更多信息。MRI 也是不断发展的解剖和分子影像工具,是一种有可能实现非侵袭性病理目标的技术。

常规 MRI 检查由 FSE $T_2WI$ 或单次激发 $T_2WI$、屏气 $T_1WI$ 及钆对比剂多期增强扫描组成。$T_1WI$ 同、反相位图像可以评估肝内脂肪和铁的含量。钆对比剂增强 $T_1WI$ 动脉期图像,对显示急性肝炎非常重要,静脉期和平衡期则可证实急性肝炎或纤维化,发现扭曲的异常血管。在肝硬化患者,钆对比剂增强扫描对于 RN、DN 和肝细胞癌的检出和定性非常重要。

肝脏弥漫性病变包括脂肪代谢异常疾病、铁沉积疾病、灌注异常导致的肝炎与纤维化、血管闭塞导致的梗死或出血等。根据病灶分布和 MR 信号强弱,可将其分为 4 种类型:均匀型、节段型、结节型和血管周围型。现分述如下。

## 一、均匀型弥漫病变

包括肝细胞本身及网状内皮系统的病变。肝实质信号在 $T_1WI$ 或 $T_2WI$ 表现为均匀增高或均匀降低。

### (一)铁沉积病

铁元素通过两种机制沉积于肝脏,即通过正常的代谢螯合机制沉积在肝细胞内,或通过网状内皮系统的 Kupffer 细胞吞噬作用,沉积在网状内皮细胞内。原发性血色素病是一种相对常见的遗传性疾病,因不适当的调节使小肠摄取铁过多,导致全身铁沉积。85%～95% 的遗传性血色素病患者纯合子发生点突变(282 位密码子的酪氨酸突变为胱氨酸)。继发性血色素病的铁沉积机制不同于原发性血色素病,是由于网状内皮系统吸收衰老或异常的红细胞增加,导致血红素中的铁被过多吸收。与原发性血色素病相比,继发性血色素病的典型表现是胰腺不沉积铁。血色素病的临床意义是很多患者发展为肝硬化,约 25% 的患者发展为肝细胞癌。这个过程可由肝脏 MRI 评价。

MRI 对肝内铁浓度敏感。铁有顺磁性,影响 $T_2$ 和 $T_2^*$ 弛豫,导致单次激发屏气 $T_2WI$ 和屏气 SPGR 序列 $T_1WI$ 信号减低。在 SPGR 序列和 SE 序列测量 $T_2$ 和 $T_1$ 值,可定量研究肝内铁含量。在轴面 $T_2WI$,扫描野肝脏、脾脏和腰大肌可在同一层面显示,肝脏 MRI 信号强度通常在低信号肌肉和高信号脾脏之间。在铁沉积超负荷者,肝脏信号可与骨骼肌相同或低于骨骼肌。GRE 序列 $T_2WI$ 对磁敏感效应更敏感。肝脏铁浓度增加时,在 $T_1WI$ 肝实质信号通常降低。较长回波时间(TE＝4.4 ms)的肝脏信号低于较短回波时间(TE＝2.2 ms)的肝脏信号(图 16-12)。在继发性铁沉积超负荷时,脾脏信号同样变暗。骨髓信号异常也可发生,如骨髓纤维化。正常骨髓脂肪的高信号被低信号的增生骨髓细胞和硬化取代。

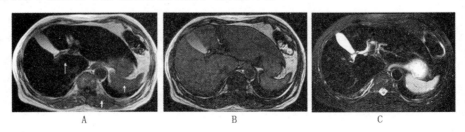

**图 16-12 铁沉积疾病**

女,78 岁,营养性巨幼红细胞性贫血,有反复输血史。A.GRE 序列同相位,肝脏信号(大箭)均匀降低,低于脾信号(小箭)和竖脊肌信号(小箭);B.GRE 序列反相位,肝脏信号高于同相位脾脏信号;C.脂肪抑制 $T_2WI$,肝脏信号低于脾信号和竖脊肌信号,脾信号正常

#### (二)脂肪肝

肝细胞内脂肪聚集是继发于多种病因的肝功能损害。非乙醇性脂肪肝由炎症反应引起,患者无酗酒史,无肥胖、糖尿病、高脂血症及神经性厌食。该病有时与急性肝衰竭相关,少数发展为肝硬化。肝组织学表现为弥漫性脂肪浸润、肝实质炎症伴纤维化和 Mallory's 小体。肝内脂肪沉积可是弥漫性、弥漫性与局灶性并存或局灶性。MRI 能够检出肝内脂肪异常聚集,比较 SPGR 序列同相位与反相位图像的肝脏信号,就能发现异常脂肪信号。在 $T_1WI$,肝脏信号均匀增高。在脂肪抑制图像,信号均匀降低。炎性病理改变并不影响 MRI 表现。

常规 SE 序列和 GRE 序列不能区别水与脂肪的质子共振频率,诊断脂肪肝较难。通过脂肪饱和 MRI 技术检测脂肪成像时间长,扫描层数少,对磁场、射频场不均匀较敏感。GRE 化学位移 MRI 利用 Dixon 的相位位移原理抑制脂肪,结合快速成像技术,实现水和脂肪质子信号相互叠加或抵消,获得水和脂肪的同相位和反相位图像。同相位的效果是水和脂肪信号之和,而反相位的效果是两者信号之差。对比两者,反相位序列脂肪的信号强度减低。与脂肪饱和成像技术比较,GRE 化学位移技术可更有效显示混有脂肪和水组织导致的信号强度减低,更适合检测脂肪肝的脂肪含量。脾脏没有脂肪沉积,因此可作为反相位肝脏信号减低的参照。铁沉积也可改变脾脏信号。所以,肾脏和骨骼肌的信号能更可靠地评估肝脏信号在同、反相位的改变。

对脂肪肝鼠模型研究发现,当肝组织脂肪含量超过 18% 时,同、反相位的信号强度差值随着脂肪含量的增加而增加。临床研究证实脂肪肝在 MRI 反相位的信号强度较同相位明显下降。肝脂肪变 MRI 指标与病理活检脂肪变分级成正相关(r=0.84),脂肪含量>20% 者可明确诊断。但是,脂肪饱和 SE 图像较 GRE 反相位图像对肝脂肪定量,尤其是肝硬化患者的脂肪定量更准确(图 16-13)。

MRS 检查为精确量化脂肪肝提供了广阔前景。活体 1H-MRS 检测到的最强信号是水和脂肪的信号,因此,可用于对水和脂肪量化测定。MRS 诊断脂肪肝的敏感度为 100%,特异度为 83%,准确度为 86%。MRS 脂水比值随着肝脂肪变程度的增加而增高。健康志愿者、1 级、2 级、3 级非乙醇性脂肪肝患者的脂水比值依次为 $0.11\pm0.06$、$4.3\pm2.9$、$13.0\pm1.7$、$35.0\pm5.0$。也可利用 DWI 的 ADC 值量化研究肝脏病变。脂肪肝的 ADC 值是 $(1.37\pm0.32)\times10^3 \ mm^2/s$,与肝硬化等疾病的 ADC 值不同(P<0.05)。

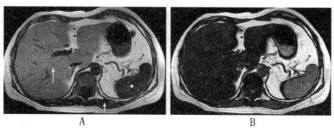

**图 16-13　肝脏弥漫性脂肪浸润**

A.梯度回波序列同相位,肝脏信号(白箭)高于脾脏(星号)和肌肉(白箭);B.梯度回波序列反相位,与同相位图像相比,肝脏信号弥漫性减低,低于脾脏和肌肉信号,而正常肝脏信号应介于脾脏和肌肉之间

## 二、节段型弥漫病变

节段型弥漫病变包括节段型脂肪肝、亚急性肝炎和局灶性纤维化融合。

（一）脂肪肝

节段型脂肪肝的特点是脂肪浸润呈节段分布，与肝灌注有关。肝细胞脂肪变出现在糖尿病、肥胖、营养过剩、肝移植、酗酒及化学中毒的患者。典型的局灶型脂肪聚集发生在镰状韧带、胆囊窝或下腔静脉旁（图 16-14）。SE 序列 $T_1WI$ 上，由于节段脂肪浸润，肝脏局部区域信号轻度增高。GRE 化学位移同相位像上，正常肝实质和脂肪浸润区的信号相似，反相位像显示病变区的信号强度减低。用脂肪抑制技术观察脂肪浸润引起的低信号最有效。

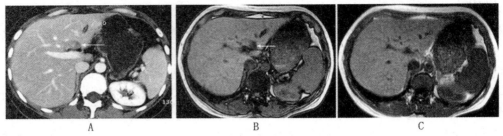

图 16-14　肝脏局灶性脂肪浸润

A.增强 CT 示肝左叶内侧段近胆囊窝处 2 cm 大小的稍低密度影，边界不清（箭）；B.同一患者 MRI 扫描反相位图像，近肝门部可见 1 cm 大小的低信号区（箭）；C.同相位图像，相应部位呈等信号；MRI 动态增强扫描时局部有轻度强化，脂肪抑制 $T_2WI$ 显示该部位信号与肝实质信号相同（未展示）

（二）急性和亚急性肝炎

肝脏炎性疾病由许多病因引起，包括原发性、药物性、病毒性、乙醇性以及结石造成的胆管阻塞。肝损害严重时，肝实质信号在 $T_1WI$ 减低，在 $T_2WI$ 增高。另外，节段性肝萎缩可表现为轻度信号异常。

MRI 检查是了解急性肝炎的方法之一，但应用经验不多。最敏感的序列是屏气 GRE 钆对比剂动态增强扫描动脉期成像（图 16-15）。动脉期扫描时间的精确性决定其对轻度急性肝炎的敏感性。在门静脉填满而肝静脉未填充对比剂时，能显示肝脏不规则强化。这种异常强化具有标志性，可保持到静脉期和延迟期，并随病情加重而加重，随病情缓解而缓解。对于大多数患者，最佳动脉期扫描时间是在肘前静脉给药后 18～22 s，注射速度 2 mL/s，20 mL 生理盐水冲洗。目前没有其他影像技术对急性肝炎更敏感。MRI 是唯一可评价轻度肝炎的影像方法。

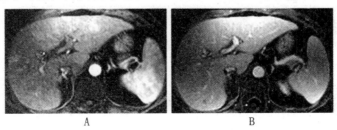

图 16-15　急性病毒性肝炎

A.SPGR 增强扫描 20 s 动脉期显示肝动脉灌注区域不规则斑片状强化；B.60 s 门静脉期显示不规则强化斑片与周围组织融合，肝实质强化趋于均匀

急性肝炎时肝实质不均匀强化的机制不明。动脉期相对高信号的区域可能代表异常。门静脉炎性改变可能降低门脉肝内分支的压力，导致相应节段的肝动脉优先供血。炎症也可能改变血管的调节作用，使血管扩张，相应区域的肝动脉血流增加。对比剂动态增强 MRI 有独特的优

势,所显示包括血流动力学在内的病理生理学改变是病理组织学检查难以完全揭示的。

### (三)放射后肝纤维化

当放疗的视野包含肝脏时,就有发生放射后纤维化的危险。急性期伴随炎症和水肿,慢性期病变包括纤维化和组织萎缩。影像特点是异常的肝脏信号沿着外照射轮廓分布,而不是按照解剖叶段分布。急性期 $T_2WI$ 信号升高,$T_1WI$ 信号降低。钆对比剂扫描时动脉期强化,延迟期扫描时强化持续或强化更明显。门静脉分支对放射性纤维化、萎缩和闭塞更敏感,导致受累肝组织肝动脉优先供血。肝静脉也优先受累,导致钆对比剂流出延迟。此外,由于纤维化组织血管通透性增加,组织间隙内钆对比剂也增多。这两种因素促成延迟期明显强化。

## 三、结节型弥漫病变

结节型弥漫病变的特征为肝内出现多发的结节状异常信号灶,包括肝硬化、Willson 病、肝结节病和巴德-吉(基)亚利综合征等疾病。

### (一)病毒感染后肝硬化

肝硬化是肝细胞反复损害所致的一种慢性反应,以再生和纤维化为特征。常见病因有酗酒及乙型、丙型肝炎病毒感染。肝细胞再生形成满布肝内的结节。

伴随肝硬化的纤维化病变的 MRI 特征是在延迟扫描时逐步强化。这是钆对比剂由血管内进入纤维化区域的细胞间隙所致。肝硬化的典型强化模式为由细网状和粗线状纤维带勾画出再生结节的轮廓(图 16-16)。如果出现活动性肝炎,纤维组织带发生水肿,并在 $T_2WI$ 呈高信号;肝组织在动脉期多呈不规则斑片状不均匀强化。门静脉扩张和食管胃底静脉丛曲张提示门脉高压症。

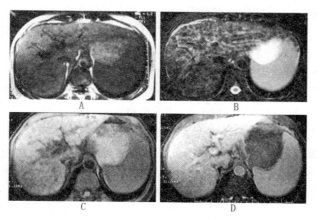

**图 16-16　肝硬化小再生结节**

A.肝脏 SE $T_1WI$,肝内见散在高信号结节;B.脂肪抑制 FSE $T_2WI$,肝内见散在低信号结节,并见不规则线状、网格状高信号带弥漫分布;C.梯度回波屏气扫描 $T_1WI$,肝脏信号明显不均匀;D.动态增强扫描延迟期显示肝内渐进性强化的粗条和细网格状结构,很多直径 3~4 mm 的小结节轻度强化

RN 发生在肝硬化基础上,内含相对更多的肝实质,主要由门脉系统供血。这些结节直径常 <1 cm,在门脉期达到强化高峰。RN 聚集铁,在 GRE $T_1WI$ 和单次激发脂肪饱和 FSE $T_2WI$ 呈低信号,在钆对比剂增强扫描时轻度强化。

DN 是癌前病变,其发育不良有逐渐升级可能性,最终发展成肝细胞癌。典型的 DN>RN,

几周或几个月后会增大。DN 的 MRI 表现与肝细胞癌重叠，也会轻度升高 $T_1WI$ 信号和降低 $T_2WI$ 信号。肝细胞癌的特点是 $T_2WI$ 信号增高、标志性的动脉期快进快出强化、静脉期及平衡期边缘强化、直径常 > 3 cm。高级别 DN 与肝细胞癌的重叠率可能更高，且有快速转变为肝细胞癌的潜力(图 16-17)。

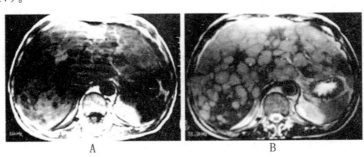

**图 16-17　结节型弥漫肝癌**

A.$T_1WI$ 显示肝大，肝内多发低信号结节；B.轴面 $T_2WI$ 显示肝内高信号结节，弥漫分布

### (二)Willson 病

发病机制为铜经胆排泌减少，导致铜在肝脏、大脑、角膜蓄积中毒。铜在肝内门脉周围区域及肝血窦周围沉积，引起炎性反应与肝硬化。铜在肝细胞内与蛋白质结合，故无顺磁性效应。Willson 病最常见的表现是肝硬化。因 RN 内铁沉积，$T_2WI$ 表现为全肝小结节影，弥漫分布，信号强度与病毒感染所致肝硬化相似。

### (三)结节病

结节病为一种常见的系统性肉芽肿病变。偶见于肝、脾和膈下淋巴结。周边纤维化的非干酪性上皮样肉芽肿发生于门脉及其周围区域。肝脾肿大，伴有或不伴有大量微小结节。在 $T_2WI$ 结节信号低于肝实质，注射 Gd-DTPA 后强化。

### (四)巴德-吉(基)亚利综合征(Budd-Chiari syndrome, BCS)

巴德-吉(基)亚利综合征是一种由于肝静脉或下腔静脉阻塞导致的临床综合征。临床表现无特征性，但有潜在致命性。原发的巴德-吉(基)亚利综合征由急性肝静脉血栓形成。现在，巴德-吉(基)亚利综合征被用来描述任何形式的病理为肝静脉或下腔静脉血栓形成的疾病。肝静脉内血栓形成常源于高凝状态，多发生于女性，特别在妊娠、产后状态、狼疮、败血症、红细胞增多症、新生物如肝细胞癌的基础之上。

肝静脉流出受阻导致淤血和局部缺血。时间过长导致萎缩和纤维化，形成肝弥漫性再生结节(nodular regenerative hyperplasia，NRH)。未累及肝叶代偿性肥大。尾叶的血液直接汇入下腔静脉，尾叶通常不受累，代偿性肥大明显。肝静脉回流是可变的，其他肝叶通常备用，故代偿性肥大的区域可变。

在巴德-吉(基)亚利综合征急性期，缺乏肝内和肝外血管的侧支代偿。肝静脉阻塞后，肝组织继发性充血水肿、区域压力增高，使肝动脉和门静脉血供减少，但尾叶和中心区肝实质受累相对较轻。在 $T_2WI$，急性期外周区域的肝实质信号不均匀增高；在 MRI 增强扫描动脉期强化程度减低，且强化不均匀，反映肝组织局部血流减少。

在亚急性期，MRI 平扫时肝实质信号特点与急性期相似，而动态强化特点则有本质的不同。动脉期外周区肝实质的强化较尾叶和中心区明显；延迟期全肝强化渐均匀，仅周边不均匀轻度强化。外周区肝实质的早期强化可能反映了肝内静脉侧支血管形成。屏气 GRE 静脉期和延迟期显示急性期和亚急性期肝静脉血栓最佳(图 16-18)。

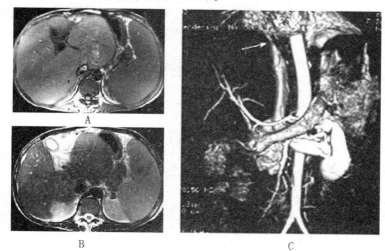

**图 16-18　巴德-吉(基)亚利综合征**

A.屏气轴面 $T_1WI$ 显示巨脾;B.FSE 轴面 $T_2WI$ 见肝叶增大,信号异常;
C.钆对比剂增强三维重组图像显示下腔静脉第二肝门处明显狭窄(箭)

在慢性期,由于肝动脉和门静脉之间交通,门静脉的血液反流以及肝内、肝外小静脉侧支形成,血液向外分流,肝组织压力逐渐恢复正常,尾叶和中心区肝实质与外周区肝实质在 MRI 平扫和增强扫描时的信号差别均减少。另外,逐渐形成的肝实质纤维化使 $T_2WI$ 信号减低。所以,$T_2$ 信号可以反映急性期水肿和慢性期纤维化的程度。此期在 MRI 很少能见到直观的肝静脉血栓。但尾叶代常性肥大具有特征性,其他未受累肝叶也同样代偿性肥大。受累肝叶萎缩、纤维化。纤维化区域在延迟期强化并逐渐增强。

本病 NRH 的组织成分类似于正常肝细胞和 Kupffer 细胞,故 MRI 不易显示。通常在 $T_1WI$ 呈高信号,在 $T_2WI$ 呈等或低信号(与腺瘤类似),GRE 钆增强扫描时动脉-静脉期明显强化。应与肝细胞癌鉴别。由肿瘤直接侵犯形成的肝静脉栓塞最常见于肝细胞癌。GRE 屏气 $T_1WI$ 钆对比剂增强扫描时,如栓子呈软组织强化,提示肿瘤栓塞。

## 四、血管周围型病变

肝血管周围型病变发生于门静脉周围淋巴管及肝纤维囊。肝淤血常引起门静脉周围的肝组织信号增高,日本血吸虫则累及肝纤维囊,纤维囊和分隔在 $T_2WI$ 呈高信号。

### (一)肝淤血

肝淤血是由于肝实质内静脉血淤滞而致静脉引流代偿。它是充血性心力衰竭、缩窄性心包炎及由于肺癌肺动脉栓塞导致的右心衰竭表现。病理学改变呈"肉豆蔻肝"。在慢性病例,一些患者发展成肝硬化。肝淤血 MRI 可出现心脏增大、肝静脉扩张、肝病性水肿和肝脏不均匀强化。$T_2WI$ 显示门脉周围高信号,可能为血管周围淋巴水肿所致。增强扫描时肝实质强化不均匀,斑片状网状交织。肝硬化时延迟期出现或粗或细的网格状、线性强化。

### (二)日本血吸虫病

日本血吸虫感染可导致严重的肝脏病变。血吸虫生活在肠腔中,并在肠系膜内产卵。虫卵钻进静脉血管内,随血流到门静脉并阻塞其末支,引起血管压力增高,激发肉芽肿反应。

炎性反应导致虫卵的纤维化及肝脏的弥漫性纤维化。虫卵死亡后钙化,CT 可见门脉周围及肝纤维囊周围分隔的特征性钙化,即所谓"龟背"样钙化,钙化与非钙化区均可强化。钙化的分隔常见于肝右叶的膈下部,CT 表现为线条样异常密度。纤维分隔在 $T_1WI$ 呈低信号,$T_2WI$ 呈高信号。

(方海霞)

# 第三节 肝 性 脑 病

肝性脑病(hepatic encephalopathy,HE)又称肝昏迷,临床上多数是由于病毒性肝炎(包括重型病毒性肝炎)、肝硬化、严重的胆道感染、肝癌和血吸虫病等引起,导致急性肝损害、肝功能衰竭,或慢性实质性肝病,或广泛门-腔侧支循环建立,致使胃肠道的有害物质未能被肝细胞代谢去毒而直接进入体循环,使血液和组织中氨等代谢产物的含量增高,引起中枢神经系统功能障碍。临床表现为在严重肝病的基础上出现以轻微的心理或生理精神错乱、神经心理综合征甚至发生意识障碍(昏迷)为主要特征的神经精神症状和运动异常等继发性神经系统疾病。在我国大部分肝性脑病是由肝硬化和重型病毒性肝炎所引起的,常与患者发生自发的或外科性门体分流有关。

## 一、发病机制

有关肝性脑病的发病机制至今已提出多种学说,但没有一种学说被广泛接受。大多数研究是利用鼠、兔或狗发生急性肝衰竭后表现出精神和神经活动异常的实验动物中进行的。然而制成有或没有门体性分流及脑病的肝衰竭动物模型是很困难的。尽管如此,动物实验研究已提供了有价值的资料,说明系列神经化学和神经心理学异常对肝性脑病的发生有潜在作用。

近年来有关肝性脑病发病机制的研究中除氨中毒、协同神经毒素和假神经递质假说方面有一定进展外,主要进展在于 γ-氨基丁酸/苯二氮䓬(gamma-aminobutyric acid/benzodiazepine,GABA/BZ)假说,尤其是内源性苯二氮䓬及其受体、受体配体在肝性脑病发病中的作用。

### (一)肝性脑病的概念及最新分型

经典的观点认为,肝性脑病是由严重肝病引起的、以代谢紊乱为基础的中枢神经系统功能失调的综合征,其主要临床表现为意识障碍、行为异常和昏迷,严重程度差异很大。

根据学术界长期以来对肝脏的功能、组织解剖和与相关脏器的关系以及肝性脑病的研究,有学者将肝性脑病的病因基础由"严重肝病"修正为"严重的肝脏功能失调或障碍",包括急性肝功能衰竭、不伴有内在肝病但有严重门体分流以及慢性肝病/肝硬化等 3 种主要类型,并对应于相应的临床表现。有关肝性脑病的国际会议采纳了这种分型,提出了肝性脑病的最新共识,将此临床综合征分为 A、B 和 C 3 种类型,实际上也恰好分别代表了"急性(acute)""分流(bypass)"和"肝硬化(cirr hosis)"的英文首字母以便记忆。

A 型肝性脑病即急性肝衰竭相关的肝性脑病(acute liver failure associated hepatic encephalopathy,ALFA-HE),可替代原用来代表一种急性肝性脑病的"暴发性肝衰竭"的术语,因为暴发性肝衰竭实际的意义远不仅指急性肝性脑病。采用急性肝衰竭相关的肝性脑病能够避免将

"急性肝衰竭伴发的肝性脑病"与"慢性肝病伴发的急性肝性脑病"的概念进一步混淆。

B型肝性脑病强调了门体分流的重要地位,此类型的确立有其历史和现实原因。它代表了门体脑病(portosystemic encephalopathy,PSE)的纯粹类型,临床表现与那些患肝硬化伴脑病的患者类同,但确实没有发现任何实质性肝病。由于其相对而言罕见于临床,曾有学者质疑单纯门体分流是否即足以导致脑病。尽管如此,有2篇非常著名的肝性脑病文献描述了称为B型肝性脑病患者的状况,这些患者发生脑病的原因是回答问题的关键。无论如何,B型肝性脑病在历史上应该有其位置。此外,特异性的确认此类型有助于医师诊断不明确的疾病。需注意,只有在肝活检提示正常组织学特征时才能诊断这种类型的脑病。

C型肝性脑病包括了绝大多数的肝性脑病,即通常意义上的肝性脑病。其临床表现与B型肝性脑病类同,不过后者没有肝硬化的症状和体征。诊断肝性脑病时,这些C型肝性脑病的患者通常已发展到肝硬化失代偿期并已建立了较为完备的门体侧支循环。采用C型肝性脑病的概念能够纠正过去对于急性肝性脑病定义的混淆理解。C型肝性脑病是指发生在慢性肝病阶段的肝性脑病,不论其临床表现是否急性。导致慢性肝病患者发生C型肝性脑病的关键在于肝功能不全和肝脏循环的短路分流,使肠道来源的毒素积聚在体循环中,而其中的神经毒素可通过变化了的血-脑屏障进入大脑,产生异常的神经传递引起脑病。目前大多数学者认为,肝功能的减退可能是脑病发生的主要因素,而循环分流居于次要地位,但两者互为影响。

**(二)肝性脑病发病机制的一般原理**

1.肝性脑病时存在一种或多种神经活性物质积蓄

正常情况下这些活性物质由肠道细菌产生,吸收后被肝脏代谢;而肝衰竭时,由于衰竭的肝细胞缺乏代谢能力或者存在肝内外的门体分流导致这些神经毒性物质进入体循环,通过血-脑屏障而致肝性脑病的发生。

2.血-脑屏障通透性改变

多种化合物在血浆和中枢神经系统间通过血-脑屏障进行交换;血-脑屏障的参与者之一是脑毛细血管内皮细胞,由于这些细胞被紧密连接联合起来,物质必须通过毛细血管内皮细胞才能到达对侧;再者,由于构成血-脑屏障的还有脂溶性神经胶质细胞和基膜,穿越血-脑屏障的运输还需依靠脂溶性(如药物)或特异运载系统(如糖、氨基酸),大分子(如蛋白)常被排除在可交换的物质之外。肝衰竭时由于氨、硫醇和酚类物质积蓄,作用于毛细血管中涉及调整脑血流的酶,改变神经胶质细胞的转运系统功能,增加膜液性或开放性而致血-脑屏障通透性增加(血-脑屏障通透性改变已在用系统的复杂技术制成的急性肝衰竭动物模型中得到证实)。这种通透性变化允许直接运输血浆中积蓄的潜在神经毒性物质通过并到达脑组织细胞外间隙。

**(三)氨中毒学说**

1.氨代谢与肝性脑病

体内的游离氨绝大部分来自L-谷氨酸的脱氨基反应。游离氨是有毒性的,特别是在高浓度时。因此动物体内迅速将其转化成谷氨酰胺,再转运到肝脏解毒。正常情况下,体内谷氨酸和谷氨酰胺释放的氨被迅速转化成没有毒性的富氮化合物尿素,然后经尿液排出。肠道菌群释放的游离氨经门静脉转运到肝脏解毒,从而使外周动脉的血氨保持在较低的水平。脑组织中氨的清除主要依赖星状细胞中的谷氨酰胺合成酶途径,肝性脑病患者和模型动物脑中的谷氨酰胺合成酶活性下降,表明这种状态下脑中的谷氨酰胺合成功能受损。因此,高氨血症的神经病变主要发生在星状细胞而不是神经元。当肝发生病变或肝坏死时,肝脏的解毒功能受损,使体内游离氨的浓度迅速升高,从而干扰细胞正常的能量代谢和神经传递,诱发昏迷等神经症状。许多研究表明,游离氨(特别是脑组织中的游离氨)浓度与肝性脑病的轻重程度之间有高度的相关性。

2.游离氨对中枢神经系统(CNS)的影响

(1)游离氨对神经元膜的作用:在人类的脑性病症(如 Reye 综合征)和先天性免疫缺陷引起的高氨血症中,当血氨水平达到 $0.5\sim1.0$ mmol/L 时中枢神经系统表现出病症,当脑组织的游离氨达到 $2.5\sim5.0$ mmol/L 时,出现昏迷。为此,有研究表明,氨能够降低神经元的膜电位。为了确定氨对神经元膜的除极作用是否对肝性脑病有病理性作用,需要确定在肝性脑病时记录到的氨浓度是否能够引起膜的除极。研究发现,当溶液氨浓度<2.0 mmol/L 时,不能引起部分浸入该溶液的海马切片中神经元膜的去极化,因为这个浓度远大于产生神经毒性所需要的浓度,因此他认为氨引起的除极并不参与氨性脑病的发病。

最近 Fan 等发现,当将海马切片完全浸入氨盐溶液时,只需 0.5 mmol/L $NH_4Cl$ 即可抑制突触传递,远低于将海马切片部分浸入溶液时去极化所需的氨盐浓度。这可能是由于切片部分浸入溶液时,进入神经元的氨离子较少,而其中绝大部分被转化成谷氨酰胺,因此游离氨的浓度很小,不足以引起膜的除极。当切片完全浸入溶液时,氨离子的流入量增加,也使得胞内的氨离子浓度升高,从而诱发膜的去极化。该浓度与诱发氨性脑病所需的浓度大致相当,因此氨诱发的神经元膜的除极可能参与了肝性脑病的发病。

(2)游离氨对兴奋性突触传递的作用:许多研究表明,游离氨有抑制兴奋性突触传递的作用。兴奋性突触传递最主要的递质是谷氨酸。可能有 3 种机制参与了游离氨对兴奋性突触传递的抑制作用。两种作用于突触前膜的机制和一种作用于突触后膜的机制。在突触前膜铵离子可能抑制谷氨酸的前体谷氨酰胺的合成,或阻止动作电位到达突触末梢,从而减少谷氨酸的释放。在突触后膜氨离子可能减弱已释放谷氨酸的作用。有证据表明,氨离子对存在于神经元与星状细胞之间的谷氨酸和谷氨酰胺循环有着广泛的作用。急性或慢性高氨血症情况下,脑组织中的谷氨酰胺含量升高而谷氨酸的含量则显著下降。这可能是由于从谷氨酸合成谷氨酰胺的反应加强,或者是从谷氨酰胺分解成谷氨酸的反应减弱。虽然普遍认为在高氨血症中脑组织谷氨酰胺含量的升高是由于其合成的加强,但目前仍没有直接的证据。

事实上 Fan 和 Butter worth 等发现,氨离子只影响非 $Ca^{2+}$ 依赖性的谷氨酸释放,而突触传递高度依赖于 $Ca^{2+}$ 依赖性的、从突触囊泡中释放的谷氨酸,这表明氨离子对突触的抑制作用并不是由于谷氨酸释放的减少而引起的。目前有两种模型用于解释氨离子对 $Ca^{2+}$ 依赖性和非 $Ca^{2+}$ 依赖性谷氨酸释放的不同作用,一种是平行模型,另一种是系列模型。平行模型认为谷氨酰胺酶位于两个部位,其中一个部位对氨离子的抑制作用敏感,而另一部位则不敏感,分别控制非 $Ca^{2+}$ 依赖性和 $Ca^{2+}$ 依赖性的谷氨酸合成。系列模型则认为,谷氨酰胺酶对氨离子并不敏感,合成的谷氨酸首先进入谷氨酸储备池,从该池产生非 $Ca^{2+}$ 依赖性的谷氨酸释放,释放的谷氨酸再被缓慢吸收到产生 $Ca^{2+}$ 依赖性谷氨酸释放的谷氨酸储备池。两种模型均有一定的实验支持,但其确切的机制仍不清楚。

在实验性急性肝衰竭的家兔中,$[^3H]$-谷氨酸对突触膜的专一性结合下降。硫代乙酰胺引起的急性或亚急性高氨血症中,谷氨酸的高亲和力受体和低亲和力受体的密度均下降,但这种下降仅见于 N-甲基-D-天冬氨酸(NMDA)亚类受体,而非 NMDA 受体则保持不变。因此,氨离子对兴奋性突触传递的抑制作用可能与 NMDA 受体的下调有关。

(3)氨中毒与 GABA 神经递质假说之间的关系:GABA 是哺乳动物大脑的主要抑制性神经

递质,通常在大脑的突触前神经元由谷氨酸通过谷氨酸脱氢酶而合成,能与大脑突触后神经元的GABA 受体结合产生抑制。突触后 GABA 的受体存在两种形式,GABA-A 和 GABA-B。与肝性脑病有关的受体是GABA-A,结合后产生快速型抑制突触后电位。这种受体不仅能与 GABA结合,在受体表面的不同部位还能与巴比妥类和苯二氮䓬类物质结合,构成 GABA/BZ 复合受体。无论 GABA 或上述任何一种药物(或类似物)与受体结合后,都能促进氯离子内流进入突触后神经元,使突触后神经元的膜超极化并引起神经传导抑制。

近年来在暴发性肝功能衰竭和肝性脑病的动物模型中发现 GABA 血浓度增高,甚至与肝性脑病的严重程度相关。Schafer 和 Jones 认为肠源性 GABA 能透过通透性异常增高的血-脑屏障,与高敏感度的 GABA 受体结合,且此时突触后 GABA 受体的数目及敏感性均增加,从而引起显著的抑制作用。但不同的实验动物血-脑屏障通透性和突触后 GABA 受体的研究结果不尽一致。

另外,在部分肝性脑病患者血及脑脊液中发现了内源性苯二氮䓬,甚至与脑病病情相关,但内源性苯二氮䓬的来源却尚无定论。采用 PET 技术,取[11]C 标记的氟马西尼(Flumazenil,苯二氮䓬受体拮抗剂)以了解肝性脑病患者脑内氟马西尼的分布,进而推断脑内苯二氮䓬受体的数目。研究发现,肝性脑病患者大脑皮质、小脑和基底核的氟马西尼的平均分布容积显著高于对照组,但研究者指出需考虑患者对氟马西尼的清除能力减低效应的影响。以下数点支持 GABA/BZ 复合受体假说:给肝硬化动物服用由 GABA/BZ 复合受体介导的神经药物(如苯巴比妥、地西泮)可诱导或加重肝性脑病,而给予 GABA 受体拮抗剂(荷包牡丹碱,Dicentrine)或苯二氮䓬受体拮抗剂(氟马西尼)可减少肝性脑病的发作。氟马西尼用于临床能使部分肝性脑病患者精神症状、脑电图得到改善,但有时尚难完全排除外源性苯二氮䓬摄入的影响。

近期研究结果支持外周型苯二氮䓬受体(peripheral type benzodiazepine receptor,PTBR)的活化也是门体脑病时特征性中枢神经系统症状的发病机制之一。PTBR 不是 GABA/BZ 复合受体的一部分,处于星状细胞线粒体膜上。门体脑病时用 PTBR 拮抗剂处理可减少氨引起的星状细胞的损害。PTBR 受地西泮结合抑制因子(diazepam bind ing inhibitor,DBI,一种星状细胞内的内源性神经肽)的调节。取自门体脑病患者尸检和实验性慢性肝衰竭动物的大脑组织提示,PTBR 能与高选择性 PTBR 配体[3]H-PK11195 结合的位点密度增加。动物模型显示,位点的增加源自 PTBR 基因表达的增加,而此时 DBI 的含量是增加的。但也有有关 DBI 作用的相反报道。位于星状细胞线粒体的 PTBR 本身即显示可能与维持星状细胞的能量代谢有关;PTBR 的活化可增加胆固醇的摄取,并增加脑内神经固醇的合成,后者在脑内的积聚有助于产生门体脑病时神经抑制的某些特性。

可见,氨假说与 GABA/BZ 复合体假说或 GABA 能神经递质假说之间并不完全独立:氨本身可通过其直接与 GABA-A 受体作用,而且也能通过其与苯二氮䓬受体激动剂的协同增进作用,并释放 GABA-A 受体的神经固醇类激动剂,来增加 GABA 能抑制性神经活性,从而抑制中枢神经系统功能。因此,以降低肝性脑病患者血氨浓度并显著减少已增加的 GABA 能神经张力为手段,以促使患者的中枢神经功能恢复到正常生理水平为目的的治疗方法就有了依据。这些因素之间的相互作用可能有助于解释肝性脑病患者氨水平的不同、对苯二氮䓬受体拮抗剂反应的不同和降氨处理效果的不同等现象。

**(四)假神经递质学说**

神经冲动的传导是通过递质来完成的。神经递质分兴奋和抑制两类,正常时两者保持生理平衡。兴奋性神经递质有多巴胺、去甲肾上腺素、乙酰胆碱,谷氨酸和门冬氨酸等抑制性神经递质只在脑中形成。食物中的芳香族氨基酸(如酪氨酸、苯丙氨酸等)经肠菌脱羧酶的作用分别转变为酪胺和苯乙胺。若肝脏对酪胺和苯乙胺的清除发生障碍,此两种胺可进入脑组织,在脑内经β-羟化酶的作用分别形成β-多巴胺和苯乙醇胺。后两者的化学结构与正常的神经递质去甲肾上腺素相似,但不能传递神经冲动或作用很弱,因此称为假神经递质。当假神经递质被脑细胞摄取并取代了突触中的正常递质时,则神经传导发生障碍,出现意识障碍与昏迷。

### (五)GABA 学说

γ-氨基丁酸(GABA)是哺乳动物大脑的主要抑制性神经递质。肝功能衰竭的动物模型发生肝性脑病时 GABA 血浓度增加。Schafer 和 Jones 认为肠源性的 GABA 在血中聚集,透过异常的血-脑屏障和高敏感度的突触后与 GABA 受体结合产生大脑抑制。突触后 GABA 受体与另两种受体蛋白质紧密相连,一为外周型苯二氮䓬受体(peripheral type benzodiazepine receptor,PT-BR),另一为茚防己毒素,在神经细胞膜上形成 GABA 超分子复合物。所有这些受体部位均参与调节氯离子通道。任何一个受体与相应物质结合都使氯离子内流入突触后神经元产生神经抑制作用。苯二氮䓬或巴比妥可增加 GABA 介导的氯离子内流,增加 GABA 介导的神经抑制。此外,在星状细胞线粒体上也有 PTBR,门体脑病时 PTBR 密度增加,用 PTBR 阻滞剂 PK11195 可减少星状细胞肿胀。

### (六)色氨酸

正常情况下色氨酸与清蛋白结合不易进入血-脑屏障,肝病时清蛋白合成降低,加之血浆中其他物质对清蛋白的竞争性结合造成游离的色氨酸增多,游离的色氨酸可通过血-脑屏障,在大脑中代谢生成 5-羟色胺(5-HT)及 5-羟吲哚乙酸(5-HITT),两者都是抑制性神经递质,参与肝性脑病的发生,与早期睡眠方式及日夜节律改变有关。脑摄取色氨酸可被谷氨酰胺合成抑制剂所抑制,可见高血氨、谷氨酰胺和色氨酸间也是相互联系的。

### (七)幽门螺杆菌感染与肝性脑病

多个研究已经证明,胃内感染幽门螺杆菌(Hp)可引起胃液中氨浓度升高,但是胃的内环境呈高酸性,不利于氨的吸收。

1993 年,Gubbins 从其完成的多中心研究中发现,发生肝性脑病和未发生肝性脑病的酒精性肝病患者有 Hp 感染,血清学阳性率分别占 79% 和 62%,差异十分显著,从而最早提出了 Hp 感染产生的氨可能是门体脑病高危因素的假设。

此后,Ito 通过细菌培养检测到,$10^{10}$ CFU/L 活的 Hp 在 37 ℃时,2 h 内能产生氨 5.88～11.7 mmol/L。厉有名给实验性动物胃内灌注 1 mL $10^{10}$ CFU/L Hp 混悬液,分别在灌注后 15 min、30 min、60 min 及 120 min 抽取股静脉和门静脉血测定氨浓度,结果在肝硬化组灌注 Hp 混悬液 15 min 时血氨浓度开始升高,120 min 时门静脉和股静脉血氨浓度分别达($615\pm456$)$\mu$mol/L 和($138\pm39$)$\mu$mol/L,明显高于灌注前。Ito 报道 2 例胃内 Hp 广泛定植的肝硬化伴肝性脑病患者,经降氨、对症处理后高氨血症始终未纠正,肝性脑病反复发生;但经 Hp 根除治疗后,血氨浓度逐渐下降。随访至 2 年时患者死于肝衰竭,但血氨浓度仍显著低于 Hp 根除前。国内的研究也显示 Hp 感染的肝硬化患者血氨浓度高于非感染者,根除治疗能有效地降低肝硬化患者的血氨浓度,与 Mayaji 的研究结果相似。Dasani 对 55 例肝硬化合并肝性脑病患者进行评估,发现肝性脑病患者 Hp 感染率为 67%,明显高于无肝性脑病者的 33%,而且 Hp 根除治疗能有效地改善肝性脑病的临床症状。有学者指出,Hp 感染是肝硬化患者发生肝性脑病的危险因素之一。

张小晋对 35 例肝硬化患者观察发现,Hp 阳性者与阴性者的血氨浓度相比($90.46 \mu g/dL$ 比 $88.45 \mu g/dL$)差异无显著性,但在 Hp 阳性的肝硬化患者中,根除治疗后血氨浓度明显下降。

最新的一项前瞻性研究发现,Hp 感染不引起患者血氨浓度升高,根除 Hp 后也不能降低其血氨浓度。何瑶对 155 例肝硬化患者进行观察发现,Hp 感染与门静脉高压、肝功能恶化及消化性溃疡的发生无关,也不引起血氨浓度的改变。Plevris 对 20 例肝硬化患者(Hp 阳性 12 例,Hp 阴性 8 例)进行观察,给予口服尿素 100 mg/kg,分别于服前及服后 15 min、30 min、60 min、90 min及 120 min 测定血氨浓度,结果 Hp 阳性组与阴性组血氨浓度均呈逐渐上升趋势,但两组之间无明显差别。Quero 观察了 11 例 Hp 阳性的肝硬化合并高氨血症患者,经根除治疗后10 例 Hp 得到根除,血氨浓度从根除治疗前的$(79.3 \pm 27) \mu mol/L$ 降至$(63.5 \pm 27) \mu mol/L$,但根除治疗结束 2 个月后,血氨浓度又回升至$(78.7 \pm 18) \mu mol/L$,与治疗前无明显差别,因此 Plevris 和 Saikku 推测 Hp 根除治疗对血氨浓度的影响可能属于抗菌药物的非特异性作用。造成上述不同结果的原因可能是:Hp 所产生的氨进入血循环的数量取决于细菌数量、Hp 在胃内的分布、宿主的胃部环境以及肝功能情况等。Miyaji 研究证实,胃内弥漫性 Hp 感染可使肝硬化患者产生高氨血症,而胃内斑块性 Hp 感染对高氨血症无影响。另一方面,游离的氨($NH_3$)与离子型氨($NH_4^+$)的互相转化受 pH 梯度改变的影响,当 $pH < 6$ 时,$NH_3$ 从血液转至肠腔随粪便排出;当 $pH > 6$ 时,$NH_3$ 大量弥散入血。因此,对 Hp 感染者,在根除治疗前大量应用强效制酸剂,有可能促进胃内氨的吸收,而对合并 Hp 感染的肝硬化失代偿期患者,在降血氨治疗的同时宜及时行 Hp 根除治疗,否则有诱发或加重肝性脑病之虞。

虽有多个研究证明 Hp 感染可诱发或加重高氨血症及肝性脑病,但 Hp 感染与肝硬化病情的关系尚不清楚。肝硬化患者 Hp 的感染率高低相差悬殊。Siringo 对 153 例肝硬化患者和 1010 名健康献血员的研究结果表明,肝硬化组 Hp 阳性率为 76.5%,明显高于健康献血员组的 41.8%,但肝硬化患者是否感染 Hp 其病情的严重程度无明显差别,有学者认为肝硬化患者 Hp 感染率较高可能与这些患者经常住院或接受内镜诊治有关。肝硬化合并门静脉高压性胃病时 Hp 的感染率及感染 Hp 对门静脉高压程度的影响各家报道也不一致,多数学者认为门静脉高压性胃病时因胃黏膜充血和黏液层变薄不利于 Hp 生存,所以 Hp 感染率低。刘思纯观察 72 例肝硬化患者,Hp 阳性组(38.1%)上消化道出血率明显高于阴性组(16.7%,$P < 0.05$)。侯艺随机选择临床诊断为肝硬化和原发性肝癌的患者进行研究,结果证明 Hp 与肝癌、肝硬化的发生发展关系密切,并且 Hp 阳性的肝硬化、肝癌患者易发生上消化道大出血和肝性脑病。

## 二、常见诱因

肝性脑病属重型肝炎的严重并发症,直接原因是肝功能衰竭,毒性物质的积蓄。而慢性重型肝病患者发生的肝性脑病 50% 病例可查出诱因。

### (一)摄入蛋白质过多

慢性重症肝病、肝硬化伴明显门体分流者,如食入蛋白质过多,由于消化功能降低,食物在胃肠滞留时间长,肠道细菌分解蛋白质产气产氨,从而诱发或加重肝性脑病。

### (二)便秘与腹泻

粪便在结肠滞留,利于氨的产生和吸收。所以应保持大便通畅。用乳果糖除通便外还可酸化肠道以阻止氨的吸收,但不可过量造成腹泻,如大便 $> 4$ 次/天,又会因水电解质失衡(如低钾血症等)而诱发肝性脑病。

### (三)不合理的药物

下列药物可诱发或加重肝性脑病：含氨药物——氯化铵；镇静药——巴比妥类、氯丙嗪、麻醉剂；含芳香氨基酸的药物——复方氨基酸、水解蛋白等。

### (四)不恰当治疗

用强利尿剂致水电解质酸碱失衡，可发生低钾血症、碱中毒及低血容量；大量放腹水致腹压骤降导致有效循环血量不足，或门体分流加重；手术创伤及麻醉等均可诱发肝性脑病。

### (五)重型肝炎的其他并发症

如上消化道出血、感染、肝肾综合征等是肝性脑病的最常见诱因。

## 二、临床表现

### (一)临床分型

1.内源性肝性脑病(非氨性肝性脑病)

急性或亚急性重型肝炎因病毒或毒物造成大量肝细胞坏死，致使机体代谢失衡，代谢毒性产物积聚，导致中枢神经功能障碍。此种肝性脑病起病急，前驱期短，病情重笃，病死率极高，此种为急性肝性脑病。

2.外源性肝性脑病(氨性脑病、门体脑病)

各种原因所致肝硬化发展成的肝性脑病通常有新生肝细胞但功能不全，或再变性坏死致代谢障碍；一些诱发因素致体内毒性物质增加，或门体分流毒性物质直接进入体循环致中枢神经功能障碍，此种肝性脑病起病缓，常有诱因，病情轻重不一，可反复发作，属慢性复发性肝性脑病，如消除诱因可使病情逆转，此类为慢性肝性脑病。

### (二)临床分级

肝硬化、肝癌、暴发性肝功能衰竭、门体分流术后和经颈静脉肝内门体分流术后的患者出现神经、精神功能紊乱，应进行有关检查以考虑肝性脑病的可能。根据神经、精神功能异常的程度，可将肝性脑病分为 4 期。

1.第一期(前驱期)

表现为焦虑、欣快激动、表情淡漠、睡眠倒错、健忘等轻度精神异常，可以有扑翼样震颤。

2.第二期(昏迷前期)

表现为嗜睡、行为异常、随地大小便、言语不清、书写障碍、定向力障碍等，有共济失调、扑翼样震颤、腱反射亢进等体征。

3.第三期(昏睡期)

表现为昏睡，但能够唤醒，有扑翼样震颤、肌张力增高、腱反射亢进、Babinski 征等体征。

4.第四期(昏迷期)

表现为昏迷、不能够唤醒，浅昏迷对于各种刺激尚有反应，深昏迷时各种反射都消失。

### (三)症状与体征

1.症状

(1)肝性脑病最早出现的症状是性格改变，一般原外向型者由活泼开朗转而表现为抑郁，原内向型者由孤僻、少言转为欣快多语。

(2)行为改变，初只限于不拘小节的行为，如乱扔纸屑、随地便溺、寻衣摸床等毫无意义的动作。这些变化只有密切观察才能发现。

（3）睡眠习惯改变，常白天昏昏欲睡，夜晚难以入眠，呈现睡眠倒错。

（4）肝臭出现。

（5）此外，肝性脑病常伴脑水肿，其临床表现：恶心、呕吐、头昏、头痛；呼吸不规则，呼吸暂停；血压升高，收缩压升高可为阵发性，也可为持续性；心动过缓；肌张力增高，呈去大脑姿势，甚或呈角弓反张状，跟膝腱反射亢进；瞳孔对光反射迟钝，瞳孔散大或两侧大小不一。有些征兆可能要到肝性脑病晚期出现，也可能不明显。临床上如患者病情允许，观察可采用硬脑膜下、外或脑实质内装置监测颅内压。正常颅内压＜2.7 kPa（20 mmHg），超过此值即可发生脑水肿。

2.体征

患者除有重症肝病的深度黄疸、出血倾向、肝浊音区缩小、移动性浊音等体征外，重要的是扑翼样震颤。扑翼样震颤的出现意味着肝性脑病进入Ⅱ期。此体征检查时需患者微闭双目，双手臂伸直，五指分开。如掌指关节及腕关节在 30 s 内出现无规律的屈曲和伸展抖动为阳性。

另外，思维和智能测验，如数字连接试验（numeral connection test，NCT）、签名测验、作图试验及计算力测定等，肝性脑病者上述能力均下降。

## 四、实验室检查

表现为高胆红素血症，严重者出现胆酶分离、凝血酶原时间显著延长、低清蛋白血症、低胆碱酯酶，血生化检测显示血氨、肌酐与尿素氮显著增高，脑电图示高幅慢波。实验室检测不仅可反映肝功能障碍程度，也有助于与其他原因昏迷者鉴别诊断。

## 五、检查方法优选

首选常规 MRI 检查，$^1$H-MRS 可作为辅助及疗效监测手段。

## 六、MRI 诊断

常规 MRI 上的典型表现为 $T_1$WI 上双侧基底节的对称性高信号，特别是苍白球（图 16-19），可能由于异常的锰沉积引起，见于 80％以上的慢性肝衰竭患者。此外，$T_1$WI 上信号增高还见于垂体前叶、下丘脑和中脑。$T_2$WI 上可见脑室周围白质、小脑齿状核高信号。急性肝性脑病时可见大脑半球皮质信号增高，灰白质界限模糊。慢性肝性脑病时可见脑萎缩，特别是小脑萎缩。FLAIR 像可见大脑白质区特别是皮质脊髓束呈现对称性信号增高。增强扫描，脑内病变无强化。

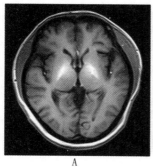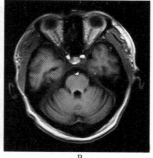

A　　　　　　　　　　　B

**图 16-19　肝性脑病的 MRI 表现**

A.横断位 $T_1$WI 示双侧苍白球对称性高信号；B.横断位 $T_1$WI 示双侧小脑萎缩改变

DWI 显示大脑半球白质区 MD 值升高,FA 值正常,基底节和大脑半球白质区 ADC 值较对照明显升高。ADC 值与患者的血氨浓度呈线性相关,说明在肝性脑病时血氨和谷氨酰胺增高是造成细胞肿胀、含水增多的主要原因,从而使影响水分子扩散的限制因素减少。而在急性爆发型肝衰竭时,由于细胞毒性水肿的存在,MD 值减低。

灌注加权成像显示急性肝性脑病的脑血流灌注量增加,而慢性肝性脑病的脑血流灌注普遍减低。

MRS 可反映肝性脑病患者脑代谢的情况。由于脑内氨浓度的升高,导致谷氨酰胺(Gln)和谷氨酸盐复合物(Glx)增加。Gln 的聚集,造成细胞内渗透压升高而使其他渗透性物质代偿性减少,肌醇(mI)减低。由于肝性脑病无明显神经元丧失和突触密度减少,故 NAA 峰无明显变化。因此,肝性脑病的 [1]H-MRS表现为 Glx/Cr 升高、mI/Cr 下降、Cho/Cr 下降、NAA/Cr 无变化。Gln 浓度的升高与慢性肝衰竭患者肝性脑病的严重程度直接相关。mI 是肝性脑病最敏感和特异的 MRS 诊断指标。MRS 还可监测肝性脑病患者乳果糖治疗或肝移植治疗后的效果。肝移植后,临床表现和 MRS 最先得以改善,而基底节 $T_1$WI 高信号则在肝移植后 3~6 个月才逐渐恢复,1 年内恢复正常。

## 七、诊断及鉴别诊断

肝性脑病需要在原发肝病的基础上,存在肝性脑病的诱因,有明显肝功能损害的表现,再加上神经精神改变、扑翼样震颤等神经系统症状体征才能诊断。影像学上的鉴别诊断主要应与肝铜负荷过多(如肝豆状核变性、胆汁淤积性疾病等)及其他导致 $T_1$WI 基底节高信号的疾病(如内分泌疾病所致的基底节钙化、Fahr 病、缺血缺氧脑病、静脉高营养等)相鉴别。

(方海霞)

# 第十七章 骨与关节疾病的MRI诊断

## 第一节 软组织与骨关节外伤

### 一、软组织外伤

投身运动职业的人会出现各种各样的肌肉损伤,但是大部分病例具有自限性,加之 MRI 检查的费用不菲,接受 MRI 检查的患者并不多。因此,磁共振检查主要用于一些没有明确外伤史而触及肿块的患者及外伤后长期疼痛而不能缓解的患者。

#### (一)临床表现与发病机制

肌肉损伤好发于下肢。股直肌、股二头肌最常见,这主要是因为这些肌肉位置表浅、含 Ⅱ 型纤维多、离心性活动、跨过两个关节。半腱肌、内收肌群及比目鱼肌次之。

肌肉损伤可由直接钝性损伤引起,也可由于应力过大所造成的间接损伤造成。根据损伤部位和损伤机制的不同,肌肉损伤可分为三类:肌肉挫伤、肌肉肌腱拉伤、肌腱附着部位撕脱。肌肉挫伤是直接损伤,一般由钝性物体损伤所致,通常出现在深部肌群的肌腹,症状比拉伤轻。肌肉肌腱拉伤是一种间接损伤,通常由应力过大所造成的间接损伤造成,损伤多出现在肌肉肌腱连接的邻近部位,而非正好在肌肉肌腱连接处。因为在肌肉肌腱连接处细胞膜的皱褶很多,增加了肌肉肌腱的接触面积,使其接触面的应力减小,而肌肉肌腱连接处附近和肌腱附着处最薄弱,成为拉伤最好发部位。肌肉拉伤与下列因素有关,如二型纤维所占的比例、跨多个关节、离心活动、形状等。

临床上将肌肉拉伤分为三度,一度是挫伤,二度是部分撕裂,三度是完全断裂。一度没有功能异常,二度轻度功能丧失,三度功能完全丧失。撕脱损伤通常由肌腱附着部位强有力的、失平衡的离心性收缩造成,临床症状主要是功能丧失和严重压痛。

#### (二)MRI 表现

在 MRI,肌肉损伤主要有两个方面的改变,即信号强度和肌肉形态。损伤的程度不同,MR信号与形态改变也不一样。

1.一度损伤

只有少量的纤维断裂。在肌束间和周围筋膜内可出现水肿和少量出血。在 $T_1WI$,MR 信号改变不明显,或只显示小片状高信号,代表亚急性出血;在 $T_2WI$ 或压脂 $T_2WI$,可见水肿的稍高信号,外观呈沿肌肉纹理走行的羽毛状,但形态改变不明显,可能由于水肿肌肉较对侧饱满,只有通过双侧对比才能发现。

**2.二度损伤**

肌纤维部分断裂。其信号改变可类似一度损伤,但在肌纤维断裂处常出现血肿,局部呈长 $T_1$、长 $T_2$ 信号,其内可见小片状短 $T_1$ 信号。由于水肿、出血,肌肉形态可以膨大,有时在纤维断裂处形成血肿。

**3.三度损伤**

肌纤维完全断裂。断裂处组织被出血和液体代替,$T_2WI$ 呈高信号。断端回缩,肌肉空虚。断端两侧肌肉体积膨大,类似肿块。

在亚急性和陈旧性肌肉损伤,瘢痕形成时,于 $T_1WI$ 和 $T_2WI$ 均可见低信号。同时,肌纤维萎缩,肌肉体积减小,脂肪填充。

肌肉内出血或血肿信号可随出血时间不同而改变。在急性期,$T_1WI$ 呈等信号,$T_2WI$ 呈低信号;在亚急性期,$T_1WI$ 呈高信号,$T_2WI$ 呈高信号,信号不均匀;在慢性期,血肿周边出现含铁血黄素,$T_2WI$ 呈低信号。

**(三)鉴别诊断**

**1.软组织肿瘤**

对无明确外伤史而触及肿物的患者,MRI 显示血肿影像时,首先应排除肿瘤。鉴别要点如下:①信号特点,均匀一致的短 $T_1$、长 $T_2$ 信号常提示血肿,而肿瘤一般为长 $T_1$、长 $T_2$ 信号,肿瘤内部出血时,信号多不均匀;②病变周围是否出现羽毛状水肿信号,血肿周围往往出现,且范围大,肿瘤很少出现,除非很大的恶性肿瘤;③增强扫描时,一般血肿由于周边机化,形成假包膜,可在周边出现薄的环状强化,而肿瘤呈均匀或不均匀强化,即使出现边缘强化,厚薄常不均匀;④MRI随访,血肿变小,肿瘤增大或不变。

**2.软组织炎症**

肌肉损伤的患者,在 MRI 有时仅见肌肉内羽毛状水肿表现,需与软组织的炎症鉴别。鉴别主要根据临床症状,炎症患者往往有红肿热痛及白细胞增高,而且病变肌肉内可能存在小脓肿。

## 二、半月板撕裂

MRI 是无创伤性检查,目前已广泛用于诊断膝关节半月板撕裂和退变,成为半月板损伤的首选检查方法。

**(一)临床表现与病理特征**

半月板损伤的常见临床症状为膝关节疼痛。有时表现为绞锁,这一临床症状常为桶柄状撕裂所致。半月板损伤后,边缘出现纤维蛋白凝块,形成半月板边缘毛细血管丛再生的支架。瘢痕组织转变为类似半月板组织的纤维软骨需要数月或数年。新形成的纤维软骨和成熟的纤维软骨的区别在于是否有细胞增加和血管增加。半月板内的软骨细胞也有愈合反应的能力,甚至在没有血管的区域。

**(二)MRI 表现**

**1.信号异常**

正常半月板在所有 MR 序列都呈低信号。在比较年轻的患者中,有时显示半月板内中等信号影,这可能与此年龄段半月板内血管较多有关。随着年龄的增长,在短 TE 序列上半月板内可出现中等信号影,这与半月板内的黏液变性有关,但这种中等信号局限于半月板内。如果中等信号或高信号延伸到关节面就不再是单纯的退变,而是合并半月板撕裂。$T_2WI$ 显示游离的液体延伸到半月板撕裂处,是半月板新鲜撕裂的可靠证据。

2.形态异常

半月板撕裂常见其形态异常,如半月板边缘不规则,在关节面处出现小缺损,或发现半月板碎片。如显示的半月板比正常半月板小,应全面寻找移位的半月板碎片。

3.半月板损伤分级

Stoller 根据不同程度半月板损伤的 MRI 表现(信号、形态及边缘改变),将半月板损伤分为 Ⅰ ～ Ⅳ 级。

(1)Ⅰ级:半月板信号弥漫增高,信号模糊且界限不清;或半月板内出现较小的孤立高信号灶,未延伸至半月板各缘。半月板形态无变化,边缘光整,与关节软骨界限锐利。组织学上,此型表现与早期黏液样变性有关。这些病变虽无症状,但已代表半月板对机械应力和负重的反应,导致黏多糖产物增多。

(2)Ⅱ级:半月板内异常高信号影(通常为水平线样),未到达关节面。组织学改变为广泛的条带状黏液样变。大多数学者认为Ⅱ级是Ⅰ级病变的进展。

(3)Ⅲ级:半月板内异常高信号灶(通常为斜形,不规则线样)延伸至半月板关节面缘或游离缘。此级损伤可得到关节镜检查证实。

(4)Ⅳ级:在Ⅲ级的基础上,半月板变形更为明显。

4.半月板损伤分型

一般分为三型,即垂直、斜行和水平撕裂。

(1)垂直撕裂:高信号的方向与胫骨平台垂直,通常由创伤引起。垂直撕裂又可分为放射状撕裂(与半月板长轴垂直)和纵行撕裂(与半月板长轴平行)。

(2)斜行撕裂:高信号的方向与胫骨平台成一定的角度,是最常见的撕裂方式。

(3)水平撕裂:高信号的方向与胫骨平台平行,内缘达关节囊,通常继发于退变。

5.几种特殊半月板损伤的 MRI 表现

(1)放射状撕裂:放射状撕裂沿与半月板长轴垂直的方向延伸,病变范围可是沿半月板游离缘的小损伤,也可是累及整个半月板的大撕裂。在矢状或冠状面 MRI,仅累及半月板游离缘的小放射状撕裂表现为领结状半月板最内面小的局限性缺损。在显示大的放射状撕裂时,应根据损伤部位不同,选择不同的 MR 成像平面。放射状撕裂好发于半月板的内 1/3,且以外侧半月板更多见。外侧半月板后角的撕裂可伴有前交叉韧带的损伤。

(2)纵向撕裂:纵向撕裂沿与半月板长轴平行的方向延伸,在半月板内可出现沿半月板长轴分布的线状异常信号。单纯的纵向撕裂,撕裂处到关节囊的距离在每个层面上相等。如果撕裂的范围非常大,内面的部分可能移位到髁间窝,形成所谓的桶柄状撕裂。这种类型的撕裂主要累及内侧半月板,如未能发现移位于髁间窝的半月板部分,可能出现漏诊。在矢状面 MRI 可见领结状结构减少和双后交叉韧带征,在冠状面 MRI 可见半月板体部截断,并直接看到移位于髁间窝的半月板部分。

(3)斜行撕裂:是一种既有放射状,又有纵向撕裂的撕裂形式,斜行经过半月板。典型者形成一个不稳定的皮瓣。

(4)水平撕裂:水平撕裂沿与胫骨平台平行的方向延伸,在半月板的上面或下面将半月板分离,又称水平劈开撕裂。这是合并半月板囊肿时最常见的一种撕裂方式。由于撕裂处的活瓣效应,撕裂处出现液体潴留,所形成的半月板囊肿,包括半月板内囊肿和半月板关节囊交界处囊肿。如发现半月板关节囊交界处的囊肿,应仔细观察半月板是否有潜在的撕裂。如果不修复潜在的撕裂,单纯切除囊肿后容易复发。

(5)复杂撕裂:同时存在以上两种或两种以上形态的撕裂。征象包括:①移位撕裂,如上述桶柄状撕裂。②翻转移位,如在其他部位发现多余的半月板组织,很可能是移位的半月板碎片;半月板的一部分损伤后,就会形成一个皮瓣,通过一个窄蒂与完整的半月板前角或后角相连,从而导致"翻转移位",又称双前角或后角征;这种类型的撕裂常累及外侧半月板。③水平撕裂后,一部分半月板可能沿关节边缘突入滑膜囊内,最重要的是在 MRI 找到移位的碎片,因为关节镜检查很容易漏掉此型撕裂。④当一部分半月板没有显示时,除了寻找前述的移位性撕裂外,还应逐一观察膝关节的任何一个凹陷,包括髌上囊,寻找那些远处移位的游离碎片。⑤边缘撕裂指撕裂发生在半月板的外 1/3,此部位半月板富血供,此类型撕裂经保守或手术治疗后可以治愈;如撕裂发生在内侧白区,需要清除或切除。

**(三)鉴别诊断**

误判原因多与解剖变异及由血流、运动和软件问题产生的伪影有关。这些因素包括板股韧带、板板韧带、膝横韧带、肌腱、魔角效应、动脉搏动效应、患者移位、钙磷沉积病、关节腔内含铁血黄素沉着、关节真空等。

## 三、盘状半月板

盘状半月板(discoid meniscus,DM)是一种发育异常。由于在膝关节运动时,盘状半月板容易损伤,故在本节对其论述。

**(一)临床表现**

盘状半月板体积增大,似半月形。常双侧同时出现,但在外侧半月板最常见。外侧盘状半月板的发生率为 1.4%～15.5%,内侧盘状半月板的发生率约 0.3%。临床上,盘状半月板常无症状,或偶有关节疼痛,这与半月板变性及撕裂有关。

**(二)MRI 表现**

1.盘状半月板的诊断标准

正常半月板的横径为 10～11 mm。在矢状面 MRI,层厚 4～5 mm时,只有两个层面可显示连续的半月板。盘状半月板的横径增加。如果超过两层仍可看到连续的半月板,而没有出现前角、后角的领结样形态,即可诊断盘状半月板。冠状面 MRI 显示半月板延伸至关节内的真正范围,更有诊断意义。

2.盘状半月板的分型

盘状半月板分为六型。Ⅰ型盘状半月板,半月板上下缘平行,呈厚板状;Ⅱ型,呈中心部分较厚的厚板状;Ⅲ型,盘状半月板比正常半月板大;Ⅳ型,半月板不对称,其前角比后角更深入关节;Ⅴ型,半月板介于正常和盘状之间;Ⅵ型,上述任一型合并半月板撕裂。

典型的盘状半月板呈较宽的盘状,延伸至关节深部,因此容易撕裂。半月板撕裂的表现见前文描述。

## （三）鉴别诊断

### 1.膝关节真空现象

不应将真空现象导致的低信号影误认为盘状半月板。最好的鉴别方法是，观察 X 线平片，明确是否有气体密度影。

### 2.半月板桶柄状撕裂

桶柄状撕裂后，半月板内移。在冠状面 MRI，髁间窝处可见移位的半月板，勿误认为盘状半月板。鉴别要点是，冠状面 MRI 显示半月板断裂，断裂处被水的信号替代。矢状面 MRI 也有助于鉴别诊断。

# 四、前交叉韧带损伤

前交叉韧带（ACL）损伤在膝关节的韧带损伤中最常见。

## （一）临床表现和损伤机制

ACL 损伤的临床诊断通常根据患者的病史、体检或 MRI 所见。关节镜检查是诊断 ACL 损伤的金标准。体检时，前抽屉试验及侧移试验可出现阳性，但 ACL 部分撕裂者体检很难发现。损伤机制：可由多种损伤引起，常常发生于膝关节强力外翻和外旋时。膝关节过伸后外旋、伸展内旋和胫骨前移也可造成 ACL 损伤。

## （二）MRI 表现

### 1.原发征象

急性完全撕裂表现为韧带连续性中断，$T_2WI$ 显示信号增高，韧带呈水平状或扁平状走行，或韧带完全消失伴关节腔积液，或韧带呈波浪状。急性不全撕裂时，韧带增宽，在 $T_2WI$ 信号增高。慢性撕裂在 MRI 表现为信号正常或呈中等信号，典型病变常伴有韧带松弛和韧带增厚，也可表现为韧带萎缩和瘢痕形成。

### 2.继发征象

不完全撕裂的诊断较困难，继发征象可能有助于诊断。

（1）后交叉韧带成角：PCL 夹角<105°时提示 ACL 损伤。表现为后交叉韧带走行异常，上部呈锐角，形似问号。

（2）胫骨前移：胫骨前移>7 mm 时提示 ACL 损伤。测量一般在股骨外侧髁的正中矢状面上进行。

（3）半月板裸露：又称半月板未覆盖征，即通过胫骨皮质后缘的垂直线与外侧半月板相交。

（4）骨挫伤：尤其是发生于股骨外侧髁和胫骨平台的损伤，可合并 ACL 损伤。

（5）深巢征：即股骨外侧髁髌骨沟的深度增加，超过 1.5 mm。

其他继发征象包括关节积液、Segond 骨折、内侧副韧带（MCL）撕裂、半月板撕裂等。

## （三）鉴别诊断

### 1.ACL 黏液样变性

MRI 显示 ACL 弥漫性增粗，但无液体样高信号，仍能看到 ACL 完整的线状纤维束样结构，表现为条纹状芹菜杆样外观。本病易与 ACL 的间质性撕裂混淆，鉴别主要靠病史、体检时 Lachman 阴性，以及没有 ACL 撕裂的继发征象。

### 2.ACL 腱鞘囊肿

表现为边界清晰的梭形囊样结构，位于 ACL 内或外。当囊肿较小时，容易误诊为 ACL 部分撕裂。

## 五、后交叉韧带撕裂

后交叉韧带(PCL)撕裂占膝关节损伤的 3%～20%。因未能对很多急性损伤作出诊断,实际发生率可能更高。半数以上的 PCL 损伤出现在交通事故中,其他则为运动相关的损伤。单纯性 PCL 损伤少见,多合并其他损伤。合并 ACL 损伤最常见,其次是 MCL、内侧半月板、关节囊后部和外侧副韧带(LCL)。

### (一)临床表现和损伤机制

疼痛是最常见的临床症状,可以是弥漫的,或出现在胫骨或股骨的撕脱骨折部位。可有肿胀和关节积液。患者无法站立提示严重的外伤。有些患者发生单独 PCL 撕裂时,仍可继续活动。体检时,后抽屉试验可呈阳性。

膝关节过屈并受到高速度力的作用,是引起 PCL 撕裂最常见的原因。这种情况常见于摩托车交通事故和足球运动员,导致胫骨相对股骨向后移位。膝关节过伸时,关节囊后部撕裂,可以引起 PCL 撕裂,常伴 ACL 撕裂。外翻或外旋应力也是 PCL 撕裂的常见原因,常伴 MCL 和 ACL 撕裂。膝关节过屈内旋、足过屈或跖屈时,也可引起 PCL 撕裂。有时,ACL 前外侧束受到应力作用撕裂,而后内侧束仍然完整。

PCL 损伤的分类和分级:PCL 损伤分为单纯性损伤和复合伤。单纯性损伤又分为部分撕裂和完全撕裂。根据胫骨后移位的程度,可将 PCL 损伤分为三级:Ⅰ级,胫骨后移 1～5 mm;Ⅱ级,胫骨后移 5～10 mm;Ⅲ级,胫骨后移>10 mm。

### (二)MRI 表现

1.PCL 内撕裂

韧带内撕裂是间质撕裂,局限于韧带内。由于出血、水肿,在 $T_2WI$ 可见信号增高,但异常信号局限于韧带内,导致韧带信号不均匀。这种损伤可累及韧带全长,导致韧带弥漫性增粗,其外形仍存在。

2.部分撕裂

韧带内偏心性信号增高。在高信号至韧带某一边的断裂之间,仍存在一些正常的韧带纤维。在残存的正常韧带纤维周围,可出现环状出血和水肿,称为晕征。

3.完全撕裂

韧带连续性中断,断端回缩迂曲。断端出现水肿和出血,边缘模糊。

4.PCL 撕脱损伤

撕脱骨折常常累及胫骨附着处。多伴随骨折碎片,PCL 从附着处回缩。骨折部位常出现骨髓水肿。韧带结构实际上正常。相关的表现包括:过度伸直时损伤出现胫骨平台和邻近的股骨髁挫伤;过度屈曲时损伤出现胫骨近端的挫伤。

5.慢性撕裂

撕裂的 PCL 在 $T_2WI$ 呈中等信号,韧带走行迂曲,外形不规则,屈曲时韧带不能拉近。韧带连续性未见中断,但是被纤维瘢痕所代替。纤维瘢痕与韧带在 MRI 均呈低信号。PCL 虽然在解剖上完整,但功能受损。

### (三)鉴别诊断

**1.嗜酸样变性**

嗜酸样变性(EG)类似于韧带内撕裂,在 $T_1WI$ 可见韧带内局限性信号增加,在 $T_2WI$ 信号减低,韧带的外形和轮廓正常。常见于老年人,无明确外伤史。

**2.魔角效应**

在短 TE 的 MR 图像,PCL 上部信号增加,类似于撕裂。形成机制主要是韧带的解剖结构与主磁场方向的角度成 55°,可以通过延长 TE 而消除。

**3.腱鞘囊肿**

附着于 PCL 的腱鞘囊肿需与 PCL 损伤鉴别。囊肿为边界清晰的水样信号,PCL 完整。

### (四)半月板桶柄状撕裂

桶柄状撕裂形成的"双后交叉韧带征"需与 PCL 损伤鉴别。PCL 走行正常,可见半月板撕裂的征象。

## 六、侧副韧带损伤

MCL、LCL 是韧带、深筋膜和肌腱附着处组成的复杂结构。因此,损伤可以是单纯内、外侧副韧带损伤,也可以合并其他多个结构损伤。另外,损伤可以是挫伤、部分撕裂或完全撕裂。MCL 损伤很少单独出现,往往合并其他软组织损伤,如 ACL 和内侧半月板。完全 MCL 撕裂一般见于严重的膝关节外伤,通常伴有 ACL 撕裂,也可伴有半月板关节囊分离和骨挫伤。

### (一)临床表现和损伤机制

MCL 撕裂常为膝关节外侧受到直接暴力后发生,如果是间接损伤机制的话,临床医师应该怀疑伴有交叉韧带损伤。MCL 撕裂可根据体检而分类:1 级,膝关节没有松弛,仅有 MCL 部位的压痛;2 级,外翻应力时有些松弛,但有明确的终点;3 级,松弛明显增加,没有明确的终点。

单纯性 LCL 损伤一般不会听到爆裂声,过伸外翻应力是 LCL 损伤最常见的机制,过伸内旋也是其常见的损伤机制。患者出现膝关节不稳,处于过伸状态,后外侧疼痛。LCL 是关节囊外的结构,因此单纯 LCL 损伤只有轻度肿胀,没有关节积液。与 MCL 比较,外侧副韧带损伤的机会较少。

### (二)MRI 表现

(1)MCL 急性撕裂的 MRI 表现。根据损伤程度不同可有如下改变:1 级,韧带厚度正常,连续性未见中断,周围可见不同程度的中等 $T_1$、长 $T_2$ 信号,提示水肿,韧带与附着处骨皮质仍紧密结合;2 级,韧带增厚,纤维部分断裂,周围可见中等 $T_1$、长 $T_2$ 信号,提示水肿或出血;3 级,韧带完全断裂,相应部位周围可见出血和水肿信号。

(2)慢性 MCL 撕裂时 MRI 显示韧带增厚,在 $T_1WI$ 和 $T_2WI$ 均呈低信号。有时,MCL 骨化,在其近端可见骨髓信号。

(3)LCL 撕裂与 MCL 不同,其 MRI 表现很少根据撕裂的程度描述。LCL 为关节囊外结构,不会出现关节积液,不会如 MCL 撕裂一样在其周围出现长 $T_2$ 信号。与 MCL 撕裂相比,急性 LCL 撕裂一般表现为韧带连续性中断或腓骨头撕脱骨折,韧带松弛、迂曲,而无明显的韧带增厚。如前文所述,LCL 撕裂很少单独出现,多伴有交叉韧带损伤。

(4)内、外侧副韧带损伤的继发征象包括关节间隙增宽、积液、半月板损伤、交叉韧带撕裂和骨挫伤。

（三）鉴别诊断

1.2 级和 3 级 MCL 撕裂

鉴别非常困难。临床上根据外翻松弛有无终点鉴别 2 级和 3 级撕裂非常有帮助,伴有 ACL 撕裂也提示 MCL 完全撕裂。

2.鹅足滑膜炎/撕脱骨折

横断面 MR 图像可以清晰显示鹅足和 MCL 解剖。

# 七、肩袖损伤

肩关节疼痛是患者常见的主诉,其原因众多。40 岁以上的患者中,主要原因为肩关节撞击综合征和肩袖撕裂。MRI 作为一种无创伤性检查方法,在诊断肩袖病变方面的重要性日益增加,有助于指导手术。

（一）临床表现与损伤机制

肩袖疼痛的两个主要原因是机械性原因和生物原因。前者如肩峰下肌腱的撞击作用,后者如滑膜炎。尽管肩袖有神经支配,肩峰下滑囊的末梢神经是肩袖的 20 倍。肩峰下撞击综合征的患者,肩峰下滑囊积液是引起患者疼痛的主要原因。肩关节撞击综合征是一个临床诊断,体格检查很难判断与之相关的肩袖损伤的情况。因此,MRI 检查非常重要。

绝大多数肩袖撕裂表现为慢性病程,少数伴有急性外伤。典型的临床表现为慢性肩关节疼痛,疼痛在肩关节前上外侧,上臂前屈或外展时疼痛加重。因夜间疼痛而影响睡眠是困扰肩袖病变患者的常见问题。体格检查可发现肌力减弱和摩擦音。Neer 和 Hawkins/Jobe 试验可以确定肩袖撞击综合征,肩峰下滑囊注射利多卡因试验可用于诊断肩袖撞击综合征。

肩袖损伤有 3 个主要机制:肩袖的外压作用、肌腱内部退变、肌肉失平衡。Neer 首次提出肩袖损伤的理论,即尖峰前部、喙肩韧带和肩锁关节外压所致,三者组成喙肩弓。通常将肩袖病变分为 3 期:Ⅰ期,肩袖特别是冈上肌腱水肿和出血,或表现为肌腱炎或炎性病变,好发于低于 25 岁的青年人;Ⅱ期,炎症进展,形成更多纤维组织,好发于 25~45 岁;Ⅲ期,肩袖撕裂,多发于 45 岁以上。Ⅰ期异常改变是可逆的,故在此阶段发现病变有重要临床意义。肩袖撕裂常发生于冈上肌腱距大结节 1 cm 处,这个危险区域无血管分布,是肌腱撕裂的最常见部位。

（二）MRI 表现

肩袖损伤程度不同,MRI 表现不同,分述如下:0 级,MRI 表现正常,呈均匀一致的低信号;1 级,肩袖形态正常,其内可见弥漫性或线状高信号;2 级,肩袖变薄或不规则,局部信号增高,部分撕裂时在肌腱中可见水样信号,但仅累及部分肌腱;3 级,异常信号增高累及肌腱全层,肌腱全层撕裂时液体进入肌腱裂隙中,伴有不同程度的肌腱回缩。

肌腱全层撕裂的慢性患者可合并肌肉脂性萎缩。可将部分撕裂分为关节面侧、滑囊面侧和肌腱内部分撕裂。肌腱内部分撕裂可以造成肩关节疼痛,但关节镜检查阴性。关节面侧部分撕裂比滑囊面侧部分撕裂更常见。MRI 诊断部分撕裂比全层撕裂的准确性低。部分撕裂在 MRI 可仅表现为中等信号。

（三）鉴别诊断

1.钙化性肌腱炎

肌腱增厚,常伴有局部信号减低,X 线平片检查有助于鉴别诊断。

2.肌腱退变

常见于老年人,在 $T_2WI$ 信号增高,边界不清。所有的肩袖结构均出现与年龄相关的退变。随年龄增大,肩袖内可能出现小的裂隙,MRI 显示水样信号。这些裂隙如果延伸到肩袖的表面,可能被误诊为撕裂。

3.肌腱病

肌腱病是组织学检查可以发现的更小的肩袖退变。肌腱病这一术语有时也被用于年龄相关的肩袖退变,但建议将这一术语用于诊断更为年轻的有症状患者。

## 八、踝关节损伤

踝关节韧带损伤是临床工作中的常见问题之一。其中,外侧副韧带损伤最常见,它包含距腓前韧带、跟腓韧带及距腓后韧带 3 个组成部分。

### (一)临床表现与病理特征

踝关节扭伤多为内翻内旋性损伤,通常导致距腓前韧带和/或跟腓韧带断裂。其中,单纯距腓前韧带断裂最多,距腓前韧带和跟腓韧带同时断裂次之,距腓后韧带受损则很少。踝部共有 13 条肌腱通过,除跟腱外,其他所有肌腱均有腱鞘包绕。

### (二)MRI 表现

足和踝关节的韧带撕裂与其他部位的韧带损伤表现类似。根据损伤程度,MRI 表现可分为:1 级,撕裂表现为韧带轻度增粗,其内可见小片状高信号,并常出现皮下水肿;2 级,韧带部分撕裂,韧带增粗更为明显,信号强度的变化更为显著;3 级,撕裂为韧带完全断裂,断端分离,断端间出现高信号。这些改变在常规 MRI $T_2WI$ 均可显示。

MRI 诊断距腓前韧带损伤比较容易,而显示跟腓韧带损伤则相对困难。原因可能是,在现有扫描方式下,距腓前韧带通常可以完整地显示在单层横断面图像上,从而容易判断其有无连续性中断。跟腓韧带则不同,不管是横断面还是冠状面图像,通常都不能在单层图像完整显示,仅可断续显示在连续的数个层面。这样,MRI 就不易判断跟腓韧带的连续性是否完好,诊断能力下降。为此,MRI 检查时应尽可能在单一层面显示所要观察的组织结构,合理摆放患者体位和选择成像平面,或选用 3D 成像技术显示踝部韧带的复杂解剖。例如,足跖屈 40°～50°的横断面,或俯卧位横断面可使跟腓韧带更容易在单层图像完整显示;MRI 薄层三维体积成像,尤其是各向同性高分辨率三维扫描,可以获得沿跟腓韧带走行的高质量图像,提高跟腓韧带损伤的诊断可靠性。

### (三)鉴别诊断

1.部分容积效应

在判断复杂韧带解剖、韧带呈扇形附着或多头韧带所致的信号变化时,部分容积效应可造成假象。采用多层面、多方位或薄层 3D 成像有助于解决这一问题。

2.魔角效应

小腿部肌腱经内、外踝转至足底时,经常出现"魔角现象"。即在短 TE 图像肌腱信号增高,但在长 TE 图像肌腱信号正常。

(任春旺)

# 第二节 骨关节感染性疾病

## 一、骨髓炎

骨髓炎是指细菌性骨感染引起的非特异性炎症,它涉及骨膜、骨密质、骨松质及骨髓组织,"骨髓炎"只是一个沿用的名称。本病较多见于 2～10 岁儿童,多侵犯长骨,病菌多为金黄色葡萄球菌。近年来抗生素广泛应用,骨髓炎的发病率显著降低,急性骨髓炎也可完全治愈,转为慢性者少见。

### (一)临床表现与病理特征

急性期常突然发病,高热、寒战,儿童可有烦躁不安、呕吐与惊厥。重者出现昏迷和感染性休克。早期患肢剧痛,肢体半屈畸形。局部皮温升高,有压痛,肿胀并不明显。数天后出现水肿,压痛更为明显。脓肿穿破骨膜后成为软组织深部脓肿,此时疼痛可减轻,但局部红肿压痛更为明显,触之有波动感。白细胞数增高。成人急性炎症表现可不明显,症状较轻,体温升高不明显,白细胞可仅轻度升高。慢性骨髓炎时,如骨内病灶相对稳定,则全身症状轻微。身体抵抗力低下时可再次急性发作。病变可迁延数年,甚至数十年。

大量的菌栓停留在长骨的干骺端,阻塞小血管,迅速发生骨坏死,并有充血、渗出与白细胞浸润。白细胞释放蛋白溶解酶破坏细菌、坏死骨组织与邻近骨髓组织。渗出物与破坏的碎屑形成小型脓肿并逐渐扩大,使容量不能扩大的骨髓腔内压力增高。其他血管亦受压迫而形成更多的坏死骨组织。脓肿不断扩大,并与邻近的脓肿融合成更大的脓肿。

腔内高压的脓液可以沿哈佛管蔓延至骨膜下间隙,将骨膜掀起,形成骨膜下脓肿。骨皮质外层 1/3 的血供来自骨膜,骨膜的掀起剥夺了外层骨皮质的血供而形成死骨。骨膜掀起后脓液沿筋膜间隙流注,形成深部脓肿。脓液穿破皮肤,排出体外形成窦道。脓肿也可穿破干骺端的骨皮质,形成骨膜下骨脓肿,再经过骨小管进入骨髓腔。脓液还可沿着骨髓腔蔓延,破坏骨髓组织、松质骨、内层 2/3 密质骨的血液供应。病变严重时,骨密质的内外面都浸泡在脓液中而失去血液供应,形成大片的死骨。因骨骺板具有屏障作用,脓液进入邻近关节少见。成人骺板已经融合,脓肿可以直接进入关节腔,形成化脓性关节炎。小儿股骨头骨骺位于关节囊内,该处骨髓炎可以直接穿破干骺端骨密质,进入关节。

失去血供的骨组织,将因缺血而坏死。而后,在其周围形成肉芽组织,死骨的边缘逐渐被吸收,使死骨与主骨完全脱离。在死骨形成过程中,病灶周围的骨膜因炎性充血和脓液的刺激,产生新骨,包围在骨干外层,形成骨性包壳。包壳上有数个小孔与皮肤的窦道相通。包壳内有死骨、脓液和炎性肉芽组织,往往引流不畅,成为骨性无效腔。死骨内可存留细菌,抗生素不能进入其内,妨碍病变痊愈。小片死骨可以被肉芽组织吸收,或为吞噬细胞清除,或经皮肤窦道排出。大块死骨难以吸收和排出,可长期存留体内,使窦道经久不愈合,病变进入慢性阶段。

### (二)MRI 表现

MRI 显示骨髓炎和软组织感染的作用优于 X 线和 CT 检查,易于区分髓腔内的炎性浸润与正常黄骨髓,可以确定骨破坏前的早期感染。

**1.急性骨髓炎**

骨髓腔内多发类圆形或迂曲不规则的更长 $T_1$、长 $T_2$ 信号,边缘尚清晰,代表病变内脓肿形成;脓肿周围骨髓腔内可见边界不清的大片状长 $T_1$、长 $T_2$ 信号,压脂 $T_2$WI 呈高信号,代表脓肿周围骨髓腔的水肿;病变区可出现死骨,在所有 MRI 序列均表现为低信号,其周围可见环状长 $T_1$、长 $T_2$ 信号包绕,代表死骨周围的反应性肉芽组织,死骨的显示 CT 优于 MRI;骨膜反应呈与骨皮质平行的细线状高信号,外缘为骨膜化骨的低信号线;周围软组织内可见广泛的长 $T_1$、长 $T_2$ 信号,为软组织的水肿(图 17-1);有时骨膜下及软组织出现不规则长 $T_1$、长 $T_2$ 信号,边界清晰,代表骨膜下或软组织脓肿形成;在增强检查时,炎性肉芽肿及脓肿壁可有强化,液化坏死区不强化,因此出现环状强化,壁厚薄均匀。

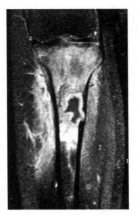

**图 17-1 胫骨骨髓炎**

脂肪抑制冠状面 $T_2$WI,胫骨中上段局限性骨质破坏,周围可见环状
高信号,髓内大片水肿,周围肌肉组织明显肿胀

**2.慢性化脓性骨髓炎**

典型的影像学特点为骨质增生、骨质破坏及死骨形成,MRI 显示这些病变不如 CT。只有在 X 线和 CT 检查无法与恶性肿瘤鉴别诊断时,MRI 可以提供一定的信息。例如,当 MRI 检查没有发现软组织肿块,而显示病变周围不规则片状长 $T_1$、长 $T_2$ 水肿信号,病变内部可见多发类圆形长 $T_1$、长 $T_2$ 信号,边缘强化,提示脓肿可能,对慢性骨髓炎的诊断有一定的帮助。

**(三)鉴别诊断**

**1.骨肉瘤**

骨肉瘤的骨质破坏与骨硬化可孤立或混杂出现,而骨髓炎的增生硬化在破坏区的周围。骨肉瘤在破坏区和软组织肿块内有瘤骨出现,周围骨膜反应不成熟,软组织肿块边界较清,局限于骨质破坏周围,而骨髓炎软组织肿胀范围比较广。

**2.尤因肉瘤**

尤因肉瘤亦可见局限的软组织肿块,无明确的急性病史,无死骨及骨质增生。MRI 有助于区分软组织肿胀与软组织肿块。

## 二、化脓性关节炎

化脓性关节炎是化脓性细菌侵犯关节面引起的急性炎症。大多由金黄色葡萄球菌引起,其次为白色葡萄球菌、肺炎球菌和肠道杆菌。多见于儿童,好发于髋、膝关节。常见的感染途径有血行感染、邻近化脓性病灶直接蔓延、开放性关节损伤感染。

### (一)临床表现与病理特征

急性期多突然发病,高热、寒战,儿童可有烦躁不安、呕吐与惊厥。病变关节迅速出现疼痛与功能障碍。局部红、肿、热、痛明显。关节常处于屈曲位。

早期为滑膜充血水肿,有白细胞浸润和浆液性渗出物;关节软骨没有破坏,如治疗及时,可不遗留任何功能障碍。病变继续发展,关节液内可见多量的纤维蛋白渗出,其附着于关节软骨上,阻碍软骨的代谢。白细胞释出大量的酶,可以协同对软骨基质进行破坏,使软骨发生断裂、崩溃与塌陷。病变进一步发展,侵犯关节软骨下骨质,关节周围亦有蜂窝织炎。病变修复后关节重度粘连,甚至发生骨性或纤维性强直,遗留严重关节功能障碍。

### (二)MRI表现

在出现病变后 $1\sim2$ 周,X线没有显示骨质改变之前,MRI就可显示骨髓的水肿,关节间隙均匀一致性变窄。关节腔内长 $T_1$、长 $T_2$ 信号,代表关节积液。在 $T_1WI$,积液信号比其他原因造成的关节积液的信号稍高,原因是关节积脓内含大分子蛋白物质。关节周围骨髓腔内及软组织内可见范围很广的长 $T_1$、长 $T_2$ 信号,代表骨髓及软组织水肿。关节囊滑膜增厚,MRI增强扫描时明显强化。

### (三)鉴别诊断

1.关节结核

关节结核进展慢,病程长,破坏从关节边缘开始。如果不合并感染,一般无增生硬化。关节间隙一般为非均匀性狭窄,晚期可出现纤维强直,很少出现骨性强直。

2.类风湿关节炎

类风湿关节炎多发生于手足小关节,多关节对称受累,关节周围软组织梭形肿胀。关节面下及关节边缘处出现穿凿样骨质破坏,边缘硬化不明显。

## 三、骨与关节结核

骨与关节结核是一种慢性炎性疾病,绝大多数继发于体内其他部位的结核,尤其是肺结核。结核分枝杆菌多经血行到骨或关节,停留在血管丰富的骨松质和负重大、活动多的关节滑膜内。脊柱结核发病率最高,占一半以上,其次是四肢关节结核,其他部位结核很少见。本病好发于儿童和青少年。

### (一)临床表现与病理特征

病变进程缓慢,临床症状较轻。全身症状有低热、盗汗、乏力、消瘦、食欲缺乏,血沉增加。早期的局部症状有疼痛、肿胀、功能障碍,无明显的发红、发热。后期可有冷脓肿形成,穿破后形成窦道,并继发化脓性感染。长期发病可导致发育障碍、骨与关节的畸形和严重的功能障碍。

骨与关节结核的最初病理变化是单纯性滑膜结核或骨结核,以后者多见。在发病最初阶段,关节软骨面完好。如果在早期阶段,结核病变被有效控制,则关节功能不受影响。如病变进一步发展,结核病灶便会破向关节腔,不同程度地损坏关节软骨,称为全关节结核。全关节结核必将后遗各种关节功能障碍。如全关节结核不能被控制,便会出现继发感染,甚至破溃产生瘘管或窦道,此时关节完全毁损。

### (二)MRI表现

**1.长骨干骺端及骨干结核**

MRI主要显示结核性脓肿征象。脓肿周边可见薄层环状低信号,代表薄层硬化边或包膜;内层为等 $T_1$、稍长 $T_2$ 的环状信号,增强扫描时有强化,代表脓肿肉芽组织壁;中心区信号根据病变的病理性质不同而不同,大部分呈长 $T_1$、长 $T_2$ 信号,由于内部为干酪样坏死组织,其在 $T_1WI$ 信号强度高于液体信号,在 $T_2WI$ 信号往往不均匀,甚至出现低信号;周围骨髓腔内及软组织内可见长 $T_1$、长 $T_2$ 信号,代表水肿;有时邻近关节的病变可导致关节积液。

**2.脊柱结核**

MRI目前已被公认是诊断脊椎结核最有效的检查方法。病变椎体在 $T_1WI$ 呈低信号,在 $T_2WI$ 呈高信号。MRI显示椎旁脓肿比较清楚,在 $T_1WI$ 呈低信号,$T_2WI$ 呈高信号。脓肿壁呈等 $T_1$、等 $T_2$ 信号,增强扫描时内部脓液不强化,壁可强化(图17-2)。

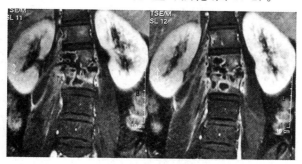

**图 17-2　腰椎结核**

脂肪抑制冠状面 $T_1WI$ 增强扫描,椎体内多个低信号病灶,椎间隙破坏、狭窄,右侧腰大肌内可见较大结核性脓肿

### (三)鉴别诊断

**1.骨囊肿**

好发于骨干干骺之中心,多为卵圆形透亮影,与骨干长轴一致,边缘清晰锐利,内无死骨。易并发病理骨折。无骨折时常无骨膜反应。CT和MRI表现为典型的含液病变。

**2.骨脓肿**

硬化比较多,骨膜反应明显,发生于干骺端时极少累及骨骺,可形成窦道。

**3.软骨母细胞瘤**

骨骺为发病部位,可累及干骺端,但病变的主体在骨骺。可有软骨钙化,易与骨结核混淆,也可根据钙化的形态鉴别。病变呈等 $T_1$、混杂长 $T_2$ 信号,增强扫描时病变呈实性强化。

**4.脊柱感染**

起病急,临床症状比较重,多为单个椎体受累,破坏进展快,骨修复明显。

**5.脊柱转移瘤**

转移瘤好发于椎弓根及椎体后部,椎间隙一般不变窄。可有软组织肿块,一般仅限于破坏椎体的水平,易向后突出压迫脊髓。MRI增强扫描有助于鉴别软组织肿块与椎旁脓肿。

（任春旺）

# 第三节　退行性骨关节病

退行性骨关节病又称骨性关节炎,是关节软骨退变引起的慢性骨关节病,分原发和继发两种。前者是原因不明的关节软骨退变,多见于40岁以上的成年人,好发于承重关节,如脊柱、膝关节和髋关节等,常为多关节受累。后者多继发于外伤或感染,常累及单一部位,可发生于任何年龄、任何关节。

## 一、临床表现与病理特征

常见的症状是局部运动受限,疼痛,关节变形。病理改变早期表现为关节软骨退变,软骨表面不规则、变薄、出现裂隙,最后软骨完全消失,骨性关节面裸露。软骨下骨常发生相应变化,骨性关节面模糊、硬化、囊变,边缘骨赘形成。

## 二、MRI 表现

退行性骨关节病的首选检查方法为 X 线平片。MRI 可以早期发现关节软骨退变。在此重点讲述关节软骨退变的 MRI 表现。

在 $T_2WI$,关节软骨内出现灶状高信号是软骨变性的最早征象。软骨信号改变主要由于胶原纤维变性,含水量增多所致。软骨形态和厚度改变也见于退变的早期,主要是软骨体积减小。退变进一步发展,MRI 表现更为典型,软骨不同程度变薄,表面毛糙,灶性缺损、碎裂,甚至软骨下骨质裸露。相应部位的软骨下骨在 $T_2WI$ 显示信号增高或减低,信号增高提示水肿或囊变,信号减低提示反应性纤维化或硬化。相关的其他 MRI 表现包括中心或边缘骨赘形成,关节积液及滑膜炎。

按照 Shahriaree 提出的关节软骨病变病理分级标准,可把软骨病变的 MRI 表现分级描述如下:0级,正常;Ⅰ级,关节软骨内可见局灶性高信号,软骨表面光滑;Ⅱ级,软骨内高信号引起软骨表面不光滑,或软骨变薄、溃疡形成;Ⅲ级,软骨缺损,软骨下骨质裸露。

## 三、鉴别诊断

### (一)软骨损伤

有明确的外伤史,可见局部软骨变薄或完全缺失。一般缺失的边界清晰锐利,有时发生软骨下骨折。在关节腔内可以找到损伤移位的软骨碎片或骨软骨碎片。

### (二)感染性关节炎

在退行性变晚期,可出现骨髓水肿、关节积液及滑膜增厚等征象,需要与感染性关节炎鉴别。鉴别要点是明确有无感染的临床症状及化验结果;影像学上,感染性滑膜炎时滑膜增厚更明显,关节周围水肿及关节积液更明显,而退行性变时滑膜增厚、水肿及关节积液均相对较轻,但关节相对缘增生明显。

(任春旺)

# 第四节　骨　坏　死

骨坏死是指骨的活性成分(骨细胞、骨髓造血细胞及脂肪细胞)的病理死亡。在 19 世纪,骨坏死曾被误认为由感染引起。后来认识到骨坏死并非由细菌感染引起,故称无菌坏死;此后,人们认识到骨坏死与骨组织缺血有关,故改称无血管坏死,习惯称缺血坏死。根据其发生部位,通常把发生于骨端的坏死称为骨坏死,而发生于干骺端或骨干的坏死称为骨梗死。

## 一、临床表现与病理特征

病变发展比较缓慢,临床症状出现较晚。主要是关节疼痛肿胀、活动障碍、肌肉痉挛。最常见的发病部位是股骨头,好发于 30～60 岁的男性,可两侧同时或先后发病。患肢呈屈曲内收畸形,"4"字试验阳性。骨坏死最好发于股骨头,其次是股骨内外髁、胫骨平台、肱骨头、距骨、跟骨、舟骨。

骨自失去血供到坏死的时间不等,数天内可无变化,2～4 周骨细胞不会完全死亡。骨坏死的病理改变为骨陷窝空虚,骨细胞消失。骨细胞坏死后,新生和增生的血管结缔组织或纤维细胞、巨噬细胞向坏死组织伸展,逐渐将其清除。结缔组织中新生的成骨细胞附着在骨小梁表面。软骨发生皱缩和裂缝,偶尔出现斑块状坏死。滑膜增厚,关节腔积液。病变晚期,坏死区骨结构重建,发生关节退变。

## 二、MRI 表现

### (一)股骨头坏死

早期股骨头前上方出现异常信号,在 $T_1WI$ 多为一条带状低信号(图 17-3),$T_2WI$ 多呈内、外伴行的高信号带和低信号带,称为双线征。偶尔出现三条高、低信号并行的带状异常信号,高信号居中,两边伴行低信号带,称为三线征。条带状信号影包绕的股骨头前上部可见 5 种信号变化:正常骨髓信号,出现率最高,多见于早期病变;短 $T_1$、长 $T_2$ 信号,罕见,出现于修复早期;长 $T_1$、长 $T_2$ 信号,见于修复中期;长 $T_1$、短 $T_2$ 信号,见于修复早期或晚期;混杂信号,以上信号混合出现,多见于病变中晚期。

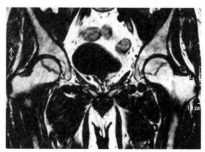

**图 17-3　股骨头坏死**

双髋关节 MRI,冠状面 $T_1WI$ 显示双侧股骨头内线状低信号

293

## （二）膝关节坏死

除病变部位和形状大小外,膝关节坏死 MRI 表现的信号特点与股骨头坏死相似。病变通常表现为膝关节面下大小不一的坏死区,线条样异常信号是反应带,常为三角形或楔形,在 $T_1WI$ 呈低信号,而在反应带和关节面之间的坏死区仍表现为脂肪信号,即在 $T_1WI$ 为高信号,在 $T_2WI$ 呈现"双边征",内侧为线状高信号,代表新生肉芽组织,外侧为低信号带,代表反应性新生骨。

## （三）肱骨头坏死

MRI 表现与股骨头坏死类似。

## （四）跟骨坏死

信号改变与其他部位的缺血坏死无区别。常发生于跟骨后部,对称性发病比较常见。

## （五）距骨坏死

分期和影像学表现与股骨头坏死相似。好发于距骨外上方之关节面下。

# 三、鉴别诊断

## （一）一过性骨质疏松

MRI 虽可出现长 $T_1$、长 $T_2$ 信号,但随诊观察时可恢复正常,不出现典型的双线征。

## （二）滑膜疝

滑膜疝多发生于股骨颈前部,内为液体信号。

## （三）骨岛

骨岛多为孤立的圆形硬化区,CT 密度较高,边缘较光滑。

（任春旺）

# 第五节 骨 肿 瘤

骨肿瘤的首选检查方法为 X 线平片。通过 X 线表现,结合典型的年龄和发病部位,大部分骨肿瘤可以正确诊断。有些病变在 X 线平片呈良性改变,且长期随访无进展,虽不能做出明确诊断,也仅仅需要X 线平片随访观察。MRI 检查一般只用于侵袭性病变,且不能明确良恶性的患者,或用于已确诊的恶性病变,但需要明确病变的范围及其与周围血管神经的关系。骨肿瘤种类繁多,在此选择临床常见,且有MRI 特征的几种骨肿瘤,描述如下。

# 一、软骨母细胞瘤

软骨母细胞瘤是一种软骨来源的良性肿瘤,发病率为 $1\%\sim3\%$,占良性肿瘤的 $9\%$。软骨母细胞瘤好发于青少年或青壮年,发生于 $5\sim25$ 岁者占 $90\%$,其中约 $70\%$ 发生于 20 岁左右。

## （一）临床表现与病理特征

与大多数肿瘤一样,本病临床表现无特征。患者可无明显诱因出现疼痛、肿胀、活动受限或外伤后疼痛。

显微镜下病理观察,软骨母细胞瘤形态变化较大。瘤体由单核细胞及多核巨细胞混合组成,典型的单核瘤细胞界限清晰,胞质粉红色或透亮,核圆形、卵圆形,有纵向核沟。肿瘤内有嗜酸性软骨样基质,内有软骨母细胞,还可见不等量钙化,形成特征性的"窗格样钙化"。

### (二)MRI表现

软骨母细胞瘤多发生于长骨的骨骺内,可通过生长板累及干骺端,表现为分叶状的轻、中度膨胀性改变,边界清楚,有或无较轻的硬化边。在MRI,肿瘤呈分叶状或无定形结构,内部信号多不均匀。这可能与软骨母细胞瘤含有较多的细胞软骨类基质和钙化及病灶内的液体和/或出血有关。病变在$T_1WI$多为中等和较低信号,在$T_2WI$呈低、中、高信号不均匀混杂,高信号主要由软骨母细胞瘤中含透明软骨基质造成(图17-4)。周围骨髓及软组织内可见水肿是软骨母细胞瘤的一个特点。

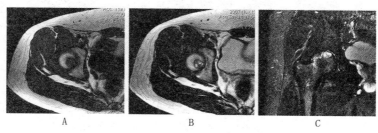

**图17-4　右股骨头软骨母细胞瘤**

A.右髋关节轴面$T_1WI$,右侧股骨头可见中等信号病灶,边界清晰,内部信号均匀;B.右髋关节轴面$T_2WI$,病灶内中、高信号混杂,高信号为透明软骨基质;C.右髋关节冠状面压脂$T_2WI$可见周围髓腔少量水肿

### (三)鉴别诊断

1.骨骺干骺端感染

结核好发于干骺端,由干骺端跨骺板累及骨骺,但病变的主体部分在干骺端,周围的硬化边在$T_1WI$和$T_2WI$呈低信号。骨脓肿好发于干骺端,一般不累及骨骺,在$T_1WI$囊肿壁呈中等信号,囊液呈低信号,可有窦道,MRI表现也可类似骨结核。

2.骨巨细胞瘤

好发于20～40岁患者的骨端,根据年龄和部位两者不难鉴别。但是对发生于骨骺已闭合者的软骨母细胞瘤来说,有时易与骨巨细胞瘤混淆。鉴别要点是观察病变内是否有钙化。

3.动脉瘤样骨囊肿

软骨母细胞瘤继发动脉瘤样骨囊肿时,需与原发动脉瘤样骨囊肿鉴别。前者往往有钙化。

4.恶性骨肿瘤

发生于不规则骨的软骨母细胞瘤,生长活跃,有软组织肿块及骨膜反应时,需与恶性肿瘤鉴别。

## 二、动脉瘤样骨囊肿

动脉瘤样骨囊肿(ABC)约占所有骨肿瘤的14%,好发于30岁以下的青年人,于长骨干骺端和脊柱多见,男女发病为1.5:1。本病分为原发和继发两类。

### (一)临床表现与病理特征

本病临床症状轻微,主要为局部肿胀疼痛,呈隐袭性发病。侵犯脊柱者,可引起局部疼痛,压迫神经时出现神经压迫症状。

组织学方面,ABC 似充满血液的海绵,由多个相互融合的海绵状囊腔组成,内部的囊性间隔由成纤维细胞、肌纤维母细胞、破骨细胞样巨细胞、类骨质和编织骨构成。

### (二)MRI 表现

长骨干骺端多见,沿骨干长轴生长,病变膨胀明显,一般为偏心生长,边缘清晰,内部几乎为大小不等的囊腔样结构。尽管病变内各个囊腔的影像表现存在很大差异,但其内间隔和液-液平面仍能清晰显示(图 17-5)。ABC 内间隔和壁较薄,呈边缘清晰的低信号,这与其为纤维组织有关。囊腔内可见大小不等的液-液平面,在 $T_1WI$,液平面上方的信号低于下方的信号;在 $T_2WI$,液平上方的信号高于下方的信号。

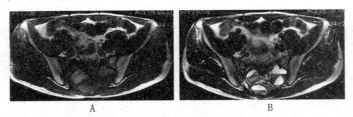

A            B

**图 17-5 动脉瘤样骨囊肿**

A.骶骨 MRI 轴面 $T_1WI$,骶骨可见多个囊腔,及数个大小不等的液-液平面,液平

上方信号低于下方;B.横断面 $T_2WI$,液平面上方的信号高于下方信号

### (三)鉴别诊断

**1.骨囊肿**

发病年龄和发病部位与 ABC 相似。但骨囊肿的膨胀没有 ABC 明显;内部常为均一的长 $T_1$、长 $T_2$ 信号;除非合并病理骨折,否则内部不会有出血信号。ABC 内部为多发囊腔,常见多发液-液平面。

**2.毛细血管扩张型骨肉瘤**

肿瘤内部也可见大量的液-液平面,而且液-液平面占肿瘤体积的 90% 以上,因此需与 ABC 鉴别。鉴别要点是,X 线平片显示前者破坏更严重,进展快,MRI 清晰显示软组织肿块,如 X 线平片或 CT 显示瘤骨形成,提示毛细血管扩张型骨肉瘤可能性更大。

(任春旺)

# 第六节 软组织肿瘤

本节软组织定义为除淋巴造血组织、神经胶质、实质器官支持组织外的非上皮性骨外组织,包括纤维、脂肪、肌肉、脉管、滑膜和间皮等组织。它们均由中胚层衍生而来,故凡是源于上述组织的肿瘤均属于软组织肿瘤。软组织肿瘤的真正发病率不详,但良性软组织肿瘤至少是恶性软组织肿瘤的 10 倍。致病因素有基因、放疗、环境、感染、创伤等。

软组织肿瘤种类繁多,有些肿瘤虽不能确诊病变的病理学类型,但在鉴别良恶性方面有一定作用。主要的鉴别点包括肿瘤是否突破原有间隙的筋膜、肿瘤边界、肿瘤生长速度、肿瘤大小、肿瘤所在部位、肿瘤内部密度或信号的均匀程度(如有无液化坏死、出血、钙化、流空血管)等方面。

部分软组织肿瘤有特征性 MRI 表现,诊断不难。在此主要列举一些 MRI 表现具有特征的软组织肿瘤。

## 一、脂肪瘤

脂肪瘤是源于原始间叶组织的肿瘤,是最常见的良性软组织肿瘤。

### (一)临床表现与病理特征

脂肪瘤好发于 30~50 岁,女性多于男性,皮下表浅部位多见。临床常触及质软包块,一般无临床不适。病理方面,良性脂肪瘤几乎为成熟的脂肪组织,其内可有纤维性间隔,使肿瘤呈小叶状改变。瘤体内偶有灶状脂肪坏死、梗死、钙化。

### (二)MRI 表现

瘤体边缘清晰,内部一般呈均匀的短 $T_1$、长 $T_2$ 信号,在压脂图像呈低信号,与皮下脂肪信号改变相似。瘤内偶有薄的纤维间隔,呈线状低信号,其特点为间隔较薄,且厚薄均匀,没有壁结节(图 17-6)。增强扫描时病变无强化,间隔结构偶有轻度强化。

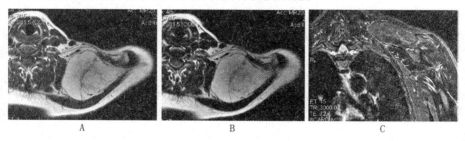

**图 17-6　肩部脂肪瘤**

A.左肩部横断面 $T_1WI$,可见边界清晰的高信号病灶,内部有薄的分隔;B.左肩部横断面 $T_2WI$,病变呈均匀高信号;C.左肩部冠状面压脂 $T_2WI$,病灶呈低信号,与周围脂肪信号改变类似

### (三)鉴别诊断

脂肪瘤内存在纤维间隔时,需与高分化脂肪肉瘤鉴别。前者间隔较薄,厚薄均匀,无壁结节,增强扫描时无或仅有轻度强化;后者间隔较厚,厚薄不均,有壁结节,明显强化。

## 二、脂肪肉瘤

脂肪肉瘤是起源于脂肪组织的恶性肿瘤,是成人第二位常见的软组织恶性肿瘤。

### (一)临床表现与病理特征

脂肪肉瘤多见于 50~60 岁的中老年人,男女比例约为 4:1,好发于大腿及腹膜后部位。临床上常触及肿块,边界不清,有压痛,活动度差,可有疼痛和功能障碍。显微镜下观察,脂肪肉瘤的共同形态学特征是存在脂肪母细胞,因胞质内含有一个或多个脂肪空泡,故瘤细胞呈印戒状或海绵状。大体病理观察,脂肪肉瘤边界清晰,但无包膜。

### (二)MRI 表现

组织分化好的脂肪肉瘤以脂肪成分为主,在 $T_1WI$ 及 $T_2WI$ 均呈高信号,在压脂图像呈低信号。瘤体内部分隔较多、较厚,且厚薄不均,可有实性结节,增强扫描时可有强化。组织分化不良的脂肪肉瘤,其内含有不同程度的脂肪成分,对诊断脂肪肉瘤具有意义。如果病变不含脂肪成分,诊断脂肪肉瘤将很困难,因为肿瘤与其他软组织恶性肿瘤表现相似,呈长 $T_1$、长 $T_2$ 信号,信号不均,内部可有更长 $T_1$、长 $T_2$ 信号,代表病变内坏死区,瘤体边界不清晰,侵蚀邻近骨,增强扫描时病变明显强化,强化一般不均匀。

### (三)鉴别诊断

**1.良性脂肪瘤**

分化良好的脂肪肉瘤需与脂肪瘤鉴别。

**2.恶性纤维组织细胞瘤**

分化不良的脂肪肉瘤,需要与恶性纤维组织细胞瘤鉴别。如 MRI 显示脂肪成分,可提示脂肪肉瘤诊断,如果未发现脂肪成分,则很难与恶性纤维组织细胞瘤鉴别,一般需要病理确诊。

## 三、神经源性肿瘤

神经源性肿瘤是外周神经常见的肿瘤之一,可单发或多发。多发者称为神经纤维瘤病,是一种复杂的疾病,同时累及神经外胚层及中胚层。

### (一)临床表现与病理特征

神经鞘瘤可发生于任何年龄,以 20~50 岁常见,男女发病率差别不大,好发于四肢肌间。而神经纤维瘤以 20~30 岁多见,好发于皮下。外周神经源性肿瘤好发于四肢的屈侧和掌侧,下肢多于上肢。临床上常触及无痛性肿块,沿神经长轴分布。伴发神经纤维瘤病时,皮肤可有咖啡斑。

恶性神经源性肿瘤肿块往往较大,有疼痛及神经系统症状,如肌力减弱,感觉丧失等。肿瘤细胞排列成束,内部出血、坏死常见,异型性区域占 10%~15%,局部可出现成熟的软骨、骨、横纹肌、肉芽组织或上皮成分。大部分恶性神经源性肿瘤为高分化肉瘤。

神经鞘瘤呈梭形,位于神经的一侧,把神经挤压到另一侧,被神经鞘膜包绕。镜下分为Antoni A、B 两区,A 区瘤细胞丰富,梭形,呈栅栏状排列,或呈器官样结构,B 区以丰富的血管、高度水肿和囊变为特征,两者混杂于肿瘤中,两者的比例在不同患者中也有不同。肿瘤较大时常出现液化、坏死、钙化、纤维化等退行性改变。

神经纤维瘤呈梭形,位于神经鞘膜内,与正常神经混合成一块,无法分离。神经纤维瘤由交织成网状的、比较长的细胞组成,含有大量的胶原纤维,囊变区没有神经鞘瘤明显。

### (二)MRI 表现

神经源性肿瘤主要沿神经走行,一般呈梭形。在 $T_1WI$,瘤体多为信号均匀或轻度不均匀,信号强度等于或稍低于肌肉。在 $T_2WI$,瘤体可为中度或明显高信号,轻度不均匀。良性神经源性肿瘤的信号不均匀(图 17-7),反映了肿瘤内细胞密集区与细胞稀疏区共存及肿瘤内部囊变与出血改变。

神经源性肿瘤有时可见相对特征性的 MRI 表现,即于 $T_2WI$ 出现"靶征"。组织学上,靶缘区为结构较疏松的黏液样基质,在 $T_2WI$ 呈高信号;靶心为肿瘤实质区,含有大量紧密排列的肿瘤细胞及少许纤维和脂肪,在 $T_2WI$ 呈等信号;Gd-DTPA 增强扫描时,靶中心显著强化,信号强度高于靶缘区。有时,中心出现不规则强化,而周边出现不规则环状未强化区,这种表现类似"靶征"。不同的是,中心肿瘤实质区不规则,不呈圆形。

肿瘤多发者可在神经周围簇状分布,或沿神经形成串珠样改变。另外,由于神经源性肿瘤起源于神经,在其两端可见增粗的神经与其相连。后者在压脂 $T_2WI$ 呈高信号,增强扫描时出现中度强化,这种位于肿瘤两端且增粗的神经称为"鼠尾征"。

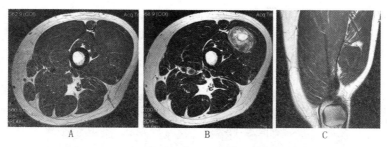

图 17-7　下肢神经源性肿瘤

A.横断面 $T_1WI$,瘤体信号强度接近肌肉信号,轻度不均匀;B.横断面 $T_2WI$,病变
呈不均匀高信号,可见"靶征";C.冠状面 $T_1WI$,瘤体中心可见更低信号区

**（三）鉴别诊断**

（1）神经鞘瘤与神经纤维瘤:单凭 MRI 表现很难鉴别。如果发生于大的神经,可根据病变与神经的关系进行鉴别。神经鞘瘤在神经的一侧偏心生长,而神经纤维瘤与正常神经混杂在一块生长,无法分割。

（2）良性神经源性肿瘤与恶性神经源性肿瘤的鉴别:恶性神经鞘瘤体积更大（＞5 cm）,血供更丰富,强化更明显,中心坏死更明显,边界不清,可侵犯邻近骨质,生长迅速。

（3）恶性神经源性肿瘤与其他恶性肿瘤的鉴别主要根据肿瘤与神经的位置关系鉴别。

## 四、血管瘤和血管畸形

血管瘤和血管畸形是软组织常见的良性血管疾病,占软组织良性占位病变的 7% 左右。两者发病机制不清。

**（一）临床表现与病理特征**

实际上在儿童时期病变已存在。临床表现可为局限性疼痛或压痛,体检见暗青色软组织肿块,触之柔软如海绵状,压之可褪色和缩小。大体病理组织见色灰红、质韧,有小叶状突起,表面光滑,境界清楚,无包膜,切面呈实质状,压迫后不退缩。光镜下可见增殖期血管内皮细胞肥大,不同程度的增生,在增生活跃处血管腔不明显,在增生不活跃处可以看到小的血管腔。它们被纤细的纤维组织分隔,形成小叶状结构。

**（二）MRI 表现**

局部血管畸形或血管瘤一般位于比较表浅的部位。但也可累及深部结构,如骨骼肌肉系统,深部血管瘤通常位于肌肉内。病灶可单发或多发,呈结节状或弥漫性生长,绝大多数无包膜。在 $T_2WI$,血管瘤呈葡萄状高信号,这是由于海绵状或囊状血管间隙含静止的血液;间隙内也可出现液-液平面;内部可见斑点状或网状低信号,代表纤维组织、快流速的血流或局灶性钙化;血栓区可呈环状低信号,类似静脉石。在 $T_1WI$,血管瘤呈中等信号,有些血管瘤周边可见高信号,代表病变内脂肪（图 17-8）。

在增强扫描时,血管畸形表现为强弱不等的不均匀强化;血管瘤则强化明显,呈被线状低信号分隔的分块状、片状强化。

**（三）鉴别诊断**

1.脂肪瘤

血管瘤或血管畸形中可存在脂肪组织,因此需与脂肪瘤鉴别。脂肪瘤形态多规则,圆形或卵圆形,有包膜,在 $T_1WI$、$T_2WI$ 均呈边界清晰的高信号,其内可有分隔,增强扫描无强化;压脂像呈低信号,与皮下脂肪同步变化。血管瘤形态多不规则或弥漫生长,无明确分界,脂肪组织弥散分布于病变内。

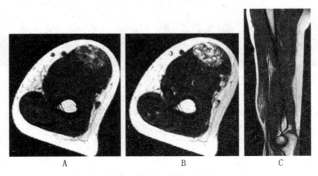

**图 17-8  上肢血管瘤**

A.右肘关节横断面 $T_1WI$,皮下软组织内可见中等信号病灶,其内混杂脂肪高信号;B.右肘关节横断面 $T_2WI$,病灶呈不均匀高信号;C.右肘关节冠状面增强扫描 $T_1WI$,病灶呈不均匀中等程度强化

2.血管脂肪瘤

好发于青少年,位于皮下,大部分多发,体积比较小,有包膜,边界清晰,内含脂肪组织及小的毛细血管。因此,MRI 信号不均匀,呈短 $T_1$、长 $T_2$ 信号,内含中等 $T_1$、长 $T_2$ 信号结构,代表血管成分,这些区域在压脂 MR 图像呈高信号。

(任春旺)

# 第十八章　甲状腺疾病的超声诊断

## 第一节　甲　状　腺　炎

### 一、急性化脓性甲状腺炎

急性化脓性甲状腺炎是由细菌或真菌感染引起的甲状腺急性化脓性炎症,在无抗生素时期,急性化脓性甲状腺炎的发病率在外科疾病中占 0.1％,随着抗生素的使用,急性化脓性甲状腺炎变得较为罕见。

#### (一)病理与临床表现

1.病理

甲状腺组织呈现急性炎症特征性改变。病变可为局限性或广泛性分布。初期大量多形核细胞和淋巴细胞浸润,伴组织坏死和脓肿形成。脓液可以渗入深部组织。后期可见到大量纤维组织增生。脓肿以外的正常甲状腺组织的结构和功能是正常的。

2.临床表现

急性化脓性甲状腺炎一般表现为甲状腺肿大,颈前部剧烈疼痛、触痛,畏寒,发热,心动过速,吞咽困难和吞咽时颈痛加重。

#### (二)超声诊断

根据梨状隐窝窦道的走行不同,可造成甲状腺脓肿或颈部脓肿,而甲状腺脓肿和颈部脓肿又可以相互影响。因此,可以从三个方面对急性化脓性甲状腺炎的超声表现进行评估,即分别评估甲状腺的超声改变、颈部软组织的超声改变和梨状隐窝窦道的超声表现。不过需指出的是,三个方面的超声表现可以同时出现而不是相互孤立的。

1.甲状腺的超声改变

(1)发生部位及大小:急性化脓性甲状腺炎的发生部位通常与梨状隐窝窦道的走行有关,病变多发生在甲状腺中上部近颈前肌的包膜下区域。发病早期二维超声上的甲状腺仅表现为甲状腺单侧或双侧不对称性肿大,是由于甲状腺组织严重的充血水肿引起的(图 18-1)。疾病后期随着甲状腺充血水肿的减轻及大量纤维组织增生,甲状腺形态也发生改变,即腺体体积回缩,可恢复至原来大小。

(2)边界和形态:由于急性甲状腺炎早期的甲状腺组织多有充血、水肿,故超声表现为病灶边缘不规则,边界不清晰。脓肿形成时,甲状腺内可见边缘不规则、边界模糊的混合型回声或无回声区,壁可增厚(图 18-2)。当急性甲状腺炎症状较重并向周围软组织蔓延或由于急性颈部感染蔓延至甲状腺时,炎症可延伸至包膜或突破包膜蔓延至周围软组织,超声表现为与周围甲状腺组织分界不清,甚至分界消失。

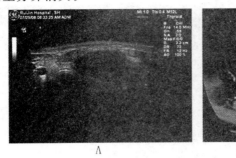 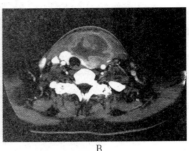

A                                    B

**图 18-1  急性化脓性甲状腺炎脓肿形成期(一)**

A.灰阶超声显示脓肿累及甲状腺整个左侧叶;B.CT 显示左侧正常甲状腺组织基本消失

**图 18-2  急性化脓性甲状腺炎脓肿形成期(二)**

灰阶超声显示脓肿位于甲状腺上极包膜下,壁厚,内部为弱回声

(3)内部回声:发病期间甲状腺内部回声不均匀,有局灶性或弥散性低回声区,大小不一,低回声与炎症严重程度有关,随着病程的进展低回声区逐步增多(图 18-3)。严重时甲状腺内可呈大片低回声区,若有脓肿形成则可有局限性无回声区,其内透声多较差可见多少不一的点状回声,以及出现类似气体的强回声且伴"彗尾征"。病程后期由于炎症的减轻及大量纤维组织的增生,超声可显示甲状腺内部回声增粗、分布不均,低回声区及无回声区缩小甚至消失,恢复为正常甲状腺组织的中等回声,但仍可残留不规则低回声区。无论病变轻还是重,残余的甲状腺实质回声可保持正常(图 18-4)。

彩色多普勒超声可显示甲状腺化脓性炎症的动态病理过程中血供状况的改变。在炎症早期,由于炎性充血可导致甲状腺炎症区域血供增加;脓肿形成后,脓肿内部血管受破坏,彩色多普勒超声可显示脓肿内部血供基本消失,而脓肿周围组织因炎症充血血供增加;恢复期,由于病变甲状腺修复过程中纤维组织的增生,病变区域依然血供稀少。

2.颈部软组织的超声改变

梨状隐窝窦道感染累及颈部时,由于颈部软组织较为疏松,炎症将导致颈部肿胀明显。患侧颈部皮下脂肪层、肌层和甲状腺周围区域软组织明显增厚,回声减低,层次不清。受累区域皮下脂肪层除了增厚外,尚可见回声增强现象。脂肪层和肌层失去清晰分界。肌肉累及可发生于舌骨下肌群和胸锁乳突肌,表现为肌肉增厚,回声减低,肌纹理模糊(图18-5)。脓肿常紧邻甲状腺而形成,脓肿除压迫甲状腺外,还可压迫颈部其他解剖结构,如颈动脉、气管或食管发生移位。脓肿边缘不规则,与周围软组织分界模糊。脓肿液化后可出现液性无回声区,内伴絮片状坏死物高回声,探头挤压后可见流动感(图18-6)。恢复期,随着炎症消退,肿胀的颈部软组织、肌层可逐步恢复正常,但由于炎症破坏,各组织层次结构依然不清(图18-7)。

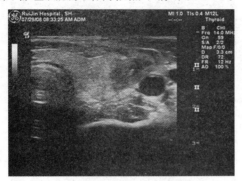

**图18-3　急性化脓性甲状腺炎早期**

灰阶超声显示甲状腺上极包膜下低回声区,边缘不规则,边界模糊

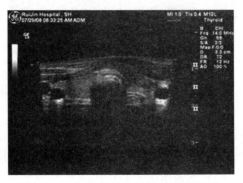

**图18-4　急性化脓性甲状腺炎恢复期**

灰阶超声显示左叶甲状腺内残留不规则低回声区

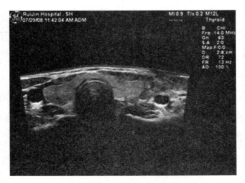

**图18-5　颈部软组织肿胀**

灰阶超声显示左颈部舌骨下肌群和胸锁乳突肌肿胀,层次不清

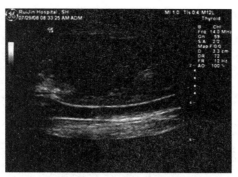

**图 18-6　颈部脓肿**

灰阶超声显示右颈部脓肿形成，内伴絮片状高回声

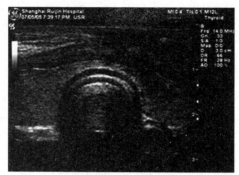

**图 18-7　急性化脓性甲状腺炎恢复期**

灰阶超声显示左颈部皮下软组织及肌层分界不清

　　彩色多普勒超声可显示肿胀的颈部软组织和肌层血供增加，而脓肿内部血供基本消失，脓肿周围组织血供增加。恢复期，软组织和肌层的血供减少。

　　3.梨状隐窝窦道的超声改变

　　梨状隐窝窦道是急性化脓性甲状腺炎的重要发病因素，发现梨状隐窝窦道的存在对于明确病因和制订治疗方案具有非常重要的意义。CT在探测窦道或窦道内的气体、在显示甲状腺受累方面优于MRI和超声，是评估窦道及其并发症的最佳手段。

　　梨状隐窝窦道的超声探测有相当的难度，可通过以下方法改善超声显示的效果。①嘱患者吹喇叭式鼓气（改良Valsalva呼吸）：嘱患者紧闭嘴唇做呼气动作以扩张梨状隐窝。②在检查前嘱患者喝碳酸饮料，当患者仰卧位时，咽部气体进入窦道，从梨状隐窝顶（尖）部向前下走行，进入甲状腺，此时行超声检查可见气体勾画出窦道的存在。在进行上述检查前应进行抗生素治疗以消除炎症，否则由于炎症水肿导致的窦道关闭影响检查结果。

　　在取得患者配合后，超声就有可能直接观察到气体通过梨状隐窝进入颈部软组织或甲状腺病灶，这是由于其与梨状隐窝相交通所致；超声也可显示窦道存在的间接征象，表现为原来没有气体的病灶内出现气体的强回声（图18-8）。

　　**（三）鉴别诊断**

　　1.亚急性甲状腺炎

　　亚急性甲状腺炎通常疼痛不如化脓性甲状腺炎剧烈，不侵入其他颈部器官，红细胞沉降率明显增快，早期有一过性甲状腺功能亢进症（甲亢）症状及血 $TT_3$、$FT_3$、$TT_4$、$FT_4$ 升高而 TSH 下降,甲状腺吸$^{131}$I率降低的分离现象,甲状腺活检有多核巨细胞出现或肉芽肿形成。

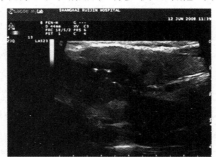

**图 18-8　急性化脓性甲状腺炎**

灰阶超声显示脓肿病灶内气体强回声,后伴"彗星尾征"

2.甲状腺恶性肿瘤

甲状腺恶性肿瘤可发生局部坏死,类似急性化脓感染,没有急性炎症性的红肿热痛表现,应予警惕。

3.其他颈前炎性肿块

肿块不随吞咽上下活动,B超或CT检查可帮助鉴别,甲状腺扫描无相应变化。

## 二、亚急性甲状腺炎

亚急性甲状腺炎是一种自限性甲状腺炎,因不同于病程较短的急性甲状腺炎,也不同于病程较长的桥本甲状腺炎,故称亚急性甲状腺炎。

**（一）病理与临床表现**

1.病理

在疾病早期阶段表现为滤泡上皮的变性和退化,以及胶质的流失。紧接着发生炎症反应,甚至形成小脓肿。继而甲状腺滤泡大量破坏,形成肉芽肿性炎,周边有纤维组织细胞增生。病变后期异物巨细胞围绕滤泡破裂残留的类胶质,形成肉芽肿。病变进一步发展,炎性细胞减少,纤维组织增生,滤泡破坏处可见纤维瘢痕形成。

2.临床表现

起病急,临床发病初期表现为咽痛,常有乏力,全身不适,不同程度的发热等上呼吸道感染的表现,可有声音嘶哑及吞咽困难。甲状腺肿块和局部疼痛是特征性的临床表现。本病大多仅持续数周或数月,可自行缓解,但可复发,少数患者可迁延1～2年,大多数均能完全恢复。

**（二）超声诊断**

1.灰阶超声

（1）甲状腺病变区。①病变区大小及部位:疾病早期炎症细胞的浸润可使甲状腺内出现低回声区或偏低回声区;疾病进展过程中,部分低回声区可互相融合成片状,范围进一步扩大;而在疾病的恢复期或后期,由于淋巴细胞、巨噬细胞、浆细胞浸润,纤维组织细胞增生,使得病变区减小甚至消失。亚急性甲状腺炎的病变区一般位于甲状腺中上部腹侧近包膜处（图18-9）,故病情严重时常可累及颈前肌。②病变区边缘及边界:病变区大部分边缘不规则,表现为地图样或泼墨样（图18-10）,在疾病早期,病灶边界模糊,但病灶和颈前肌尚无明显粘连,嘱患者进行吞咽动作可发现甲状腺与颈前肌之间存在相对运动。随着病变发展,低回声区的边界可变得较为清晰

（图 18-11），但在恢复期炎症逐步消退后，病灶可逐步缩小，和周围组织回声趋于一致。在疾病的发展过程中，由于炎症的进一步发展，炎性细胞可突破甲状腺的包膜侵犯颈前肌群，出现甲状腺与其接近的颈前肌二者之间间隙消失的现象，表现为不同于癌性粘连的弥散性轻度粘连（图 18-12）。嘱患者进行吞咽动作可发现颈前肌与甲状腺的相对运动消失。③病变区内部回声：疾病早期甲状腺实质内可出现单发或多发、散在的异常回声区，超声表现为回声明显低于正常甲状腺组织的区域，部分低回声区可相互融合形成低回声带。在疾病发展过程中甲状腺的低回声还可以出现不均质改变，即呈从外向内逐渐降低的表现（图 18-13）。部分病例的甲状腺甚至会出现疑似囊肿的低回声或无回声区（图 18-14）。

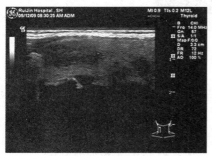

**图 18-9　亚急性甲状腺炎（一）**

灰阶超声显示病变位于甲状腺近包膜处

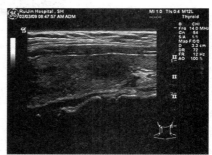

**图 18-10　亚急性甲状腺炎（二）**

灰阶超声显示边缘不规则，边界模糊，形态不规则

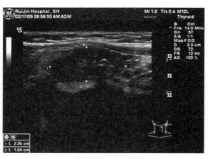

**图 18-11　亚急性甲状腺炎（三）**

灰阶超声显示边界清晰、锐利

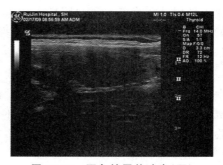

**图 18-12　亚急性甲状腺炎（四）**

灰阶超声显示甲状腺病灶和颈前肌群之间的间隙消失

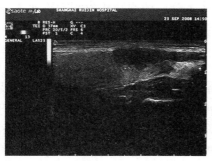

**图 18-13　亚急性甲状腺炎（五）**

灰阶超声显示甲状腺病灶从外向内回声
逐渐降低

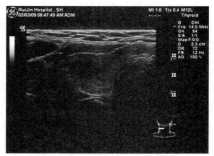

**图 18-14　亚急性甲状腺炎（六）**

灰阶超声显示甲状腺病灶内部回声极低，
与颈动脉腔内回声水平几乎等同

有研究者提出假性囊肿的出现可能与甲状腺的炎症、水肿及由于炎症引起的小脓肿有关。

随着病情的好转,纤维组织的增生使得甲状腺内部出现一定程度的纤维化增生,故超声可显示甲状腺内部回声增粗、分布不均,低回声区缩小甚至消失,恢复为正常甲状腺组织的中等回声。但也有部分亚急性甲状腺炎患者在疾病康复若干年后的超声复查中仍可探测到局灶性片状低回声区或无回声区,原因可能是亚急性甲状腺炎的后遗症,表明亚急性甲状腺炎康复患者的超声检查并非都表现为甲状腺的正常图像。另外,坏死的甲状腺组织钙化可表现为局灶性强回声和后方衰减现象。

(2)甲状腺病变区外:对亚急性甲状腺炎患者的甲状腺大小,普遍认为呈对称性或非对称性肿大。有文献报道甲状腺的体积甚至可达原体积的两倍大小。这种肿大是早期由于大量滤泡的破坏水肿、胶质释放引起甲状腺体积增大。疾病后期腺体体积明显回缩,可恢复至原来大小。病变外的甲状腺由于未受到炎症侵袭,故仍可表现为正常的甲状腺回声。

2.多普勒超声

疾病的急性期由于滤泡破坏,大量甲状腺素释放入血,出现 $T_3$、$T_4$ 的增高,引起甲状腺功能亢进症,彩色/能量多普勒显像时可探及病灶周边丰富血流信号,而病灶区域内常呈低血供或无血供,原因在于病灶区域的滤泡破坏了而正常甲状腺组织的滤泡未发生多大改变。在恢复期甲状腺功能减退时,因 $T_3$、$T_4$ 降低,TSH 持续增高而刺激甲状腺组织增生,引起甲状腺内血流增加。

**(三)鉴别诊断**

亚急性甲状腺炎需要与甲状腺结节的急性出血、慢性淋巴细胞性甲状腺炎的急性发病、寂静型或无痛性甲状腺炎及急性化脓性甲状腺炎相鉴别。

## 三、桥本甲状腺炎

桥本甲状腺炎(HT)是自身抗体针对特异靶器官产生损害而导致的疾病,病理上呈甲状腺弥散性淋巴细胞浸润,滤泡上皮细胞嗜酸性变,因这类疾病血中自身抗体明显升高,所以归属于自身免疫性甲状腺炎。

**(一)病理与临床表现**

1.病理

桥本甲状腺炎的病理改变以广泛淋巴细胞或浆细胞浸润,形成淋巴滤泡为主要特征,后期伴有部分甲状腺上皮细胞增生及不同程度的结缔组织浸润与纤维化,导致甲状腺功能减退。由于桥本甲状腺炎是一个长期的缓慢发展的过程,因此随着病程不同,其淋巴细胞浸润程度、结缔组织浸润程度、纤维化程度都会有所变化。

2.临床表现

桥本甲状腺炎患者起病隐匿,初期大多没有自觉症状,早期病例的甲状腺功能尚能维持在正常范围内。当伴有甲状腺肿大时可有颈部不适感,极少数病例因腺体肿大明显而出现压迫症状,如呼吸或吞咽困难等。部分患者因抗体刺激导致的激素过量释放,可出现甲状腺功能亢进症状,但程度一般较轻。

**(二)超声诊断**

桥本甲状腺炎的超声表现较为复杂,均因淋巴细胞浸润范围、分布不同和纤维组织增生的程度不同而致声像图表现有所不同。桥本甲状腺炎合并其他疾病也很常见,经常需要与合并疾病相鉴别。

1.灰阶超声

(1)形态和大小：典型的桥本甲状腺炎常累及整个甲状腺，腺体增大明显，呈弥散性非均匀性肿大，多为前后径增大，有时呈分叶状。病变侵及范围广泛，可伴有峡部明显增厚（图 18-15）。病程后期可出现萎缩性改变，即表现为甲状腺缩小，边界清楚，由于逐步的纤维化进程而出现回声不均（图 18-16）。

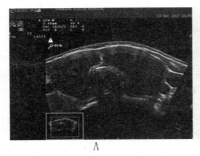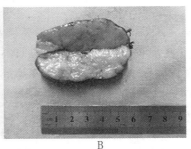

**图 18-15　桥本甲状腺炎（一）**

A.灰阶超声显示甲状腺呈弥散性非均匀增大，峡部增厚，内部回声减低，不均，但未见明显结节；B.手术标本切面示甲状腺质地较均匀，未见明显结节

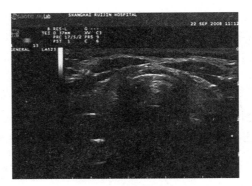

**图 18-16　桥本甲状腺炎（二）**

灰阶超声显示甲状腺呈弥散性萎缩

(2)内部回声：桥本甲状腺炎的腺体内部异常回声改变以低回声为主，其病理基础是腺体内弥散性炎性细胞（淋巴细胞为主）浸润，甲状腺滤泡破坏萎缩，淋巴滤泡大量增生，甚至形成生发中心。另一特征性超声改变是腺体内出现广泛分布条状高回声分隔，使腺体内呈不规则网格样改变。

根据学者的经验并结合文献，目前倾向于把桥本甲状腺炎分为 3 种类型，即弥散型、局限型和结节形成型。主要分型依据包括甲状腺内低回声的范围、分布及结节形成状况。但病程发展过程中各型图像互相转化，各型难以截然区分。①弥散型：弥散型是桥本甲状腺炎最常见的类型，以腺体弥散性肿大伴淋巴细胞浸润的低回声图像为主。回声减低程度与促甲状腺素（TSH）水平负相关，提示甲状腺滤泡萎缩及淋巴细胞浸润严重（图 18-17）。HT 病程中，甲状腺腺体弥散性病变时，可出现广泛分布的纤维组织增生，超声显示实质内出现线状高回声（图 18-18）。增生的纤维组织可相互分隔，超声上腺体内见不规则网格样改变，是桥本甲状腺炎的特征性表现

（图18-19）。其病理基础是小叶间隔不同程度的纤维组织增生，伴有玻璃样变，甲状腺滤泡大量消失。②局限型：局限型病理上表现为甲状腺局部区域淋巴细胞浸润，也可能是相对于其他区域甲状腺某一部分的淋巴细胞浸润较为严重，超声上表现甲状腺局限性不均匀低回声区，形态不规则，呈"地图样"（图18-20）。如果两侧叶淋巴细胞浸润的程度不一，则可出现左右侧叶回声水平不一致的现象。局灶性浸润可能代表病情轻微，或是在疾病的早期阶段。③结节形成型：桥本甲状腺炎在发展过程中，由于甲状腺实质内纤维组织增生，将病变甲状腺分隔，形成结节。结节可呈单结节，但更多表现为多结节，明显者表现为双侧甲状腺可布满多个大小不等的结节样回声区，以低回声多见，结节可伴钙化或囊性变（图18-21、图18-22）。结节形成型桥本甲状腺炎结节外甲状腺组织仍呈弥散型或局限型改变，即甲状腺实质回声呈不均匀减低。

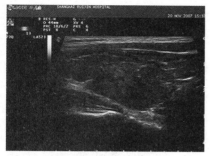

**图18-17 桥本甲状腺炎，弥散型（一）**
灰阶超声显示甲状腺回声弥散性减低，与颈前肌群回声相仿

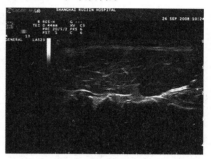

**图18-18 桥本甲状腺炎，弥散型（二）**
灰阶超声显示甲状腺回声弥散性减低，内见散在大量线状高回声

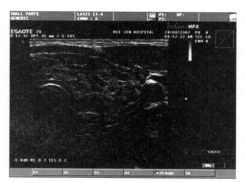

**图18-19 桥本甲状腺炎，弥散型（三）**
灰阶超声显示甲状腺实质呈不规则网格状结构

（3）边界。①腺体的边界：桥本甲状腺炎包括局灶性病变和累及整个腺体的弥散性改变，但病变局限于腺体内，甲状腺边缘不规则，边界清晰。这一点与同是局灶性或弥散性低回声表现的慢性侵袭性（纤维性）甲状腺炎有很大区别，后者往往突破包膜呈浸润性生长，与周围组织分界不清。②腺体内异常回声的边界：如上所述，典型的桥本甲状腺炎表现为腺体内广泛减低回声区，呈斑片状或小结节状居多。病理上这类病变并没有真正的包膜，而是以淋巴细胞为主的浸润性分布，因此不一定有清晰的边界。局灶性病变如果表现为边界欠清的低回声灶，仅仅凭形态学观察很难与恶性病变相鉴别。

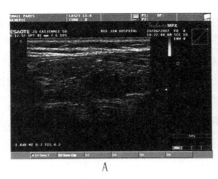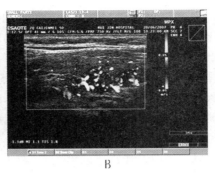

**图18-20 桥本甲状腺炎,局限型**
A.灰阶超声显示甲状腺下极实质内不规则低回声区;B.多普勒显示上述低回
声区血供明显增多,甲状腺其余区域血供基本正常

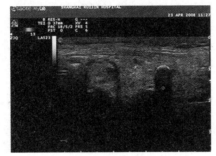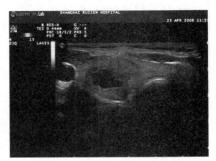

**图18-21 桥本甲状腺炎,结节形成型(一)**
灰阶超声显示甲状腺内两个结节,下极结节可见环状钙化

**图18-22 桥本甲状腺炎,结节形成型(二)**
灰阶超声显示甲状腺结节,内伴囊性变

　　然而,纤维组织增生是桥本甲状腺炎常见的病理变化,是甲状腺滤泡萎缩、结构破坏以后的修复反应而形成的。由于广泛的高回声纤维条索(或者说是纤维分隔)形成,使腺体实质呈现网状结构,同时构成了低回声"结节"的清晰边界。

　　2.多普勒超声

　　(1)彩色/能量多普勒:桥本甲状腺炎的腺体实质内血流信号表现各异,多呈轻度或中等程度增多,部分患者血供呈明显增多,但也可以是正常范围,如果甲状腺伴有明显纤维化,则血供甚至减少。病程早期可合并甲亢表现,甲状腺弥散性对称性肿大,腺体内部血流信号明显增多。这和甲亢时出现的甲状腺"火海"没有明显区别,但是其血流速度较慢,无论是在治疗前还是在治疗后。流速增加的程度一般低于原发性甲亢。腺体血流丰富程度与甲状腺的治疗状况(如自身抗体水平)及功能状态(血清激素水平)无相关,与TSH及甲状腺大小有正相关。后期则呈现甲状腺功能减退表现,甲状腺萎缩后血流信号可减少甚至完全消失。

　　在局灶性病变时,结节的血供模式多变,可以是结节的边缘和中央皆见血流信号,也可以是以边缘血流信号为主。

　　(2)频谱多普勒:血流多为平坦、持续的静脉血流和低阻抗的动脉血流频谱,伴甲亢时流速偏高,随着病程发展、腺体组织破坏而流速逐渐减慢,伴甲状腺功能减退症时更低,但收缩期峰值流速(PSV)仍高于正常人。甲状腺动脉的流速明显低于甲亢为其特点,有学者报道甲状腺下动脉的峰值血流速度在甲亢患者常超过150 cm/s,而桥本甲状腺炎通常不超过65 cm/s。

也有研究观察到自身免疫性甲状腺炎的甲状腺上动脉 RI 显著增高,对本病的诊断有意义,并可能有助于判断甲减预后,但尚未有定论。

### (三)鉴别诊断

#### 1.结节性甲状腺肿

少数慢性淋巴细胞性甲状腺炎(CLT)患者可出现结节样变,甚至多个结节产生。但结节性甲状腺肿患者的甲状腺自身抗体滴度降低或正常,甲状腺功能通常正常,临床少见甲减。

#### 2.Graves 病

肿大的甲状腺质地通常较软,抗甲状腺抗体滴度较低,但也有滴度高者,二者较难区别,如果血清 TRAb 阳性,或伴有甲状腺相关性眼病,或伴有胫前黏液性水肿,对诊断 Graves 病十分有利,必要时可行细针穿刺细胞学检查。

#### 3.甲状腺恶性肿瘤

CLT 可合并甲状腺恶性肿瘤,如甲状腺乳头状癌和淋巴瘤。CLT 出现结节样变时,如结节孤立、质地较硬时,难与甲状腺癌鉴别,应检测抗甲状腺抗体,甲状腺癌病例的抗体滴度一般正常,甲状腺功能也正常。如临床难以诊断,应做细针穿刺细胞学检查(FNAC)或手术切除活检以明确诊断。

#### 4.慢性侵袭性纤维性甲状腺炎

慢性侵袭性纤维性甲状腺炎又称为木样甲状腺炎。病变常超出甲状腺范围,侵袭周围组织,产生邻近器官的压迫症状,如吞咽困难、呼吸困难、声嘶等。甲状腺轮廓可正常,质硬如石,不痛,与皮肤粘连,不随吞咽活动,周围淋巴结不大。甲状腺功能通常正常,甲状腺组织完全被纤维组织取代后可出现甲减,并伴有其他部位纤维化,抗甲状腺抗体滴度降低或正常。可行细针穿刺活检和甲状腺组织活检。

## 四、侵袭性甲状腺炎

侵袭性甲状腺炎又称纤维性甲状腺炎,是一种少见的甲状腺慢性炎性疾病。它是甲状腺的炎性纤维组织增生病变,病变组织替代了正常甲状腺组织,并且常穿透甲状腺包膜向周围组织侵犯。早在 1883 年由 Bernard Riedel 首先描述并于 1896 年详细报道了两例该病,因此得名 Riedel 甲状腺炎(RT)。

### (一)病理与临床表现

#### 1.病理

病灶切面灰白色,与周围组织广泛粘连,触之坚硬如木,甚至硬如石块,故又称"木样甲状腺炎"。甲状腺滤泡萎缩或破坏,被广泛玻璃样变的纤维组织替代,同时浸润到包膜外甚至与邻近骨骼肌粘连。纤维化结节主要由淋巴细胞、胚芽中心、浆细胞、嗜酸性转化的滤泡上皮细胞构成。无巨细胞存在。有时可见成纤维细胞和小血管。Riedel 甲状腺炎的纤维变性区域还有一种比较特征性的改变,即大小静脉血管常有炎性表现,随着病变发展逐渐呈浸润、栓塞甚至硬化表现,管腔逐渐消失。

#### 2.临床表现

Riedel 甲状腺炎可以没有自觉症状,多数患者因发生炎性甲状腺肿、颈前质硬肿块,或肿大明显造成压迫症状而就诊,如窒息感、呼吸困难(压迫气管)、吞咽困难(压迫食管)、声音嘶哑(侵犯喉返神经)等,甚至可由于小血管阻塞性炎症导致无菌性脓肿形成。

由于 Riedel 甲状腺炎常伴有全身性多灶纤维病变,因此同时具有伴发部位症状。临床可触及坚硬的甲状腺,如有结节则位置固定,边界不清,通常无压痛。

**(二)超声诊断**

1.灰阶超声

(1)形态和大小:由于 Riedel 甲状腺炎有类似恶性的侵袭性生长特性,病变腺体往往体积明显增大,不但前后径和左右径增大,更由于突破包膜的浸润性生长而呈各种形态。甲状腺肿大可对周围器官产生压迫,如气管、食管等,但压迫症状与肿大的程度不成比例。

(2)边界:病变腺体轮廓模糊,表面不光滑。如为局灶性病变,则界限不清。病变通常突破甲状腺包膜向周围组织侵袭性生长,最常侵犯周围肌肉组织,以及气管、食管等,并进一步产生相应的压迫症状。

(3)内部回声:Riedel 甲状腺炎病变区域回声明显减低,不均匀,或间以网格状中等回声。但低回声不能作为 Riedel 甲状腺炎的特征性表现,因为其他甲状腺炎性疾病普遍呈减低回声表现,与淋巴细胞的出现有关。因此仅凭腺体内部回声水平也很难将它与其他甲状腺炎症相鉴别。

(4)其他:由于病变腺体的纤维化改变,常导致结节性病灶形成。结节性表现伴类似恶性的浸润表现,与恶性肿瘤难以鉴别。但 Riedel 甲状腺炎虽然病灶肿块体积巨大,却没有明确的淋巴结病变,而恶性肿瘤常伴有淋巴结累及,这一点有所区别。

2.多普勒超声

彩色多普勒成像显示病变部分实质内血流信号稀少,甚至完全没有血供。主要原因是大量纤维组织完全替代了正常腺体组织。

由于 Riedel 甲状腺炎血供稀少甚至没有血供,且病变范围广泛、呈侵袭性生长并浸润周围组织,正常解剖结构完全破坏。因此频谱多普勒超声鲜有报道,无明显特异表现。

**(三)鉴别诊断**

1.甲状腺癌

甲状腺癌压迫症状出现较晚,并且和癌肿大小有关,常有颈部淋巴结肿大,但最后仍需病理检查后才能明确诊断。

2.亚急性甲状腺炎

病变常为双侧性,甲状腺明显触痛、压痛,腺外组织无粘连,且能自愈。

3.慢性淋巴细胞性甲状腺炎

只限于甲状腺肿大,不向周围组织侵犯,有甲状腺功能减退的趋势,TGAb、甲状腺微粒体抗体(TMAb)常呈阳性。

(周　建)

# 第二节　甲状腺功能亢进症

## 一、病理与临床表现

### (一)病理

甲状腺功能亢进症简称甲亢,由于血清 $T_3$、$T_4$ 的异常增高所致。在病理分类上涉及弥散毒性甲状腺肿、结节毒性甲状腺肿、甲状腺炎、甲状腺肿瘤。后三者病因明确，另行阐述；前者原因尚不明确，现归属自身免疫性疾病。本病女性多见，好发年龄在 20～40 岁。

**(二)临床表现**

临床上有高代谢综合征、甲状腺增大、突眼等，少数(约 5％)患者有黏液性水肿，10％～50％的患者在一年内可发生甲状腺功能减退。

## 二、超声诊断

(1)腺体弥散性轻-中度增大，双侧对称，轮廓较规则，轻微者也可不增大，包膜一般无增厚。

(2)腺体内普遍呈偏低回声，可不均匀；可见多发索条状强回声结构及细管状结构(常为静脉)；多发或弥散性低回声类小结节，大小以 0.3～0.5 cm 者为多见，边界较模糊。

(3)血流信号明显或弥散性增多，呈现"火海征"(图 18-23)；甲状腺动脉流速增快，一般测量上动脉，其最高流速＞40 cm/s，常常达到 90 cm/s 左右。

(4)晚期腺体也可萎缩。

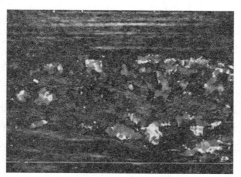

**图 18-23　甲亢彩色多普勒图**

甲状腺纵切面：腺体血流明显增多，呈"火海征"

## 三、鉴别诊断

临床上还有一些炎性甲亢(或称破坏性甲亢)，是由于甲状腺炎性反应导致甲状腺滤泡细胞膜通透性发生改变，滤泡细胞中大量甲状腺激素释放入血，引起血液中甲状腺激素明显升高和 TSH 下降，临床表现和生化检查酷似甲亢。炎性甲亢包括亚急性甲状腺炎甲亢期、无痛性甲状腺炎的甲亢期、产后甲状腺炎的甲亢期和碘致甲亢 2 型。鉴别 Graves 病和炎性甲亢十分重要，因为前者需要积极治疗，后者不需治疗。两者最大的区别是甲状腺摄[131]I 率检查，前者甲状腺摄[131]I 率是升高或正常的，后者是被抑制的。此外，前者的 TRAb 是阳性，后者是阴性的；前者合并甲状腺相关性眼病，后者不合并甲状腺相关性眼病。

(周　建)

# 第三节　甲状腺功能减退症

## 一、病理与临床表现

甲状腺功能减退症(简称甲减)是由于多种原因引起的甲状腺素合成、分泌或生物效应不足所致的一组内分泌疾病。

按发病年龄甲减可分为三型:①起病于胎儿或新生儿者,称呆小症、克汀病或先天性甲减,可分为地方性和散发性;②起病于儿童者,称幼年型甲减;③起病于成年者为成年型甲减。按临床表现和实验室检查分为临床型甲减和亚临床型甲减(简称亚甲减)。按发病原因有两种分类方法,分别为先天性甲减和后天性甲减及原发性甲减和继发性甲减。

### (一)病理

#### 1.原发性甲减

炎症引起者如慢性淋巴细胞性甲状腺炎、亚急性甲状腺炎、产后甲状腺炎等,早期腺体有大量淋巴细胞、浆细胞浸润,久之滤泡破坏代以纤维组织,残余滤泡上皮细胞矮小,滤泡内胶质减少,也可伴有结节。放射性$^{131}$I、手术引起者,因甲状腺素合成或分泌不足,垂体分泌 TSH 增多,在它的刺激下,早期腺体增生和肥大,血管增多,管腔扩张充血,后期 TH 分泌不足以代偿,因而甲状腺也明显萎缩。缺碘或药物所致者,因甲状腺素合成或分泌不足,垂体分泌 TSH 增多,甲状腺呈代偿性弥散性肿大,缺碘所致者还可伴大小不等结节;先天性原因引起者除由于激素合成障碍导致滤泡增生肥大外,一般均呈萎缩性改变,甚至发育不全或缺如。

#### 2.继发性甲减

因 TSH 分泌不足,TH 分泌减少,腺体缩小,滤泡萎缩,上皮细胞扁平,但滤泡腔充满胶质。

### (二)临床表现

一般取决于起病年龄。成年型甲减主要影响代谢及脏器功能,多数起病隐匿,发展缓慢,有时长达 10 余年后始有典型表现,表现为一系列低代谢的表现。呆小症初生时体重较重,不活泼,不主动吸奶,逐渐发展为典型呆小症,起病越早病情越重。患儿体格、智力发育迟缓。幼年型甲减介于成人型与呆小症之间,幼儿多表现为呆小症,较大儿童则与成年型相似。

## 二、超声诊断

### (一)二维灰阶图

#### 1.甲状腺大小和体积

甲状腺大小随不同的病因及方法有所不同。甲状腺发育不良者甲状腺体积明显缩小;缺碘或药物所致者,因甲状腺素合成或分泌不足,垂体分泌 TSH 增多,甲状腺呈代偿性弥散性肿大;炎症如桥本甲状腺炎引起者,早期因淋巴细胞浸润,可有甲状腺肿大,后期滤泡破坏,代替以纤维组织,体积减小,表面凹凸不平。$^{131}$I 治疗或继发性甲减因腺体破坏,或 TH 分泌减少,腺体缩小,滤泡萎缩,上皮细胞扁平,体积也可减小。手术后因部分或全部切除可见残留腺体,左右叶体积不同。亚急性甲状腺炎急性期后 6 个月有 5%～9% 发生甲减,急性期甲状腺体积增加,随访可减少72％。

2.甲状腺位置或结构

一般来说甲状腺的位置正常。64％的呆小症患儿有异位甲状腺,超声仅能显示所有异位甲状腺的21％,敏感性明显比核素扫描低。但也有学者报道灰阶超声探测异位甲状腺显示甲状腺体积明显缩小的敏感性可达70％。超声发现的异位甲状腺可位于舌、舌下或舌骨与甲状软骨之间的喉前。异位甲状腺组织可能不止一处,也可为两处。15％的病例为无甲状腺。在甲状腺异位或甲状腺缺如的病例,在气管两侧有所谓的"甲状腺空缺区"。部分患儿甲状腺空缺区可见囊肿,大小为2～8 mm,长条形或圆形,单发或多发,内部为无回声或低回声。囊肿在甲状腺空缺区靠近中线分布。这些囊肿可能是胚胎发育过程中后腮体的存留。

3.边界和包膜

表面包膜欠清晰,不光滑,规则,边界欠清,因腺体内有大量淋巴细胞、浆细胞等炎症细胞浸润,滤泡腔内充满胶质,血管增生所致。

4.内部回声

如果甲减是由桥本甲状腺炎引起,甲状腺实质内部回声有不同程度的减低,较甲亢减低更为明显,多数低于周围肌肉组织回声,部分可呈网格状改变,其产生的病理基础是晚期腺体内出现不同程度的纤维组织增生所致。后期因纤维组织增生也可伴有结节。碘缺乏者个别有单发或散发少数小结节,大者8～12 mm。多数结节边界清晰,形态规则。

**(二)多普勒超声**

1.彩色多普勒超声

甲减和亚甲减的多普勒超声表现有很多不同之处。

(1)甲减:Schulz SL等将甲状腺内血流丰富程度分为0～Ⅲ级。①0级:甲状腺实质内无血流信号,仅较大血管分支可见彩色血流显示;②Ⅰ级:甲状腺实质内散布点状、条状和小斑片状彩色信号,多无融合,彩色面积<1/3;③Ⅱ级:甲状腺实质内散布斑片状血流信号,部分融合成大片彩色镶嵌状,彩色面积为1/3～2/3;④Ⅲ级:甲状腺内布满彩色血流信号,成大片融合五彩镶嵌状,彩色面积>2/3,包括"火海征"。他们报道甲减有63％表现为0级血供。18％表现为Ⅰ级血供,12％表现为Ⅱ级血供,7％表现为Ⅲ级血供。

彩色血流信号的多少和患者TGAb和TPOAb水平呈密切相关,随着抗体水平的增加,血流密度也逐渐增加。彩色血流信号的多少还与TSH值和甲状腺体积正相关,与甲减的持续时间负相关,例如,Schulz SL等报道0级血供者TSH 3.1 mIu/L,体积9.2 mL,甲减持续时间43个月,而Ⅲ级血供者TSH 38.2 mIu/L,体积34.3 mL,甲减持续时间10个月。在新发病例、未经治疗的病例和刚经过短期治疗的病例彩色血流信号较多。可能是与此类患者TSH水平较高、甲减持续时间不长有关。

异位甲状腺的患儿,彩色血流显像可在病灶的内部或边缘或是舌的内部和边缘或周围探及血流信号(正常新生儿舌不能探及血流信号),其机制尚不明了,可能是在TSH刺激下,异位甲状腺呈高功能状态(尽管全身仍呈甲状腺功能减退状态)而刺激局部血供增加。经替代治疗后,血流信号将减少。这种征象也见于甲状腺激素生成障碍和抗甲状腺治疗后甲状腺功能减退的患儿。

(2)亚甲减:甲状腺内部血流分布较丰富,血流束增粗,并呈搏动性闪烁,部分可片状融合,重者可融合成大片五彩镶嵌状,几乎布满整个腺体,部分病例也可呈甲状腺"火海征"。

2.频谱多普勒超声

(1)实质内动脉:Schulz SL 等报道甲状腺实质内动脉的峰值流速,0 级血供者为 22 cm/s,Ⅰ级血供者为 39 cm/s,Ⅱ级血供者为 58 cm/s,Ⅲ级血供者为 68 cm/s。

(2)甲状腺上动脉频谱。①收缩期峰值流速 Vmax、最低流速 Vmin:甲状腺上动脉的 Vmax 与 Vmin 与正常组相比均增高,但没有甲亢明显。上海交通大学附属瑞金医院超声科对 115 例甲减患者进行研究,分别以 Vmax<20 cm/s 对甲减进行判断后发现,以 PSV<40 cm/s 判断的灵敏度、特异性、符合率和约登指数较高,分别为 58.54%、82.99%、80.00% 和 0.41。Lagalla 等报道亚甲减甲状腺上动脉峰值流速(Vmax)为 65 cm/s,甲状腺上动脉流速加快可能是由于亚甲减时血液中 TSH 增加。②阻力指数 RI:亚甲减阻力指数范围较大,RI 介于 $0.61\pm0.19$,部分患者舒张期血流速度较快,下降缓慢,阻力指数较低,但与正常甲状腺和甲亢之间没有明显差别。

### 三、鉴别诊断

#### (一)肾病综合征

肾病综合征可引起颜面及下肢水肿,实验室检查可有总胆固醇升高,但有大量蛋白尿、低蛋白血症等,肾功能检查可有异常,血 TSH 及 $TT_4$、$FT_4$ 正常可鉴别。

#### (二)低 $T_3$ 综合征

低 $T_3$ 综合征也称甲状腺功能正常的病态综合征(ESS),是机体在严重的全身性疾病、创伤等情况下导致血甲状腺激素水平的改变,查血 $FT_3$、$TT_3$ 偏低,血清反 $T_3$ 增高,而 TSH、$TT_4$、$FT_4$ 均正常可鉴别。

#### (三)继发性甲减

原发性甲减是由于甲状腺自身疾病引起,而继发性甲减是由其他疾病如垂体瘤、希恩综合征、下丘脑病变引起的,继发性甲减除 $FT_4$ 降低外,还有 TSH 降低,垂体及下丘脑 CT 或 MRI 检查可发现病灶,由此可鉴别。

(李明慧)

# 第四节　单纯性甲状腺肿

单纯性甲状腺肿(SG)又称胶样甲状腺肿(CG),是由非炎症和非肿瘤因素阻碍甲状腺激素合成而导致的甲状腺代偿性肿大。一般不伴有明显的甲状腺功能改变。病变早期,甲状腺为单纯弥散性肿大,至后期呈多结节性肿大。

## 一、病理与临床表现

### (一)病理

单纯性甲状腺肿的发生发展有呈多中心序贯发生和治疗复旧导致病理过程反复的特点,其过程大致分为以下 3 个阶段。

1.滤泡上皮增生期(弥散性增生性甲状腺肿)

甲状腺呈Ⅰ度以上弥散性肿大,两叶对称、质软略有饱满感,表面光滑。镜下见滤泡内胶质稀少。

2.滤泡内胶质储积期(弥散性胶样甲状腺肿)

甲状腺对称性弥散性肿大达Ⅱ度以上,触诊饱满有弹性。大体颜色较深,呈琥珀色或半透明胶冻样。镜下见滤泡普遍扩大,腔内富含胶质。

3.结节状增生期(结节性甲状腺肿)

单纯性甲状腺肿的晚期阶段,甲状腺肿大呈非对称性,表面凹凸不平,触诊质硬或局部软硬不一。镜下见大小不一的结节状结构,各结节滤泡密度及胶质含量不一。发病时间长的患者,结节可发生出血囊性变或形成钙化等退行性变。

(二)临床表现

单纯弥散性甲状腺肿一般是整个甲状腺无痛性弥散性增大,患者常因脖颈变粗或衣领发紧而就诊,触诊甲状腺质软,表面光滑,吞咽时可随喉上下活动,局部无血管杂音及震颤。

结节性甲状腺肿甲状腺两侧叶不对称的肿大,患者自感颈部增粗,因发现颈部肿块,或因结节压迫出现症状而就诊,较单纯弥散性甲状腺肿更易出现压迫症状。甲状腺肿一般无疼痛,结节内出血则可出现疼痛。触诊可及甲状腺表面凹凸不平,有结节感。结节一般质韧,活动度好,可随吞咽上下活动。

## 二、超声诊断

### (一)单纯性弥散性甲状腺肿

单纯性弥散性甲状腺肿是单纯性甲状腺肿的早期阶段,甲状腺两叶呈对称性弥散性肿大,重量可达 40 g 以上。轻者只有触诊或超声检查才能发现,重者可见颈前突出甚至出现压迫症状。

正常甲状腺每叶长 3～6 cm、宽 1～2 cm、厚 1～2 cm。峡部通常厚 2.0 mm。单纯弥散性甲状腺肿早期仅表现为滤泡上皮的增生肥大,从而导致甲状腺弥散性均匀性增大,腺体内无结节样结构,超声最主要的征象是甲状腺不同程度的增大,呈对称性、均匀弥散性肿大,常较甲亢增大为明显,甚至3～5倍至10倍以上。一般临床工作中常用甲状腺前后径线来简易评估甲状腺的大小,因为这个径线和甲状腺的体积相关性最佳。

单纯弥散性甲状腺肿的早期内部回声可类似正常,无明显变化。随着甲状腺肿的增大,则回声较正常甲状腺回声高,其内部结构粗糙,

实质回声变得很不均匀。这是因为在甲状腺,声界主要由细胞和胶质反射形成。正常甲状腺含胶质量较多,含细胞成分相应较少,显示为均质的超声图像,回声较周围的肌肉组织为低。当细胞成分占优势,胶质较少时,超声波显示弥散的减低回声,提示声波反射少。

单纯弥散性甲状腺肿继续发展呈弥散性胶样甲状腺肿的改变,大多数声波遇上细胞-胶质分界面时成直角声波反射而无任何分散,显示回声较高。进一步可使滤泡内充满胶质而高度扩张,形成多个薄壁的液性暗区,正常甲状腺组织显示不清,甲状腺后方边界变得不清楚。缺碘和高碘引起甲状腺肿大两者有一定的差异:高碘甲状腺肿边缘清晰,有不均匀的回声,低碘甲状腺肿边缘模糊,有均匀的回声。

彩色多普勒超声示腺体内可见散在性点状和少许分支状血流信号(因仪器不同而已),较正常甲状腺血流信号无明显增多。甲状腺上动脉内径正常或稍增宽,频谱多普勒示甲状腺上动脉血流可以表现为增加,但与甲状腺增生的程度无相关性。脉冲多普勒 PWD,频谱参数与正常组接近,频带稍增宽,收缩期峰值后为一平缓斜坡,与甲亢的表现有明显的不同。也有学者对碘缺

乏地区甲状腺肿患儿的甲状腺血流进行了定量及半定量研究,发现患儿甲状腺血管峰值流速 PSV 增高,阻力指数 RI 降低。

### (二)单纯性结节性甲状腺肿

结节性甲状腺肿(NG)是单纯性甲状腺肿发展至后期的表现。甲状腺在弥散性肿大的基础上,不同部位的滤泡上皮细胞反复增生和不均匀的复旧,形成增生性结节,也称腺瘤样甲状腺肿,其结节并非真正腺瘤。结节一般多发,巨大的结节形成,可使甲状腺变形而更为肿大,可达数百克,甚至数千克以上,又称多发性结节性甲状腺肿。

1.灰阶超声

(1)结节外的甲状腺。①甲状腺形态及大小:以往认为结节性甲状腺肿的典型声像图表现是甲状腺两叶不规则增大伴多发性结节。甲状腺呈不同程度增大,多为非对称性肿大,表面凹凸不光整。但随着高分辨率彩色多普勒超声普遍用于甲状腺检查,不少病例的甲状腺大小在正常范围,仅发现甲状腺结节。根据上海交通大学附属瑞金医院由外科手术且病理证实为结节性甲状腺肿的 186 例患者,排除非首次手术患者 36 例后的 150 例患者的术前超声检查,其中甲状腺左右两侧叶呈对称性肿大的仅占 7.3%(11 例),而左、右叶单侧肿大呈不对称性的占 31.3%(47 例),还有 61.3%(92 例)甲状腺大小在正常范围内。而且,在平时的工作也发现,甲状腺大小在正常范围内的患者占很大比例,正因如此,这部分患者并不会出现压迫症状而甚少进行外科手术,大多采取超声随访,但这些其实都是结节性甲状腺肿。这都表明了以往认为结节性甲状腺肿的诊断标准由体积增大和结节形成的观点随着人群甲状腺普查率的增高也应有所改进,体积是否增大已不能作为判别结节性甲状腺肿的必要条件,即结节性甲状腺肿的体积不一定增大(图 18-24)。这样,结节形成就成为诊断的标志。另外,150 例结节性甲状腺肿患者中,峡部正常的有 48 例,占50.7%,峡部饱满的有 74 例,占 49.3%,峡部增厚的有 28 例,占 18.7%,增厚的峡部平均厚约 6.47 mm,最厚的约 18.8 mm。②甲状腺回声:甲状腺实质的腺体回声通常稍增粗,回声增高,分布尚均匀或均匀的,有时可不均匀,并可见散在点状或条状回声(图 18-25),这种实质回声的表现是由于甲状腺组织在弥散性增生基础上的不均匀修复,反复的增生复旧致结节形成,而结节间组织的纤维化所致。根据上海交通大学附属瑞金医院对上述 186 例病理证实为结节性甲状腺肿患者的分析,大部分甲状腺实质呈中等回声,约占 86.0%,回声减低的占 14.0%;回声不均匀的占了 88.2%,这可能与接受手术的患者一般病程较长,增生复旧明显有关,但在实际的临床工作中,甲状腺回声不均匀的比例并没有这么高。而结节布满甲状腺时,则无正常甲状腺组织。

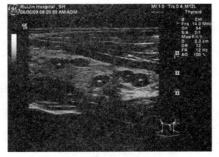

图 18-24　弥散性结节性甲状腺肿(一)

灰阶超声显示甲状腺内多发结节,但甲状腺大小正常

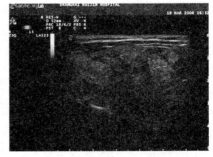

图 18-25　弥散性结节性甲状腺肿(二)

灰阶超声显示结节外的甲状腺组织回声明显不均

（2）甲状腺结节。①结节大小及形态：结节形态一般规则，多呈圆形或椭圆形，也有的欠规则。大小不一，几毫米的微小结节至数十毫米的巨大结节均有报道，巨大的结节重达数千克。超声对 1 cm 以下的结节敏感性较 CT 和核素扫描高，但对胸骨后甲状腺肿的结节扫查受限。根据学者的经验表明，现今的超声诊断仪分辨率足以显示 5 mm 以下的微小结节，对 1～2 mm 的结节也很敏感。②结节边界：边界清晰或欠清晰，当结节布满整个甲状腺时，各结节间界限变得模糊不清。绝大多数无晕环回声，文献报道有 11.76％的结节性甲状腺肿患者可出现晕环。时间长的结节或比较大的结节由于挤压周围组织而形成包膜，这并非结节自身真正的包膜，故一般不完整，较粗糙。有学者的研究也表明，结节性甲状腺肿的结节边界一般欠清，占 82.3％，结节边界不清的也占 15.6％，有时需与甲状腺癌作鉴别。③结节数目：结节性甲状腺肿的增生结节占甲状腺所有结节的 80％～85％。多发结节占大多数，其数目变化很大，可为一侧叶多个结节或两侧叶多个结节，甚至可以布满整个甲状腺。文献报道的单发结节绝不鲜见，可占 22％～30％，需与腺瘤和癌作鉴别。根据结节数目可将结节性甲状腺肿分为 3 型，即孤立性结节型、多发性结节型及弥散性结节型。④结节内部回声：与病理改变的不同阶段有联系，多为无回声或混合性回声，低回声、等回声及高回声也均可见。病变早期，以"海绵"样的低回声多见，此期结节内滤泡增大，胶质聚集。此期患者多采取内科治疗，故手术送检病理较少，占 3.8％～7％。病变发展程度不一时，则表现为由低回声、无回声及强回声共同形成的混合性回声。无回声和混合性回声结节是病变发展过程中结节继发出血、囊性变和钙化等变性的表现。实性结节或混合性结节中的实性部分多为中等偏高回声，占 53.8％，回声大多欠均匀或不均匀，也可比较均匀。

甲状腺肿结节的钙化表现为典型的弧线状、环状或斑块状，较粗糙，声像图上表现为大而致密的钙化区后伴声影。这与甲状腺乳头状癌的微钙化不同。根据超声表现的内部回声大致分为实性结节、实性为主结节、囊性为主结节三类。

2.多普勒超声

CDFI 显示腺体内散在点状和分支状血流信号，与正常甲状腺血流信号相比，无明显增多。腺体血流信号也可增多，此时可见粗大迂曲的分支状血管，在大小不等的结节间穿行或绕行，在较大的腺瘤样结节周围，血流呈花环样包绕结节，并有细小分支伸入结节内。

结节内通常表现为无血供或少血供（但是年轻患者生长迅速的增生结节除外），结节内无明显的中央血流，原因可能是增生的结节压迫结节间血管、结节内小动脉壁增厚及管腔闭锁，结节供血不足所致。液化的结节也无血流可见。有学者认为直径大于 10 cm 的实性结节当多切面扫查，内部仍无血流信号时，结甲可能性大。然而，由于现代能量彩色多普勒技术的进展，对低速血流的敏感性提高，大量的甲状腺结节同样可见病灶内血流信号，因而将"单独的病灶周边血流信号"作为良性病变的特征已经不再合适。结节周边可有也可无环形血流。

### 三、鉴别诊断

#### （一）结节性甲状腺肿

本病呈两侧不均匀、不对称性肿大，多发结节但无胶状物存留。

#### （二）颈部肿瘤

常为局部有肿物、单发、单侧多见，可以见到正常甲状腺组织。

（周　　建）

# 第五节 弥漫性毒性甲状腺肿

弥漫性毒性甲状腺肿即突眼性甲状腺肿,又称 Graves 病(简称 GD),或 Basedow 甲状腺肿(Basedow 病),是一种伴甲状腺激素分泌增多的器官特异性自身免疫性疾病。

## 一、病理与临床表现

### (一)病理

甲状腺常呈弥散性、对称性肿大,或伴峡部肿大,其大小一般不超过正常甲状腺的 3 倍,重量增加。质软至韧,包膜表面光滑、透亮,也可不平或呈分叶状,红褐色,结构致密而均匀,质实如肌肉。镜下显示滤泡细胞呈弥散性增生,滤泡数增多、上皮呈高柱状,排列紧密,细胞大小、形态略有不同。滤泡间质血管丰富、充血和弥散性淋巴细胞浸润,且伴有淋巴滤泡形成。

### (二)临床表现

免疫功能障碍可以引起体内产生多种淋巴因子和甲状腺自身抗体,致使甲状腺肿大、甲状腺激素分泌亢进,随之出现一系列甲亢的症状和体征。本病的主要临床表现为心慌、怕热、多汗、食欲亢进、大便次数增加、消瘦、情绪激动等。绝大多数患者有甲状腺肿大,为双侧弥散性肿大,质地较软,表面光滑,少数伴有结节。少数患者无甲状腺肿大。除以上甲状腺肿大和高代谢综合征外,尚有突眼及较少见的胫前黏液性水肿或指端粗厚等上述表现可序贯出现或单独出现。

## 二、超声诊断

### (一)灰阶超声

1.甲状腺大小

甲状腺多有不同程度肿大,因甲状腺滤泡细胞呈弥散性增生,滤泡数增多,滤泡间质血管丰富、充血和弥散淋巴细胞浸润。肿大程度与细胞增生,以及淋巴细胞浸润程度相关,与甲亢轻重无明显关系。肿大严重的可压迫颈动脉鞘,使血管移位(图 18-26)。肿大可均匀,也可呈不均匀(图 18-27)。

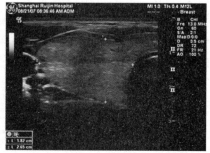

**图 18-26 甲状腺功能亢进症(一)**
灰阶超声显示双侧甲状腺明显肿大,压迫颈动脉向外移位

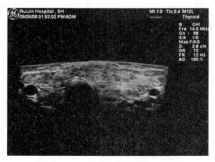

**图 18-27 甲状腺功能亢进症(二)**
灰阶超声显示双侧甲状腺不均匀肿大

2.甲状腺包膜和边界

甲状腺边缘往往相对不规则,可呈分叶状,包膜欠平滑,边界欠清晰,与周围无粘连。因广泛的淋巴细胞浸润,实质内有大量较大的血管引起。

3.甲状腺内部回声

与周围肌肉组织比较,65%～80%的甲状腺实质呈弥散性低回声,多见于年轻患者,因广泛的淋巴细胞浸润,甲状腺实质细胞的增加、胶质的减少、细胞-胶质界面的减少,以及内部血管数目的增加所致。低回声表现多样,因以上病理改变程度而异,或是均匀性减低,或是局限性不规则斑片状减低(图18-28),或是弥散性细小减低回声,构成"筛孔状"结构(图18-29)。低回声和血清 TSH 高水平之间存在相关性,TSH 水平越高,回声减低越明显,其原因可能为 TSH 水平越高,细胞增多和淋巴细胞浸润越明显。即使甲亢治愈后,部分患者甲状腺可能仍为低回声。也有部分表现为中等回声,内部回声分布均匀或不均匀,可以伴有弥散性细小回声减低区,甲亢治愈后回声可逐渐减低或高低相间,分布不均。部分病例因形成纤维分隔而伴有细线状、线状中高回声,乃至表现为"网状"结构(图18-30、图18-31)。

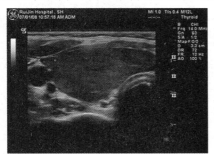

**图 18-28　甲状腺功能亢进症(三)**
灰阶超声显示甲状腺实质回声弥散性减低

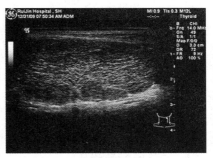

**图 18-29　甲状腺功能亢进症(四)**
灰阶超声显示甲状腺实质呈弥散性细小减低回声,构成"筛孔状"结构

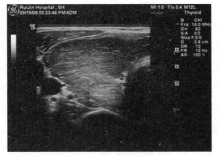

**图 18-30　甲状腺功能亢进症(五)**
灰阶超声显示甲状腺实质内线条状高回声

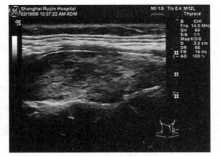

**图 18-31　甲状腺功能亢进症(六)**
灰阶超声显示甲状腺实质略呈网格状,网格内部呈低回声

4.甲状腺内部结节

甲状腺功能亢进症的小部分病例可见结节样回声,Zakarija 等报道超声检测到约 16% Graves 病患者伴发实质性结节,而据上海交通大学附属瑞金医院超声科对 1 889 例 Graves 病患者统计,结节的发病率仅为 5.93%,其中单发结节为 3.18%,多发结节为 2.75%。结节的回声可

为实质性、囊实混合性和囊性(图 18-32、图 18-33)。可因实质局部的出血、囊变而出现低弱回声、无回声结节,结节境界多较模糊,内回声稍显不均,此类结节超声随访,可发现结节逐渐吸收消失。也可在 Graves 病甲状腺弥散性肿大的基础上反复增生和不均匀的复原反应,形成增生性结节,类似于结节性甲状腺肿的表现,部分结节可出现钙化。结节可发生恶变,但非常少见,发病率为 1.65%~3.5%。

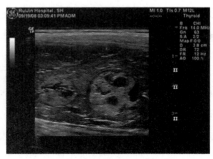

图 18-32 甲状腺功能亢进症(七)

灰阶超声显示甲状腺实质内多发结节形成,部分结节伴囊性变

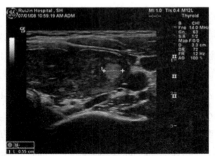

图 18-33 甲状腺功能亢进症(八)

灰阶超声显示甲状腺实质内高回声结节

5.甲状腺上动脉

由于甲状腺激素 TH 分泌增多,其直接作用于外周血管,使甲状腺血管扩张,因而甲状腺上动脉内径增宽,部分走行迂曲,一般内径≥2 mm。

**(二)多普勒超声**

1.彩色/能量多普勒超声

(1)实质内血流信号:甲状腺内彩色/能量血流显像血流模式的分级各种意见不一,尚无统一的标准。上海交通大学附属瑞金医院超声对 454 例未治疗的 Graves 病患者进行统计,将甲状腺内彩色血流显像血流模式分为以下几种表现:①血流信号呈"火海"样,占 40.97%;②血流信号呈"网络"样,占 46.70%;③血流信号呈树枝状,占 9.03%;④血流信号呈短棒状,占 3.29%;⑤血流信号呈点状,占 0.01%。

在大多数未治疗的 Graves 病患者中多见的超声表现为甲状腺周边和实质内弥散性分布点状、分支状和斑片状血流信号,呈搏动性闪烁,Ralls 等称为"甲状腺火海征"。"火海征"为 Graves 病典型表现,但非其所特有,也可见于其他甲状腺疾病,如亚甲减、桥本甲状腺炎甲亢期等。"火海征"的产生机制是由于甲状腺激素直接作用于外周血管,使甲状腺血管扩张,甲状腺充血,甲状腺内血管出现动静脉短路,引起湍流或引起甲状腺组织的震颤所致,其组织学基础可能是甲状腺实质可出现明显的毛细血管化,实质内出现纤维分隔,分隔内小动脉增生。部分可表现为实质内见斑片状、条束状及斑点状彩色血流信号,血流间有一定未充填空间。如血流信号增多的分布范围较局限,称为"海岛征"。部分血流信号也明显增多,呈棒状或枝状,但尚未达到"火海征""海岛征"的程度。极少见的病例甲状腺血流信号可完全正常,见散在稀疏的星点或斑点状血流信号,时隐时现,甚至部分实质内无血流信号。

(2)结节内血流信号:当结节因实质局部的出血、囊变形成或是伴发增生性结节时,结节内未见明显血流信号。当结节发生恶变时,因新生小血管的形成,结节内可有少量血流信号或丰富血流信号,依血管增生程度而异。

（3）甲状腺上、下动脉：甲状腺激素 TH 直接作用于外周血管，使甲状腺上、下动脉扩张，流速加快，血流量明显增加，因而甲状腺上、下动脉血流可呈喷火样。治疗后可恢复正常血流信号。

2.频谱多普勒超声

（1）实质内动脉频谱：实质内动脉为低阻抗的高速动脉频谱，血流峰值速度可达 50～120 cm/s，还可见较高速的静脉宽带频谱。Bogazzi F 等报道未治疗的 Graves 病患者实质内动脉的 PSV 为（15±3）cm/s，Erdogen MF 等报道为（25.5±9.9）cm/s，可能是由于测量方法不同或测量仪器不同引起的。Graves 病患者甲状腺实质内动脉和周边动脉的 PSV 高于桥本甲状腺炎和结节性甲状腺肿患者，可以鉴别部分彩色血流显像表现重叠的 Graves 病和桥本甲状腺炎患者。

（2）甲状腺上动脉频谱：甲状腺上动脉 Vmax 增高反映甲状腺血流量增多，是高代谢的表现。甲状腺上动脉的 Vmin 能反映甲状腺组织的血流灌注状态，故在甲状腺处于高血流动力状态时，可呈现较高水平。甲状腺上动脉呈高速血流频谱，PSV、EDV、Vmean 都较正常明显增高，舒张期波幅明显增高。甲状腺上动脉的流速不仅对其诊断较为敏感，而且对治疗效果的评定也具有重要意义。RI 是血液循环阻力的指标之一。据上海交通大学附属瑞金医院超声诊断科的统计资料，RI 为 0.58±0.07，支持甲亢时甲状腺上动脉低阻的观点。

（3）甲状腺下动脉频谱：甲状腺下动脉频谱准确性较甲状腺上动脉高。治愈后常可发现甲状腺下动脉血流速度的明显下降，这通常和游离甲状腺素水平的下降直接成比例。有学者认为甲状腺下动脉的峰值流速是预测甲亢复发的最佳指标，其流速＞40 cm/s 往往预示复发。

## 三、鉴别诊断

### （一）单纯性甲状腺肿

单纯性甲状腺肿可有甲状腺肿大，但无甲亢症状；甲状腺摄 [131]I 率可升高，但无高峰前移；血清 TSAb、TGAb、TPOAb 阴性。

### （二）神经症

神经症患者可有烦躁、焦虑、失眠、体重减轻等症状，但无高代谢症群、甲状腺肿、突眼；甲状腺功能正常。

### （三）嗜铬细胞瘤

嗜铬细胞瘤患者可因血中肾上腺素和去甲肾上腺素升高而引起心悸、出汗、心率增快等类似甲亢的表现。但嗜铬细胞瘤患者无甲状腺肿和突眼；甲状腺功能正常；血压明显升高且有阵发波动；血及尿中儿茶酚胺及其代谢物升高，肾上腺影像学有异常改变。

### （四）碘甲亢

过量的碘可引起某些结节性甲状腺肿及自身免疫性甲状腺病发生甲状腺功能改变，使患者发生甲亢。过量的碘主要来源于造影剂和胺碘酮及含碘食物。碘甲亢有过量碘摄入史，通常甲亢较轻，轻度甲状腺肿大，质硬，无痛，无血管杂音；摄碘率减低（＜3%），甲状腺显像不显影。停用碘剂后，临床和生化在 1～3 个月将自然恢复正常。

### （五）垂体性甲亢

临床有甲亢，化验 $T_3$、$T_4$ 升高，但 TSH 不降低或升高。无突眼及局限性黏液性水肿。垂体 MRI 可发现垂体瘤。

（周　建）

# 第六节　甲状腺癌

## 一、病理与临床表现

甲状腺癌的病理分类主要有乳头状癌、滤泡癌、未分化癌、髓样癌四种。

### (一)乳头状癌

乳头状癌最常见,约占 60%。大多为单发,但也可多发或多中心发生。乳头状癌好发于 30～40 岁的女性和青壮年,恶性程度较低,预后较好。

### (二)滤泡癌

滤泡癌好发于 50 岁左右的中年人,中度恶性,早期易发生血道转移。

### (三)未分化癌

未分化癌多见于 70 岁左右的老年人,高度恶性,预后很差。

### (四)髓样癌

髓样癌是由滤泡旁细胞(即 C 细胞)发生的恶性肿瘤,好发年龄为 40～60 岁,预后不如乳头状癌,但较未分化癌好。

## 二、甲状腺超声分级标准

为了规范甲状腺超声检查,美国学者仿照乳腺影像报告和数据系统(BI-RADS),制定了甲状腺影像报告和数据系统(Thyroid imaging reporting and data system,简称 TI-RADS),用于指导甲状腺结节的诊断。甲状腺 TI-RADS 分级诊断标准如下。

### (一)0 级

临床疑似病例超声无异常所见,需要追加其他检查,无结节,正常甲状腺或弥漫性增生性甲状腺。

### (二)1 级

高度提示良性,超声显示腺体大小、回声可正常,无结节、无囊肿或钙化。

### (三)2 级

检查所见为良性结节,可能良性病变,边缘界限清楚,以实性为主,回声不均匀,等回声或高回声,可有蛋壳样钙化或粗钙化,恶性风险为 0,需要临床随访。

### (四)3 级

不确定病变,可能良性结节,实质性肿块回声均匀,多为低回声,边缘光整,可分为 3a 及 3b,3a 倾向于良性,3b 倾向于恶性,恶性风险为<2%,可能需要穿刺活检。

### (五)4 级

可能恶性病变,有 1～2 项提示恶性的超声表现,如极低回声、微钙化、边缘不光整、淋巴结异常等,恶性的可能比例为 5%～50%,需要结合临床诊断。

(1)4a:恶性的可能比例为 5%～10%。

(2)4b:恶性的可能比例为 10%～80%。

**（六）5 级**

高度提示恶性,超过 3 项提示恶性的超声表现,如极低回声、微钙化、边缘不光整、边界不清、淋巴结异常等,提示癌的可能性＞80％。

**（七）6 级**

细胞学检出癌症,确诊为癌。在临床应用中,3 级以下诊断为良性可能性较大,对于无临床症状的患者可定期观察,3～6 个月后复查彩超;4 级者有恶性可能,可行细针穿刺（FNA）确定结节性质;5 级者恶性可能性极大,建议直接考虑进行手术治疗。

## 三、超声诊断

（1）癌结节大多在 1.5～3.0 cm,甚至更大,小于 1.0 cm 者属微小癌。较小的形态尚规则、呈圆形或椭圆形;较大者则不规则、分叶状或伴成角;边界不清晰,呈锯齿状或浸润状。

（2）内部为实性,呈较低回声,囊性变较少;多伴点状、细小斑状或簇状强回声,这种微小钙化灶是甲状腺癌,尤其是乳头状癌的特征性表现;后方常见声衰减。

（3）较大病灶内部血流较多。

（4）可侵犯腺体外组织,如侵犯颈前带状肌、喉返神经,后者导致声音嘶哑。颈部深浅淋巴结增大（提示转移）较多见。

（5）乳头状癌、滤泡癌和髓样癌三者在声像图上表现类似,未分化癌则瘤灶较大,边界更不清楚,明显浸润状,往往扩展到腺体外。

## 四、鉴别诊断

主要涉及甲状腺良、恶性结节,即甲状腺癌、甲状腺腺瘤及结甲结节之间的鉴别诊断,见表 18-1。

表 18-1　甲状腺良、恶性结节的超声鉴别诊断

|  | 甲状腺癌 | 甲状腺腺瘤 | 结甲结节 |
|---|---|---|---|
| 低回声晕环 | 多见、较厚、不规则 | 多见、较窄、更整、规则 | 更清楚、小、不规整 |
| 内部回声 | 较低 | 较高 | 较高 |
| 内部强回声 | 多见、较细整 | 见、较粗大 | 伴彗星尾征著 |
| 更巨 | 较少、较小、可有壁结节 | 较多、较大 | 更清楚、较大 |
| 后方回声 | 减低或声影、不规则 | 无改变或增强 | 无改变或增强 |
| 形态 | 不规则、分叶状 | 圆形或椭圆形 | 圆形或椭圆形 |
| 边界 | 不清楚、锯齿状、浸润状 | 清楚、光滑 | 清楚或稍欠具体 |
| 血流 | 内部较多 | 周边较多 | 周边血流 |
| 外侵 | 可见 | 无 | 无 |
| 实性感 | 强 | 弱 | 弱 |

（李明慧）

# 第十九章　乳腺疾病的超声诊断

## 第一节　乳腺发育与发育异常

### 一、乳腺发育

#### （一）临床概述

乳腺自胎儿发生到老年退缩均受内分泌的影响,10 个初生婴儿中有 6 个会出现乳腺某种程度的生理活动,如乳头下肿胀、硬结,乳头内挤出乳汁样的分泌物等,一般出生后 3～4 d 出现,1 周后消失,这是由于母体的激素进入婴儿体内所致。

女孩的乳房发育是女性第二性征发育的开始,也是青春期萌发的信号,是性变化开始到成熟的阶段,历时 2～5 年。在性激素作用下,女孩乳房开始发育,由于受遗传、环境、营养、体质等多方面因素影响,女孩青春期萌发的年龄,个体差异很大,一般情况下,8～14 岁出现乳房增大都是正常的。但经常食用含有激素的饮料和食品的女童,乳腺发育常常提早。一般在乳腺发育成熟时,尚有 1/3 的人无月经。月经的开始为性器官和乳腺成熟的标志。

女性乳腺开始发育时,整个乳腺、乳晕、乳头都相继增大,乳头和乳晕的色泽加深,1 年以后在乳头下可触及盘状物,少数可由单侧开始,易被误认为肿瘤。乳腺的发育呈均匀的圆锥形,一般乳头与乳晕的发育成比例,但乳晕的发育与乳腺的发育关系更为密切,此期整个乳腺的增大主要是纤维组织和皮下脂肪增多所致。部分女童可伴有乳腺疼痛,但随着年龄的增加,其疼痛可缓解。上述变化都是在雌激素影响下出现的,若雌激素刺激过强,就可引起乳腺的全面肥大或局部形成"纤维腺瘤",因此,青春期也是乳腺纤维腺瘤的好发年龄段。

男性乳腺发育较晚于女性,部分男孩此期可见乳腺较前突出,乳头下可触及纽扣大小的硬结,有轻度疼痛,一般在 1 年或 1.5 年后逐渐消失,若继续发展,则属于一种病理性改变,称为"男性乳腺发育症"。

月经周期与乳腺周期性变化的关系甚为密切。在雌激素和孕激素的作用下,腺体的形态和组织学结构呈周期性变化,这种周期性变化分为增生期、分泌期和月经期三个阶段。

增生期是指从月经 7～8 d 的卵泡期至 15～21 d 的黄体期,表现为乳腺导管延伸增长,管腔扩大,导管上皮细胞肥大增生,末梢导管分支增多,扩张构成新的小叶。导管周围组织水肿、淋巴细胞浸润、血管增多、组织充血。

分泌期是指月经22 d至下次月经期前,表现为乳腺小叶内腺泡上皮肥大增生,有少许分泌物在导管及腺泡内存留,导管周围组织水肿,淋巴细胞浸润,临床上表现为乳腺较大、发胀、质韧、触之呈小结节状,有时伴轻度疼痛和压痛,甚至可有少量乳头溢液。

月经期是指行经开始至结束,月经来潮后,雌激素和孕激素水平迅速下降,乳腺导管末端和小叶明显复原退化,小导管和末梢导管萎缩。此期乳房胀痛等症状减轻或消失。也有的在增生后不再退化复原,形成"乳腺增生症"。

乳腺在妊娠期变化明显,妊娠第5周后,乳腺开始增大,在妊娠中期增大最明显,此时可见皮下静脉曲张,有时皮肤出现白纹,同时乳头增大,乳晕扩大,乳头和乳晕的色素沉着,此种色素日后常不能完全消退。乳晕部表皮增厚,在乳晕内有12～15个隆起,是乳晕腺的位置,它类似于皮脂腺,此时开始分泌皮脂为婴儿哺乳做准备。

乳腺各部分的改变并不一致,有的发育较快,有的发育较慢,有的甚至未见发育,但在妊娠期可得到充分发育。这种发育的不平衡使乳腺将来可能演变成为乳腺囊性病变,凡是乳腺大部分未获得充分发育者,在授乳期将有乳汁分泌不足现象。初乳可见于妊娠中期,但正式泌乳多在产后1～4 d开始。产后到正式泌乳期间,乳腺明显胀硬,并伴有不同程度的胀痛。一旦哺乳开始,胀痛即消失,乳汁的分泌量与妊娠期间乳腺小叶发育的程度有关,即使同一个人,左右乳腺的分泌量也不尽相同。乳腺在断奶数月后大致恢复原状,唯常见残余性乳汁分泌,偶可持续数年;残余性乳汁分泌者容易引起继发感染。妊娠和哺乳可促使良性或恶性乳腺肿瘤加速发展,也可使囊性增生症消退。

绝经期乳腺开始全面萎缩,乳腺虽因脂肪沉积而外观仍显肥大,但腺体萎缩,纤维组织则显著增加。50岁以后乳管周围纤维组织越来越多、硬化,小乳管和血管闭塞,并时有钙化现象。

在乳腺的发育中,多产妇的乳腺发育广泛,而少产或未产妇的乳腺发育受限,且多异常发育;30岁以后尚未怀孕的妇女,由于周期中常有内分泌的不协调,其小叶的发育常变得不规则,多数腺体小叶增生,少数小叶保持退化复原状态。在30～40岁的妇女中,有1/3的病例可见乳腺发育异常,如囊性增生症。

**(二)超声表现**

初生婴儿出现乳腺某种程度的生理活跃时,超声表现为乳头后方少量腺体回声。

青春期乳腺超声改变:大多数双侧乳腺发育基本对称,青春期乳腺主要结构是腺体层,对于皮下脂肪菲薄的女性,乳腺悬韧带不易显示,中央区回声比外带腺体层回声相对较低,导管通常不显示。随着年龄增加,中央区弱回声范围逐渐减小。大多数青春期乳腺中央区表现为粗大的强弱相间回声,外带表现为相对细密的强弱相间回声。

性成熟期乳腺超声改变:随着月经周期体内激素水平的变化,乳腺组织形态和组织学结构发生周期性改变。通常已生育后的妇女腺体层回声逐渐增强,大多表现为强弱相间回声,各象限分布较均匀,随着年龄的增加,皮下脂肪组织逐渐增厚,腺体回声逐渐增强,腺体厚度逐渐减小。

妊娠期及哺乳期乳腺超声改变:由于腺泡和导管显著增生,腺体层明显增厚,哺乳期中央区可见扩张的乳腺导管,内径2～4 mm,管壁薄而光滑,管腔内为无回声,显示清楚;乳腺内血管增多、增粗,血流速度加快。终止哺乳后,发生退化性改变,腺体层较哺乳期变薄,回声增强或强弱相间。

绝经期乳腺超声改变:皮下脂肪层明显增厚,腺体萎缩变薄,回声致密、增高,腺体层与脂肪层间界限清晰。

### (三)鉴别诊断及比较影像分析

因 X 线本身的生物效应,一般 35 岁以前妇女不建议行 X 线检查,青春期乳腺的常规检查常应用超声技术。通过长期的 X 线随访,其敏感性随乳腺密度不同而不同的观念正被人们逐渐认识,对致密型乳腺及紧贴胸壁的癌灶容易漏诊;而超声不受干扰,可进行多方位扫查的优点恰好弥补了钼靶 X 线的不足。超声对肿块发现率高,但难以检测<5 mm 的病灶,对边缘微细结构的分辨率不如钼靶 X 线。对钙化型隐性乳腺癌,X 线最占优势,在定性方面可以弥补超声的不足。因此,将二者有机结合,取长补短,可明显提高乳腺癌的检出率。

## 二、乳房过早发育

### (一)临床概述

儿童的乳房肥大可分为真性性早熟性乳房肥大症及假性性早熟性乳房肥大症。前者是指乳房随性早熟而出现,除了乳房发育以外,有排卵、有月经,且身高迅速增长;真性性早熟性乳房肥大症可用孕激素来治疗,通过反馈作用抑制下丘脑腺垂体的促性腺功能。而后者则是卵巢功能性肿瘤不正常地分泌雌激素或外源性雌激素摄入过多引起的,除了乳房肥大外,亦可见外阴、阴道及子宫的发育,也可有子宫出血,但它并不是真正的月经,因其无周期性的卵泡成熟与排卵;此种情况必须寻找原因,对症治疗,如有卵巢肿瘤可视情况予以切除;如为服用含雌激素的药物引起,则于停药后会恢复正常。

单纯性乳房早发育可能先出现一侧,易引起家长重视,切忌活检,否则将损伤乳房大部分胚芽,甚至完全阻止该侧乳房发育。

### (二)超声表现

真性及假性性早熟乳房发育表现为乳房区皮肤皮下脂肪薄,乳头后方探及盘状低回声区,中央厚,周围渐变薄,周边出现中高回声腺体层,由低回声的乳腺导管与高回声的乳腺小叶和间质组成(图 19-1);彩色多普勒通常无异常血流显示,部分病例乳头后方低回声区可见血流显示(图 19-2)。

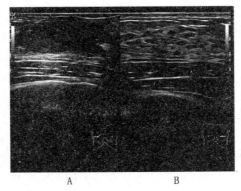

A        B

**图 19-1　性早熟乳房超声表现**

A.乳头后方探及盘状低回声区;B.出现中高回声腺体层,由低回声的乳腺导管与高回声的乳腺小叶和间质组成

### (三)鉴别诊断及比较影像分析

临床上需与单纯性乳房早发育相鉴别,单纯性乳房早发育表现为:乳房区皮肤皮下脂肪菲薄,乳头后方呈盘状低回声区,周围未见明显腺体回声。

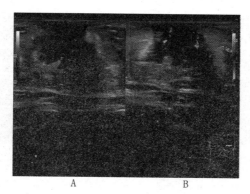

**图 19-2　性早熟乳房彩色多普勒**

A.乳头后方探及盘状低回声区;B.腺体内可见彩色血流信号

## 三、副乳腺症

### (一)临床概述

副乳腺症也就是除正常乳房外而异常发育的乳腺组织,有的形成乳头、乳晕、乳腺组织俱全的多余乳房。副乳腺 95％发生于胸部,多见于腋前线;偶见于身、面、颈、背等部位。病因分两种,一是由家族遗传所致,二是由胚胎发育不良所致。乳腺增生与副乳腺的发生没有直接的关系,一般情况下是不需要治疗的,但要像正常乳房一样定期检查,如有异常及时就诊。

副乳腺的形态和结构分为完全型及不完全型两类。发育良好的副乳腺具有乳头、乳晕及腺体组织,称为完全型副乳腺;多数副乳腺发育不完整。Kajva 将副乳腺分为 6 种类型:①乳头、乳晕、乳腺组织俱全的多余乳房;②有乳头、乳晕但无腺体组织型副乳腺;③仅有腺体组织和乳晕;④仅有腺体组织和乳头;⑤仅有腺体组织,而无乳头、乳晕的副乳腺;⑥多乳头病。具有乳头的副乳腺临床容易诊断,无乳头的副乳腺常需借助影像学检查来诊断。

副乳腺在青春期前处于相对静止状态,随着月经的出现而逐渐增大,多数患者无症状,仅在查体时或偶尔发现,许多患者在妊娠期才首次出现症状;部分患者在雌、孕激素的作用下,月经来潮前有胀痛增大,月经过后胀痛感消失。哺乳期副乳腺也可以分泌乳汁,无乳头的副乳腺则主要表现为局部隆起和胀痛。副乳腺可根据分型的不同,采取不同的治疗方法。对乳头、乳晕型副乳腺,因无腺体组织,不存在继发疾病及癌变,平时不出现任何症状,不影响身体活动又不影响美观,可观察,不需治疗。腺体型副乳腺或完全型副乳腺,腋窝部出现随月经周期的胀痛,或局部肿块增大性质待查者,应考虑手术切除,以免继发病变及癌变。

### (二)超声表现

腺体型副乳腺或完全型副乳腺表现:在正常乳腺以外的位置,可检出与正常乳腺不相连的乳腺组织回声;副乳腺表现为皮下脂肪层内,呈长椭圆形或棱形,边界不整齐,无包膜,有乳腺组织回声(图 19-3)。

(1)副乳腺与同期(月经期、妊娠期、哺乳期)的乳腺声像图表现是有差异的,副乳腺一般体积较小、位置表浅,因此只要在皮下脂肪层内找到与正常乳腺组织相似的回声,且位于乳嵴线上,则副乳腺的超声诊断成立(图 19-4)。

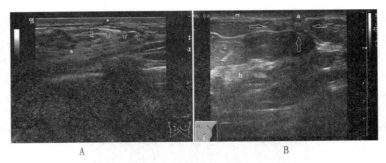

**图 19-3 副乳腺乳头回声及少许腺体回声**

A 及 B 中：a.副乳腺乳头；b.乳腺腺体，箭头指示部分：副乳腺腺体回声。A.正常腺体组织较厚，正常腺体组织与副乳腺腺体相邻，仅见少许边界；B.副乳腺及乳腺腺体回声间见较多脂肪组织回声

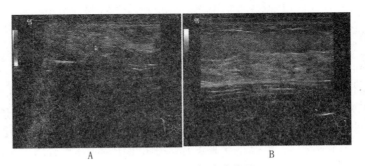

**图 19-4 副乳腺超声声像图**

A 为副乳腺，呈稍高不均质回声，与患者乳腺组织回声相同（B）

（2）月经期：声像图见乳腺组织回声中相间有大小不等、形态不规则、边界不清的低回声区。

（3）妊娠期：声像图见乳腺组织回声偏低，其间见低回声区，大小不等，边界不清，形态多不规则，部分可呈椭圆形或棱形，无包膜，后方回声增强。

（4）哺乳期：单个椭圆形/棱形或葡萄状无回声区，边界清晰，有包膜，后壁回声增强，周边有范围不等的乳腺组织回声（图 19-5）。

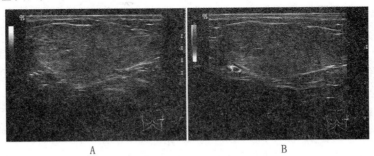

**图 19-5 哺乳期副乳腺声像图**

哺乳期副乳腺回声明显减低（A），CDFI 示副乳腺内可见彩流信号（B）

（5）绝经期：副乳腺组织与正常部位乳腺一样，皮下脂肪层明显增厚，腺体萎缩变薄，回声致密、增高（图 19-6）。

副乳腺与正常部位乳腺一样，可发生各种类型的乳腺良、恶性肿瘤，也可并发乳腺炎、乳腺脓肿等疾病（图 19-7）。

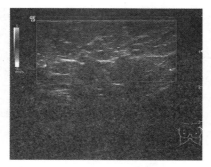

**图 19-6　绝经期副乳腺声像图**

绝经期副乳腺退化,仅见少许退化的乳腺组织回声

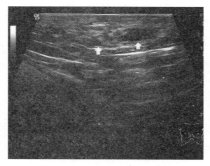

**图 19-7　副乳腺内伴囊肿形成(箭头指示部分)**

### (三)鉴别诊断及比较影像分析

临床症状或超声检查不典型的副乳腺应与腋窝部的脂肪瘤、纤维瘤和肿大淋巴结等相鉴别。脂肪瘤呈椭圆形低回声区,边界清晰,有包膜,无乳腺组织回声。纤维瘤多数呈梭形,回声偏低、增粗,亦无乳腺组织回声。肿大的淋巴结为边界清晰、包膜完整的圆形或椭圆形低回声区,有时可见淋巴结门结构。且三者的声像图均不受内分泌的影响,无周期性变化,这些声像特征均有别于副乳腺。而判别是副乳腺还是腋窝部肿大的淋巴结具有很大的临床意义,特别是怀疑乳腺癌病例时尤为重要,可避免不恰当的手术治疗。

钼靶 X 线对腋部副乳腺具有一定特征性,对于腋下回声杂乱而难以分辨的副乳腺及辨别淋巴结都具有较好的诊断和鉴别诊断的作用。

副乳腺内为与正常位置乳腺相同的乳腺组织,可见由导管腺泡构成的乳腺小叶,也可发生腺体增生,甚至乳腺癌等病变。副乳腺发生的纤维腺瘤、囊肿、乳头状瘤、结构不良、乳腺癌等,其组织改变与正常乳腺病变组织学所见相同。

## 四、乳房肥大症

### (一)临床概述

乳房的过度发育使乳房的体积过度增大,产生乳房肥大,称为乳房肥大症,俗称巨乳症。乳房肥大常在不同程度上伴有乳房下垂;严重的乳房肥大及乳房下垂,其乳房下缘可超越脐孔,甚至到达耻骨的水平,造成形体臃肿,行动不便,肩部、背部酸痛,平卧时有胸部受压及窘迫感。炎热天气时,两侧乳房之间,以及乳房下皱襞区,常常处于浸湿状态,易生痱子、湿疹、皮炎之类的皮肤损害。乳房肥大分为三类:乳腺过度增生性乳房肥大、肥胖型乳房增大、青春型乳房肥大。不同类型治疗方法略有差别。

1.乳腺过度增生性乳房肥大

表现为乳腺组织过度增生,肥大的乳房坚实,乳腺小叶增生明显,常有压痛。在月经周期,常常有自发性疼痛,并伴有乳房下垂,较多发生在已婚育的妇女。严重的病例,由于乳房的赘生及持久的胀痛,给患者带来心理上及肉体上的折磨,她们会要求医师做乳房全切除,以解除其多年的心理上及肉体上的折磨。

2.肥胖型乳房肥大

表现为整个乳房匀称性肥大,在组织结构上,是以乳房中的脂肪匀称增生为主。这类乳房肥大的患者伴有全身性肥胖,肥大的乳房虽可能伴有不同程度的乳房下垂,但是较乳腺过度增生性乳房肥大为轻。

3.青春型乳房肥大

青春型乳房肥大是一种青春发育期发现的乳房渐进性增大,并过度发育,乳腺组织增生、肥大,乳房表现为匀称性肥大,乳房下垂不明显,即超乎常人体积但形态较正常的乳房,这类患者有时有家族史。

**(二)超声表现**

乳腺过度增生性乳房肥大及青春型乳房肥大主要表现为腺体层的显著增厚,伴有或不伴有脂肪层的增厚(图 19-8);肥胖型乳房肥大主要表现为脂肪层的显著增厚(图 19-9)。肥大乳房内腺体回声增生或异常,通常无占位性病变。

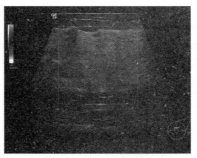

**图 19-8　乳腺过度增生性乳房肥大**

表现为腺体层的显著增厚

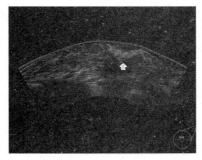

**图 19-9　肥胖型乳房肥大**

主要表现为脂肪层的显著增厚,超声显示脂肪层明显增厚,乳腺腺体仅为其中较少的部分

### （三）鉴别诊断及比较影像分析

各种类型的乳房肥大需与乳腺多发性纤维腺瘤所引起的乳房肥大和乳房脂肪沉积所引起的乳房肥大相鉴别。

1.与乳腺多发性纤维腺瘤鉴别

乳腺多发性纤维腺瘤常可在乳房多处触及表面光滑、活动度大、质中偏硬、边缘清楚、与皮肤不粘的多发肿块。一般生长缓慢,乳房有时可略增大,但一般无明显过度增大。如妊娠期或短期内迅速增大,应考虑叶状囊肉瘤的可能,应及时手术。

2.与乳房脂肪沉积鉴别

乳房脂肪沉积由垂体功能障碍引起,常伴髋部的脂肪沉积过多等病变,通过影像学检查能区别肥大的乳腺组织与过多的脂肪沉积。

钼靶 X 线及乳腺 MRI 对于乳房脂肪沉积具有显著的影像学特征,有助于鉴别诊断;而对于乳腺内多发性纤维腺瘤或其他肿瘤引起的乳腺肿大,MRI 可清晰显示肿瘤的大小及部位,有助于诊断和鉴别诊断。

## 五、乳房发育不全

### （一）临床概述

乳房发育不全可以是先天的,也可以是获得性缺陷,可发生在单侧,也可发生在双侧。胚胎乳腺原基的部分或全部受压迫可导致乳腺发育不全或无乳腺发育。如果既有乳房发育不良,又有月经不正常,其原因主要是性腺发育不好,如先天性卵巢发育不良、先天性无卵巢等;这些女性的卵巢不能分泌激素,以致乳房组织不能充分发育而滞留在儿童阶段的乳房状态。如果乳房发育不良是由于慢性营养不良、慢性消耗性疾病引起的,就需要加强营养,治疗慢性病。如果发育不良是因过分消瘦、胸大肌发育不良等引起的,则需加强营养,增加体重,同时应注意加强体育锻炼,尤其是胸部肌肉的锻炼。当胸部肌肉发育良好时,乳房自然挺拔。乳房发育不良的表现有以下几方面。

1.乳房发育不对称

一般来说,两侧乳房应是对称性的发育,也就是说,两侧乳房的大小、形态、位置应大致相同。但也有不少女性两侧乳房发育并不十分对称,一侧稍大,一侧稍小;一侧稍高,一侧稍低。如果差异不大,一般属于生理性的。但是,某些疾病或生活方式亦可导致乳房发育不对称,如胸部外伤、烧伤、烫伤等可影响患侧的乳房发育。有的则是女孩在乳房发育期,因害羞而穿过紧的胸罩,以致乳房发育受限而不对称。此外,乳房内的肿瘤也可使患侧乳房增大而致两侧乳房不对称,此时,常可触及乳房内肿块,应引起注意,以及时就医。

2.乳头内陷

少女的乳头内陷,多因发育受阻所致。有的少女发现自己渐渐隆起的乳房,觉得害羞,或因自己认为乳房过大等原因,采取束胸或戴过紧的乳罩。长期下去,乳头不仅不能向外凸出,反而凹了进去;这会给今后生活带来诸多不便。因此,乳头内陷的少女必须及早治疗。

3.乳房发育不良

乳房发育不良是一种先天性疾病;这类乳房较之常人明显缩小,胸部平坦似男性。主要为腺体组织缺少,皮肤仍光整而有弹性。

### （二）超声表现

乳腺发育不全声像图表现为皮下脂肪和腺体菲薄(图 19-10),胸肌较薄。乳头内陷,甚至无乳腺和乳头发育。

乳腺发育不对称如果差异不大,一般无须处理。但乳房内的肿瘤引起的患侧乳房增大而致两侧乳房不对称时,应引起注意,以及时就医。

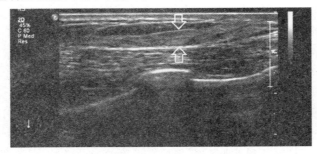

**图 19-10 乳腺发育不全声像图**

女,32 岁,乳腺发育不良,腺体层最大厚度仅约 4 mm(箭头指示部分)

**(三)鉴别诊断及比较影像分析**

乳头内陷可通过整形进行改善,但需与乳腺癌引起的乳头内陷鉴别。乳腺癌引起的乳头内陷纤维组织和脂肪组织不形成乳腺小叶及腺泡,其乳头及乳晕亦小,乳腺导管一般不超过乳晕范围。

## 六、男性乳腺发育

**(一)临床概述**

男性乳腺由于缺乏雌激素和孕激素的作用,始终停留在胎儿晚期状态,只有乳腺导管及其周围腺体组织,但厚度和范围明显不同。

男性乳腺发育(gynecomastia,GYN)是指由于乳腺腺体和间质的共同增生引起的乳腺肥大。Rohrich 等报道 GYN 在男性群体的发生率为 32%~65%,造成患者躯体和心理异常。Daniels 和 Ismail 等报道 GYN 是男性乳腺最常见的病变,可发生于任何年龄。

男性乳腺发育可单侧或双侧发生,在乳晕下可见纽扣样结节性增大,大者似女性青春期乳腺。超声是首选的影像学检查。但本病必须与少见的男性乳腺癌相鉴别。

生理和病理的原因可造成男性乳腺发育,生理性原因是青春期或 50 岁以后内分泌失衡所造成的;在新生儿和青春期是短暂的,且通常是良性的。但发生在青春期前、青年和中年被认为是不正常的,需采用进一步的检查排除乳腺癌、其他新生物或其他病理性原因的可能,病理性原因包括慢性肝病、内分泌性肿瘤、药物(如抗高血压药、抗抑郁药、激素)等。

**(二)超声表现**

男性乳腺发育声像图特点:男性乳腺发育时,乳腺局部腺组织增厚,表现为以乳头为中心呈扇形或略偏向一侧的肿块回声,行超声检查时局部加压可有轻压痛。声像图可分三型。

1.Ⅰ型为回声增强型

呈梭形、扁平形或长椭圆形,内部回声与女性正常乳腺组织回声相似,与后方胸肌较低回声形成清晰界面(图 19-11)。

2.Ⅱ型为低回声型

呈椭圆形或扁平形,低回声中间有细线状、带状回声或斑片状高回声,回声强弱不等、分布不均,呈网络状改变,边界不甚规则,类似于女性乳房小叶增生声像图改变,不均质低回声块无包膜。如伴有导管增生时可显示扩张的条状或管状低回声(图19-12)。

3.Ⅲ型弥散高回声型

增大的乳腺呈弥漫的致密高回声,可呈扇状,伸向乳腺深部脂肪组织内(图19-13)。本型多在使用雌性激素治疗的患者中见到。

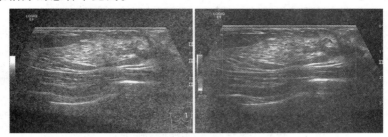

**图19-11　男性乳腺发育Ⅰ型**

Ⅰ型为回声增强型,呈梭形、扁平形或长椭圆形,内部回声与女性正常乳腺组织回声相似,与后方胸肌较低回声形成清晰界面。彩色多普勒腺体内血流信号不明显

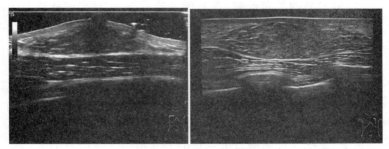

**图19-12　男性乳腺发育Ⅱ型**

Ⅱ型为低回声型,呈椭圆形或扁平形,低回声中间有细线状、带状或斑片状高回声,使回声强弱不等、分布不均,呈网络状改变,边界不甚规则,类似于女性乳房小叶增生声像图改变

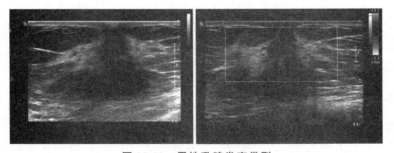

**图19-13　男性乳腺发育Ⅲ型**

Ⅲ型弥散高回声型,增大的乳腺呈弥漫的致密高回声,呈扇状,伸向乳腺深部脂肪组织内,乳头后中央区呈低回声,其内血流信号不明显

**(三)鉴别诊断及比较影像分析**

超声检查可较直观地显示乳腺肿块部位、大小、形态及内部回声,但临床上应与乳房脂肪瘤、乳腺癌、乳房脓肿、假性男性乳腺发育症等相鉴别。

1.与男性乳腺癌相鉴别

男性乳腺癌好发于老年人,发病率占乳腺癌的 0.1%,多为单发于偏乳头乳晕区的孤立结节,质地坚韧且边界不清,形状不规则,可与表层皮肤或胸肌筋膜粘连,或伴有乳头凹陷及同侧腋淋巴结转移,影像学表现为一小型肿块、边界清晰、多位于乳头偏心侧的三联征象,另尚可有与女性乳腺癌共有的征象。

2.与假性男性乳腺发育症相鉴别

假性男性乳腺发育症发生于肥胖老年男性,皮下脂肪丰满尤其是双侧乳房部位,触诊时显示组织柔软,境界不清,无明显肿物触及,X 线片显示为脂肪组织,无乳腺组织。

(白　森)

# 第二节　乳腺增生症

乳腺增生症是女性最常见的乳房疾病,在临床上约有 50%妇女有乳腺增生的表现,多见于 20~50 岁的妇女;其基本病理表现为乳腺上皮和纤维组织增生,乳腺组织导管和乳腺小叶在结构上的退行性病变及进行性结缔组织生长的非炎症、非肿瘤性病变;其发病原因主要是内分泌激素失调。

由于乳腺增生症的组织形态复杂,所以其组织学分类方法也多种多样。如有学者依乳腺结构在数量和形态上的异常将其分为乳腺组织增生、乳腺腺病(又分为小叶增生期、纤维腺病期及纤维化期)、乳腺囊肿病三大类;也有的学者依乳腺增生的基本组织改变将其分为小叶增生、纤维化、炎性、囊肿、上皮增生、腺病 6 种类型。也正是由于其组织形态学上的复杂性,所以才造成了本病命名上的混乱,目前最多见的病理分类为乳腺小叶增生、乳腺囊性增生症、乳腺腺病等。

乳腺增生症按导管上皮增生的形态可将其分为四级。① I 级:不伴有导管上皮增生,此级发生率为 70%;② II 级:伴有导管上皮增生,但上皮细胞不呈异型性,其发生率为 20%;③ III a 级:伴有导管上皮增生,上皮细胞呈轻度异型性,发生率为 5%;④ III b 级:伴有导管上皮增生,上皮细胞呈重度异型性,发生率为 5%,此级恶变率最高,可能恶变率为 75%~100%。

乳腺增生性病变除上述乳腺增生症外,还包括乳腺纤维硬化病和放射状瘢痕等。

## 一、乳腺囊性增生症

### (一)临床概述

乳腺囊性增生症是乳腺增生症中的一种,又名乳腺结构不良症、纤维囊性乳腺病等。多发生于 30~50 岁的妇女,占乳腺专科门诊患者的 50%~70%。发病原因与卵巢功能失调有关,主要是黄体素与雌激素比例失调,即黄体素分泌减少、雌激素相对增加,雌激素刺激了乳管上皮增生,促使导管形成囊肿。临床表现为乳腺内肿块,一侧或两侧乳腺,单发或多发,边界可清楚或不清楚,可有乳房疼痛,且与月经周期关系不密切,患者在忧虑、心情不畅时,肿块变大变硬,疼痛加重;月经来潮后或情绪好转后,肿块变软变小。乳腺可有黄绿色、棕色或淡血性乳头溢液。

该病是女性乳腺常见的一类非肿瘤、非炎症性疾病,包括了病因和临床经过均不相同的多种病变。病理改变除了有乳管上皮及腺泡上皮增生,乳腺中、小导管或末梢导管上皮不同程度的增生和乳腺导管管腔不同程度的扩张,还常伴发结缔组织改变的多种形态变化的综合病变。

囊性增生症与乳腺癌的关系尚不明确。流行病学研究提示囊性增生症患者以后发生乳腺癌的机会为正常人群的 2～4 倍。囊性增生症本身是否会恶变与其导管上皮增生程度有关。单纯性的囊性增生症很少有恶变,如果伴有上皮不典型增生,特别是重度者,则恶变的可能较大,属于癌前期病变。

**(二)超声表现**

囊性增生症的声像图特点具有多样性。

(1)腺体回声增强,结构紊乱,腺体内散在分布多个囊性肿块,可为圆形、椭圆形、长条形,内部回声可为无回声、中等回声、混合回声等,囊壁上可有乳头状突起(图 19-14、图 19-15)。囊壁上有乳头状突起的常被认为是癌前病变,应注意观察或取病理活检。

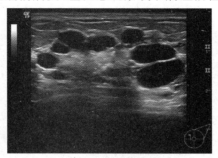

**图 19-14　乳腺囊性增生症**

腺体内多个囊肿,囊肿内呈无回声,后方回声增强

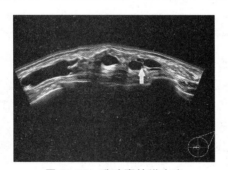

**图 19-15　乳腺囊性增生症**

腺体内囊肿内呈无回声,箭头指示部分囊壁可见点状突起

(2)多发性囊肿与实质性低回声小肿块并存,应与纤维腺病相鉴别。

(3)极少数囊性增生症表现为实质低回声肿块,边界不清,形态不规则(图 19-16),甚至可见钙化点。上述表现应注意与乳腺癌鉴别,超声检查需注意肿块内有无血流及高阻频谱改变,观察腋窝有无肿大的淋巴结等;声像图上不能鉴别时建议病理活检。

(4)表现为实质低回声肿块的囊性增生症,85%的肿块内部无明显血流信号,少数肿块内可见少量血流信号,极少数肿块内可测得低速、高阻血流信号。

(5)本病常与其他乳腺疾病并发(图 19-17)。

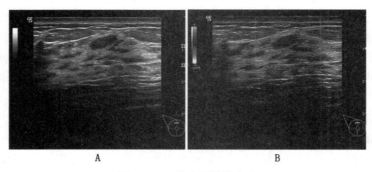

**图 19-16　乳腺囊性增生症**

乳腺实质低回声结节,边界不清,形态不规则(A);CDFI 示肿块

内及其周边未见明显彩流信号(B)。病理:乳腺囊性增生症

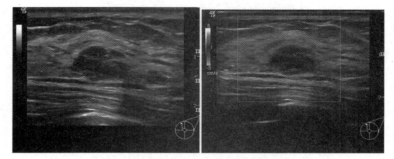

**图 19-17　乳腺囊性增生症并导管内乳头状瘤形成**

乳腺内实质低回声结节,边界不清,形态不规则,CDFI 示结节内未见明显

彩流信号。术后病理提示为乳腺囊性增生症并导管内乳头状瘤形成

**(三)鉴别诊断及比较影像分析**

乳腺囊性增生症最需要鉴别的就是单纯性乳腺上皮增生症,临床上最易混淆。单纯性乳腺上皮增生症妇女年龄在 25 岁左右,突出的症状是乳腺的间歇性疼痛,疼痛具有明显的周期性,一般在月经前开始加重,乳腺腺体也随之肿胀,而在月经来潮过后即减轻或消失。

本病囊壁上有乳头状突起时应与导管内乳头状瘤鉴别。乳腺囊性增生症患者若临床表现不典型或没有明显的经前乳房胀痛,仅表现为乳房肿块者,特别是单侧单个、质硬的肿块,应与乳腺纤维腺瘤及乳腺癌相鉴别。

1.与乳腺纤维腺瘤相鉴别

两者均可见到乳房肿块,单发或多发,质地韧实。乳腺囊性增生症的乳房肿块大多为双侧多发,肿块大小不一,呈结节状、片块状或颗粒状,质地一般较软,亦可呈硬韧,偶有单侧单发者,但多伴有经前乳房胀痛,触之亦感疼痛,且乳房肿块的大小性状可随月经而发生周期性的变化,发病年龄以中青年为多。乳腺纤维腺瘤的乳房肿块大多为单侧单发,肿块多为圆形或卵圆形,边界清楚,活动度大,质地一般韧实,亦有多发者,但一般无乳房胀痛,或仅有轻度经期乳房不适感,无触痛,乳房肿块的大小性状不因月经周期而发生变化,患者年龄多在 30 岁以下,以 20～25 岁最多见。乳腺囊性增生症与乳腺纤维腺瘤的彩色多普勒超声也有所不同,乳腺增生结节常无血流信号,而乳腺纤维腺瘤肿块内可有较丰富、低阻力血流信号。此外,在乳房的钼靶 X 线片上,乳腺纤维腺瘤常表现为圆形或卵圆形密度均匀的阴影及其特有的环形透明晕,亦可作为鉴别诊断的一个重要依据。

2.与乳腺癌相鉴别

两者均可见到乳房肿块。但乳腺囊性增生症的乳房肿块质地一般较软,或中等硬度,肿块多为双侧多发,大小不一,可为结节状、片块状或颗粒状,活动,与皮肤及周围组织无粘连,肿块的大小性状常随月经周期及情绪变化而发生变化,且肿块生长缓慢,好发于中青年女性;乳腺癌的乳房肿块质地一般较硬,有的坚硬如石,肿块大多为单侧单发,肿块可呈圆形、卵圆形或不规则形,可长到很大,活动度差,易与皮肤及周围组织发生粘连,肿块与月经周期及情绪变化无关,可在短时间内迅速增大,好发于中老年女性。乳腺增生结节彩色多普勒一般无血供,而乳腺癌常血供丰富,呈高阻力型血流频谱。此外,在乳房的钼靶 X 线片上,乳腺癌常表现为肿块影、细小钙化点、异常血管影及毛刺等,也可以帮助诊断。最终诊断需以组织病理检查结果为准。

## 二、乳腺腺病

### (一)临床概述

乳腺腺病属于乳腺增生症,本病占全部乳腺疾病的 2%。乳腺腺病是乳腺小叶内末梢导管或腺泡数目增多伴小叶内间质纤维组织增生而形成的一种良性增生性病变,可单独发生,亦可与囊性增生症伴发;与囊性增生症一样均在乳腺小叶增生的基础上发生。

乳腺腺病多见于 30~40 岁女性,发生病因不明确,一般认为与卵巢内分泌紊乱有关,即孕激素减少、雌激素水平过高,或二者比例失调,作用于乳腺组织使其增生而形成,可与乳腺其他上皮性肿瘤混合存在。临床表现常有乳腺局限性肿块或与月经周期相关的乳房疼痛等。

依其不同的发展阶段,病理可分为两期。①腺泡型腺病期:即腺病的早期阶段,乳腺小叶内末梢导管数目明显增多,乳腺小叶扩大、融合成片,边界模糊。末梢导管上皮细胞可正常或增生,但排列规则,无异型,肌上皮存在。乳腺小叶内间质纤维组织增生,失去原有疏松状态。增生的纤维组织围绕末梢导管分布。②纤维化期(硬化性腺病):是腺病的晚期表现,一般是由上期发展而来;间质内纤维组织过度增生,管泡萎缩以致消失,小叶体积缩小,甚至轮廓消失,残留少量萎缩的导管,纤维组织可围绕萎缩的导管形成瘤样肿块。WHO 乳腺肿瘤组织学分类中将乳腺腺病分为硬化腺病、大汗腺腺病、盲管腺病、微腺病及腺肌上皮腺病 5 型。

### (二)超声表现

乳腺腺病的声像图依其不同的病理阶段各异,超声表现为:①发病早期通常表现为低回声,边界不规则、与周围正常高回声的乳腺组织界限分明,无包膜。随着纤维组织不断增生及硬化,回声逐渐增强,此时与周围乳腺组织的界限多欠清晰,如有纤维组织的围绕可致边界逐渐清晰,甚或形成有包膜样回声的椭圆形肿块,类似乳腺纤维腺瘤声像图,少数病例后期可形成钙化。②肿块体积通常较小,随着病理分期的进展并无明显增大,直径多小于 2 cm。③肿块后方回声可有轻度增强。④单发或多发。⑤肿块纵横比多小于 1。⑥肿块好发于乳腺的外上象限。⑦CDFI:结节内常无血流信号。见图 19-18、图 19-19。

### (三)鉴别诊断及比较影像分析

该部分病例由于病变较大,X 线及二维超声缺乏特异性表现,该病主要应与乳腺癌做鉴别,特别是在硬化性腺病型时,乳腺出现质硬、边缘不清的无痛性肿块时容易误诊为乳腺癌,彩色多普勒及超声弹性成像在鉴别诊断中具有一定的价值。但与纤维腺瘤、叶状瘤、特殊类型乳腺癌(如髓样癌、黏液腺癌)等鉴别诊断存在较大困难,特别是上述疾病肿块内无明显彩流信号显示且弹性系数与上述疾病相近时,诊断更加困难。对于难以鉴别的结节,组织病理学活检是必要的检查和鉴别手段。

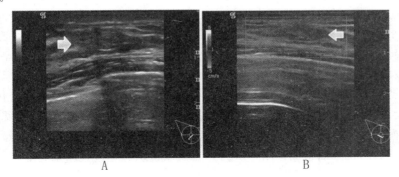

**图 19-18　乳腺腺病**

乳腺内低回声结节(A 指示部分),边界不规则,与周围组织界限分明,无包膜,肿块后方回声增强。CDFI 其内及其周边未见明显彩流信号(B)

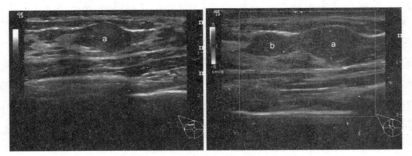

**图 19-19　硬化性腺病**

乳腺内相连的两个低回声肿块,为边界欠清的实性低回声肿块,与周围组织界限分明,CDFI 示肿块内及其周边未见明显彩流信号。术后病理:硬化性腺病(肿块 b),硬化性腺病并纤维腺瘤(肿块 a)

### 三、放射状瘢痕

#### (一)临床概述

乳腺放射状瘢痕(radial scar,RS)是指女性乳腺组织中,由于放射状增生的导管系统围绕弹力纤维组织核心而形成的一种独特性病变;是一种少见的上皮增生性病变,因硬化性病变使小叶的结构扭曲,导致影像学上、病理诊断中极易与乳腺癌混淆;多以腺病为主,并伴其他良性病变,肉眼观察呈不规则硬块,可见由弹性纤维构成的黄色条索样间质。镜下观察病变呈星芒状,中心区可见透明变性的致密胶原纤维,有时存在明显的弹力纤维变性及小而不规则的导管,其细胞无异型、导管周围基底膜完整,间质中缺乏反应性成纤维细胞增生。

#### (二)超声表现

部分学者的研究发现超声可以发现 68% 的乳腺放射状瘢痕,多表现为低回声的肿物或团块,约 22% 表现为结构不良。

病变部边界不清,形态不规则,边缘部不规则,呈毛刺状,类似乳腺浸润性癌超声改变;多数病变直径较小,超声短期随访病变体积变化不明显。彩色多普勒超声病变内常无明显血流信号显示,病变周边可检出彩流信号。

（三）鉴别诊断及比较影像分析

本病常与乳腺癌难以鉴别，均表现为边界不清、形态不规则的低回声肿块，钼靶 X 线及 MRI 对本病鉴别困难，常需病理学检查方可进行鉴别诊断。

本病需与乳腺术后瘢痕及纤维瘤病相鉴别。

（白　森）

# 第三节　乳腺炎性病变与乳腺脓肿

## 一、急性乳腺炎及乳腺脓肿

### （一）临床概述

急性乳腺炎是乳腺的急性化脓性病症，一般为金黄色葡萄球菌感染所致，多见于初产妇的哺乳期。细菌可自乳头破损或皲裂处侵入，亦可直接侵入乳管，进而扩散至乳腺实质。一般来讲，急性乳腺炎病程较短，预后良好，但若治疗不当，也会使病程迁延，甚至可并发全身性化脓性感染。

急性哺乳期乳腺炎的病程主要分为三个阶段。①初起阶段：患侧乳房胀满、疼痛，哺乳时尤甚，乳汁分泌不畅，乳房结块或有或无，全身症状可不明显，或伴有全身不适，食欲欠佳，胸闷烦躁等。②成脓阶段：局部乳房变硬，肿块逐渐增大，此时可伴明显的全身症状，如高热、寒战、全身无力、大便干结等。常可在4～5 d形成脓肿，可出现乳房搏动性疼痛，局部皮肤红肿、透亮。成脓时肿块中央变软，按之有波动感。若为乳房深部脓肿，可出现全乳房肿胀、疼痛、高热，但局部皮肤红肿及波动不明显，需经穿刺方可明确诊断。有时脓肿可有数个，或先后不同时期形成，可穿破皮肤，或穿入乳管，使脓液从乳头溢出。③溃后阶段：当急性脓肿成熟时，可自行破溃出脓，或手术切开排脓。破溃出脓后，脓液引流通畅，可肿消痛减而愈。若治疗不善，失时失当，脓肿就有可能穿破胸大肌筋膜前疏松结缔组织，形成乳房后脓肿；或乳汁自创口处溢出而形成乳漏；严重者可发生脓毒败血症。急性乳腺炎常伴有患侧腋窝淋巴结肿大，有触痛，血白细胞总数和中性粒细胞数增加。

哺乳期乳腺炎常见的主要有两种类型。①急性单纯乳腺炎：初期主要是乳房的胀痛，局部皮温高、压痛，出现边界不清的硬结，有触痛。②急性化脓性乳腺炎：局部皮肤红、肿、热、痛，出现较明显的硬结，触痛加重，同时患者可出现寒战、高热、头痛、无力、脉快等全身症状。此时腋下可出现肿大的淋巴结，有触痛，血白细胞升高，严重时可合并败血症。

少数病例出现乳汁大量淤积并脓肿形成时，短期内可出现单侧或局部乳房明显增大，局部乳房变硬，皮肤红肿、透亮。

非哺乳期乳腺炎发病高峰年龄在 20～40 岁，依据临床表现，可分为三种临床类型。①急性乳腺脓肿型：患者突然出现乳腺的红、热、痛及脓肿形成。体检常可扪及有波动感的痛性肿块，部分脓肿可自行穿破、溃出。虽局部表现剧烈，但全身炎症反应较轻，中度发热或不发热，血白细胞增高不明显。②乳腺肿块型：逐渐出现乳腺肿块，微痛或无痛，皮肤无明显红肿，肿块边界可能比较清楚，无发热史，此型常被误诊为乳腺癌。③慢性瘘管型：常有乳腺反复炎症及疼痛史，部分患者可有乳腺脓肿手术引流史,且多为乳晕附近脓肿,瘘管多与乳头下大导管相通,经久不息反复流脓。瘘管周围皮肤轻度发红,其下可扪及界限不清的肿块,严重者可形成多发性瘘管并致乳房变形。

**(二)超声表现**

(1)急性乳腺炎病程的不同阶段超声表现。①初起阶段:病变区乳腺组织增厚,边界不清,内部回声一般较正常为低,分布不均匀,探头挤压局部有压痛;少部分病例呈轮廓不规则的较高回声区,内点状回声分布不均;CDFI示肿块周边及内部呈点状散在血流信号(图 19-20A)。②成脓及溃后阶段:脓肿期边界较清楚,壁厚不光滑,内部为液性暗区,其间有散在或密集点状回声,可见分隔条带状回声,液化不完全时,呈部分囊性、部分实性改变;彩色多普勒血流显像示肿块周边及内部呈点状散在血流信号,液化坏死区无彩色多普勒血流显示(图 19-20B);患侧腋窝淋巴结具有良性肿大特征:淋巴结呈椭圆形,包膜完整,轮廓规则,淋巴门显示清晰(图 19-20C)。③乳腺炎超声弹性成像表现为病灶质地较软,组织弹性系数较低,受压可变形;定量弹性成像如病变内发生液化坏死时,因液体为非弹性体而无弹性信息显示(图 19-20D)。

(2)少数病例出现乳汁大量淤积并脓肿形成时,可见单侧或局部乳房明显增大,肿大乳房内检出局限大量的液性暗区,呈浑浊回声,因局限液性暗区内张力较高而表现为暗区周边部较光滑(图 19-20E);正常乳腺组织因张力增高,乳腺内血流信号显示减少。

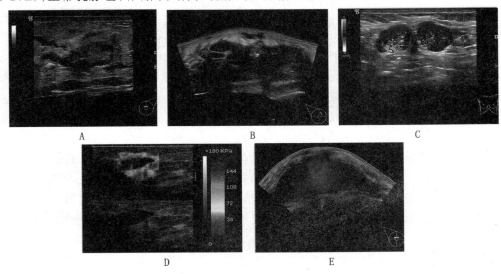

**图 19-20　急性乳腺炎**

A.产后哺乳 5 个月,乳腺导管明显扩张,局部可见片状低回声区,边界不清;B.右乳片状低无混合回声区,边界不清,形态不规则,穿刺引流可见大量脓汁;C.腋下淋巴结体积增大,内血流信号增多、丰富;D.病灶质地较软,组织弹性系数较低,受压可变形,病变内伴液化坏死,因液体为非弹性体故无弹性信息显示;E.肿大乳房内检出大量的液性暗区,呈浑浊回声

(3)非哺乳型乳腺炎超声表现与相应的急性乳腺炎超声表现类似。

**(三)鉴别诊断及比较影像分析**

在乳腺炎性病变的诊断过程中,超声是最常用的检查方法;在超声检查和诊断急性乳腺炎和乳腺脓肿的过程中,必须密切结合临床,包括结合病史及患者症状和体征、相关实验室指标;一般易于诊断,但必须注意与其他相类似临床表现疾病的鉴别诊断,如炎性乳腺癌和乳腺导管扩张症(浆细胞性乳腺炎型)的急性期。

1.与炎性乳腺癌鉴别

(1)急性乳腺炎初起多发生在乳腺某一区段,而炎性乳腺癌细胞广泛浸润皮肤网状淋巴管,所以病变累及大部分乳房,皮肤呈橘皮样外观。

(2)炎性乳腺癌乳房内可触及巨大肿块,皮肤红肿范围甚广,但局部压痛及全身中毒症状均较轻,穿刺细胞学检查,可找到癌细胞确定诊断。

(3)急性乳腺炎超声弹性成像表现为病灶质地较软,有助于对乳腺炎病灶与炎性乳腺癌的鉴别。

2.与浆细胞性乳腺炎的鉴别

浆细胞性乳腺炎是一种比较复杂的乳腺炎症,是乳腺导管扩张综合征的一个发展阶段,因其炎症周围组织里有大量浆细胞浸润而得名。

3.与哺乳期乳汁淤积相鉴别

哺乳期乳汁淤积是乳腺炎的主要诱因之一。在哺乳期,由于浓稠的乳汁堵住乳腺导管,而致乳汁在乳房某一部分停止流动时,形成体表触及的乳房内块状物,并有疼痛感,超声可检出局部淤积乳汁的异常回声。

哺乳期乳汁淤积如果部分乳房出现灼热、肿胀,并且疼痛,且伴有发热症状,很可能已经导致乳腺炎的发生。因此,哺乳期出现乳汁淤积一定要及时治疗,使乳腺管畅通,才能避免乳导管内细菌滋生,防止乳汁淤积导致乳腺炎的形成。

通常情况下,通过疏通乳腺管、尽可能多休息这些方式,哺乳期乳汁淤积所导致的乳腺炎在24 h 之内就可以好转。如果发热超过 24 h,建议及时到专业的乳腺病医院接受治疗,不要再自行处理,以免处理不当加重病情,在治疗的同时,还应继续使奶水流动,用手法或吸奶器将奶排出。对于大量乳汁淤积合并脓肿形成时,无法通过乳腺管排出的,可进行穿刺引流排出淤积的乳汁及积脓。

## 二、慢性乳腺炎

### (一)临床概述

慢性乳腺炎的成因有两个:一是急性乳腺炎失治误治;二是发病开始即是慢性炎症过程。慢性乳腺炎的特点是起病慢,病程长,不易痊愈,经久难消;以乳房内肿块为主要表现,肿块质地较硬,边界不清,有压痛,可以与皮肤粘连,肿块不破溃,不易成脓也不易消散;乳房局部没有典型的红、肿、热、痛现象,发热、寒战、乏力等全身症状不明显。

临床上分为残余性乳腺炎、慢性纤维性乳腺炎、浆细胞性乳腺炎及肉芽肿性乳腺炎。其临床表现如下。

(1)残余性乳腺炎:即断奶后数月或数年,乳腺仍有残留乳汁分泌而引起感染,临床经过较长,很少有脓肿形成,仅表现为局部疼痛及硬结,当机体抵抗力降低时出现,易反复,有的误认为炎性癌,病理诊断最有价值。

(2)慢性纤维性乳腺炎:是急性化脓性乳腺炎后,乳腺或乳管内残留一个或两三个硬韧的炎性结节,或由于炎性脓肿阻塞乳腺管,使乳管积液潴留而出现肿块。初期稍有压痛,后渐缩小,全身抵抗力降低时,此肿物可再度肿大、疼痛。易误诊为恶性肿瘤,需结合病史或病理诊断。

(3)浆细胞性乳腺炎及肉芽肿性乳腺炎详见本节下面的相关内容。

### (二)超声表现

慢性乳腺炎病灶较局限,多发生于乳腺外上象限及乳晕区,超声表现为:①局部腺体结构较紊乱,边界不清,病灶内部呈紊乱不均的实性低回声(图19-21);②多呈扁平不规则形,纵/横比值小于1;③小脓肿形成时,肿块内可显示低回声中有不规则无或低回声(图19-22);④部分病灶内显示散在点状强回声,这通常需与乳腺癌的点状钙化鉴别;⑤慢性乳腺炎病灶质地较软,受压可变形,其内点状强回声受压可移动,周围无中强回声晕带;⑥彩色多普勒显示无或低回声内部无血流信号,低回声区可检出少许彩色血流信号(图19-23)。

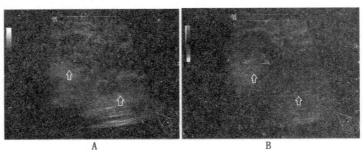

**图 19-21 慢性乳腺炎**

患者女,31岁,产后2年,反复发作4个月余,临床诊断为慢性乳腺炎。超声示右乳内片状低回声区(指示部分),边界不清,形态不规则,内部回声不均匀,CDFI示其内及周边可见少许点状彩流信号

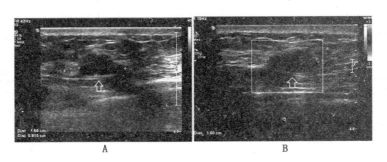

**图 19-22 慢性乳腺炎**

超声示左乳内片状低回声区(指示部分),边界不清,形态不规则,内呈不规则的无回声及低回声,CDFI示其内及其周边未见明显彩流信号

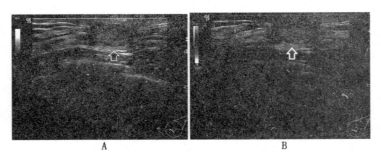

**图 19-23 慢性乳腺炎**

患者女,20岁,反复发作7年余,临床诊断为慢性乳腺炎。超声示左乳头内下的片状实性低回声区(指示部分),周边可见低回声带,CDFI示其内仅见少许点状彩流信号

### (三)鉴别诊断及比较影像分析

慢性乳腺炎肿块型须与良性肿块(如纤维腺瘤、囊肿)鉴别,纤维腺瘤与囊肿均表现为边界清楚的肿块,纤维腺瘤内呈均匀低回声,常伴侧壁声影,后方回声增强,CDFI 肿块内常见少量彩流信号;囊肿内呈无回声,后方回声增强,CDFI 囊肿内无明显血流信号。

片状低回声结节型须与乳腺癌相鉴别,乳腺癌肿块质地较硬,受压不变形,周围可见明显中强回声晕带,内部血流丰富,走行紊乱。超声在慢性乳腺炎与上述疾病鉴别诊断时,必须结合临床病史及相关影像学表现。

## 三、乳腺导管扩张症

### (一)临床概述

乳腺导管扩张症是乳腺的一根或数根乳导管因某些原因引起扩张,其中以主导管扩张为主,并累及该主导管所属的支导管、小导管及其周围乳腺组织的一系列疾病。初期表现为病变乳头周围主导管引流停滞。浆细胞性乳腺炎是乳腺导管扩张症的后期表现,当病变发展到一定时期,管周出现以浆细胞浸润为主的炎症时才称其为浆细胞性乳腺炎,因此浆细胞性乳腺炎并不是一种独立的疾病。

由于病变的原因、部位、范围等不同,乳腺导管扩张症在临床上可出现乳头溢液、乳晕下肿块、乳晕旁脓肿或瘘管等类型的临床表现。

(1)乳腺导管扩张症的早期是没有症状的。乳头溢液是乳腺导管扩张症常见症状,溢液的颜色可以是黄色的或棕绿色的,最终可成为血性的。溢液性质可以是水样的,或浆液性的,或乳酪状的。溢液是自发的,常常间断出现,并可持续相当长时间。

(2)当病情发展时,扩张的乳导管壁伴随炎性反应和淋巴增殖,由于纤维化而变得增厚,使得乳导管变短而引起乳头回缩,最早的乳头改变是中心性凹陷,乳头呈水平的唇样变,逐渐可发展为不全性凹陷和完全性凹陷。也有因原有的先天性乳头凹陷引起导管排泄不畅,最后导致乳导管扩张者。如果乳晕部出现水肿,就可见到假性橘皮样变。当导管扩张进一步发展时,在导管内容物的分解产物的刺激下,或在外伤(包括手术、撞击)后,不断萎缩的乳导管上皮连续发生破裂,管内分泌物通过导管壁,引起导管周围组织的炎症,形成了乳晕下或乳晕周围的肿块。

(3)随着炎症向四周扩散,肿块也迅速扩大,这一进程很快,肿块常可于 2～3 d 占据大部分乳房。由于肿块的迅速增大、僵硬、边缘不清、与周围组织有粘连,局部皮肤有橘皮样变,乳头回缩,腋下淋巴结肿大,此时常被误诊为乳腺癌。细胞学检查或病理切片上可见到大量的淋巴细胞及浆细胞,有时还可见到肉芽肿组织及朗汉斯巨细胞。当脓肿形成时,乳房局部可出现不太明显的皮肤发红、发热、胀痛,全身症状可见低热、疲倦、头昏或头痛等,脓肿破溃后或形成瘘管,或暂时痊愈,以后反复发作,并常在一侧发病后,另一侧也出现同样的病变。有人把此期病变称作"乳晕导管瘘"。

此期临床分为两个类型。①乳晕旁脓肿或瘘管型:即慢性复发性乳晕旁脓肿或瘘管,又叫"导管炎"。多见于未婚少女或年轻妇女,90%伴有乳头发育畸形,例如,乳头分裂、乳头内翻或内陷或乳头过小或扁平。因为乳头发育不良,乳头内翻必然造成导管扭曲变形,内容物排出不畅。乳头内翻使自然脱落的表皮细胞积聚,局部潮湿而糜烂,引发输乳管出口的堵塞,大导管内脂肪类物质积聚、变性,刺激导管壁引发导管周围的炎性反应。因为类脂性物质是自体产生的,诱发的炎症属于变态反应或细胞免疫反应;而不是像哺乳期急性乳腺炎那样由细菌感染引发的化脓性炎症。故炎性反应缓慢,初起症状轻微,不发热,疼痛不剧烈。②肿块型:即慢性炎症包块,可有多处破溃。多见于中年妇女,多伴有乳头内翻或分裂,但也有乳头正常者。发病可能与导管扩张有关。肿块距乳头较远,与皮肤粘连,很像乳腺癌。肿块呈慢性炎性改变,质地韧,边界不清,轻微压痛,可以突然增大,或时大时小。破溃后,形成多处复杂的瘘管或窦道,溃口总与乳头后的病灶相连。

根据乳腺导管扩张症的病理改变和病程经过,可分为3期。①急性期:临床上出现乳晕范围内皮肤红、肿、发热、触痛。腋下可触及肿大的淋巴结并有压痛。全身可有寒战、高热等表现;常无血常规增高,一般抗生素治疗无效。②亚急性期:此期急性炎症已消退,在原有炎症改变的基础上,发生反应性纤维组织增生。表现为炎性肿块,边缘不清,似乳腺脓肿,经久不愈,或愈合后又有新的小脓肿形成,使炎症持续发展。③慢性期:当病情反复发作后,可出现1个或多个边界不清的硬结,多位于乳晕范围内,扪之质地坚实,与周围组织粘连固着,与皮肤粘连则局部皮肤呈橘皮样改变,乳头回缩,重者乳腺变形,可见粉渣样分泌物或血性溢液。腋窝淋巴结可扪及。临床上有时很难与乳腺癌相鉴别。

以上临床表现不是所有患者都按其发展规律而出现,即其首发症状不一定是先出现乳头溢液或急性炎症表现,也可能是先出现乳晕下肿块,在慢性期中可能出现经久不愈的乳晕旁瘘管。

乳腺导管扩张症多发生于绝经期前后或妊娠后,多数患者有授乳困难病史,发病率占乳腺良性病变的4%~5%;其自然病程长短不一,有的只有几天或几周,有的则可长达数年、数十年。可以一侧单发,也有双侧同时发病,或一侧发病之后,经过若干时间后另一侧也发病,亦有一侧先后多处发病者。乳腺导管扩张症的治疗,国内外西医历来都主张以手术为主,但采用中西医结合治疗的方法尚有保留乳房的可能。

**(二)超声表现**

根据乳腺导管扩张症的声像图特征,可分为以下四种类型。

1.Ⅰ型

乳腺腺体层内单纯扩张的乳腺导管,导管壁光滑,无明显增厚,导管内可见点状弱回声,导管腔内未见实性回声充填(图19-24)。

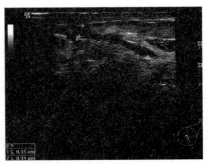

图19-24 乳腺导管扩张症Ⅰ型

乳腺导管不均匀扩张,管壁光滑,无明显增厚,导管内
可见点状弱回声,导管腔内未见实性回声充填

2.Ⅱ型(浆块型)

腺体层内出现囊实性团块,实性成分位于导管内和/或导管周围(图19-25A)。彩色多普勒超声显示团块内可检出动脉血流信号,多位于中心部位,血流信号丰富或不丰富(图19-25B);血流速度一般较低,有学者报道峰值血流速度:$(17.2\pm8.57)$cm/s,RI:$0.60\pm0.07$。

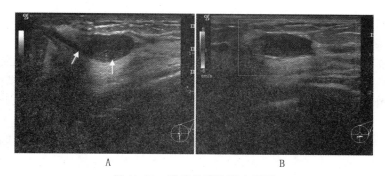

**图 19-25 乳腺导管扩张症Ⅱ型**

二维图像腺体层内出现囊实性团块,肿块位于导管旁(A箭头示肿块及导管),CDFI示肿块内未见明显彩流信号(B)

### 3.Ⅲ型

乳晕区或者周围带腺体层内有实性团块,团块周边可见弱回声带,内部回声为均匀稍强或者不均匀实性回声,彩色多普勒超声显示病灶内及周围未见明显彩流信号或仅见少许点状彩流信号(图 19-26)。

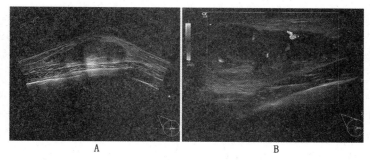

**图 19-26 乳腺导管扩张症Ⅲ型**

乳晕区腺体层内有实性团块,团块周边可见弱回声带,内部回声为不均匀实性低回声(A),彩色多普勒超声显示病灶内及周围可见少许点状彩流信号(B)

### 4.Ⅳ型

腺体层部分或者完全液化的脓肿样回声,边界不清楚,液化区可见细小运动点状回声,边缘血供较丰富,液化区无血流显示(图 19-27)。

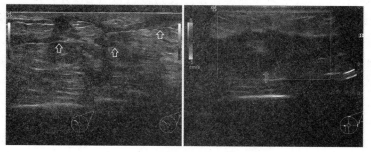

**图 19-27 乳腺导管扩张症Ⅳ型**

腺体层部分或者完全液化的脓肿样回声,边界不清楚,液化区可见细小运动点状回声,边缘可见少许血流,液化区无血流显示

以上表现既可单独存在,亦可同时出现。

**（三）鉴别诊断及比较影像分析**

在乳腺导管扩张症的诊断及鉴别诊断中,不同临床表现、不同进展阶段的乳腺导管扩张症表现均需与相应的疾病鉴别。如导管扩张型需与导管内乳头状瘤所引起的导管扩张相鉴别,脓肿型需与急性化脓性乳腺炎所形成的脓肿相鉴别,实性团块型需与乳腺结核及乳腺癌相鉴别。具体鉴别如下。

（1）导管扩张型与导管内乳头状瘤:二者均可表现为乳头溢液,但前者声像图为扩张乳管内点状弱回声,团块影少见;后者声像图表现为扩张乳管内边缘欠规则的实质性团块影,团块内部可见彩色血流信号。

（2）脓肿型与急性化脓性乳腺炎:二者从声像图上很难鉴别,需结合临床。前者发生于非哺乳期妇女,病程较长,病灶多位于乳晕区,其临床症状较一般乳腺炎轻,且抗感染治疗效果差;后者中90%发生于哺乳期妇女,病灶多在乳腺的外下象限或乳腺后,血白细胞总数显著增高,抗感染治疗有效。

（3）实质团块型与乳腺结核及乳腺癌。①与乳腺结核的鉴别:部分导管扩张症病灶内可见扩张导管,而乳腺结核病灶内常无扩张导管,所以单从声像图上二者鉴别困难,原发性乳腺结核很少见,临床上所见的乳腺结核多合并其他部位的活动性结核病灶,病理检查可发现病灶内干酪状坏死区。②与乳腺癌的鉴别:乳腺癌肿瘤,声像图表现为前、侧方有厚薄不均的强回声带包绕的弱回声肿块,其边缘不齐,可见蟹足状突起,形态不规则,肿块纵横比大于1,且多见沙砾样钙化,病灶后方回声衰减,团块内血流丰富,血流分布紊乱,RI 常大于 0.7。

（4）实质团块型与肉芽肿性乳腺炎结节/肿块型:单从二维声像图上两者鉴别困难,部分导管扩张症病灶内可见扩张导管,彩色多普勒血流显示肉芽肿性乳腺炎结节/肿块型常表现为较丰富血流且多位于周边,而实质团块型血流相对较少且多位于中心部位。

（5）乳腺导管扩张症早期与单纯性乳腺导管扩张鉴别困难,随着疾病的进展,当乳腺导管扩张症表现为浆细胞性乳腺炎时,则容易鉴别。

# 四、肉芽肿性乳腺炎

**（一）临床概述**

肉芽肿性乳腺炎(granulomatous mastitis,GLM)是一类以肉芽肿为主要病理特征的乳腺慢性炎症,包括多个临床病种,其中肉芽肿性乳腺炎较为多见,病因不明。肉芽肿性炎症以乳腺小叶为中心,故叫肉芽肿性小叶性乳腺炎,1972 年 Kessler 首先报道,病名得到多数学者的认可。以前有人叫特发性肉芽肿性乳腺炎、乳腺肉芽肿或肉芽肿性小叶炎,是指乳腺的非干酪样坏死局限于小叶的肉芽肿病变,查不到病原体,可能是自身免疫性疾病,像肉芽肿性甲状腺炎、肉芽肿性睾丸炎一样,易与结核性乳腺炎混淆,以前发病率不高,所以,临床和病理医师都对其观察研究不多。

其临床表现主要为乳腺肿块,疼痛,质地较硬,形态不规则,与正常组织界限不清,也可有同侧腋下淋巴结肿大。发病突然或肿块突然增大,几天后皮肤发红形成小脓肿,破溃后脓液不多,久不愈合,红肿破溃此起彼伏。

肉芽肿性乳腺炎病理表现为肿块无包膜,边界不清,质较硬韧,切面呈灰白间质淡棕黄色,弥漫分布着粟粒至黄豆大小不等的暗红色结节,部分结节中心可见小脓腔。镜下见病变以乳腺小叶为中心,呈多灶性分布;一般局限在乳腺小叶内,少数亦可累及乳腺小叶外。病变小叶的末梢导管或腺泡大部分消失,少数在边缘区尚有残存的乳腺小叶内导管。病变多呈结节状,大小不等,主要由淋巴细胞、上皮样细胞、多核巨细胞及少量中性粒细胞构成,偶见浆细胞。病变中常见中性粒细胞灶,无干酪样坏死及结核分枝杆菌,无真菌,无脂质结晶及明显的泡沫细胞、扩张的导管。

肉芽肿性小叶性乳腺炎一旦确诊,手术治疗效果较好,而关键在于明确诊断。手术是治疗本病的主要手段,既要彻底切除病变,防止复发,又要最大限度地保留正常组织,台上整形,尽量保持乳房的完美。术后中药治疗至少半年,以改变机体超敏状态,肃清残余病灶,减少复发。

**(二)超声表现**

根据肉芽肿性乳腺炎声像图表现与病理对照分析,可将其分为结节/肿块型、片状低回声型和弥散型,上述各型是疾病发展或转归的不同时期的表现,各分型间相互转化。

其二维超声及彩色多普勒表现分别如下。

1.结节/肿块型

常为本病初起改变,表现为边界模糊、不规则形态及不均匀的低回声或低无混合回声结节/肿块,结节/肿块内伴有或不伴有无回声区(图19-28)。结节/肿块内呈中等血流信号,部分病变区内及病变边缘部常可见较丰富彩流信号,血管走行不规则,部分血流纤细,常无粗大、走行迂曲的血管。

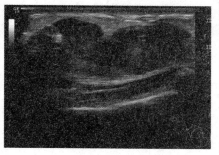

**图19-28　肉芽肿性乳腺炎肿块型**
边界不清的低回声肿块,内回声不均匀

2.片状低回声型

边界不清的片状低回声(图19-29A)。皮肤表面伴有或不伴有局部破溃,片状低回声位于腺体内,也可向皮下延伸,可伴有局部皮肤破溃;伴局灶坏死液化时,片状低回声区内可伴有细密点状回声,加压前后细密点状回声有运动感;片状低回声区呈中等丰富血流信号,部分病变区内及病变边缘部常可见较丰富彩流信号,血管走行不规则,部分血流纤细(图19-29B);病变无血流显示区常为肉芽肿性结节或坏死区域。片状低回声内合并大量脓肿时,可见大量的细密运动点状回声;片状低回声边缘部及周边仍可见较丰富彩流信号。

3.弥散型

局部未见明显肿块回声,仅为腺体发硬,为小叶内散在分布的肉芽肿性炎和微脓肿,常跨越多个象限存在,病变区域回声无正常腺体显示且回声明显低于正常腺体组织,部分弥漫低回声区内可见散在中等回声。并发脓肿形成时可在低回声区内细密点状回声,加压见前后细密点状回声有运动感(图19-30)。病变区内及病变边缘部常可见较丰富彩流信号,血管走行不规则,部分血流纤细。

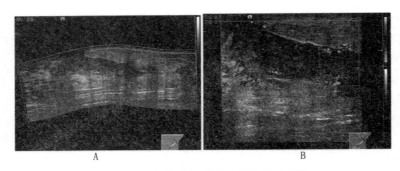

**图 19-29 肉芽肿性乳腺炎片状低回声型**

A.乳头旁边界不清的片状低回声,内回声不均匀,延伸至皮下,片状低回声区中央部可见细密点状回声,有运动感。B.CDFI 示其内大部分可见明显丰富彩流信号,中央部无彩流显示

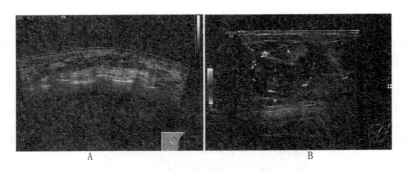

**图 19-30 肉芽肿性乳腺炎弥散型**

局部未见明显肿块回声,可见局部腺体内大片状低回声区,无明显边界,内部回声减低、不均匀,弥漫低回声区内间有部分中等回声(A)。彩色多普勒显示片状低回声区内部分区域及周边血流信号明显增多、丰富,片状低回声区部分区域无彩流显示(B)

频谱多普勒表现:肉芽肿性乳腺炎病变区域频谱常呈低阻血流频谱。

超声弹性成像示病变区质地较软。肉芽肿性乳腺炎超声诊断困难,必要时可穿刺活检。

**(三)鉴别诊断及比较影像分析**

(1)本病结节/肿块型酷似乳腺癌,易造成误诊误治。肉芽肿性乳腺炎二维超声图像及钼靶片均表现为形态不规则、回声不均匀等恶性征象,加上多数患者伴有同侧腋下淋巴结肿大,因此极易考虑为乳腺癌,是误诊的主要原因之一。但经仔细观察,仍可发现两者之间的不同:①虽然形态均不规则,但乳腺癌肿块边缘的角状突起常常细而尖,可能与恶性肿瘤的侵蚀性生长特性有关,而本病角状边缘多较粗钝。②肉芽肿性乳腺炎肿块内散在分布的小囊状、管状无回声,而乳腺癌肿块内出现无回声区较少见。③典型的乳腺癌肿块内部多有微小的钙化斑点,而本病仅在伴有脓肿的病灶内可见细小点状回声,为黏稠脓液内的反射,亮度不如乳腺癌肿块内部的钙化斑点;肉芽肿性乳腺炎尤其与超声下钙化点呈阴性表现的乳腺癌肿块鉴别难度较大,此时应进一步行 CDFI 检查。④肉芽肿性乳腺炎与乳腺癌血流信号检出率均较高,但肉芽肿性乳腺炎内血管走行自然,乳腺癌肿块内血管排列不规则、迂曲且粗细不一。⑤肉芽肿性乳腺炎内动脉 RI 常小于 0.70,而乳腺癌肿块内动脉 RI 常大于 0.70。

(2)本病伴有红肿、化脓时,可误诊为乳腺导管扩张症、乳腺结核或一般细菌性脓肿,而行错误的切开引流。

（3）肉芽肿性乳腺炎结节/肿块型与乳腺导管扩张症实质团块型相鉴别。

（4）肉芽肿性乳腺炎结节/肿块型同时需与局限脂肪坏死相鉴别，但后者多见于 40 岁以上女性，特别是体型肥胖者；且为外伤引起的无菌性炎症。

（5）片状低回声型易误诊为其他类型乳腺炎，本病声像图上类似乳腺脓肿，但脓肿囊壁往往较厚。当病变中心出现囊状、管状或簇状更低回声区、病变内透声差并见密集的点状弱回声，高度提示脓肿形成。CDFI 病变边缘部血流明显较其他类型乳腺炎丰富。

（6）弥漫型肉芽肿性乳腺炎需与乳腺结核的混合型及窦道型相鉴别，乳腺结核常继发于其他部位的结核，病程缓慢，初期无触痛；而肉芽肿性乳腺炎伴疼痛，且发病突然，抗感染及抗结核治疗无效。

（周　建）

# 第二十章　胸部疾病的超声诊断

## 第一节　先天性心脏病

先天性心脏病可分为发绀型和非发绀型两类,超声检测是诊断的必要手段,主要观测心脏方位、各房室有无增大、心内结构有无中断、房室连接及大动脉与心室连接是否异常,腔室有无异常结构、心脏内部血流是否异常。以下介绍最常见的几种先天性心脏病。

### 一、房间隔缺损

房间隔缺损是最常见的先天性心脏病之一,其发病率占先天性心脏病的 16%～22%。根据缺损部位不同,房间隔缺损可分为五型。①继发孔型房间隔缺损:最为常见,约占房间隔缺损的70%,缺损位于房间隔中部卵圆窝部位,男女比例约为 1:2。卵圆窝部位结构菲薄,在发育过程中,其上可出现多个小孔,形成所谓的筛孔样房间隔缺损。②原发孔型房间隔缺损:占房间隔缺损的 15%～25%,男女发病率相近,缺损位于卵圆窝的下前方与室间隔相连的部位,可伴有房室瓣叶裂。③静脉窦型房间隔缺损:又分为上腔静脉型和下腔静脉型两种,占 4%～10%,缺损位于上腔静脉或下腔静脉开口处,常伴有肺静脉异位引流。④冠状窦型房间隔缺损:缺损位于冠状静脉窦顶部及左心房后壁,发病率小于 1%。⑤混合型房间隔缺损:具有上述两种以上的巨大缺损。

房间隔缺损患者,左心房压力高于右心房压力,故产生心房水平的由左向右分流,右心容量负荷增加,使右心房右心室扩大。后期,肺动脉压力升高,右心压力大于左心压力时,则可出现心房水平的右向左分流。单纯房间隔缺损时,于胸骨左缘第 2、第 3 肋间可闻及收缩期喷射性杂音,肺动脉瓣区第二心音固定性分裂。

#### (一)超声表现

胸骨旁心底短轴观、胸骨旁四腔心观、剑突下四腔心观及剑突下腔静脉长轴观是诊断房间隔缺损的常用切面。

1.二维及 M 型超声心动图

(1)房间隔回声中断是诊断房间隔缺损的直接征象,表现为正常房间隔线状回声带不连续。继发孔型房间隔缺损回声失落位于房间隔中部,其四周见房间隔回声;原发孔型房间隔缺损回声中断位于房间隔下部靠近十字交叉,静脉窦型房间隔缺损在剑突下腔静脉长轴观显示最清晰,于上腔静脉或下腔静脉开口处房间隔回声中断。大多数缺损处断端回声增强（图 20-1）。在所有的观察切面中剑突下四腔心观对观察和判断房间隔回声中断最具可靠性。

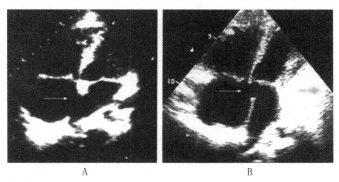

图 20-1　房间隔缺损

A.继发孔缺损；B.原发孔缺损，→示缺损处

（2）右心房、右心室扩大，右心室流出道增宽，肺动脉内径增宽，室间隔与左心室后壁呈同向运动，这是诊断房间隔缺损的间接征象。

2.多普勒超声心动图

彩色多普勒显示房间隔中断处以红色为主的中央为亮黄色的穿隔血流。频谱多普勒于房间隔中断处右心房侧，显示来源于左心房的湍流频谱，其分流速度较低，占据收缩期和舒张期。当合并肺动脉高压时，若左、右心房压力相等则在房间隔中断处无分流。当右心房压力大于左心房压力时，缺损处显示从右向左的以蓝色为主的穿隔血流。此外，声学造影和经食管超声检测对房间隔缺损诊断有重要意义。

**（二）探测要点**

房间隔缺损超声图像上常常出现假阳性。心尖四腔心观房间隔因与声束平行而产生回声中断，可应用胸骨旁四腔心观或剑突下四腔心观扫查避免误诊。另外，彩色多普勒血流显像心房水平见红色的穿隔血流，可能是切面中显示冠状静脉窦造成的假象，可多切面扫查是否在其他切面也出现，并观察右心是否扩大，上述两条都出现时才能确定房间隔缺损。

## 二、室间隔缺损

室间隔缺损是常见的先天性心脏病，其发病率约占先天性心脏病的 20%。室间隔缺损可单独存在，亦常为复杂的心血管畸形的组成部分。室间隔由膜部和肌部组成，膜部室间隔靠近主动脉瓣、二尖瓣前叶、三尖瓣隔叶与前叶的部分，肌部室间隔是由肌组织构成的部分。

通常左心室收缩压明显高于右心室收缩压，两者间存在压差。因此，室间隔缺损时，左心室的部分血流可在收缩期由缺损处进入右心室，产生左向右分流。分流量的大小取决于缺损的大小和两心室间的压力差。由于左向右分流，右心容量负荷增加，肺血流量增多，肺血管长期痉挛，使肺小血管内膜和中膜增厚，右心室阻力负荷便增加。当右心室压力负荷接近甚至超过左心室压力时，可发生心室水平的无分流或右向左分流，右向左分流时称为艾森曼格综合征。单纯室间隔缺损，于胸骨左缘第 3、第 4 肋间可闻及收缩期杂音并伴有震颤，肺动脉瓣区第二心音亢进。

室间隔缺损分型方法很多，一般多采用改良 Soto's 分类法，根据室间隔的解剖特点及缺损部位，将室间隔缺损分为四大类型。①膜周部室间隔缺损：此型最常见，占全部室间隔缺损的

70%～80%；②流入道型室间隔缺损：又称隔瓣下室间隔缺损，较少见，占室间隔缺损的5%～8%，位于三尖瓣隔叶根部下方；③双动脉下型室间隔缺损：又称干下型室间隔缺损，较少见，占室间隔缺损的5%～10%，位于主动脉及肺动脉根部下方；④肌部室间隔缺损：少见，缺损部位在室间隔肌部。

**（一）超声表现**

室间隔缺损的常用切面有左心室长轴观、胸骨旁心底短轴观、心尖四腔心观、右心室流出道长轴观、左心室短轴观及心尖五腔心观等。

1.二维超声心动图及M型超声心动图

（1）典型的室间隔回声中断是诊断室间隔缺损的直接征象。膜周部缺损多在心尖五腔心观和胸骨旁心底短轴观显示。在胸骨旁心底短轴观，膜周部室间隔缺损位于10～12点处，干下型缺损多位于肺动脉瓣下，相当于1点处；肌部室间隔缺损可应用心尖四腔心观及不同水平左心室短轴观显示，缺损位于室间隔中下段肌部；隔瓣下型室间隔缺损多于心尖四腔心观及右心室流出道长轴观显示，缺损多位于三尖瓣隔瓣下方（图20-2）。

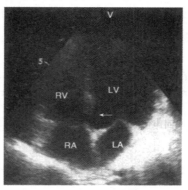

**图 20-2　膜周部室间隔缺损**
←示缺损处

（2）左心室左心房扩大：缺损较小时左心室不扩大，中等以上的缺损左向右分流量多，出现左心室、左心房扩大，左心室壁搏动增强，二尖瓣活动幅度增大。

（3）右心室流出道增宽及肺动脉扩张，搏动增强。

（4）肺动脉高压：二维超声心动图显示肺动脉增宽，肺动脉瓣开放时间短及收缩期振动。M型显示肺动脉瓣曲线常表现为a波消失，EF段平坦，CD段见扑动波，呈W形。

2.多普勒超声心动图

（1）彩色多普勒：于室间隔缺损处显示一束红色为主的五彩镶嵌血流从左心室进入右心室（图20-3）。

（2）频谱多普勒：将取样门置于室间隔缺损处的右心室侧，显示收缩期左向右分流频谱，呈单峰波型，速度较高；但缺损较小的肌部缺损、室间隔缺损合并肺动脉高压及室间隔缺损合并右心室流出道狭窄者，分流速度可较低。巨大室间隔缺损患者，两侧心室压力基本一致，分流速度很低，甚至无明显分流。分流量较大的室间隔缺损肺动脉压力明显增高，可显示收缩期心室水平右向左分流。

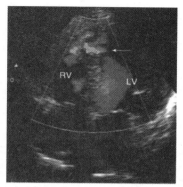

图 20-3　肌部室间隔缺损的彩色多普勒
←示室间隔缺损

**（二）鉴别诊断**

（1）主动脉窦瘤破入右心室流出道在二维超声心动图上,若主动脉瓣显示不太理想时,有可能将窦瘤破裂误以为是室间隔缺损。此外,主动脉窦瘤破裂也常合并室间隔缺损。主要鉴别在于主动脉窦瘤破裂为持续整个心动周期的左向右分流,因此,用彩色多普勒和频谱多普勒很容易鉴别。

（2）右心室流出道狭窄:右心室流出道狭窄患者在彩色多普勒探查时显示右心室流出道内的收缩期高速五彩镶嵌的血流。应观察其起始部位,避免误诊。另外,室间隔缺损也可合并右心室流出道狭窄,由于室间隔的过隔血流掩盖了右心室流出道狭窄的血流,更易使右心室流出道狭窄漏诊。

**（三）探测要点**

较大的室间隔缺损通过二维超声及彩色多普勒血流显像较易于诊断,但较小的室间隔缺损二维超声不易发现,需配合彩色多普勒血流显像及多普勒频谱才能诊断,此时在室间隔处五彩血流上取频谱,可有收缩期高速的湍流频谱。

## 三、动脉导管未闭

动脉导管未闭是常见的先天性心脏病,其发病率占先天性心脏病的 21%。动脉导管是胎儿期连接主动脉与肺动脉的正常血管,一端起于肺动脉主干分叉处或左肺动脉近端,另一端与降主动脉近端相连。正常胎儿出生后动脉导管闭合形成动脉韧带。如果出生一年后动脉导管仍未闭合,则为病理状态。根据动脉导管的形态不同,可分为管型、漏斗型、窗型及主动脉瘤型四种。由于主动脉压力较肺动脉压力高,血流连续从主动脉经未闭的动脉导管进入肺动脉,造成肺动脉增宽,左心房左心室扩大。血流长期分流使肺动脉压力升高。当压力接近或超过主动脉压力时,产生双向或右向左分流(艾森曼格综合征)。患者胸骨左缘第 2 肋间外侧可闻及收缩期和舒张期连续性响亮、粗糙的杂音,伴有震颤,部分有水冲脉。

**（一）超声表现**

左心室长轴观、胸骨旁心底短轴观、胸骨上窝主动脉长轴观及心尖四腔心观为动脉导管未闭探测常用的切面。

1.二维超声心动图

（1）多切面显示降主动脉（左锁骨下动脉开口水平）与主肺动脉之间异常通道,呈管状、瘤状、漏斗状或降主动脉与肺动脉紧贴并中间回声中断。

（2）左心房、左心室扩大。

（3）肺动脉增宽。

2.M 型超声心动图

肺动脉高压肺动脉瓣曲线 a 波变浅甚至消失,收缩期提前关闭,CD 段有切迹,呈 V 形或 W 形。

3.多普勒超声心动图

（1）彩色多普勒:动脉导管较小时,从降主动脉向肺动脉的分流,呈红色为主的五彩血流,沿主肺动脉外侧壁走行,持续整个心动周期。舒张期因肺动脉瓣关闭,其高速分流可折返回主肺动脉的内侧缘,为蓝色,产生所谓舒张期前向血流。动脉导管较大时,分流束明显变宽,甚至充满整个主肺动脉。

（2）频谱多普勒:将取样门置于未闭的动脉导管口肺动脉侧,显示持续整个心动周期的连续性湍流频谱(图 20-4)。

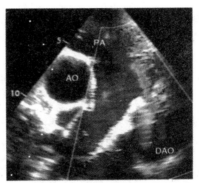

**图 20-4    动脉导管未闭**

大动脉短轴切面示动脉导管未闭(AO:主动脉,PA:肺动脉,DAO:降主动脉)

**(二)鉴别诊断**

1.主动脉-肺动脉间隔缺损

主动脉-肺动脉间隔缺损又称主动脉-肺动脉窗,为先天性升主动脉和主肺动脉之间管壁发育障碍,形成大血管之间的交通并产生左向右分流,在主-肺动脉内见一连续性分流,鉴别要点见表 20-1。主动脉-肺动脉间隔缺损较罕见,患儿年龄小,因此青少年患者一般不考虑此病。

**表 20-1    动脉导管未闭与主动脉-肺动脉间隔缺损的超声表现鉴别要点**

|  | 动脉导管未闭 | 主动脉-肺动脉间隔缺损 |
| --- | --- | --- |
| 病变部位 | 降主动脉与主肺动脉分叉处或左肺动脉之间 | 升主动脉和主肺动脉间隔缺损 |
| 显示 | 易显示 | 不易显示 |
| 异常血流 | 朝向肺动脉瓣 | 几乎与主肺动脉垂直 |
| 频谱形态 | 为正向,分流速度较高,一般＞4 m/s,高峰在收缩期,呈双梯形 | 分流速度在收缩期早期达到高峰,然后在整个心动周期逐渐下降 |

2.主动脉窦瘤破裂

主动脉右冠窦破入右心室流出道,临床表现有时很难与动脉导管未闭区别,超声鉴别在于清晰显示异常血流先进入右心室流出道,再进入主肺动脉。

3.冠状动脉-肺动脉瘘

冠状动脉(以左冠状动脉多见)开口于肺动脉时,可在肺动脉内探及连续性左向右分流,此时要注意与动脉导管未闭鉴别。冠状动脉多开口于肺动脉的侧壁。另外,冠状动脉本身可有异常。

（三）探测要点

于胸骨旁心底短轴观要注意显示主肺动脉长轴及其左右分支,此时降主动脉为横断面图,而未闭的动脉导管为降主动脉与肺动脉分叉处或左肺动脉之间短粗的管道回声。适当旋转探测角度以清楚显示动脉导管的全程。胸骨上窝观首先显示主动脉弓和降主动脉的长轴观,稍向逆时针方向旋转探头,即可显示肺动脉与降主动脉之间的导管回声。彩色血流显像显示从降主动脉流向肺动脉的五彩血流信号是确诊的重要步骤。同时显示双期分流频谱是必要的依据。

## 四、法洛四联症

法洛四联症是复合性心脏畸形,占发绀型先心病的 60%～70%。法洛四联症包括以下 4 种心脏畸形。①肺动脉狭窄:胎心发育过程中,动脉干内主-肺动脉隔异常右移,导致肺动脉口狭窄和主动脉根部明显增宽。肺动脉狭窄好发部位依次为右心室流出道(漏斗部)、肺动脉瓣(膜部)、肺动脉干等。②室间隔缺损:由于主-肺动脉隔右移与室间隔不能连接,在主动脉口之下形成较大的室间隔缺损。如同时再伴有卵圆孔未闭或房间隔缺损者,则称法洛五联症。③主动脉骑跨:主动脉根部增宽,其右缘超越室间隔骑跨于左心室右心室之间,骑跨率为 30%～50%。④右心室肥厚:因肺动脉狭窄,右心室排血受阻,压力增高,故继发右心室肥厚。

法洛四联症的血流动力学改变是主动脉增宽,肺动脉和/或右心室流出道狭窄;右心室增大,取决于肺动脉狭窄的程度,肺动脉狭窄越严重,肺循环阻力越大,肺循环气体交换的血流量越少,发绀越重。另外,由于室间隔缺损及肺循环阻力增大,引起右向左分流,更加重了发绀。患者胸骨左缘可闻及响亮的收缩期杂音,第二心音亢进。多伴有发绀及杵状指。

（一）超声表现

左心室长轴观、胸骨旁心底短轴观、右心室流出道长轴观及心尖四腔心观为法洛四联症常用切面。

1.二维超声心动图

(1)肺动脉狭窄:胸骨旁心底短轴观见漏斗部、肺动脉瓣环(膜部)和/或肺动脉主干有程度不等的狭窄或狭窄后扩张表现,肺动脉瓣叶位置正常。

(2)室间隔缺损:表现为主动脉根部前壁与室间隔连续中断。

(3)主动脉骑跨:主动脉增宽,主动脉前壁前移,后壁与二尖瓣前叶仍相连,形成特有的"骑跨"征象(图 20-5)。

(4)右心室前壁增厚,右心房右心室增大,左心房、左心室正常或略小。

2.多普勒超声心动图

(1)彩色多普勒:左心室长轴观,收缩期见一束红色血流信号从左心室流出道进入主动脉,同时右心室侧见一束蓝色分流经室间隔缺损处进入左心室及主动脉;舒张期见一束红色分流经室间隔缺损处从左心室进入右心室。心底短轴观,于收缩期在右心室流出道或肺动脉狭窄处见五彩镶嵌的湍流信号。

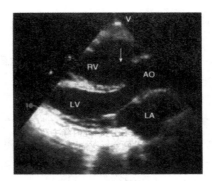

**图 20-5　法洛四联症**

↓示主动脉骑跨及室间隔缺损

（2）频谱多普勒：左心室长轴观，取样门置于室间隔缺损处，见收缩期向下，舒张期向上的双向频谱；胸骨旁心底短轴观，取样门置于右心室流出道和/或肺动脉干内狭窄处可见全收缩期双向实填频谱。

**（二）鉴别诊断**

**1.法洛三联症**

其特点为肺动脉狭窄，右心室肥厚，房间隔缺损（多为卵圆孔未闭），但无室间隔缺损和主动脉骑跨。

**2.法洛五联症**

在法洛四联症的基础上合并房间隔缺损或卵圆孔未闭。

**（三）探测要点**

法洛四联症中右心室壁增厚通常测量左心室长轴观的右心室前壁厚度相对容易。主动脉骑跨是指主动脉前壁右移，右心室内血液可流入主动脉，也是通过左心室长轴观显示的。室间隔缺损多为膜周型室间隔缺损，二维超声可清晰显示。右心室流出道或肺动脉狭窄多通过右心室流出道长轴观或胸骨旁心底短轴观显示。

（于淑芳）

# 第二节　扩张型心肌病

扩张型心肌病（dilated cardiomyopathy，DCM）既往称为充血型心肌病，是原发性心肌病的最常见类型，其特点是心肌收缩无力，心排血量减少，心脏普遍扩大。扩张型心肌病病因不明，发病因素有可能为感染、营养缺乏、酒精中毒、代谢性疾病或自身免疫性疾病等。

## 一、病理解剖

扩张型心肌病的主要病理解剖改变是全心扩大（全心型）或左心扩大为主（左心室型）或右心扩大（右心室型）。心肌重量增加，心肌纤维不均匀肥大、退行性病变及间质性纤维化，室壁厚度低于正常，心内膜纤维性增厚和心外膜轻度局灶性淋巴细胞浸润。心肌间质性纤维化是最常见的病变,呈灶性分布于室壁的内缘,也可出现心壁成片受损,心脏的起搏传导系统均可受侵犯;晚期可有心肌细胞溶解;双侧心房亦可扩大,心室腔内常见附壁血栓。

## 二、血流动力学

扩张型心肌病的患者,心肌病变使心脏收缩力减弱,左心室射血分数和每搏输出量下降。早期每搏输出量减少由增加心率代偿,心排血量尚可维持。后期失代偿,左心室收缩末期残余血量增多,舒张末期压增高,心腔扩大,瓣环增大,造成二尖瓣、三尖瓣关闭不全,发生充血性心力衰竭。进而左心房、肺静脉压及肺动脉压力相继升高,最后出现右心衰竭,心腔进一步扩大,心室壁内张力增大,氧耗增多,心肌变薄、心率加速引起心肌相对缺血,而心肌摄氧的能力已达极限,因而可引起心绞痛;当心脏传导系统受累可引起各种心律失常。

## 三、诊断要点

### (一)定性诊断

**1.二维超声心动图**

各房室腔均明显扩大,以左心室扩大更显著,左心室流出道明显增宽;严重者整个心脏呈球形扩大伴肺动脉增宽。心腔的扩大以前后、左右径增加为显著。相对缩小的二尖瓣口与扩大的心腔形成明显的"大心腔、小瓣口"。随着心腔的扩大,腱索与乳头肌出现相应的延长和肥大。在左心室收缩功能明显减退的患者,左心室内可见附壁血栓形成或合并心包积液。

**2.M 型超声心动图**

心室壁多数变薄,呈弥漫性运动幅度减低,以室间隔为明显;室壁增厚率、左心室短轴缩短率明显下降;二尖瓣开放幅度的减低和左心室舒张末期内径的增大,使舒张早期二尖瓣前叶 E 峰与室间隔之间的距离增大(图 20-6)。

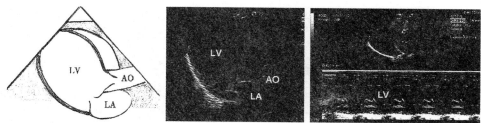

**图 20-6　左心室长轴切面见左心室扩大,二尖瓣相对缩小(大心腔、小瓣口),M 型超声见室壁运动明显减弱,舒张期二尖瓣 E 峰顶端至室间隔左心室面间的距离(EPSS)增大**

(LA:左心房;LV:左心室;AO:主动脉)

**3.彩色多普勒超声心动图**

心室收缩功能下降,导致各瓣口的血流速度降低,瓣口血流显色暗淡。由于瓣环扩大及乳头肌和腱索向心尖的移位,收缩期二尖瓣及三尖瓣瓣尖对合不良,瓣口关闭不全,于左心房及右心房内可探及反流束(图 20-7)。

**4.频谱多普勒**

左心室收缩功能下降,导致左心室流出道及主动脉瓣口流速下降。在病程早期,二尖瓣正向血流频谱 E 波流速下降,A 波流速增高,随着病情发展,E 波升高,A 波流速减低。收缩期二尖瓣及三尖瓣瓣尖对合不良,瓣口关闭不全,于左心房及右心房内可探及反流频谱。

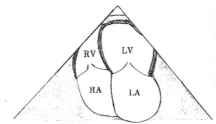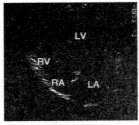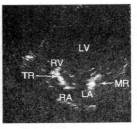

图 20-7　四腔心切面见左心扩大,二尖瓣、三尖瓣相对性关闭不全

(LA 左心房;RV 右心室;LV 左心室;RA 右心房;MR 二尖瓣反流;TR 三尖瓣反流)

**(二)定量诊断**

(1)心腔扩大,左心室舒张末径大于 55.0 mm。左心室流出道增宽,前后径大于 35.0 mm。M 型超声心动图显示舒张期二尖瓣 E 峰顶端至室间隔左心室面间的距离(EPSS)大于 10.0 mm(正常为 2.0~5.0 mm)。

(2)左心室收缩功能下降,射血分数小于 50.0%。收缩功能下降可采用如下分级标准:在静息状态下,小于 50.0%可认为左心室收缩功能减低,41.0%~50.0%时为轻度减低,30.0%~40.0%时为中度减低,小于 30.0%为重度减低。

(3)通过测量扩张型心肌病患者的二尖瓣和肺静脉瓣血流频谱,可将患者左心室充盈异常分为轻度舒张功能受损、中度舒张功能受损、重度舒张功能受损和非常严重舒张功能受损 4 个阶段。

## 四、诊断注意点

诊断中要注意排除风湿性心脏病、冠心病、高血压性心脏病、先天性心脏病等所致的心肌病变。

## 五、鉴别诊断

### (一)冠状动脉粥样硬化性心脏病

冠脉广泛受累患者超声显示心脏扩大,可伴有心力衰竭、心功能降低、室壁运动减弱、心律失常等表现,与扩张型心肌病十分相似。鉴别点为:冠状动脉粥样硬化性心脏病大多表现有节段性室壁运动异常,而扩张型心肌病的室壁运动以弥漫性减弱为特征。对少数扩张型心肌病患者伴有节段性室壁运动异常引起鉴别诊断困难时,可行多巴酚丁胺超声心动图负荷试验进一步鉴别。

### (二)高血压性或肺源性心脏病

晚期高血压性心脏病左心室明显扩大,室壁运动幅度减低应与左心型扩张型心肌病鉴别:高血压性心脏病患者均有长期高血压病史,左心室室壁增厚,升主动脉增宽及左心室舒张功能异常。肺源性心脏病表现右心增大应与右心扩张型心肌病鉴别:肺源性心脏病患者右心室压力负荷过重,超声心动图检查可见右心室壁增厚,运动增强,肺动脉压明显升高。

### (三)器质性心脏瓣膜病

当风湿性病变累及二尖瓣造成二尖瓣反流时,左心明显扩大,疾病晚期左心室室壁运动幅度明显降低,左心室射血分数下降,与扩张型心肌病合并二尖瓣反流相似;但风湿性心脏病常有瓣膜显著病变,如二尖瓣瓣尖的结节样增厚,脱垂或腱索断裂,多数患者合并二尖瓣狭窄。

**（四）病毒性心肌炎**

急性病毒性心肌炎的超声表现与扩张型心肌病类似，鉴别主要根据临床表现及实验室检查结果（病毒性心肌炎患者常有上呼吸道感染、腹泻等病毒感染病史，病毒学检查阳性，血清酶 CK、CK-MB 水平升高）。

（于淑芳）

# 第三节　肥厚型心肌病

肥厚型心肌病（hypertrophic cardiomyopathy，HCM）是指不明原因的左心室心肌的非对称性肥厚，心腔缩小，心室顺应性减弱，左心室流出道狭窄，收缩功能亢进，舒张功能减退。出现左心室流出道狭窄者，称为肥厚型梗阻性心肌病，不出现左心室流出道狭窄者，称为肥厚型非梗阻性心肌病。

## 一、病理解剖

肥厚型心肌病主要累及左心室中层环行肌，心室壁呈普遍性、局限性或向心性肥厚，通常多为非对称性室间隔肥厚；当室间隔与左心室游离壁增厚相近时，不易发生左心室流出道梗阻。当室间隔比心室游离壁厚时，左、右心室流出道可能发生梗阻。左心室流出道梗阻的患者，由于收缩期二尖瓣长期向前接触左心室流出道内膜，可造成该处内膜损伤增厚。在室间隔肥厚的患者中，肥厚部位常位于室间隔上 2/3，室间隔下 1/3 部位的肥厚较少见；部分患者也可见全段室间隔均明显肥厚，左心室腔呈一窄腔，常伴有右心室肥厚。心尖部肥厚型心肌病是一种少见类型，通常不伴有流出道梗阻。另有少数变异型肥厚型心肌病患者表现为左心室中部的哑铃形肥厚，产生肌性狭窄。个别患者可有整个左心室的向心性肥厚。

## 二、血流动力学

肥厚型梗阻性心肌病患者，收缩期肥厚的室间隔凸入左心室流出道，造成梗阻；使二尖瓣前叶与室间隔靠近而向前移位，引起左心室流出道狭窄与二尖瓣关闭不全，此作用在收缩中、后期较明显。左心室射血早期，流出道梗阻轻，射出约 30.0% 每搏输出量，其余 70.0% 在射血中晚期射出。流出道梗阻在收缩期造成左心室腔与流出道之间有压力差，而流出道与主动脉间无压力差。有些患者在静息时流出道梗阻不明显，运动后变为明显。肥厚型非梗阻性心肌病患者，无相应血流动力学改变。

晚期患者由于心肌纤维组织的进一步增多，心肌收缩力减弱，每搏输出量减少，心室收缩与舒张末期存血量增多，射血分数减少，心腔扩大，由于心室舒张末压增高，心房压增高致肺循环和体循环压增高，继而发生心力衰竭。

## 三、诊断要点

**（一）定性诊断**

1.二维超声心动图

左心室内膜增厚、非对称性心肌肥厚，左心室流出道狭窄；左心室腔内径变小，收缩末期容量显著变小甚至闭塞;部分患者可于左心室心尖部探及血栓回声(图 20-8)。

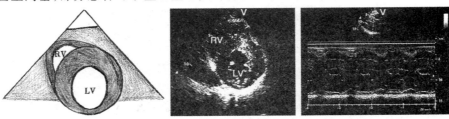

图 20-8　左心室短轴切面及 M 型超声心动图显示室壁非对称性增厚

(LV 左心室;RV 右心室)

2.M 型超声心动图

在多数患者中,二尖瓣曲线可观察到收缩期二尖瓣前向运动(sys-tolic anterior motion,SAM),即二尖瓣前叶在收缩中期迅速移向室间隔,加重左心室流出道梗阻(图 20-9);少数患者二尖瓣前叶于收缩早期甚至等容收缩期即出现前移;主动脉瓣曲线可观察到特征性的“M”或“W”形征象,这是由于收缩早期左心室射血加速,使主动脉瓣处于完全开放状态,而收缩中期左心室流出道发生梗阻,主动脉血流量突然减少,又使主动脉瓣处于半关闭状态导致的。

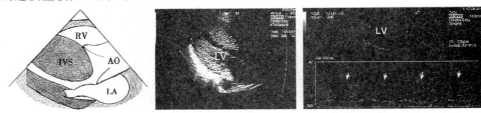

图 20-9　左心室长轴切面见二尖瓣前叶收缩中期向前运动(SAM 征)

(LA 左心房;RV 右心室;AO 主动脉;IVS 室间隔)

3.彩色多普勒超声心动图

流出道梗阻患者于流出道内出现收缩期射流信号(图 20-10)。

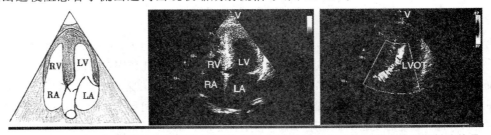

图 20-10　四腔心切面显示室间隔明显增厚,彩色多普勒见左心流出道出现收缩期射流信号

(LA 左心房;RV 右心室;LV 左心室;RA 右心房)

4.频谱多普勒

流出道梗阻患者于流出道内可记录到收缩期高速血流频谱。

(二)分型诊断

1.室间隔中上部肥厚型

胸骨旁左心室长轴切面,可见室间隔中上部呈纺锤形增厚,突向左心室流出道,一般均有左心室流出道的梗阻,此型最为常见。

2.前侧壁肥厚型

左心室前壁和侧壁增厚,室间隔无增厚,常伴有左心室流出道梗阻。

3.心尖部肥厚型

左心室心尖部增厚,累及近心尖部的室间隔、侧壁或下壁;室间隔中上部无增厚或略增厚,一般不伴有左心室流出道的梗阻。

4.后下壁肥厚型

左心室后壁和下壁增厚,室间隔无增厚,一般无左心室流出道梗阻,如果后壁显著增厚,则可导致左心室流入道的梗阻。

5.左心室中部肥厚型

室间隔和左心室侧壁中部局限性增厚突向左室腔,造成左心室腔中部肌性狭窄,收缩期血流梗阻。

6.对称性肥厚型

室间隔和左心室壁普遍增厚,常伴有右心室游离壁增厚和左心室流出道梗阻。

**(三)定量诊断**

(1)非对称性肥厚型心肌病患者室间隔舒张末期厚度>15.0 mm,游离壁厚>11.0 mm,室间隔/后壁比值>1.3。

(2)心内膜厚度 5.0～15.0 mm。

(3)左心室流出道内径≤21.0 mm,收缩早期的流速一般 2.0 m/s 左右,明显高于左心室流出道的正常最大流速,峰值流速取决于梗阻程度,一般超过 4.0 m/s。

(4)病程早期射血分数可在正常范围,部分患者高于正常,每搏输出量减低。

## 四、鉴别诊断

**(一)高血压性心脏病**

高血压性心脏病患者有长期高血压病史,左心室室壁增厚,通常为向心性,无二尖瓣前向运动和左心室流出道梗阻,升主动脉增宽及左心室舒张功能异常,可借此与肥厚型心肌病进行鉴别。

**(二)主动脉瓣、瓣上及瓣下狭窄**

在较重狭窄的患者,可继发左心室壁的肥厚,左心室腔变小,易误诊为肥厚型心肌病,但这些患者不出现二尖瓣前叶收缩期前向运动和继发性左心室流出道动力梗阻,同时伴有左心室流出途径相应部位的结构改变。

（于淑芳）

# 第四节　限制型心肌病

限制型心肌病(restrictive cardiomyopathy,RCM)以往又称为闭塞型心肌病。本病患者心内膜或心内膜下心肌纤维化并增厚导致左心室腔缩小,左心室充盈受限,心排血量减少,左心室收缩功能相对正常。

## 一、病理解剖

原发性限制型心肌病患者病理解剖表现为心内膜和心内膜下心肌纤维化并增厚,常侵犯二尖瓣和三尖瓣瓣下区域,心肌不厚,心房增大。

患者在急性期时心肌炎症明显,心内膜心肌血管周围可见嗜酸性粒细胞浸润,随后心肌炎症减轻,心内膜增厚,房室瓣下和心尖增厚的内膜可出现附壁血栓。晚期,心内膜和心肌显著纤维化,以心室流入道和心尖为主,腱索本身的增厚可导致房室瓣反流,而腱索被周围的纤维组织所包绕可导致房室瓣狭窄。纤维化可深入至心肌内,引起室壁僵硬度增高,最终导致双侧心房的扩大,而双侧心室内径正常或减小。

## 二、血流动力学

心内膜与心肌纤维化使心室舒张发生障碍,还可伴有不等程度的收缩功能障碍。心室腔变小,心室充盈压的升高,使心室的充盈受限制;心室的顺应性降低,血液回流障碍,随之心排血量也减小。房室瓣受累时可以出现二尖瓣或三尖瓣关闭不全。肺循环和体循环静脉压均升高;肺动脉收缩压超过 6.7 kPa(50 mmHg),左心室充盈压超过右心室充盈压 0.7 kPa(5 mmHg)以上。

## 三、诊断要点

### (一)定性诊断

1.二维超声心动图

双心房扩大,双心室内径正常或缩小,心尖部心室腔甚至闭塞;室壁厚度正常,心内膜增厚、回声增强,室壁运动减弱;房室瓣下和心尖部可出现血栓回声;心包膜一般不增厚;下腔静脉和肝静脉增宽(图 20-11、图 20-12)。

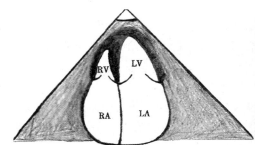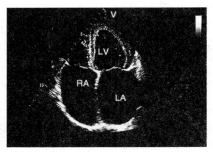

**图 20-11　四腔心切面见双心房增大,心室内膜回声增强**

(LA 左心房;RV 右心室;LV 左心室;RA 右心房)

2.M 型超声心动图

室壁运动僵硬,幅度低下。

3.彩色多普勒

收缩期于左、右心房内分别来源于二尖瓣口、三尖瓣口的反流束。

### (二)定量诊断

(1)患者心内膜厚度可达 10.0~20.0 mm,收缩期室壁增厚率小于 30.0%;早期患者左心室射血分数大于 50.0%,晚期由于心肌纤维化严重,收缩功能受损,射血分数小于 50.0%。

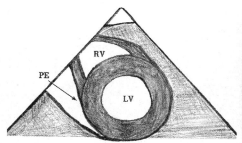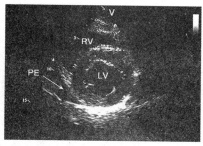

**图 20-12    左心室短轴切面见心室室壁增厚,内膜回声增强,心包内见少量积液**

(RV 右心室;LV 左心室;PE 心包积液)

(2)患者左心室舒张功能下降:左心室等容舒张时间缩短,二尖瓣血流呈限制型血流频谱,表现为 E 波高尖,A 波变小,E/A>2.0,这是由于患者的舒张早期左心房压升高,左心室压降低,二尖瓣前向血流压差增大,但由于左心室僵硬度升高,左心室压力又迅速上升,导致前向血流压差迅速减小;肺静脉血流频谱反流速度增大。

(3)通过记录三尖瓣反流频谱,可以估测出患者右心室和肺动脉的收缩压。多数患者肺动脉收缩压大于 6.7 kPa(50 mmHg)。

## 四、诊断注意点

在诊断限制型心肌病时,要先排除缩窄性心包炎及其他左心室充盈受限的疾病。

## 五、鉴别诊断

限制型心肌病的临床表现与缩窄性心包炎相似,须对两者进行鉴别。缩窄性心包炎的重要征象是心包增厚,伴有室壁-心包间间隙的消失和室壁动度减弱;心包的病变使整个心包腔的容量成为一固定值,右心室充盈量的增减,将导致左心室充盈量的相反变化。而限制型心肌病的患者,心包壁无相应病变,对心腔容量也无限制作用,无上述左右心室充盈之间的相互影响。

(于淑芳)

# 第二十一章　腹部疾病的超声诊断

## 第一节　胃非肿瘤性疾病

### 一、贲门失弛缓症

#### (一)病理和临床表现

贲门失弛缓症是食管神经肌肉功能障碍所致的一种疾病,又称贲门痉挛。主要表现是食物不能顺利通过贲门入胃,导致食物潴留,食管壁可出现继发性肥厚、炎症、憩室、溃疡或癌变。

本病多见于青壮年,男女发病无差异。主要症状是吞咽困难,剑突下或胸骨后疼痛。

#### (二)声像图表现

(1)空腹见腹段食管扩张,内容物潴留。近贲门口的长轴超声断面上形成鸟嘴状或尖锥状,短轴断面表现为扩大的食管管腔。

(2)嘱患者饮水,之后液体滞留于食管下段,食管壁蠕动增强,贲门口关闭状,液体不能通过。

(3)贲门管壁轻度、均匀性、局限性增厚(6~8 mm)。

(4)再嘱患者饮热水,食管内液体迅速通过贲门喷射状入胃,最后仍然有少量液体残存于食管下端。

### 二、先天性肥厚性幽门狭窄

#### (一)病理和临床表现

先天性肥厚性幽门狭窄(congenital hypertrophic pyloric stenosis,CHPS)属于新生儿的先天性疾病。患儿的幽门肌过度肥厚,致使幽门管狭窄,胃内容物潴留。男婴的发病率明显高于女婴,临床症状主要是呕吐,常在出生后 2、3 周开始,就诊时间多在 1~2 个月。体检患儿消瘦,右上腹可扪及橄榄形肿块。严重者可引起脱水和碱中毒。

#### (二)声像图表现

(1)幽门胃壁肌层全周性、均匀性、局限性增厚。短轴超声断面呈均匀性"靶环"征。长轴断面呈梭形或橄榄形,长为 2.0~2.5 cm,壁厚度为 4~8 mm(图 21-1)。

(2)幽门管狭细,胃内容物通过困难,胃腔内容物潴留,有时可见胃壁逆蠕动。

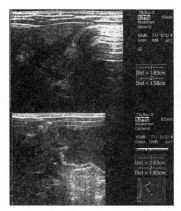

**图 21-1 先天性肥厚性幽门狭窄(8 MHz 频率自然组织谐波条件)**

5 周男婴,消瘦,吐乳。空腹幽门区"橄榄核"状低回声包块(上图:＋＋标示范围)。母乳充盈
胃腔后,过幽门主轴长轴切面显示胃幽门均匀性增厚(下图:＋＋标示范围),幽门管腔狭窄

## 三、胃黏膜巨大肥厚症

### (一)临床病理和表现

胃黏膜巨大肥厚症是一种较少见的胃黏膜过度增生性疾病,发病部位在胃底、体,很少累及胃窦部。病理表现为胃黏膜外观隆起、增大,黏膜皱襞间凹沟深,X 线和胃镜称为脑回样黏膜皱襞。发病无年龄差异,男性较女性多见。主要症状是上腹部疼痛、食欲减退、呕吐、体重减轻和腹泻。患者常有低蛋白血症,严重时出现水肿和腹水。

### (二)声像图表现

空腹超声检查见胃底、体部"假肾"征。胃充盈后见胃底、体黏膜层明显增厚,黏膜皱襞肥大,走行迂曲。黏膜实质为低回声,内有多发(数毫米)小囊肿样结构,为黏膜腺体过度分泌所致的潴留性囊肿,一般胃壁蠕动功能无异常变化。严重时可见腹水。

## 四、胃肉芽肿病

胃肉芽肿病是一种胃壁炎性肉芽肿性浸润,又称为炎性假瘤。由多种不同病因引起。感染性肉芽肿包括胃壁结核病、梅毒、血吸虫病等;病因不明的肉芽肿主要有嗜酸性肉芽肿和克罗恩病。疾病的确诊需要胃内镜活检和对疾病病史的了解,血清特异性检查对梅毒的确诊有重要帮助。

声像图表现:①胃壁低回声增厚;②息肉样改变;③有时可以发生溃疡;④增厚胃壁或息肉均为低回声。

由于肉芽肿的超声表现无特异性,容易被误诊为胃肿瘤,因而属于非特异性检查。

## 五、胃和十二指肠球溃疡

### (一)病理和临床表现

溃疡病的全称为消化性溃疡,是消化道最常见的疾病之一。继发于激素等药物或精神因素者称为应激性溃疡。由于放射照射引起的称为放射性溃疡,放射性溃疡和放射性胃肠炎常同时发生。溃疡的发病部位以胃小弯的角切迹、幽门管和十二指肠球部最多见。基本病理是黏膜层局限性凹陷,直径多在 2.0 cm 以内,凹陷深度超过黏膜肌层。溃疡周围的黏膜经常伴有水肿、充血或增生等炎症变化。通常单发,多发性溃疡仅占 5%～10%。溃疡病的严重并发症有出血、幽门梗阻和溃疡穿孔。常见症状有腹痛和腹部不适。胃溃疡的疼痛部位在剑突下,疼痛的节律性不明显,多为餐后痛;十二指肠球溃疡的疼痛在上腹部腹正中线偏右部位,疼痛的特点为节律性、周期性,疼痛的时间在空腹和夜间。

（二）声像图表现

（1）空腹超声检查可以发现胃或十二指肠球部壁局限性增厚,厚度常小于 1.5 cm。范围局限,增厚胃壁呈较低回声。

（2）胃充盈状态下,典型的胃溃疡周围的黏膜层及黏膜下层局限性增厚,中央有较平滑的溃疡凹陷(图 21-2A、B)。

（3）急性较大溃疡以胃壁局限性胃黏膜层缺损凹陷为主,溃疡基底胃壁变薄,甚至向浆膜外凸;胃壁增厚程度轻微(图 21-2C、D)。

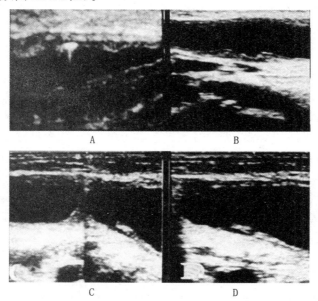

图 21-2　胃溃疡

A.胃窦前壁小溃疡内气体积存,呈现强回声伴有"彗星尾"样征象("comet"sign);B.胃窦后壁慢性溃疡,呈现小"火山口"征象,溃疡底部增厚处的黏膜结构清晰可见;C.过胃角长轴切面,恶性淋巴瘤患者,接受化疗过程中因激素过量,突发腹痛、呕血,急诊超声检查:胃腔充盈下见胃角近后壁凹陷,溃疡基底明显变薄,超声提示胃角应激性穿通性急性溃疡;D.过胃角短轴切面图像

（4）小而较浅的溃疡仅以局限性壁增厚为唯一表现。

（5）幽门管溃疡以水肿充血的局限性壁增厚为主要特点,经常伴有胃排空延迟;急性期时常出现幽门痉挛和胃潴留,幽门管腔狭窄,液体难以充盈。

（6）十二指肠球溃疡的超声表现为局限性管壁增厚,球部变形,液体充盈欠佳、通过球部迅速(激惹现象);溃疡面有局限性凹陷,当溃疡内有气体贮存时表现为壁间小点状强回声,小的溃疡面超声不容易发现。

（7）三维超声对溃疡面的显示近似于胃内镜图像。

## 六、胃炎

### (一)病理和临床表现

胃炎是由多种病因引起的急性和慢性胃黏膜弥漫性炎症。

感染性物质或毒素,化学性、物理性(温度或机械)损伤,心、肝、肾、肺等严重疾病均可以成为急性胃炎的病因。急性胃炎的主要病理有胃黏膜充血、水肿,严重者出现浅表糜烂,酸碱烧伤所致的急性胃炎,严重时出现胃黏膜部分断裂、脱落和出血,病情较凶险。

慢性胃炎在我国属于常见病,占胃病患者的50%以上。成年人胃内镜检查统计中几乎90%以上有程度不同的胃黏膜慢性炎症表现。慢性胃炎分慢性浅表性胃炎和慢性萎缩性胃炎两种。经常在同一个胃内,两者同时存在。慢性胃炎的病理比较复杂,主要有胃黏膜水肿,炎性细胞浸润。慢性萎缩性胃炎的基本病理改变是腺体萎缩、黏膜层变薄;进而出现肠上皮化生。门静脉高压所致胃黏膜炎性改变主要是黏膜充血。

疣状胃炎属于慢性胃炎,又称为豆疹样胃炎或慢性胃炎活动期;胃黏膜轻度糜烂和多发小疣状隆起是此种胃炎的特点。

胃炎的主要症状是上腹部不适或疼痛,轻者常无任何症状。

### (二)声像图表现

1.急性胃炎

空腹胃壁轻度低回声型增厚,厚度多在 1.5 cm 以下;胃充盈后胃黏膜层肥厚,黏膜皱襞粗大,尤其在胃窦区出现粗大黏膜皱襞有确诊意义(图 21-3)。

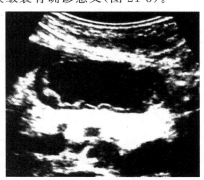

**图 21-3　急性胃炎**

胃窦短轴切面图像,胃黏膜层增厚,黏膜皱襞增多肥大

因酸碱烧伤,胃黏膜急性损伤时可见粗大的黏膜表面呈不平整状,或可见黏膜断续及部分呈游离状。

二维彩色多普勒超声在急性胃炎的肥厚黏膜中可以测到血流信号。

2.慢性胃炎

超声诊断慢性胃炎存在着较大争议。因为慢性胃炎的超声表现也经常见于许多正常人;而超声的诊断和胃镜活检结果经常出现不一致。因此单纯用超声诊断慢性胃炎宜慎重。

当胃黏膜上出现多发的较强回声疣状赘生物时,可以考虑豆疹样胃炎或慢性胃炎活动期。

二维彩色多普勒超声或有回声型超声造影剂检查时,发现幽门区的液体反流征象,对于诊断胆汁反流性慢性胃炎有一定帮助。

### 七、胃黏膜脱垂

#### (一)病理和临床表现

胃黏膜脱垂是由于胃窦黏膜下结缔组织疏松,致使黏膜皱襞活动度过大,在胃壁蠕动收缩时被推送入幽门或十二指肠球。随局部蠕动的完结,胃窦黏膜皱襞又退回原位。多发生于30~60岁的男性,其临床表现缺乏特征性,常有上腹部不适或疼痛,左侧卧位可使疼痛加剧。此外,该病多与溃疡及胃炎并存,多数患者的症状可被溃疡和胃炎的症状掩盖。

#### (二)声像图表现

(1)胃窦部黏膜肥厚隆起,局部层次尚可辨认。

(2)在胃充盈下实时超声观察,见指状黏膜随胃蠕动向幽门移动,既而进入十二指肠球,然后随蠕动波消失,胃窦黏膜回复到胃窦部。

### 八、胃扭转

#### (一)病理和临床表现

胃正常位置的固定机制发生障碍,或胃受邻近脏器病变影响发生移位,胃沿某一轴线产生反转或重叠,称为胃扭转。上腹部疼痛为主要症状。

#### (二)声像图表现

空腹超声检查无阳性发现。胃充盈下检查时见胃腔失去正常形态,扭转部位的胃腔缩小,胃壁出现明显褶折;或在同一切面下见前后重叠的两个胃腔。

### 九、胃下垂

#### (一)病理和临床表现

在站立位胃正常充盈时,胃的最下缘达盆腔,胃小弯角切迹在髂嵴连线以下,十二指肠球部向左偏移,称为胃下垂。病因主要是由胃膈韧带与胃肝韧带松弛无力,以及腹部肌肉松弛所致。

临床主要症状有慢性腹痛与不适感、腹胀、恶心、嗳气与便秘等。轻度胃下垂多无症状。

#### (二)超声诊断标准

(1)站立位胃正常充盈时,胃小弯角切迹在髂嵴连线以下。

(2)胃呈低张力型。

(3)胃排空明显延迟,餐后 6 h 仍然有近 1/4~1/3 的胃内容物充盈。

### 十、胃潴留和急性胃扩张

#### (一)病理和临床表现

胃腔内容物积存,胃排空功能明显延迟,称为胃潴留,若伴有急性而明显的胃腔扩大,胃壁蠕动消失,则称为急性胃扩张。胃潴留多继发于幽门或高位肠梗阻患者。急性胃扩张最常见于腹部手术后,还可以继发于外伤,有时发生在糖尿病患者。胃潴留的主要症状有胃区胀满、呕吐等,严重者胃区膨隆;急性胃扩张最常见症状是胃区疼痛,一般较轻微。

#### (二)声像图表现

空腹检查,胃潴留表现为胃腔内有大量细碎均匀的食糜,胃腔扩张,胃幽门开放困难等。急性胃扩张则表现为胃腔高度扩张,胃壁松弛,蠕动消失。

## 十一、幽门梗阻

### (一)病理和临床表现

幽门梗阻通常继发于炎症反应的水肿、充血或反射性幽门痉挛;另外,见于瘢痕组织或肿瘤阻塞幽门通道所致。前者以内科治疗能缓解;后者需以手术治疗。

呕吐是幽门梗阻的主要症状,一般发生在进食后 30～60 min,每次呕吐量较多,内含陈旧食物。

### (二)声像图表现

(1)空腹胃腔内有大量液性内容物潴留。

(2)幽门管狭窄,液体通过困难。

(3)胃壁蠕动可亢进或消失,并常发生胃窦部管壁逆蠕动。

(4)病因诊断:胃窦部肿瘤可见局部壁隆起或增厚性实性低回声肿物,幽门管狭窄变形,内膜面不平整。其他良性病变幽门管壁增厚轻微或无阳性变化。

## 十二、胃肠穿孔

### (一)病理和临床表现

胃肠穿孔最常发生在胃或十二指肠球溃疡和急性阑尾炎,也可以发生在肿瘤和手术后的患者。

临床表现为突然发作的持续性腹部剧痛,进而延及全腹。腹部触诊腹肌紧张,全腹压痛和反跳痛。慢性穿孔病变可能仅有局限症状,常较轻。

### (二)声像图表现

腹腔内游离性气体是超声诊断穿孔的最主要征象。超声检查的重要部位在上腹部,以及肝脾与横膈之间。平仰卧位时,腹腔游离气体多在上腹的腹壁下。在斜侧位时,肝脾和膈下的气体便是膈下游离气体。胃后壁穿孔的气体首先出现在小网膜囊,同时伴有小网膜囊积液。其他部位的穿孔也常伴有腹水;较局限的积液,局部管壁增厚等异常和局部压痛对穿孔部位的判断有帮助。

## 十三、异物和胃结石

### (一)病理和临床表现

胃异物以误吞食入最常见,文献中也有蛔虫和胆囊十二指肠穿孔后结石进入胃腔的报道。对病史和对异物形态的了解在超声检查时是必要的。

柿子、黑枣、头发和红果均可在胃酸的作用下积聚形成结石。胃结石患者有明确的食入致病食物或异物的近期病史。患者常因上腹部不适、饱胀、疼痛、食欲减退等胃部症状前来就诊。部分病例胃石患者的腹部可扪及肿块。结石进入肠道容易引起肠梗阻。

### (二)声像图表现

空腹超声检查仅可发现较大的结石,较小异物或结石须在胃充盈下检查;当胃腔得以良好充盈时,超声可以显示直径仅数毫米的异物,尤其对透 X 线的软性物质超声检查效果明显优于 X 线检查。异物的回声和其本身的密度有关,大多表现为等至强回声,结石则以表面类弧状强回声伴有声影为特征性表现(图 21-4)。

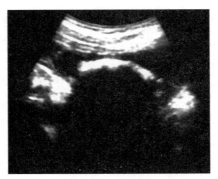

**图 21-4　胃石症**

4 周前食涩柿子史,因胃区不适接受超声检查,胃
充盈下检查,见胃腔内弧状强回声伴有声影(AS)

### 十四、胃底静脉曲张

#### (一)病理和临床表现

门静脉高压时,胃冠状静脉侧支扩张,进而延及胃底及食管管壁的静脉,静脉发生扩张和迂曲,病变局部黏膜膨隆。静脉曲张容易破裂引起出血。临床表现以门静脉高压为主,如脾大、脾功能亢进、腹水等。胃底静脉曲张破裂者出现呕血与黑便,严重者发生出血性休克。

#### (二)声像图表现

(1)空腹见贲门胃底壁增厚,壁间有蜂房状小而不规则的囊样结构。

(2)使胃充盈下检查见病变区黏膜下的葡萄状或迂曲的管状液性无回声。

(3)常伴肝硬化、门静脉增宽及脾大等超声征象。

(4)二维彩色多普勒能显示曲张静脉内的血流信号;频谱多普勒中多为低速连续性静脉血流。

(白　森)

# 第二节　肠道非肿瘤性疾病

## 一、肠系膜上动脉综合征

#### (一)病理和临床表现

肠系膜上动脉综合征是指肠系膜上动脉和腹主动脉的夹角过小,十二指肠水平部受压,十二指肠水平部以上肠管扩张、淤滞而产生的一种临床综合征,约占十二指肠淤滞症的 50%。本病多见于瘦长体型的青年女性。

主要临床症状为慢性间歇性、进食后腹部胀满、疼痛甚至呕吐。患者仰卧位时症状明显,俯卧位或膝胸位时症状减轻乃至消失。

#### (二)声像图表现

(1)进食后,十二指肠水平部近端的肠淤张,肠系膜上动脉和腹主动脉夹角过小,局部十二指肠肠管受压狭窄,内容物难以通过。

(2)低张力胃型或胃下垂,胃内容物潴留,胃排空时间延长。

(3)患者采用膝胸位后,肠系膜上动脉和腹主动脉夹角加大,十二指肠腔内淤积缓解。

## 二、克罗恩病

### (一)病理和临床表现

克罗恩病是消化道非特异性慢性炎性疾病。可以发生在全消化道的任何部位,但以回肠末端最常见。病变或局限单发,也可见于几处肠管,故又称为末端节段性回肠炎。病理表现是肠壁充血、水肿,黏膜下肉芽肿样增生所导致肠壁增厚、变硬,黏膜面常有多发溃疡,浆膜面纤维素性渗出使邻近肠段、器官或腹壁粘连,因病变局部肠管狭窄可以继发肠梗阻。如果继发感染可形成脓肿或瘘管。病变区肠系膜有淋巴结肿大。本病多反复发作,病史长。

患者的常见症状为腹痛、腹泻、稀便或黏液便,病变侵及结肠可为脓血便伴黏液,少数患者可发生脂肪泻、低热或中等度发热。

### (二)声像图表现

(1)回肠远端、回盲区肠管或结肠某段肠壁全周性轻度增厚,呈均匀性低回声或结节状。管壁厚度在 1.0～1.5 cm。

(2)管壁增厚处管腔狭窄,内膜面不平滑,内容物通过缓慢。

(3)近端肠管扩张。

(4)肠周围脓肿时提示有瘘管形成。

(5)病变周围淋巴结肿大,呈低回声,实质回声均匀。

(6)彩色二维超声多普勒检查时可能在病变处查见散在的血流信号。

## 三、急性阑尾炎

### (一)病理和临床表现

急性阑尾炎在急腹症中居首位。病理上分为单纯性阑尾炎、化脓性阑尾炎和坏疽性阑尾炎。单纯性阑尾炎的主要改变是充血、水肿和白细胞浸润,阑尾肿胀轻微。化脓性阑尾炎也叫蜂窝组织炎性阑尾炎,阑尾肿胀明显,壁间形成多发性小脓肿,腔内积脓,阑尾周围可有脓性渗出液。坏疽性阑尾炎的管壁缺血、坏死、容易继发穿孔,周围有较多渗出液。患者的症状和体征是转移性右下腹疼痛,阑尾区压痛和反跳痛。血液常规检查白细胞计数升高,中性粒细胞计数增多。

### (二)声像图表现

阑尾位置变异大,超声检查中受肠气干扰,很难见到正常的阑尾。在腹水状态下,患者站立位检查可能见和盲肠相连的蚓突状结构就是阑尾。

(1)阑尾体积肿胀时在声像图表现为一低回声的管状结构,阑尾的短轴断面呈卵圆形或不规则形状。

(2)阑尾管腔因积液而扩张,腔内致密强回声是肠石的特征,一般肠石后方可以出现声影。

(3)阑尾黏膜因炎症回声增强,呈现为管壁和腔内积液之间的一条线状强回声。

(4)阑尾肿大如团块状,壁间回声不均匀,是阑尾炎的程度加重或脓肿形成的表现。

(5)肿大的阑尾周围有局限性积液则提示阑尾周围脓肿。

(6)回肠末端经常伴有轻度肠管内容物淤积,管壁蠕动较缓慢。

### 四、肠套叠

#### (一)病理和临床表现

伴有肠系膜结构的肠管被套入相连接的另一段肠腔内称为肠套叠。常见于小儿外科急诊，成人则多继发于肿瘤。被套入的肠管因血液循环障碍使肠壁充血、水肿而增厚，继而发生坏死。

肠套叠几乎都伴有近端肠管的梗阻。

肠套叠的主要临床表现为突然发生的间歇性腹痛、呕吐、血便、腹部包块。

#### (二)声像图表现

(1)肠套叠包块：套叠的肠管长轴切面上可见肠管重叠的"套桶"样征象，多层肠管呈平行排列，反折处肠管的折曲现象上下对称；短轴切面为大、中、小三个环状结构形成的偏心性"同心环"或"靶环"状。外圆呈均匀的低回声，为远端肠壁回声，中间和内部两个环状管壁稍增厚，是被套入的近端肠管。中环和内环的界面由浆膜组成，常在局部见到较强回声的肠系膜。彩色超声多普勒检查在此部位了解血流的改变，以判断肠壁的血液循环变化。

(2)肠梗阻表现套叠以上的肠管内容物在套叠处因通过受阻出现淤积。

(3)中年以上的肠套叠需注意病因的检查，主要是肠壁内生型肿瘤，其中又以脂肪瘤最常见，肿瘤实质多为强回声。

### 五、肠梗阻

#### (一)病理和临床表现

肠腔内容物不能正常向下运行通过，称为肠梗阻，是临床常见而严重的一种急腹症。根据病因和病理表现分为机械性肠梗阻和麻痹性肠梗阻；还根据梗阻的程度分成完全性肠梗阻和不完全性肠梗阻。病理生理改变是梗阻部位以上的肠管内容淤积、积液和积气，严重并发症有肠穿孔和肠壁坏死。机械性肠梗阻的淤张肠管管壁蠕动活跃，梗阻远端常可以发现病因如肿瘤、结石、肠套叠等；麻痹性肠梗阻时肠壁蠕动波减缓甚至消失。

肠梗阻的主要症状是阵发性腹部绞痛、腹胀、呕吐；机械性肠梗阻的肠鸣音亢进。完全性肠梗阻时无排便和排气。梗阻晚期发生水、电解质紊乱和休克。

#### (二)声像图表现

(1)肠管内容物淤积，腔内积液、积气，梗阻早期气体不多；肠淤张的范围、程度是判断梗阻的部位和性质的重要依据。

(2)肠壁黏膜皱襞水肿、增厚。

(3)机械性肠梗阻肠壁蠕动增强，幅度增大，频率加快，甚至有时出现逆蠕动，肠腔内容物随蠕动也有反向流动。

(4)麻痹性肠梗阻时肠淤张，肠蠕动弱或消失。

(5)绞窄性小肠梗阻时肠蠕动也表现为减缓甚至消失；腹腔内出现游离液体回声。短期内超声复查见腹腔游离液体明显增加。

(6)梗阻原因诊断：机械性肠梗阻远端出现异常回声对于原因的确定有重要帮助，常见原因有肿瘤、异物、肠套叠、肠疝等；麻痹性肠梗阻可以出现在机械性肠梗阻晚期，更多见于手术后或继发于其他急腹症(如急性胆囊炎、急性胰腺炎、急性阑尾炎等)。手术后的麻痹性肠梗阻表现为全肠管的淤张，而继发于其他急腹症时淤张的肠管局限而轻微。 **(白　森)**

# 第三节　胃肠肿瘤

## 一、胃肠癌

### (一)胃癌

1.临床病理和表现

胃癌在我国消化道恶性肿瘤中占第一位,最常见于胃幽门窦,其他依次为胃小弯、贲门区、胃底及胃体。病理组织分类以腺癌和黏液腺癌最多见。肿瘤最初发生于黏膜层,以肿块或管壁增厚的形式向腔内生长,同时向四周扩展,并向胃壁深方浸润。局限于黏膜层的较小胃癌称为原位癌;肿瘤深度浸润未超过黏膜下层者属于早期胃癌;超过黏膜下层称为进展期胃癌,又称为中晚期胃癌。癌肿的大体形态学分成肿块型、溃疡型、管壁增厚三种基本类型。目前国际公认的进展期胃肠癌病理形态学的分型是Borrmann提出的四种类型:①Borrmann Ⅰ型为向腔内生长的局限而不规则的肿块,称为肿块型;②Borrmann Ⅱ型肿瘤表面坏死形成凹陷是溃疡型胃癌的特征;溃疡周围癌组织局限,和正常胃壁界限分明,为局限(或单纯)溃疡型;③Borrmann Ⅲ型的溃疡周围癌组织向周围浸润生长,界限不清,病变范围扩大,为浸润溃疡型;④Borrmann Ⅳ型为弥漫浸润型胃癌,是癌组织在胃壁广泛浸润的结果,大部分或全部胃壁增厚,部分病例的肿瘤组织主要在黏膜下生长,黏膜结构残存。

早期胃癌常无明显症状,逐渐出现胃区不适或疼痛、恶心、呕吐,消化道出血常见于溃疡型胃癌,晚期胃癌引起腹水、恶病质。腹部实质脏器(如肝脏、胰腺等)、淋巴结、腹膜、盆腔、左锁骨上淋巴结是癌瘤容易侵及的部位。

2.声像图表现

(1)管壁不规则增厚或肿块形成。

(2)内部回声呈低回声,欠均匀;低分化和黏液腺癌内部回声较少,较均匀。

(3)病变区内膜面不平整,或有管腔狭窄。

(4)常见功能异常:蠕动减缓、幅度减低或蠕动消失、胃潴留等。

(5)彩色超声多普勒所见:在部分较大肿瘤实质内常发现有不规则的血流信号。

3.超声分型

(1)结节蕈伞型(Borrmann Ⅰ型):肿瘤向腔内生长,呈结节状或不规则蕈伞状,无明显溃疡凹陷(图21-5)。

(2)局限增厚型(Borrmann Ⅰ型):肿瘤部分胃壁增厚,范围局限,与正常胃壁界限清楚。

(3)局限溃疡型(Borrmann Ⅱ型):溃疡明显,边缘隆起与正常胃壁界限分明。整个病变呈火山口状。

(4)浸润溃疡型(Borrmann Ⅲ型):"火山口"征象明显,溃疡周围有较大范围的壁不规则增厚区(图21-6)。

(5)局限浸润型(Borrmann Ⅳ型):胃壁局部区域受侵,全周增厚伴腔狭窄,但内膜面无明显凹陷(图21-7)。

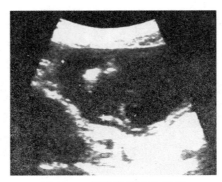

**图 21-5　胃窦结节蕈伞型癌**

胃窦小弯侧胃壁结节状隆起,实质为低回声,欠均匀,周围正常胃壁
层次结构清楚,胃后方小圆球状淋巴结,手术病理证实为胃腺癌转移

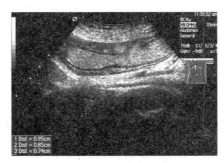

**图 21-6　胃癌声像图**

浸润溃疡型胃癌,有回声型胃充盈剂衬托下,胃壁前壁增厚(＋＋2,
和＋＋3标示范围),中央部位见溃疡凹陷,后壁部分也有轻度增厚

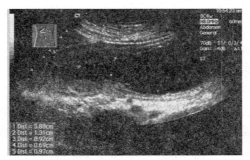

**图 21-7　局限浸润型胃癌(自然组织谐波条件下,使用 8.0 MHz 凸阵腹部探头)**

在无回声液体衬托下,胃窦癌变部位低回声增厚(＋＋),正常胃壁层次消失,胃腔狭窄

　　(6)弥漫浸润型(BorrmannⅣ):病变范围广泛,侵及胃大部或全胃,壁厚明显、管腔狭窄。部分病例可见胃黏膜层残存,呈断续状,胃第三条强回声线紊乱、增厚、回声减低、不均匀或中断(图 21-8)。

　　4.胃癌深度侵及范围

　　(1)早期胃癌:肿瘤范围小、局限、胃壁第 3 层(黏膜下层及浅肌层线)存在。但黏膜下层受侵时此层次则呈断续状。在此类型中,息肉型(早期癌Ⅰ型)和壁厚者超声显示较好(图 21-9),对早期癌Ⅱc 和Ⅲ型(凹陷型)显示率差。胃早期癌的确诊要依靠胃镜活检。

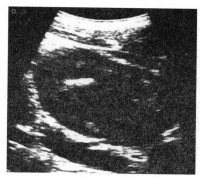

**图 21-8 弥漫浸润型胃癌**

胃窦短轴切面,胃腔像,胃壁全周增厚,胃壁正常层次破坏,第三层回声减低、中断

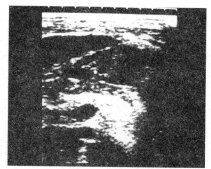

**图 21-9 胃幽门窦早期癌(息肉型)**

胃幽门窦前壁局限性小隆起,呈乳头状,肿块深方第三条黏膜下强回声
线完整,局部肌层蠕动正常。手术病理证实为原位癌

(2)肌层受侵:胃壁第 3、4 层回声线消失,但第 5 层线尚完整。胃壁趋于僵硬。

(3)浆膜受侵:胃壁第 5 层强回声线不清。

(4)侵出浆膜:胃壁第 5 层强回声线中断,肿瘤外侵生长。

5.贲门癌

贲门癌是发生在贲门部(包括和贲门邻近的食管末端、胃底和近端胃小弯)的胃癌;贲门癌的声像图特征与胃癌相同,超声分型也和胃癌一致。其中,弥漫浸润型管壁全周呈规则或不规则性增厚,病变范围较广,常上延及腹段食管,下可侵及胃底体较大范围,梗阻征象较明显(图 21-10)。贲门短轴切面呈现"靶环"征,液体通过困难,局部管腔狭窄明显。位于食管起始段和腹段的食管癌可分别经颈部和腹部超声探及病变,常见征象为"假肾"征。检查中主要注意病变大小厚度和周围浸润,胸段食管癌需内镜超声检查。

6.残胃癌

胃癌术后的超声检查重点是对腹腔(包括肝脏、腹膜后、盆腔)等处转移病灶的发现和观察。残胃位置深在,受干扰因素较多。尤其毕Ⅱ式手术,残胃与空肠吻合时胃内容物易迅速进入小肠,在胃充盈状态下超声对残胃癌的显示效果并不理想,超声未见明显病变时应建议内镜超声或胃镜检查确诊。

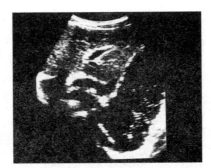

**图 21-10　胃底贲门局限浸润型癌**

食管-胃连接部长轴切面,腹段食管前后壁至胃底内侧壁低回声增厚为肿瘤

## (二)小肠癌

### 1.临床病理和表现

小肠癌在临床少见,其中 1/3~1/2 发生在十二指肠的第二段到十二指肠空肠曲,也可以发生在回肠远端。肿瘤的形态学变化是不规则肿块形成或管壁增厚。早期症状少,随肿瘤增大而引起病变以上部位管腔梗阻,患者有呕吐、腹痛等,便血或呕血和肿瘤溃疡有关。肿瘤周围和腹膜后淋巴结容易因转移而肿大;肿瘤还可以向肝脏和胰腺转移。

### 2.声像图表现

(1)管壁不规则向心性增厚或肿块形成,管腔狭窄。最常见的超声征象是"假肾"征和"靶环"征。

(2)肿瘤实质呈低回声,欠均匀;低分化和黏液腺癌内部回声较少,较均匀。

(3)病变区内膜面不平整,外界也常因肿瘤浸润而显得边界不清。

(4)常见功能异常:近端肠管内容物积聚,通过困难,胃潴留。

(5)彩色超声多普勒所见:常被用于观察肿瘤周围的浸润程度,肿瘤向外界浸润常使周围的血管受压而使血流信号减少或消失。

### 3.超声分型

(1)肿块型:低回声型不规则肿块凸向腔内,实质回声欠均匀(图 21-11)。

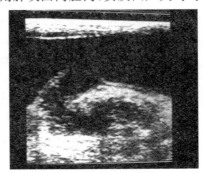

**图 21-11　十二指肠下曲癌**

高位肠梗阻患者,急诊超声检查发现胃潴留(st),幽门开放,十二指
肠内容物向胃腔返流,在十二指肠下曲发现不规则状低回声肿瘤

(2)管壁增厚型:以局部管壁增厚为特点,大多数在超声检查时已经波及全周,管腔狭窄,近端肠管因内容淤积而扩张,通过受阻。

### （三）大肠癌

1.临床病理和表现

大肠癌是胃肠道常见的恶性肿瘤,占胃肠道肿瘤的第二位,包括结肠癌和直肠癌。以回盲部、直肠、乙状结肠、结肠肝曲和脾曲为高发处。

大肠癌的病理形态可分为:①肿块型,呈菜花样肿物凸向肠腔内;②管壁增厚型,以不规则的管壁增厚形式向心性生长,同时向周围扩展,常因管腔通过障碍而发生肠梗阻;③溃疡型,多在管壁增厚型肿块基础上发生,肿瘤中央出现凹陷溃疡,此型出现梗阻症状者不多,但常伴有便血。大肠癌可以直接向局部扩散,腹腔种植;也常引起淋巴结或肝脏等部位的转移。便血是大肠癌主要症状,其他常见症状有腹痛、便秘、腹胀、肿瘤晚期常出现腹水。

2.声像图表现

（1）增厚型:肠壁向心性不规则增厚伴管腔狭窄,肿瘤实质为稍欠均匀的低或较低回声;常见超声病理征象为"假肾"征和"靶环"征。病变处管腔通过不畅、近端肠管淤胀或肠梗阻。在肿瘤和近端正常肠管交界处呈现管腔向心性收缩的挛缩状（图 21-12）。

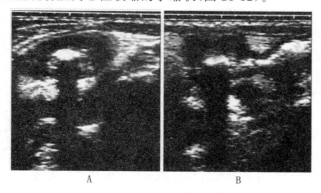

**图 21-12　结肠肝曲癌**

A.短轴切面;B.长轴切面。结肠肝曲管壁不规则增厚,实质回声不均,局部管腔狭窄,狭窄管腔内强回声伴有声影的结构为粪块（S）。近端升结肠（AS）管腔内容物淤积。LN:淋巴结肿大（转移）

（2）肿块型:表现为局限性、形态不规则或呈菜花状的、向腔内隆起的较低回声型肿块,表面不平整,实质回声不均。肿块外界常因癌组织浸润而显得界限不清;病变周围肠壁多正常。

（3）溃疡型:以管壁增厚为主,中心区有局限的溃疡凹陷,溃疡基底处的管壁和周围部分相比明显变薄。

（4）其他表现:肿瘤部位肠管僵硬,肠蠕动消失。

（5）肿瘤转移征象:可见肿瘤淋巴回流区淋巴结肿大,肝脏等器官内转移灶。

（6）彩色超声多普勒所见:在肿块型和部分管壁增厚型肿瘤实质内有较丰富的、不规则的血流信号。

## 二、胃肠恶性淋巴瘤

### （一）临床病理和表现

胃肠恶性淋巴瘤是源于胃肠黏膜下淋巴组织的恶性肿瘤。肿瘤常呈单发或多发肿块状,也可以管壁增厚方式生长。病变处常有黏膜覆盖,黏膜面有时发生溃疡。肿瘤发生的常见部位是胃体窦、空肠近段和升结肠。极少数也可发生在横结肠或回肠末端。

本病常以上腹饱胀、疼痛、恶心、呕吐、黑便、食欲减退或腹部肿块等就诊时被影像学或内镜检出。

### (二)声像图表现

(1)肿瘤位于黏膜下,大部分瘤体表面可见拱桥样黏膜皱襞。

(2)胃肠壁弥漫性增厚或局限型肿物,有时表现为黏膜下多结节。

(3)实质呈均匀的低回声或近似无回声,透声性好,后方回声略增强。

(4)适当调节仪器增益条件可见肿物内部多结节或网格结构。

(5)胃肠腔狭窄的程度不严重。

(6)部分病例可出现溃疡凹陷,溃疡凹陷周围的胃黏膜层完整。

(7)有时可见肝脾大或腹部淋巴结肿大。

(8)彩色超声多普勒所见肿瘤内部散在不规则走行的低速血流信号。

### (三)超声分型

**1.巨块型**

病变广泛,壁厚明显,并伴有肿块形成。内部回声欠均匀,并见瘤内有大小不等的结节融合征象。各结节间有中等回声边界,使整个肿块区呈网织状。

**2.浸润型**

全周广泛而明显壁增厚,增厚壁呈结节隆起状。瘤内有多个低回声小结节。

**3.多结节型**

是胃恶性淋巴瘤的一种,胃黏膜隆起、肥大;胃黏膜下有多发小低回声结节。

**4.肿块型**

局限性肿块。胃部肿块型淋巴瘤在胃腔充盈下可见黏膜被抬起现象。肠道肿块型淋巴瘤则因肿块局限,内部回声低而均匀,易误诊为囊肿。

**5.溃疡型**

分大溃疡型和小溃疡型两种。大溃疡型病变以较大而明显的溃疡为特征,溃疡环堤处有黏膜层覆盖,肿瘤体内常见数个低回声结节,是最具有超声诊断特点的一种类型(图 21-13)。小溃疡型病变呈中等度壁均匀增厚(厚度为 1.0～1.5 cm)。溃疡多发且表浅(称为"匐行溃疡"),超声不易辨认,易误诊为胃癌。

## 三、胃肠间质瘤

### (一)临床病理和表现

胃肠间质瘤属于消化管黏膜下肿瘤。既往的平滑肌瘤和平滑肌肉瘤、神经组织来源性肿瘤属于此类。肿瘤可发生在消化道的任何部位。较小的肿瘤多是圆球状,随即可以向分叶状或更不规则形态发展。肿瘤的生长方式:或将黏膜顶起向管腔内生长;或突出浆膜,长在管壁外;也可以向管腔内、外同时扩展。肿瘤的病理组织学变化为溃疡形成;较小的肉瘤就会出现实质的弥漫性出血坏死、继而出现液化,当坏死液化腔和溃疡相通时有假腔形成。患者临床常见症状为腹部不适或疼痛,常因消化道出血、腹部肿块而就诊。

### (二)声像图表现

(1)胃肠区圆球状或分叶状肿块(图 21-14)。

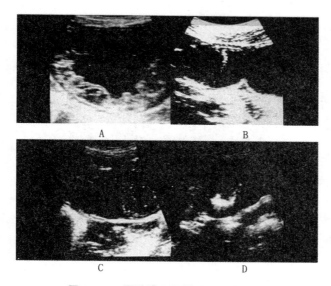

**图 21-13　胃黏膜下恶性淋巴瘤声像图**

A. 胃黏膜下肿瘤(胃恶性淋巴瘤-多发结节型),胃全周性增厚,黏膜
层呈波浪状隆起;B.胃黏膜下肿瘤(胃恶性淋巴瘤-肿块型);C.肿瘤
处的黏膜层呈"拱桥"样;D.胃黏膜下肿瘤(胃恶性淋巴瘤-溃疡型)

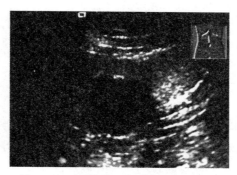

**图 21-14　胃黏膜下良性肿瘤(间质瘤)**

有回声胃充盈剂衬托下,胃后壁黏膜下类圆球状实性肿瘤,实质为不均匀的低回声,肿瘤表面有溃疡形成

(2)内部呈均匀或较均匀的低回声。

(3)肿瘤最大直径多在 5.0 cm 以下(偶见直径 9.0 cm 者)。

(4)肿块边界清晰。

(5)可有小溃疡,溃疡规整,基底较平滑。

**(三)间质瘤的恶变**

(1)肿瘤的形态多为分叶状或不规则状。

(2)直径大于 5.0 cm,文献报道肿瘤平均直径多在 10.0 cm。

(3)瘤体内部回声增强、不均匀。

(4)常有深、大而不规则的溃疡凹陷。

(5)实质内液化,液化区较大而不规则。

(6)若液化与溃疡贯通,肿瘤内生成假腔(图 21-15)。

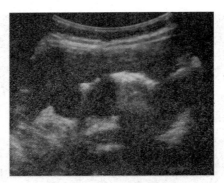

**图 21-15　小肠间质瘤(恶性)**

肿瘤(T)呈分叶状,中心假腔形成,有窦道和小肠腔相通

(7)易引起周围淋巴结和肝脏转移。

**(四)超声分型**

1.腔内型

肿物向腔内生长,局部管腔变窄;胃充盈下检查常见被肿瘤抬起的黏膜。此型在小肠和大肠少见。

2.壁间型

肿瘤同时向腔内、外生长,管腔内黏膜稍见隆起。

3.腔外型

肿瘤主要向浆膜外生长,管腔受压变形不明显。

## 四、胃肠脂肪类肿瘤

**(一)临床病理和表现**

胃肠脂肪类肿瘤包括脂肪瘤和血管平滑肌脂肪瘤,属于黏膜下肿瘤,良性居多,临床较少见。肿瘤体积一般较小(直径为 2.0~4.0 cm),肿瘤多为管腔内生型。可生长在胃到结肠的各段,临床多以肠梗阻、肠套叠等并发症来就诊时被超声检查确定。

**(二)声像图表现**

位于黏膜下的圆球或扁圆球体肿块,实质为较强回声。超声检查时容易被误认为胃肠内容物。肠道脂肪类肿瘤的声像图上不容易发现隆起的黏膜皱襞。

## 五、胃息肉

**(一)临床病理和表现**

胃息肉属于胃黏膜层上皮性良性肿瘤,分真性和假性两种。假性息肉为黏膜炎性增生形成;真性息肉,又名息肉样腺瘤,最常见。由增生的黏膜腺上皮构成,多为单个。表面呈结节状,多数有蒂,大小一般不超过 2 cm。息肉样腺瘤属于癌前期病变。发病部位以胃窦多见。

发病早期通常无明显症状。部分有上腹不适、腹痛、恶心、呕吐及消化道出血等症状。发生在幽门部较大的息肉可引起幽门梗阻。

**(二)声像图表现**

空腹超声检查时,很难发现较小的胃息肉;在胃充盈条件下,声像图上表现为自胃黏膜层向腔内隆起病变,呈圆球状、乳头状或分叶状,大小约 1.0 cm(偶可见大于 2.0 cm 者),息肉质地软,瘤体多为不均匀的中等或较强回声。基底部有较细的蒂与胃壁连接,局部胃壁层次结构和蠕动正常(图 21-16)。

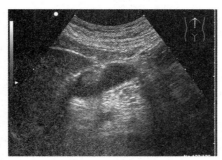

图 21-16　胃窦息肉
胃窦短轴切面:胃前壁乳头状隆起,实质为等回声

## 六、胃壁囊肿

### (一)临床病理和表现

胃壁囊肿属于胃黏膜下囊性肿瘤,临床很少见,大多数囊肿继发于胃壁的迷走胰腺,是胰液潴留性的假性囊肿。形成的囊肿向胃腔内膨出。患者主要症状是胃区不适、腹胀等。

### (二)声像图表现

表现为向胃腔内膨出的黏膜下囊性无回声,囊壁薄而平滑,囊液清晰(图 21-17)。

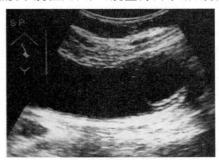

图 21-17　胃壁假性胰腺囊肿
胃腔无回声液体充盈,胃体大弯侧球状黏膜隆起,内部为液性无回
声,术前超声诊断胃壁囊肿,手术病理确诊为胃壁假性胰腺囊肿

## 七、阑尾黏液囊肿

### (一)临床病理和表现

阑尾黏液囊肿是发生在阑尾的囊性肿瘤,临床也比较少见。大多数囊肿因阑尾黏膜粘连,管腔闭塞后黏液潴留所致。少数为原发于阑尾的囊性黏液腺癌。此种肿瘤极易破裂,流出的黏液向全腹扩散,在腹膜上形成大小不等的多处转移,同时有大量腹水。患者经常以腹水、腹胀而来就诊。

### (二)声像图表现

表现为盲肠下方的长椭球状囊性无回声区,囊壁薄而均匀。囊液稠厚或感染时使回声增强不均匀。囊腺癌形态欠规则,囊壁厚而不平整,回声不均匀,囊液稠厚呈不均质的低回声。转移的肿块表现为腹膜上形态各异的低回声结构。实质间可见散在小的囊性区。腹水稠厚,变换体位时可见飘落的细小回声。

(李明慧)

# 第四节　肝囊性病变

## 一、肝囊肿

### (一)病理与临床表现

非寄生虫性肝囊肿发病率为 $1.4\%\sim5.3\%$,女性发病多于男性,分为先天性和后天性两类。一般所指的肝囊肿为先天性肝囊肿,又称真性囊肿。其发病原因多数学者认为在胚胎发育期,肝内局部胆管或淋巴管因炎症上皮增生阻塞导致管腔分泌物潴留,逐步形成囊肿;或因肝内迷走胆管与淋巴管在胚胎期的发育障碍所致。

肝囊肿的病理类型分为血肿和退行性囊肿、皮样囊肿、淋巴囊肿、内皮细胞囊肿、潴留性囊肿和囊性肿瘤。囊肿呈卵圆形、壁光滑,囊腔为单房或多房性。体积大小相差悬殊,小者囊液仅数毫升,大者含液量可达 1 000 mL 以上。囊液清亮,呈中性或碱性,有的可含有胆汁。囊肿周围的肝实质常见压迫性萎缩。其并发症包括感染、坏死、钙化和出血。

临床表现:囊肿较小者可长期甚至终身无症状。随着囊肿的逐渐增大,可出现邻近脏器的压迫症状,上腹部不适、饱胀,甚至隐痛、恶心与呕吐。亦可出现上腹部包块,肝大、腹痛和黄疸。囊肿破裂、出血、感染时出现相应的症状体征。

### (二)超声影像学表现

(1)典型肝囊肿声像图特点为肝实质内圆形或卵圆形无回声区;包膜光整,壁薄光滑,呈高回声,与周围肝组织边界清晰;侧壁回声失落,后壁及后方回声增高(图 21-18)。

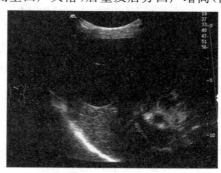

**图 21-18　肝囊肿**

(2)多房性者表现为囊腔内纤细的条状分隔;体积较大囊肿合并感染出血时,囊腔内出现弥漫性点状弱回声,亦可分层分布,变动体位时回声旋动,囊壁可增厚,边缘不规则。

(3)囊肿较小者肝脏形态大小及内部结构无明显改变。较大者可引起肝轮廓增大,局部形态改变;肝组织受压萎缩;周边血管及胆管可呈压迫征象,囊肿巨大时可造成相邻器官的推挤征象。

(4)CDFI:囊肿内部无血流信号显示,囊肿较大周边血管受压时可出现彩色血流,速度增快。

**(三)鉴别诊断**

1.正常血管横断面

正常血管横断面虽呈圆形无回声区,但后方增高效应不明显,变换扫查角度则表现为管状结构,CDFI 显示彩色血流,即可与囊肿区别。

2.肝癌液化

具有分泌功能的腺癌肝转移及原发性肝癌液化,可为单个液区,亦可为不规则状无回声区,其中常有组织碎片和细胞沉渣产生的斑点状回声,外周为厚而不规则的实质性结构,可与肝囊肿鉴别。

3.肝棘球蚴病

肝棘球蚴病单纯囊型与肝囊肿单凭声像图区别有一定困难,除前者立体感较强,壁较单纯性囊肿为厚外,还应结合患者有疫区居住史,棘球蚴病皮试或间接荧光抗体试验鉴别。

4.腹部囊性肿块

巨大孤立性肝囊肿应注意与肠系膜囊肿,先天性胆总管囊肿、胆囊积水、胰腺囊肿、肾囊肿、右侧肾积水及卵巢囊肿等相鉴别。

## 二、多囊肝

**(一)病理与临床表现**

多囊肝是一种先天性肝脏囊性病变,具家族性和遗传性。由于胚胎时期发育过剩的群集小胆管的扩张所致。常并发肾、脾、胰等内脏器官多囊性改变。囊肿在肝内弥漫分布、大小不一,直径仅数毫米至十几厘米,绝大多数累及全肝,有的可仅累及某一肝叶。囊壁菲薄,囊液清亮或微黄,囊肿之间的肝组织可以正常。

临床表现:多数患者无症状,可在 35～50 岁出现体征,部分患者可伴肝区痛及黄疸,肝大及扪及右上腹包块。

**(二)超声影像学表现**

(1)肝脏体积普遍增大,形态不规则,肝包膜凸凹不平似波浪状。

(2)肝实质内布满大小不等的圆形或类圆形无回声区,其大小相差悬殊,较大者囊壁薄而光滑,后方回声增高,囊肿之间互不连通。实质内微小囊肿壁则呈"等号"状高回声。严重者肝内正常管道结构及肝实质显示不清(图 21-19)。

(3)轻型多囊肝,显示肝内有较多数目的囊肿回声,直径大小以 2～5 cm 多见,肝脏轻至中度肿大,形态无明显改变,肝内管道结构可以辨认,囊肿间可有正常肝组织显示。

(4)肾脏或脾脏可有相应的多囊性声像图表现。

**(三)鉴别诊断**

1.多发性肝囊肿

多发性肝囊肿与较轻的多囊肝不易区别,可试从以下几点鉴别:①多发性肝囊肿为单个散在分布,数目较少;②肝大不如多囊肝明显,囊肿之间为正常肝组织;③不合并其他脏器的多囊性病变。

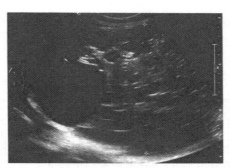

**图 21-19　多囊肝**

2.先天性肝内胆管囊状扩张症

先天性肝内胆管囊状扩张症为节段性肝内胆管囊状扩张,显示肝区内大小不等的圆形或梭形无回声区。与多囊肝的鉴别点:①扩张的肝内胆管呈囊状或柱状,追踪扫查可见无回声区相互沟通;②无回声区与肝外胆管交通,且常伴胆总管的梭形扩张;③多有右上腹痛、发热及黄疸病史;④必要时超声导向穿刺及造影检查可以确诊。

3.先天性肝纤维化

先天性肝纤维化多见于婴幼儿,有家族遗传倾向,可合并肝内胆管扩张和多发性囊肿。声像图显示肝脏除囊性无回声区外,其余部分肝实质呈肝硬化表现;脾大及门静脉高压表现。

## 三、肝脓肿

**(一)病理与临床表现**

肝脓肿可分为细菌性肝脓肿和阿米巴肝脓肿两大类。

1.细菌性肝脓肿

最常见的病原菌是大肠埃希菌和金黄色葡萄球菌,其次为链球菌,有些则为多种细菌的混合感染。主要感染途径为:①胆管系统梗阻和炎症;②门静脉系统感染;③败血症后细菌经肝动脉进入肝脏;④肝脏周围临近部位和脏器的化脓性感染,细菌经淋巴系统入肝;⑤肝外伤后感染;⑥隐源性感染,约30%的患者找不到原发灶,可能为肝内隐匿性病变,当机体抵抗力减弱时发病,有报道此类患者中约25%伴有糖尿病。

化脓性细菌侵入肝脏后,引起炎性反应,可形成散在的多发性小脓肿;如炎症进一步蔓延扩散,肝组织破坏,可融合成较大的脓肿。血源性感染者常为多发性,病变以右肝为主或累及全肝;感染来自胆管系统的脓肿多与胆管相通,为多发性,很少出现较大的脓肿或脓肿穿破现象;肝外伤后血肿感染和隐源性脓肿多为单发性。如肝脓肿未得到有效控制,可向膈下、腹腔、胸腔穿破。

2.阿米巴性肝脓肿

由溶组织阿米巴原虫引起,是阿米巴疾病中最常见的肠外并发症之一。阿米巴原虫多经门静脉进入肝脏,于门静脉分支内发生栓塞,引起局部组织缺血、坏死,同时产生溶组织酶,造成局部肝细胞的溶解破坏,形成多个小脓肿,进而相互融合形成较大的脓肿。病变大多数为单发性,90%以上发生于肝右叶,并以肝顶部为多。脓肿可向横膈、胸膜腔、气管内浸润、破溃而造成膈下、胸腔及肺脓肿。

临床表现:多见于青壮年男性,患者出现发热、寒战,呈弛张热型,肝区疼痛及胃肠道反应症状。体质虚弱、贫血,部分患者出现黄疸、肝大、右侧胸壁饱满、肋间隙增宽、触痛等。

### （二）超声影像学表现

肝脓肿的病理演变过程,反映在声像图上可有以下表现。

（1）肝脓肿早期:病灶区呈炎性反应,充血水肿、组织变性坏死尚未液化。肝实质内显示一个或多个类圆形或不规则状低回声或回声增高团块;与周围组织境界清楚,亦可模糊不清;肝内血管分布可以无明显变化;CDFI 可显示内部有点状或条状搏动性彩色血流,脉冲多普勒呈动脉血流,阻力指数≤0.55(图 21-20)。

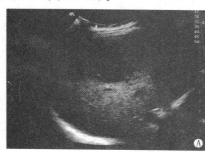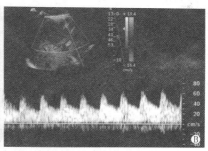

**图 21-20　细菌性肝脓肿**

A.肝右叶低回声不均质团块;B.CDFI 显示条状血流,PD 测及动脉血流频谱,RI=0.55

（2）脓肿形成期:坏死组织液化脓肿形成,显示肝实质内囊性肿块。壁厚而不均,内壁粗糙如虫蚀状;脓液稀薄时呈无回声,伴有稀疏细小点状强回声;较大脓腔未完全融合时,有不规则间隔;脓液黏稠含有坏死组织碎片无回声区内出现密集细小点状强回声,其中散在不规则斑片状或索带状回声,并随体位改变旋动,伴有产气杆菌感染时,脓腔前壁后方有气体高回声;脓肿后方回声增高。

（3）慢性肝脓肿壁显著增厚,内壁肉芽组织增生,无回声区缩小,脓腔内坏死组织积聚,表现为类似实质性的杂乱高回声。脓肿壁钙化时,呈弧形强回声,后伴声影。

（4）伴随征象:肝脏局部肿大或形态改变,脓肿靠近膈面时,可致膈肌局限性抬高,活动受限;或出现右侧胸腔积液;脓肿周围管状结构受压移位;感染源自胆管者可发现胆管阻塞和感染的相应表现。

### （三）鉴别诊断

**1.不同类型肝脓肿的鉴别**

细菌性肝脓肿与阿米巴肝脓肿的治疗原则不同,两者应予鉴别,阿米巴肝脓肿起病常较缓慢,大多有痢疾或腹泻史。脓肿常为单个,体积较大,多位于右肝膈顶部。脓液呈巧克力色,可找到阿米巴滋养体,可与细菌性肝脓肿鉴别。

**2.肝癌**

肝脓肿早期未液化时呈实质性回声,与肝细胞癌的表现类似。但后者外周可有完整的低回声晕环绕,CDFI 检出动脉血流。肝脓肿形成后应与转移性肝肿瘤相区别,腺癌肝脏转移灶多呈"牛眼"征,液化区后方回声不增高或出现衰减。同时应结合临床资料,并在短期内随访观察作出鉴别,必要时应做超声导向穿刺细胞学及组织学检查。

肝内透声较强的转移性肿瘤,如淋巴瘤、平滑肌肉瘤等可与脓肿混淆。鉴别主要依靠病史、实验室检查和诊断性穿刺。

3.其他肝脏占位病变

肝脓肿液化完全、脓液稀薄者需与肝囊肿鉴别。肝囊肿壁薄光滑,侧壁回声失落;肝包虫囊肿内有条状分隔及子囊,边缘可见钙化的强回声及声影;肝脓肿壁较厚,内壁不整,声束散射回声无方向依赖,囊壁显示清晰。同时病史亦完全不同。

4.胰腺假性囊肿

较大的胰腺假性囊肿可使肝左叶向上移位,易误为肝脓肿。应多切面扫查,判断囊肿与周围脏器的关系,并让患者配合深呼吸根据肝脏与囊肿运动不一致的特点作出鉴别。

(李明慧)

# 第五节 肝血管瘤

## 一、病理与临床表现

肝血管瘤是肝脏最常见的良性肿瘤,占肝良性肿瘤的 41.6%~70%。肝血管瘤分海绵状血管瘤和毛细血管性血管瘤;前者多见,后者少见甚至罕见,可发生于肝脏任何部位,常位于肝脏被膜下或边缘区域。大小可在几毫米至几十厘米。肝血管瘤在组织学上是门静脉血管分支的畸形,表面可呈黄色或紫色,质地柔软,切面呈海绵状,组织相对较少,内含大量暗红色静脉血。肝血管瘤有时可出现退行性变,内部可出现新鲜或陈旧的血栓或瘢痕组织及钙化灶,并可完全钙化。镜下见肝血管瘤由衬以扁平内皮细胞的大小不等的血管腔构成,由数量不等的纤维组织分隔开来,血管腔中可有新鲜或机化血栓,少数血栓中可有成纤维细胞长入,这可能是导致形成"硬化性血管瘤"瘢痕的原因。临床表现:发病年龄一般为 30~70 岁,平均 45 岁,女性略多于男性,可单发或多发,儿童肝血管瘤与成人不同,常合并皮肤或其他内脏血管瘤,肝血管瘤自发性破裂的机会多于成人,约 50%合并皮肤血管瘤。肝血管瘤较小时,一般无临床症状,中期出现症状常提示肿瘤增大,可有肝区不适感;当肝血管瘤较大时,可引起上腹胀痛,扪及腹部包块等。

## 二、超声影像学表现

### (一)常规超声

1.形态

形态以圆形者为多。在实时状态下缺乏球体感,有时呈"塌陷"状,肿瘤较大时,呈椭圆形或不规则形,并可向肝表面突起,巨大者可突向腹腔甚至盆腔。

2.直径

超声可发现小至数毫米的肝血管瘤,大者可达 35 cm 以上。上海复旦大学附属中山医院报道的最大 1 例肝海绵状血管瘤为 63 cm。

3.边界

多清晰,典型者可在肿瘤周边见一 2~4 mm 的高回声带,呈"花瓣"状围绕,光带与周围肝组织和肿瘤之间均无间断现象,称为"浮雕状改变"。这一征象在肝血管瘤中具有较高特异性,其重要性不亚于肝癌中"晕圈"征的改变,但出现率仅 50%~60%。此外,有时可见肝血管瘤边缘有小管道进入,呈现"边缘裂开"征等改变。

4.内部回声

根据近年来的报道,肝血管瘤的回声类型主要有以下四种。

(1)高回声型:最多见,占肝血管瘤的50%～60%,多出现于较小的肝血管瘤中(<5 cm),内部回声均匀,致密,呈筛孔状(图21-21),如肝血管瘤位于膈肌处,可产生镜面反射,即在膈肌对侧的对称部位出现与肝血管瘤一致但回声略低的图像。

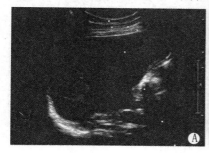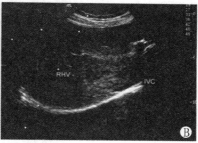

**图 21-21  高回声型肝血管瘤**

A.周边有高回声带,呈"浮雕"状;B.边界清晰,内呈"筛孔"状

(2)低回声型:较少见,占10%～20%,近年有增多趋势,多见于中等大小(3～7 cm)的肝血管瘤中,其内部以低回声为主,主要由于肝血管瘤中血管腔较大,管壁较薄所致。个别在实时超声下可见较大管腔内有缓慢的血液流动,瘤体内以细网络状表现为主,其中的纤维隔回声亦较高回声型肝血管瘤为低。

(3)混合回声型:约占20%,为前二者之混合。主要见于较大的肝血管瘤中,大小为7～15 cm,内呈现"粗网络"状或"蜂窝"状结构,分布不均,强弱不等,有时与肝癌较难鉴别。

(4)无回声型:极少见,占1%～2%,瘤体内无网状结构等表现,但透声较肝囊肿略差,边界亦较囊肿欠清。

除上述四种表现外,由于肝血管瘤在演变中可发生栓塞、血栓、纤维化等改变,故在瘤体内可出现不均质团块、高回声结节及无回声区等,可使诊断发生困难。

5.后方回声

肝血管瘤的后方回声多稍增高,呈扩散型,但比肝囊肿后方回声增高要低得多。

6.加压形变

在一些位于肋下或剑突下的较大肝血管瘤中,轻按压后可见瘤体外形发生改变,出现压瘪或凹陷等现象,放松后即恢复原状。

7.肝组织

肝血管瘤患者中,周围肝组织多正常,无或少有肝硬化和纤维化征象。

8.动态改变

正常情况下,肝血管瘤变化较慢,短期内不会很快增大。据报道部分肝血管瘤,可随时间而逐渐缩小甚至消失。另有报道,用超声连续观察半小时,血管瘤内部回声可短暂变化,或做蹲起运动可见肝血管瘤回声、大小等发生改变,有别于其他肿瘤。

**(二)彩色多普勒**

尽管肝血管瘤内血流丰富,但由于瘤体内血流速度较低,彩色多普勒常不易测及其血流信号,血流检出率仅占 $10\%\sim30\%$。彩色多普勒血流成像多呈Ⅱb型或Ⅰc型图像(图 21-22),偶可有Ⅲa型或Ⅲb型表现,脉冲多普勒可测及动脉血流,阻力指数多$<0.55$,搏动指数$>0.85$。彩色多普勒能量图可显示"绒球"状、"环绕"状改变,据报道彩色多普勒能量图中,肝血管瘤血流检出率高达 $87.9\%$,而对照组彩色多普勒显示率仅 $51.7\%$,但彩色多普勒能量图的特异表现还需进行深入研究。

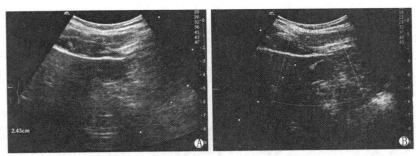

图 21-22　肝血管瘤

A.左肝下缘低回声结节,肝表面平滑;B.CDFI 显示周边血流信号,呈Ⅱb型

## 三、鉴别诊断

### (一)肝癌

高回声型血管瘤的诊断较容易,但有时与高回声型均质型肝癌较难鉴别。此型肝癌相对少见,内部回声比肝血管瘤更高更密,周边有浅淡暗环,可资鉴别。而低回声型肝血管瘤误为肝癌的比例较高,有报道误诊率可达 30%。肝癌内部多为不均质回声,呈结节镶嵌状,如有"晕圈"容易鉴别。另外,彩色多普勒亦有助诊断。肝血管瘤可与肝癌同时并存,除了掌握肝血管瘤与肝癌的特征外,在肝内出现不同回声类型的占位时,要考虑到两种疾病并存的可能。同时,肝硬化声像图背景对间接支持肝癌的诊断有一定帮助。

### (二)肝囊肿

无回声型肝血管瘤,多误为肝囊肿,但肝囊肿壁回声更纤细、更高,内部回声更为清晰;无回声型肝血管瘤的囊壁回声较低且较厚而模糊,内部回声信号亦多于肝囊肿。

### (三)肝肉瘤

肝肉瘤较少见,原发性者更少见,如平滑肌肉瘤、脂肪肉瘤、纤维肉瘤、淋巴肉瘤等。形态呈椭圆形,边界尚清,内部回声致密、增高,亦可高低不等或出现液化。彩色多普勒不易测及血流信号,有时与肝血管瘤甚难鉴别,超声引导下穿刺活检对诊断有帮助。

以往认为小型高回声型肝血管瘤多为毛细血管型血管瘤,而较大的蜂窝状的肝血管瘤为海绵状血管瘤。目前认为根据回声的改变来区别毛细血管型或海绵状型是没有根据的。有一组 113 个超声表现各异的肝血管瘤,手术病理证实均为肝海绵状血管瘤。因此,肝毛细血管型血管瘤少见甚至罕见。同时,原先认为肝血管瘤不能进行穿刺活检的概念已逐渐更新,对影像技术检查疑为肝血管瘤且位于肝深部的病灶仍可进行超声引导下的穿刺活检,甚少出现出血等并发症的报道。

(李明慧)

# 第六节　原发性肝癌

## 一、病理与临床表现

原发性肝癌以非洲东南部和东南亚为高发地区;我国多见于东南沿海,是国内三大癌症之一。好发年龄为 40~50 岁,男性明显多于女性。病因未完全明了,但流行病学和实验室研究均表明,主要与乙型肝炎病毒感染、黄曲霉毒素和饮水污染有关。1979 年我国癌变病理协作组在 Eggel 和 Nakashima 等分类基础上,结合我国的情况和经验,制定了原发性肝细胞性肝癌(HCC)的病理分型和诊断标准。①弥漫型:指癌组织或癌小结节弥漫分布于肝左右叶,多见于重型肝硬化后期。②块状型:癌块直径在 5 cm 以上,超过 10 cm 者为巨块型。此型有三个亚型:单块状型、融合块状型、多块状型。③结节型:癌结节最大直径不超过 5 cm,有三个亚型:单结节型、融合结节型、多结节型。④小癌型:单个癌结节最大直径小于 3 cm,或多个癌结节不超过 2 个,相邻两个癌结节直径之和在 3 cm 以下。

1984 年,日本 Okuda 根据肝癌的生长方式、肝病背景及生物学标准,提出一种新的大体病理分类法,主要分为两个基本类型:膨胀型和播散型。膨胀型中,肿瘤边界清楚,有纤维包膜形成,肿瘤压迫周围肝实质,该型可分为类硬化、假腺瘤及纤维硬化等三种亚型。播散型是肿瘤边界不清楚者,可分为类硬化和浸润两亚型。

1987 年,日本的 Kojiro 和 Nakashima 根据肝癌生长方式的差异并注意到肿瘤包膜、肝硬化及门静脉癌栓的情况,做了如下分类。①浸润型:肿瘤边界模糊不清,多不伴肝硬化,大小不一的病灶相互融合形成大的病灶。②膨胀型:肿瘤边界清楚,有纤维包膜,常伴肝硬化,又可分为单结节和多结节两个亚型。前者瘤界分明,伴肝硬化者有明显纤维包膜,无硬化者包膜多不明显。主瘤旁可有"卫星"结节,可侵犯门静脉系统。后者有 2 个以上的膨胀结节,病灶直径在 2 cm 以上。③混合型:由膨胀型原发癌灶结合包膜外与肝内转移灶的浸润型形成。肝内转移灶主要通过门静脉播散。本型亦可分为单结节和多结节两个亚型。④弥漫型:以多个小结节出现,直径 0.5~1 cm,布满全肝,互不融合,常伴肝硬化,这种肿瘤主要通过门静脉在肝内播散。⑤特殊型:包括带蒂外生型肝癌和以肝门静脉癌栓为突出表现而无明确主瘤的肝癌。

组织类型:主要分为肝细胞癌、胆管细胞癌和混合型肝癌三种,后两种较少见。典型癌细胞呈多边型,边界清楚,胞质丰富,核大,核膜厚,核仁亦很大。染色嗜碱或嗜酸。癌细胞排列呈巢状或索状,癌巢之间有丰富的血窦,癌细胞常侵入静脉在腔内形成乳头状或实质性团块。

按 Edmondson-Steiner 分类法,肝癌分化程度可分为四级:Ⅰ级分化高、少见;Ⅱ~Ⅲ级为中等分化,最多见;Ⅳ级为低分化,少见。

另外,近年来还认识到一种肝细胞癌的特殊组织类型——纤维板层性肝癌,最早在 1976 年由 Petters 首次描述。本型多见于青年,平均年龄仅 24 岁,多发于肝左叶,有包膜,其组织表现为嗜酸性颗粒状胞质,有穿行于癌细胞巢间的大量平行排列的板层状纤维基质。本型很少伴肝硬化或慢性乙型肝炎,预后较好。

临床表现:原发性肝癌患者起病隐匿,缺乏特异性早期表现,至亚临床前期及亚临床期的中位时间可长达 18 个月。当患者出现不适等症状时,多属中、晚期。临床主要表现为肝区疼痛、食欲缺乏、腹胀、乏力、消瘦等。其他可有发热、腹泻、黄疸、腹水、出血倾向,以及转移至其他脏器而引起的相应症状。

## 二、超声影像学表现

### (一)常规超声

#### 1.形态

肝癌多呈圆形或类圆形,肿瘤较大时,可呈不规则形,并可向肝表面突起,使肝下缘等较锐的角变钝,或呈"驼峰"征改变。根据肝癌病理形态表现可分为以下几种类型。

(1)结节型:肝癌相对较小,一般直径<5 cm,多为单发,亦可多发。肿瘤内部回声多不均匀或呈结节状融合,边界较清晰,可见晕圈或一纤薄的高回声带围绕(图 21-23);亦可由于出血、坏死而呈混合回声型。

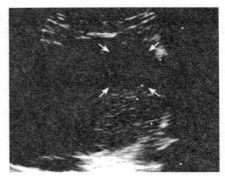

**图 21-23 肝癌(结节型)**

肝左叶癌,圆形,向表面突起,呈"驼峰"征

(2)巨块型:肝癌较大,直径常在 10 cm 左右,内部回声多不均质,以高低回声混合者居多,低回声者很少。肿瘤呈"结节中结节"状和内部有条状分隔,边界多不规则(图 21-24)。如周边有包膜,则有晕圈而使边界清晰。另外,有些巨块型肝癌分布整个肝、段肝叶或数叶,尽管无明确边界,但肿瘤内部回声相对比较均匀,呈略低或略高回声,而周围肝硬化回声则呈不均匀状,可资鉴别。有时在主瘤周围有散在低回声播散灶,个别巨大肿瘤可因破裂引起出血呈现无回声区。

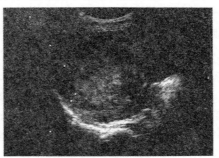

**图 21-24 肝癌(巨块型)**

内部高回声,呈结节中结节状

(3)弥漫型:肝内弥漫散在的细小肝癌结节,大小可数毫米至数厘米,内部回声高低不等,分

布零乱,可呈斑块灶,无明确边界,如弥漫分布于整个肝脏,则很难与肝硬化鉴别,但此类患者常有门静脉癌栓形成,为诊断弥漫型肝癌提供了佐证。个别弥漫型肝癌的内部回声不均质程度较为紊乱,与肝硬化仍有所区别。

**2.边界**

肝癌有明显的假包膜形成时,边界往往较清晰而规则,周围见一直径 2～5 mm 的低回声圈,即晕圈,晕圈与正常组织之间可有一纤薄的光带(约 0.5 mm);如肿瘤无明显包膜或呈浸润生长时,边界多不规则、模糊,甚至不清;而在弥漫性肝癌时,则无明确边界。

**3.大小**

超声能发现直径从数毫米至数十厘米不等的肝癌,其检出率主要受以下几方面影响:①肿瘤大小;②肿瘤内部回声;③肝硬化程度;④肿瘤的位置;⑤肿瘤包膜;⑥操作人员经验。

**4.内部回声**

根据肝癌内部回声高低分类如下。

(1)高回声型:占 30%～50%,肿瘤内部回声比周围肝组织高且不均匀,呈结节状或分叶状,有时可见结节之间有纤维分隔,少数分布尚均匀。有报道认为高回声区预示肝癌细胞脂肪变性、坏死等倾向。

(2)低回声型:占总数 15%～35%,多见于较小型肝癌中,内部回声较周围肝组织低,由密集的细小点状回声组成,分布多不均匀。较大肿瘤可呈结节状,并互相融合呈镶嵌状,并可显示低回声的"瘤中隔"。有时,在总体低回声区的中央可由少许点状高回声所点缀。低回声区常预示着肝癌细胞存活,血供丰富,很少有脂肪变性和纤维化等改变。

(3)等回声型:较少见,占 2.2%,回声与周围肝组织类似,血管分布较均匀,由于这类肿瘤多伴有较典型的晕圈,故易识别,不然,则易漏诊。

(4)混合回声型:占 10%左右,此类肿瘤常较大,是多结节融合所致,多为高低回声混合,可交织混合,亦可左右排列混合,使超声某一切面呈高回声区,而另一切面呈低回声区。肿瘤内部还可出现无回声及强回声区,提示内部有不同程度出血、液化、坏死、纤维化及钙化等改变。

**5.后方回声**

在后方有正常肝组织存时,肝癌后方回声常稍增高,其增高程度因肿瘤类型不同而有所不同,总体来说增高程度多比肝囊肿弱,其增高比例约占肝癌的 70%;如伴有纤维化、钙化等改变时,后方回声可轻度衰减;另外,在有包膜的肝癌中,可有侧后声影等现象。

**6.肝内间接征象**

(1)管道压迫征象:肝癌较大时,可压迫肝静脉、门静脉、下腔静脉等,使其移位、变细甚至"中断",而环绕在肿瘤周围(图 21-25A)。另外,压迫肝门部或侵犯胆管内可引起肝内胆管扩张(图 21-25B)。

(2)脏器挤压征象:肿瘤压迫胆囊使其移位、变小,甚至"消失";位于右叶脏面的巨大肝癌压迫右肾,使其下移至盆腔;肝脏膈顶部的肿瘤压迫膈肌,使膈肌抬高;左叶肿瘤可推移脾脏向上方移位,以致"消失"。

**7.肝内转移征象**

(1)卫星灶:在主瘤旁或较远的肝组织内,呈多个低回声不均质团块,直径<2 cm,呈圆形,可有或无晕圈,球体感强,后方回声稍增高。

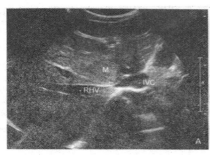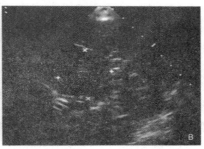

**图 21-25　肝癌（结节型）**

A.右肝前叶上段(S8)癌,肝静脉—下腔静脉受压;B.肝左内叶癌侵犯肝门引
起肝内胆管扩张(M:肿块;RHV:右肝静脉;IVC:下腔静脉)

（2）门静脉癌栓：有报道,在肝癌中 40%～70% 出现门静脉受累,而 B 超可显示三级分支以内的癌栓,检出率较高,可达 70%。常出现在主瘤附近的门静脉,表现为门静脉内径明显增宽,最宽可达 3 cm,管壁可清晰或不清,腔内充满由中低回声密集点状强回声组成的不均质团块。如门脉主干被癌栓完全充填,则可见肝门周围有众多细小管道组成的网状团样结构,此为门静脉侧支形成所致的门脉海绵状变。另外,部分肝癌在门静脉内出现局部瘤样回声,亦为癌栓的一种征象,可为数毫米至数厘米。门脉癌栓对诊断弥漫型肝癌有一定帮助。

（3）肝静脉及下腔静脉癌栓：检出率较门静脉少,常在肝静脉主干内发现,内径不一定增宽,由低回声团块组成,常可延伸至下腔静脉,而下腔静脉癌栓多呈球状,可单个或多个,偶尔随血流有浮动感。

（4）胆管癌栓：少数患者因肿瘤侵犯胆管使肝内或肝外胆管受累,内充满实质样回声,并引起肝内胆管的扩张。

8.肝外转移征象

（1）肝门及胰腺周围淋巴结肿大：在晚期,肝癌可向肝外转移,最多处在肝门及胰腺周围出现大小不等的低回声团块,呈圆形或类圆形、部分可融合成团块,呈不规则形,严重者压迫肝门引起肝内胆管扩张。

（2）腹腔：在腹腔内有时可探测到低回声团块,肿瘤直径在 3～5 cm,有包膜,边界清,内分布不均。多位于腹壁下,可活动。个别可转移至盆腔压迫髂血管引起下肢深静脉血栓形成。在一些肝癌术后患者中,肝内可无肿瘤,但腹腔内已有转移。因此,对肝内无病灶而 AFP 持续阳性者,应进一步检查腹腔。

9.其他征象

由于我国肝癌和肝硬化联系密切,80% 以上的肝癌有肝硬化征象,故声像图上肝实质回声增粗、增高、分布不均,呈线状甚至结节状,亦可有高或低回声结节,并可出现门静脉高压、脾大、腹水等声像图改变。

**（二）彩色多普勒**

由于原发性肝癌在没有动脉栓塞前多具有较丰富的血供,因而为彩色多普勒检测提供了可靠基础。

（1）检出肝癌内的血流信号,呈现线条状、分支状、网篮状、环状、簇状等彩色血流。据报道,血流信号的检出率可达 95%,其中 98% 为动脉血流信号,明显高于肝脏其他良性病变。同时,在实时状态下,肝癌内的彩色血流可呈现搏动状血流与心率一致。有时还可见彩色血流从肝癌内部延伸至门静脉的引流血管。

(2)脉冲多普勒常检出高阻力动脉血流,阻力指数(RI)和搏动指数(PI)分别大于 0.6 和0.9,并且平均流速可呈高速型,最大可达 1 m/s 以上(图 21-26),这些表现均提示该肝内占位病变以恶性可能为大。在原发性肝癌中,有时可测及高速低阻的动脉样血流,表示肝癌内动静脉瘘存在,也有助于肝癌的诊断。

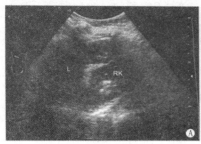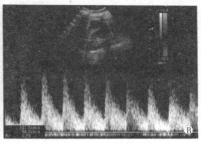

图 21-26　肝癌

A.显示肝右叶结节型癌及右肾(RK)压迹;B.PD 检测到动脉血流频谱,$V_{max}=131$ cm/s,RI≥0.75

(3)彩色多普勒使肝动脉较易显示,并在肝癌中明显增宽,可达 4～5 mm,而正常仅 2～3 mm,血流速度增快(图 21-27)。

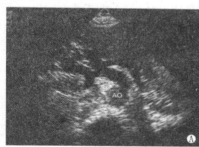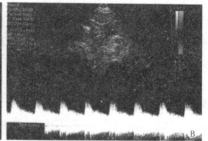

图 21-27　弥漫型肝癌肝动脉显著扩张

A.肝总动脉内径增宽(9 mm),AO:腹主动脉;B.肝动脉流速增高,CW 测及最大流速 294.5 cm/s

(4)在经介入治疗(包括 TAE、乙醇注射)后,肝癌内彩色血流可明显减少甚至消失,提示疗效佳;经 TAE 治疗的病员中,动脉型彩色血流可减少甚至消失,但门静脉型的彩色血流信号可代偿增多,应引起注意。另外,如原来血流消失的病灶再出现彩色血流信号,则提示肿瘤复发。

(5)当门静脉癌栓形成时,彩色多普勒可显示门静脉属完全性或不完全性阻塞,此时,彩色多普勒显示未阻塞处(即癌栓与管壁之间隙)有条状血流通过,癌栓内亦可见线状深色或多彩血流,用脉冲多普勒能测及动脉及静脉血流,这些均提示门脉内栓子为肿瘤性。但有报道,门静脉瘤栓中其动脉血流的检出率较低,仅 18.7%。同时,在门脉完全性阻塞时,门脉旁的肝动脉血流容易显示(图 21-28)。

## 三、鉴别诊断

### (一)肝血管瘤

如肝血管瘤为网状高回声团块,边界呈"花瓣"样改变时诊断较容易,但有些肝血管瘤可出现低回声不均质、混合回声不均质及晕圈样改变。有报道其出现率分别为 15%、20%、5%,对这类患者应更全面观察,在实时状态下,观察肿瘤有无立体像等加以鉴别,同时对较大肝血管瘤可结合 CT 增强延迟扫描,同位素血池扫描等较特异征象加以确诊,必要时可在实时超声引导下肝穿活检以明确诊断。

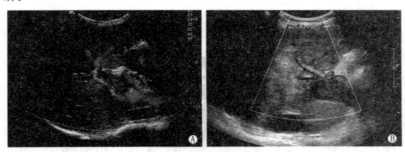

**图 21-28　门静脉癌栓**

A.门静脉不完全阻塞,CDFI 显示癌栓与管壁间有条状血流通过;B.门静脉完全阻塞,
门静脉充满实质性低回声,肝动脉分支增宽,显示为条状红色血流

### (二)肝脓肿

由细菌性或阿米巴原虫感染引起的肝内局灶性炎性改变,呈单发或多发。较典型时,壁厚,内膜粗糙呈"虫咬"状,为无回声或不均匀回声团块,诊断较容易。然而,随着近年来抗生素的广泛应用,肝脓肿的超声和临床表现常不典型,声像图显示肝内比正常组织回声稍低的区域,分布不均匀,边界模糊,包膜较薄,用常规 B 超诊断较困难。彩色多普勒显示内部有条状彩色血流,脉冲多普勒测及动脉血流频谱,阻力指数和搏动指数分别在 0.5、0.8 左右,提示良性病变,再结合这类患者多有短暂发热病史,有助于定性诊断。另外,如感染与肝癌并存,则超声诊断困难,必须行超声引导下穿刺活检。

### (三)肝内局灶脂肪浸润

肝内局灶脂肪浸润可在肝内出现高回声或低回声灶,而低回声型与肝癌更容易混淆,但这些病灶多位于肝门旁,如肝右前叶、左内叶门脉旁,内部回声较低但多均匀,在实时状态下,边界可不规则或欠清,亦可向肝实质内呈"蟹足"样延伸。彩色多普勒显示病灶内无异常动脉血流信号。也有报道认为这类低回声型更易与肝癌混淆,应加以鉴别。

### (四)转移性肝癌

多为低回声不均质团块,可有晕圈等改变,后方回声稍高,有侧后声影。这类病灶常为多发,并且非癌肝实质回声多无肝硬化表现,可资鉴别。如患者有其他原发肿瘤史则更有助于诊断。

### (五)胆囊癌

胆囊癌发病近年来有逐渐增多趋势,早期发现仍比较困难。其中一部分患者因肝内转移而就诊时,常在肝右叶出现局灶性低回声不均质团块,有晕圈,可向表面突起,易被误诊为原发性肝癌。操作人员在发现肝右叶肿瘤且无肝硬化时,应仔细观察胆囊的情况,这类患者的胆囊因受压而变小,部分胆囊壁可不规则增厚而与右叶肿瘤相连,甚至在胆囊癌实变时,可与右叶肿瘤融合成一团块,胆囊隐约成一轮廓像,多伴有结石,有助于鉴别诊断。

### (六)肝母细胞瘤

常出现于婴幼儿,多为无意触摸腹部时发现。肿瘤常较大,可达 5.5～17 cm。声像图上显示肝内巨大团块,多强弱不均,并有液化和包膜,多位于肝右叶,常推移右肾,超声无特异性表现,应结合临床作出诊断。

**（七）术后瘢痕**

肝肿瘤切除后,手术区多有渗出、出血、纤维化及机化等一系列改变,声像图可呈不均质团块、高回声为主的团块、混合回声团块,边界多不规则、模糊,但后方均有不同程度的衰减和缺乏立体感,可资鉴别。如手术区堵塞吸收性明胶海绵,则呈较均匀的高回声区,伴后方衰减。彩色多普勒多未能显示手术区内的彩色血流信号。

（李明慧）

# 第七节　胆囊结石

## 一、病理与临床

胆囊结石有胆固醇结石、胆色素结石和混合性结石,在我国胆囊结石患者中以胆固醇结石最多见。胆囊结石可合并胆囊炎,且两者互为因果,部分患者最终导致胆囊缩小,囊壁增厚,腔内可充满结石。

胆囊结石患者可有右上腹不适、厌油腻等症状。结石嵌顿于胆囊管内时,可导致右上腹绞痛、发热等症状。胆绞痛是胆囊结石的典型症状,可突然发作又突然消失,疼痛开始于右上腹部,放射至后背和右肩胛下角,每次发作可持续数分钟或数小时。部分患者疼痛发作伴高热和轻度黄疸。疼痛间歇期有厌油食、腹胀、消化不良、上腹部烧灼感、呕吐等症状。查体可见右上腹部有压痛,有时可扪到充满结石的胆囊。胆囊结石超声显示率90%以上,诊断价值较大,是首选的检查方法。

## 二、声像图表现

胆囊内可见一个或多个团块状强回声,后方伴有声影,可随体位变化而移位。当结石较大时,常只能显示结石表面形成的弧形强回声,内部结构难以显示。多个结石紧密堆积时,有时不能明确显示结石数量及每个结石的具体大小(图21-29)。特殊类型的胆囊结石有以下2种。

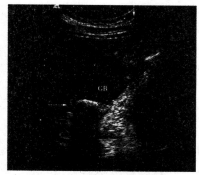

**图 21-29　胆囊结石声像图**

超声显示胆囊腔内见弧形强回声,后方伴声影。箭头:胆囊结石,GB:胆囊

**（一）泥沙样结石**

可见多个细小强回声堆积，形成沉积于胆囊后壁的带状强回声，后方伴有声影，随体位改变而移动。

**（二）充满型结石**

胆囊内呈弧形强回声带，后伴声影，无回声囊腔不显示，强回声带前方有时可显示胆囊壁，后方结构则完全被声影所掩盖（图21-30）。

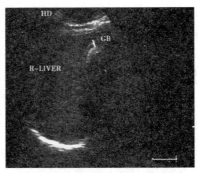

**图 21-30 胆囊结石声像图**

超声不显示胆囊腔的无回声，可见弧形强回声，后方伴声影，箭头：胆囊结石，GB：胆囊，R-LI VER：右肝

### 三、鉴别诊断

典型的胆囊结石超声诊断一般不困难。对于胆囊颈部的结石，由于缺少胆汁的衬托，使其结石强回声不明显，仅表现为胆囊肿大或颈部声影，超声必须认真仔细地检查，变换体位，如坐立位、胸膝位等，才能发现结石，并进行正确诊断。

**（一）泥沙样结石需与浓缩淤积的胆汁或炎性沉积物相鉴别**

泥沙样结石回声强，声影明显，随体位移动速度较快。

**（二）充满型结石需与肠腔内积气相鉴别**

结石后方为明显声影而非气体后方的彗星尾征，且肠腔内气体形态随时间而变化。

（白　森）

# 第八节　胆　囊　癌

## 一、病理与临床

胆囊癌可发生于胆囊的任何部位，以胆囊底部和胆囊颈部最多见。原发性胆囊癌的大体形态可分为浸润型、结节型、胶质型和混合型。浸润型最多见，占总数的70%～80%；胆囊癌的病理类型以腺癌最为多见，约占胆囊癌的70%～90%，此外尚有鳞癌、腺鳞癌、腺瘤恶变、息肉恶变、类癌等。腺癌中最常见的是无其他亚型的腺癌（not other wise specified adenocarcinoma,

NOSA），占腺癌的 60％～70％，该型腺癌大多分化良好。

胆囊癌早期无特异性临床表现，合并胆囊结石或慢性胆囊炎者可有相应症状，中晚期患者可能触及右上腹肿块，或出现黄疸。晚期则产生明显症状，如右中上腹部持续性隐痛、食欲缺乏、恶心、呕吐，持续并进行性加重的黄疸，可伴有发热、腹水等。查体有肝大，右季肋下可扪及坚硬而无压痛的肿物。

## 二、声像图表现

根据胆囊癌的形态，可将胆囊癌分为结节型、浸润型、实块型等，超声有不同的表现。

### （一）结节型

呈乳头状、菌伞状或团块状中低回声，肿块自胆囊壁向腔内突出，基底宽或窄，体积较大，直径常大于 10 mm，单发或多发，以单发多见，可合并胆囊结石或胆汁淤积。

### （二）浸润型

胆囊壁局限性或弥漫性不规则增厚，呈中等回声（图 21-31），为肿瘤浸润胆囊壁的表现。

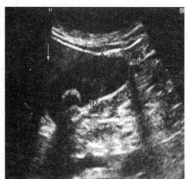

**图 21-31　胆囊癌声像图**
超声显示胆囊底部腔内见中等回声，形态不规则，回声不均

### （三）实块型

胆囊呈一中低回声实性肿块，正常无回声的胆囊腔消失。肿块边缘与周围肝脏分界不清，常为晚期胆囊癌伴有周围肝实质浸润转移的表现。CDFI 显示病灶内血流信号丰富。

## 三、鉴别诊断

超声检查对发现胆囊壁隆起性病变具有重要的临床价值，早期胆囊癌在形态上呈隆起性病变者占 80％～90％。典型胆囊癌的超声图像，诊断一般并不困难。但是，对于胆囊壁增厚型、小结节型胆囊癌，与胆囊炎、胆囊息肉难以鉴别，应该结合临床资料进行综合分析进行诊断。

（1）结节型胆囊癌与胆囊良性隆起样病变常难以鉴别，对于直径大于 10 mm、单发的隆起样病变需密切随诊观察，必要时手术切除。

（2）实块型胆囊癌需与肝癌相鉴别：根据肿块部位、形态轮廓、与周围肝组织的关系等特征不难鉴别。

（白　森）

# 第九节 胰 腺 炎

## 一、急性胰腺炎

### (一)流行病学及病因

急性胰腺炎(acute pancreatitis,AP)是胰酶对胰腺组织自身消化导致胰腺腺泡细胞的损伤,同时伴有局部或全身的炎症反应。严重程度可以从轻度水肿到胰周坏死感染,甚至可以导致多器官功能衰竭。组织病理学上,急性胰腺炎分为急性水肿型胰腺炎和急性出血坏死型胰腺炎,前者居多,以间质充血、水肿和炎细胞浸润为主,而后者以胰腺实质坏死、血管损害、脂肪坏死为主伴炎细胞浸润。AP病因很多,主要发病因素为胆道疾病,尤其是胆道结石。文献报道急性胆源性胰腺炎发病率占AP的15%~50%,在我国占AP的60%以上。此外,感染、药物、乙醇、手术及创伤、肿瘤、自身免疫因素、代谢、妊娠、遗传、特发性等也占一定比例。

### (二)临床表现

AP的临床表现与其病情严重程度相关。以腹痛、发热、恶心、呕吐等多见,急性胆源性胰腺炎还可伴随黄疸,当出现胰腺假性囊肿或胰腺脓肿时可扪及腹部包块。Grey-Tuner征(双侧或者单侧腰部皮肤出现蓝-绿-棕色大片不规则瘀斑)和Cullen征(脐周围皮肤青紫及两侧肋腹皮肤灰蓝色)少见。临床上将AP分为轻型胰腺炎(mild acute pancreatitis,MAP)和重症胰腺炎(severeacute pancreatitis,SAP)。前者可有极其轻微的多器官功能紊乱,但无严重腹膜炎和代谢功能紊乱,临床恢复快。后者则可出现多器官功能衰竭、代谢紊乱或合并胰腺坏死、脓肿、假性囊肿等并发症。因此,在临床上需要特别加以甄别。10%~25%的AP患者会并发假性囊肿,其中多数自行消退,持续存在者有导致感染、脓肿形成、胰瘘、假性动脉瘤、静脉血栓等可能性。

实验室检查约90%的急性胰腺炎血清淀粉酶升高,超过正常值5倍时,即可确诊为急性胰腺炎。起病后6~12 h血淀粉酶迅速升高,3~5 d恢复到正常。尿淀粉酶升高较晚,在病后的12~24 h升高,持续时间较长,一般为1~2周,适用于起病后较长时间未确诊者。检测血清淀粉酶是诊断急性胰腺炎最常用和最快捷、简便的方法之一。在急性胰腺炎起病后24~72 h血清脂肪酶开始上升,持续5~10 d,对起病时间较长者适用。有研究发现,C反应蛋白、血白细胞计数、血清中降钙素和白介素-4可能是胰腺坏死感染的标志,能更早地反映疾病的严重程度。

### (三)超声表现

1.体积

胰腺弥散性肿大,以前后径增大为著。

2.边界

轻型炎症时,胰腺边缘整齐,形态规则,重型时边缘不整齐,形态不规则,与周围组织分界不清。

3.实质回声

胰腺回声减低。水肿型胰腺炎实质回声呈均匀的低回声,但也有实质回声略高于正常的病例。出血坏死型胰腺炎实质回声明显不均匀,呈低回声和高回声相间的混合回声,内部可见片状无回声。

4.胰管

胰管轻度扩张或不扩张,当胰液外漏时扩张胰管可消失或减轻。

5.积液

胰腺炎时可合并积液,超声表现胰周、小网膜囊、肾前旁间隙的无回声,有时腹腔、盆腔甚至胸腔可见积液。

6.胰周

胰腺周围病变发生比例较高,超声表现为病变处见低回声,边界不清,主要见于胰腺腹侧、背侧,双肾旁间隙或肾周围,胰腺后方血管周围等。

7.假性囊肿

急性胰腺炎发病2周后可在胰腺内或周边形成胰腺假性囊肿,圆形或类圆形,边界较清楚,囊壁多数光滑,少数可厚薄不均、可见分隔或钙化,后方回声增强。

8.非典型者

不典型的急性胰腺炎表现为胰腺无肿大,仅腺体内局部回声减低,多见于胰头和胰尾,胰周组织回声减低,模糊不清。有时合并炎症的并发症如胰腺脓肿等,表现为胰腺正常结构消失,内部呈不均匀的混合回声。

9.血管的改变

重症胰腺炎还可以出现血管的并发症。炎症可直接侵蚀脾血管,血管内膜受损,管壁增厚,管腔狭窄,严重者可引起脾静脉血栓形成或闭塞。表现为脾静脉增宽,内见低回声,血流充盈缺损,提示脾静脉血栓形成,或胰腺后方未见脾静脉管腔及血流显示,提示脾静脉闭塞,胰腺周围和脾门区可见蜂窝状迂曲的管状结构,为五彩花色血流,提示侧支循环形成。胰腺炎还可以引起脾动脉病变,其原因可能为炎症直接侵蚀脾动脉;胰液在自我消化过程中侵蚀脾动脉;胰腺炎时脾动脉内血液因高浓度胰蛋白酶大量释放而处于高凝状态导致血栓形成。表现为脾动脉内可见低回声,血流充盈缺损。假性脾动脉瘤表现为脾动脉旁类圆形无回声区,CDFI内部血流呈涡流,与脾动脉相通。

**(四)超声造影表现**

1.急性水肿型胰腺炎

超声造影后,胰腺与周围组织分界尚清晰,实质回声增强,未见明显无灌注区。

2.急性出血坏死型胰腺炎

超声造影表现为胰腺实质呈不均匀增强,可见散在灶状或片状不规则无增强区,胰腺与周围组织界限不清,表面不光滑呈毛刺状。胰周及腹膜后炎性改变及并发症,如胰周、肾旁前(后)间隙、肾周间隙积液,胰腺内或胰周假性囊肿等在超声造影表现为组织的无灌注或低灌注区。

超声造影显著提高了急性胰腺炎坏死灶的检出率。在急性胰腺炎严重度评价上也具有很高的临床价值。超声造影技术通过观察感兴趣区域内造影剂灌注的有无、强弱来判断该区域血流灌注情况,以此来区别胰腺有无坏死及坏死的程度。

**(五)报告内容及注意事项**

急性胰腺炎的报告包括胰腺体积、形态变化,回声的改变,胰管是否扩张,胰腺与周边组织分界是否模糊,胰周是否有积液,腹腔、胸腔是否有积液。有无假性囊肿及血管受侵等情况。

超声造影应重点描述胰腺实质增强是否均匀,是否可见无增强坏死区。超声造影还可以评价急性胰腺炎的严重程度,对急性胰腺炎的分级有重要的临床意义。是否合并无增强的假性囊肿。

还应注意胰腺炎的病因,如胆道结石等。更要注意是否有合并胰腺肿瘤的可能。年轻患者应注意是否存在胰管、胆管合流异常,胆、胰管交界汇合处狭窄或受压可导致胰液通道梗阻,胆汁反流,引起胰腺炎。

### (六)鉴别诊断

有明显声像图改变的病例,结合临床表现和血清淀粉酶、脂肪酶检查,超声可明确诊断。超声检查应注意对轻型和重型胰腺炎的鉴别诊断。轻型者胰腺常呈轻中度弥散性肿大,胰腺边缘清晰,呈均匀低回声,胰周积液少见或少量。重型者胰腺常呈严重弥漫肿大,边缘不整、模糊不清,内部回声不均匀,胰周积液多见,胸腔积液、腹水多见,肠麻痹、积气多见。

非典型胰腺炎要注意与胰腺癌的鉴别。胰腺炎病灶后方回声增强,主要原因是炎症导致的胰腺水肿或出血坏死使肿块的透声性增强,而胰腺癌的肿块后方多为回声衰减现象。胰头部局限性炎性肿块和胰头癌均可引起胰管和胆总管扩张,前者胰管呈轻中度不规则扩张,并贯穿肿块,胆总管及肝内胆管扩张不明显或仅有轻度扩张,常与胆道慢性炎症、胆石症或胰管结石并存,而胰头癌常早期侵犯压迫胆总管致肝内外胆管明显扩张,少有管壁增厚及钙化表现,胆总管下端截断或显示不规则性狭窄,肿块内见不到扩张的胰管。

假性囊肿出现时要与囊性肿瘤相鉴别。

## 二、慢性胰腺炎

### (一)流行病学及病因

慢性胰腺炎(chronic pancreatitis,CP)是由各种原因导致的胰腺局部、节段性或弥散性的慢性进行性损害,导致胰腺实质和组织和/或功能不可逆的损害,造成胰腺腺泡萎缩,胰腺纤维化、钙化、导管内结石、胰腺假性囊肿,可有不同程度的胰腺内外分泌功能障碍。其主要病理特征为间质纤维化和慢性炎细胞浸润,间质中的血管无明显破坏和增生。目前认为 CP 是胰腺癌的一个危险因素。根据病因不同,CP 分为乙醇性胰腺炎、胆源性胰腺炎、热带性胰腺炎、遗传性胰腺炎、自身免疫性胰腺炎和特发性胰腺炎等。CP 在全球不同地区发病率差异较大。西方的患病率为(10～15)/10 万,发病率为每年(4～7)/10 万。日本的 CP 发病率为 5.77/10 万。我国 CP 发病率低于西方国家,但并不少见,且与全球一样呈上升趋势。

### (二)临床表现

因病因不同,临床表现也不同,常见表现为腹痛和/或消化不良。典型者为餐后上腹痛,并可放射至左腰背部,向前屈曲位能减轻。腹痛还与乙醇、药物依赖和心理等有关。腹痛原因复杂,目前确切机制尚不明确,可能与胰管或胰腺实质内压力增加、神经周围炎症、缺血、组织坏死、负反馈功能下降等有关,如若合并假性囊肿、十二指肠梗阻或胰管梗阻(狭窄、结石或继发肿瘤)等,腹痛会进一步加重。胰腺脂肪酶水平下降 90％以上时会有脂肪泻、脂溶性维生素和维生素 $B_{12}$ 缺乏及体重下降等。

当胰腺外分泌功能受损时,患者表现为腹胀、脂肪泻、吸收不良及消瘦等症状。内分泌功能受损时,患者会出现糖尿病。相关的实验室检查包括血、尿淀粉酶测定,苯替酪胺实验,苯甲酰-酪氨酰-对氨基苯甲酸试验,糖耐量试验,胰高血糖素测定等。CP 急性发作时,血淀粉酶、尿淀粉酶浓度可一过性升高。内分泌功能受损时,胰高血糖素升高,血糖升高。

**（三）超声表现**

**1.体积**

慢性胰腺炎时,胰腺体积多数缩小,少数可以正常或增大（弥散性增大或局限性增大）,形态僵硬,边缘不规则。

**2.回声**

内部回声粗糙,多数回声增高,有时可以回声减低,内部可见实质钙化或胰管结石的斑点状强回声,是慢性胰腺炎的重要诊断指标。

**3.胰管**

主胰管可以不均匀扩张,直径多≥3 mm,粗细不均,典型者呈"串珠样"改变,管壁增厚毛糙,回声增强。钙化型胰腺炎常伴胰管内结石,胰管扩张较明显,梗阻型以轻中度扩张较常见。

**4.假性囊肿**

部分病例合并假性囊肿,可发生在胰腺内和胰周,圆形或类圆形,边界较清楚,囊壁较厚不规则,囊内可见点状回声。

**5.肿块型**

胰腺局部肿大,呈假肿物样低回声,形态多不规则,内部回声粗糙,可见斑点状强回声,回声可与胰腺其他部位回声相近。

**（四）超声造影表现**

肿块型慢性胰腺炎,常规超声表现为胰腺的局限性增大伴有不规则低回声团块。这与胰腺癌不易鉴别,而超声造影可以对两者进行鉴别诊断。肿块型胰腺炎超声造影早期表现为局灶性增强,与周围实质增强程度相似;后期廓清时间也与胰腺实质一致。这是因为肿块型胰腺炎病灶内可有不同程度的间质纤维化和炎症细胞浸润,但病灶内微血管属于正常的组织血管,且未受破坏,其数量和分布与正常胰腺实质大致相同,所以病灶的增强多与正常胰腺组织同时增强,且增强程度无明显差别。胰腺癌超声造影多表现为增强强度低于胰腺实质的低增强病灶,造影剂廓清时间早于胰腺实质。

**（五）报告内容及注意事项**

慢性胰腺炎的超声报告包括胰腺体积、形态变化,内部回声是否粗糙,是否有实质钙化和胰管结石,主胰管是否扩张,是否有假性囊肿。

超声造影应重点描述肿块型胰腺炎的肿块与胰腺实质是否同步增强,二者增强强度是否一致,廓清时间是否一致。

有时肿块型胰腺炎与胰腺癌鉴别困难,必要时需行超声引导下穿刺活检术。

**（六）鉴别诊断**

慢性胰腺炎的鉴别诊断主要为肿块型胰腺炎与胰腺癌鉴别:①前者胰管呈不规则串珠样扩张,胰管扩张及周围胰腺萎缩程度不如胰腺癌明显;②前者的肿块内多发无回声,为扩张的侧支胰管或小的假性囊肿;③前者可有胰管内结石或实质内钙化;④前者胆总管狭窄为渐进性,而后者多为突然截断。

## 三、自身免疫性胰腺炎

**（一）流行病学及病因**

自身免疫性胰腺炎（autoimmune pancreatitis,AIP）是由自身免疫介导、以胰腺肿大和胰管不规则狭窄为特征的一种特殊类型的慢性胰腺炎。病理表现为胰管周围淋巴细胞和浆细胞浸润、小叶间纤维化显著的慢性炎症，免疫组化有大量 IgG4 阳性细胞浸润，常伴有胰腺及周围闭塞性静脉炎。Sarles 等人在 1961 年首次提出用自身免疫来解释部分慢性胰腺炎的病因。1995 年，Yoshida 等使用激素治疗一例慢性胰腺炎伴有高球蛋白血症及自身抗体的患者有效，因此采用"自身免疫性胰腺炎"命名本类疾病。目前认为 AIP 是 IgG4 相关系统性疾病在胰腺的表现，胰腺外的其他器官也可以受累，如干燥综合征、原发性硬化性胆管炎、原发性胆汁性肝硬化等。

AIP 多见于男性，男女比例约 2：1。发病年龄范围较大，多发生在 40～70 岁人群。日本报道的患病率为 0.82/10 万，占慢性胰腺炎的 2％～6％。AIP 的病因及发病机制尚不明确。AIP 患者血清中可检测到多种异常抗原抗体及升高的 γ-球蛋白，以及激素治疗对本病有效，提示自身免疫在 AIP 发病中有重要作用。也有人提出幽门螺杆菌参与激活 AIP 自身免疫过程。研究认为自身免疫性胰腺炎为一种 IgG4 相关的系统性疾病，2 型 T 辅助细胞和 T 调节细胞介导了大部分自身免疫性胰腺炎的免疫反应。IgG 及 IgG4 水平升高、多种自身抗体阳性及激素治疗有效反映了 AIP 发病的免疫机制。

（二）临床表现

自身免疫性胰腺炎临床表现比较复杂，可以表现为急性、慢性胰腺炎的症状，包括梗阻性黄疸、不同程度的腹痛、后背痛、乏力、体重下降、脂肪泻等，40％～90％的患者可以表现为胰腺外其他器官的症状，如泪腺唾液腺受累症状、胆管炎、胆囊炎、纵隔或腹腔淋巴结肿大、间质性肾小球肾炎、肺间质性纤维化、腹膜后纤维化、硬化性肠系膜炎、炎性肠病等，其中梗阻性黄疸可发生于 2/3 的患者。也有约 15％的患者无临床症状。50％～70％的患者合并糖尿病或糖耐量异常。实验室检查 γ-球蛋白及 IgG4 常明显升高，血清淀粉酶及脂肪酶轻度升高，CA19-9 一般不高，当 AIP 累及胆总管或合并胆管炎时，胆红素及转氨酶可相应升高。

（三）超声表现

AIP 超声影像学表现分为弥散型（约占 70％）和局部型（约占 30％）。

（1）胰腺形态：弥散型 AIP 呈弥散性肿大，典型表现为"腊肠样"改变。局灶型 AIP 表现为局灶性肿大，多位于胰头，可形态不规则、边界不清。

（2）胰腺回声：弥散型 AIP 胰腺弥散性回声减低，回声增粗，内部可见纤维化样高回声斑点。局灶型 AIP 胰腺局部呈肿物样低回声，回声与胰腺实质相近，彩色多普勒可见少许血流信号。

（3）主胰管弥散性变细或局限性狭窄，主胰管远端扩张；病变累及胆总管下段时，可出现局部陡然向心性狭窄，狭窄区较细长，胆管壁增厚，胆总管上段扩张及肝内胆管扩张。胰周可出现少量积液等。

（四）超声造影表现

弥散型 AIP 的超声造影表现为增强早期和晚期均为弥散性、中等强度的增强。局灶型 AIP 的超声造影多表现为肿物与胰腺实质同步增强、同步减退，且呈均匀增强。

（五）报告内容及注意事项

AIP 的超声报告包括胰腺是否有弥散性或局灶性肿大，胰腺回声是否减低、增粗，内部是否可见高回声斑点，主胰管是否有弥散性变细或局限性狭窄，病变是否累及胆总管，胆总管壁是否增厚或陡然向心性狭窄，是否有远端扩张。

AIP 的超声造影应重点描述弥散型 AIP 是否为增强早期和晚期均弥散性、中等强度的增强,局灶型 AIP 是否为病灶与胰腺实质同步增强、同步减退。

依据 AIP 的典型超声表现及超声造影同步增强同步减退的表现,同时结合血清 IgG4 升高、自身抗体阳性、伴其他器官相应病变及激素治疗效果良好等有助于 AIP 的诊断,但有时仍与胰腺癌鉴别困难,必要时需行超声引导或超声内镜引导下穿刺活检术。

### (六)鉴别诊断

弥散型 AIP 通过弥散性"腊肠样"肿大、回声弥散性减低等表现,与胰腺癌鉴别较容易。局灶型 AIP 与胰腺癌鉴别较困难,胰腺癌多为蟹足样浸润生长、胰管突然截断、狭窄远端明显扩张、远端胰腺可以萎缩、肝转移灶、转移性淋巴结等。有文献报道局灶型 AIP 假肿物内的高回声斑点具有特异性,有助于鉴别 AIP 与胰腺癌,高回声斑点可能是诸多被压缩的小胰管形成。超声造影也有助于鉴别 AIP 与胰腺癌。AIP 的实验室检查(血清 IgG4 升高、自身抗体阳性)、其他器官相应病变及激素治疗效果良好均对鉴别二者有重要帮助。

## 四、嗜酸性胰腺炎

### (一)流行病学及病因

原发性嗜酸性胰腺炎极罕见,特征为胰腺实质明显的嗜酸性粒细胞浸润。原发性嗜酸性胰腺炎全身表现有外周血嗜酸性粒细胞升高、血清 IgE 升高及其他器官的嗜酸性粒细胞浸润。胰腺可肿大、萎缩或出现纤维化,可出现嗜酸性静脉炎,病变可导致肿块形成或胆总管阻塞。病理学表现为胰腺组织内有大量以嗜酸性粒细胞为主的炎性细胞的浸润,同时伴有组织纤维化,弥散性胰管、腺泡和间质嗜酸性粒细胞浸润伴发嗜酸性动脉炎和静脉炎。胰腺假性囊肿可见局部高密度嗜酸性粒细胞的浸润。除原发性外,嗜酸性胰腺炎常见于寄生虫感染、胰腺肿瘤、胰腺移植排斥反应、对药物(如卡马西平)的高敏感性、中毒、牛奶过敏等。目前此病的发病机制尚不清楚,多数学者认为嗜酸性胰腺炎发病可能与机体变态反应有关。糖皮质激素治疗后,胰腺影像学和血清学异常可得到改善。

嗜酸性胰腺炎因其发病隐匿,目前多为个案报道,缺乏流行病学资料。各年龄段皆可发病,以中老年多见,男女比例为 2∶1,既往有过敏史、哮喘病史者易患。另外,若新生儿的母亲为血糖控制不佳的糖尿病患者,该新生儿的发病风险也高于其他人群。

### (二)临床表现

嗜酸性胰腺炎临床表现主要取决于嗜酸性粒细胞的浸润部位。嗜酸性粒细胞可单独浸润胰腺,亦可同时合并胃肠道和全身其他脏器的浸润,包括心脏、皮肤、淋巴结等。由于胰腺的炎性肿胀可压迫和刺激胰腺包膜引起腹部疼痛,肿胀部位不同可诱发不同部位的疼痛,以右侧较多见,可向后背放射。胰头部位的肿胀还可影响胆汁和胰酶的排泄,部分患者甚至可诱发嗜酸性胰腺炎急性发作。持续的炎性反应还可引起胰胆管损伤等,部分患者可出现黄疸、瘙痒、消化不良等症状。少部分患者还有复发恶心、呕吐等症状,严重者出现心脏和呼吸道嗜酸性粒细胞浸润,可导致死亡。

### (三)超声表现

胰腺可以弥散性肿大或局限性肿大(以胰头肿大多见),回声减低,可伴胰周少量渗出。胰管全部或局部狭窄,可伴远端胰管扩张,也可出现胆管狭窄伴远端扩张。少数病例可见胰腺假性囊肿。

### (四)超声造影表现

弥散型嗜酸性胰腺炎的超声造影表现为弥散性、中等强度的增强。局灶型嗜酸性胰腺炎的超声造影多表现为肿物与胰腺实质同步增强、同步减退,且呈均匀增强。

### (五)报告内容及注意事项

嗜酸性胰腺炎超声报告包括胰腺是否弥散性或局灶性肿大,回声是否减低,胰周是否有渗出,主胰管和胆总管是否有狭窄及远端扩张。

超声造影应重点描述是否为同步增强、同步减退及增强强度。

嗜酸性胰腺炎的超声表现不具有特异性,与其他类型的胰腺炎表现不易鉴别。内镜逆行胰胆管造影在嗜酸性胰腺炎的诊断中占有较重要的地位,超声内镜行组织穿刺可进行诊断。

### (六)鉴别诊断

主要与胰腺癌和自身免疫性胰腺炎鉴别。三者的临床症状和影像学表现较为相似。多数嗜酸性胰腺炎出现嗜酸性粒细胞增多、免疫球蛋白 IgE 升高,有过敏和哮喘病史、糖皮质激素治疗有效;自身免疫性胰腺炎多出现血清 IgG4 升高,自身抗体阳性等。另外肿瘤标志物、ERCP 检查等也有助于三者的鉴别诊断。病理组织学活检是三者诊断的金标准。

## 五、胰腺脓肿

### (一)流行病学及病因

胰腺脓肿指来自腹腔内邻近胰腺部位的脓液积聚,可来源于胰腺局限性坏死液化继发感染,也可来自胰腺假性囊肿继发感染,是重症急性胰腺炎的严重并发症之一,通常在胰腺炎发病 4 周后形成,在重症急性胰腺炎中的发病率大约为 5%,国外报道胰腺脓肿的死亡率为 14%～54%,国内报道为 12.2%～25%。脓肿好发于胰体和胰尾部,可为单腔或多腔,小者直径数厘米,大者可达 30 cm,可并发膈下脓肿、小网膜积脓和结肠坏死。传统治疗方法有经皮穿刺引流、外科手术等。

### (二)临床表现

感染征象是常见的临床表现,急性胰腺炎患者若出现败血症表现,应高度警惕胰腺脓肿。胰腺脓肿可呈隐匿性或爆发性表现。患者原有症状、体征发生改变和加剧,表现为持续性心动过速、呼吸加快、肠麻痹、腹痛加剧,伴腰背部疼痛,外周血白细胞计数升高,患者有全身中毒症状,体温逐步上升,偶有胃肠道症状(恶心、呕吐及食欲缺乏等)。少数会出现糖尿病症状。上腹部或全腹压痛,脓肿较大时可触及包块。1/3～2/3 的患者可出现血清淀粉酶升高。可有肝功能损害,血清转氨酶和碱性磷酸酶升高。40%～48%的患者可出现肾功能损害,血清尿素酶及肌酐增高。35%患者有肺炎、肺不张、胸膜炎等表现。

### (三)超声表现

脓肿前期,所累及的胰腺区域回声增强、增粗、不均,轮廓不清。继而转为急性期,脓肿边界模糊,中心有液性暗区。进入慢性期后,脓肿成熟,表现为胰腺周围或胰腺内无回声,边界不清,囊壁增厚不规则,无回声内可见随体位改变而浮动的点状回声,透声较差。脓肿中检出强回声气体时有特异性诊断价值,是产气菌感染的表现。彩色多普勒显示囊壁可见血流,内部脓液无血流信号。

### (四)超声造影表现

多数胰腺脓肿表现为动脉期有环状厚壁高增强,囊壁不规则,内部为无增强的液化脓腔,也可表现为蜂窝状增强,内可见多处液化无增强区。

**(五)报告内容及注意事项**

胰腺脓肿的超声报告应包括脓肿形态、回声,内部是否有液化区,是否有不规则厚壁,彩色多普勒内部是否有血流,囊壁血流情况。

超声造影报告应包括是否有环状厚壁高增强或蜂窝状增强,内部是否有无增强的液化脓腔。

超声对胰腺脓肿的检出率约为70%,有时不易鉴别胰腺脓肿、积液或假性囊肿,超声引导下脓肿穿刺、细菌培养有助于诊断,手术能明确诊断。

**(六)鉴别诊断**

胰腺脓肿应与胰腺假性囊肿鉴别,前者有脓肿前期至脓肿形成期的病程变化过程,脓肿形成后可见不规则厚壁,边界不清,内为无回声,透声差,有时内可见气体样回声,患者有发热、全身中毒症状、败血症等表现。假性囊肿多数边界较清楚,囊壁多数光滑,少数可厚薄不均、可见分隔或钙化,患者有急性胰腺炎病史。

**(王付敏)**

# 第十节　胰腺非肿瘤性囊性病变

## 一、流行病学及病因

胰腺非肿瘤性囊性病变中,假性囊肿最常见,多继发于急性或慢性胰腺炎、胰腺外伤或手术,是胰液、渗出液和血液等聚积,刺激周围组织,继而纤维组织增生包裹而成,囊壁无上皮细胞覆盖。假性囊肿多位于胰腺的周围,少数位于胰内。

其他少见的胰腺非肿瘤性囊性病变包括先天性囊肿、潴留性囊肿、寄生虫性囊肿、淋巴上皮性囊肿和黏液性非肿瘤性囊肿等。这类囊肿囊壁来自腺管或腺泡上皮组织,一般体积较小,通常无症状,无须切除。先天性囊肿因胰腺导管、腺泡发育异常所致,多见于小儿,与遗传因素有关。潴留性囊肿由于胰腺炎症、胰管狭窄或梗阻而引起胰液在胰管内滞留而形成。胰腺寄生虫性囊肿主要为发生于胰腺的包虫囊肿,该病多见于肝,偶见于胰腺。胰腺淋巴上皮性囊肿极少见,多见于中老年男性,目前病因不明,病变通常位于胰周,内衬成熟的角化鳞状上皮,周围有独特的淋巴组织层。黏液性非肿瘤囊肿一般被覆单层柱状上皮,上皮细胞顶端富含黏液,无任何肿瘤特征,与导管不相通。

## 二、临床表现

胰腺假性囊肿多发生于急性胰腺炎发作4周以后,也可继发于慢性胰腺炎、胰腺外伤或手术。其他少见的胰腺非肿瘤性囊性病变一般无症状,多属偶然发现。部分患者可出现上腹痛、腹胀,当囊肿增大到一定程度会出现周围脏器压迫症状,如梗阻性黄疸。

### 三、超声表现

#### (一)假性囊肿

位于胰腺内部或周围,单发或 2～3 个,大小不等,呈类圆形或不规则形,囊壁较厚,可有分隔,无合并症者通常囊液清晰,合并坏死或继发感染者内部可见点片状中低回声,彩色多普勒显示囊腔内无血流信号。假性囊肿患者可能伴有胰腺炎及周边血管、组织受损等相关的影像学表现。囊肿可压迫及挤压周围器官,并与周围器官粘连,引起相应临床症状及超声表现。假性囊肿自发破裂时,患者突然腹痛,超声显示囊肿变小,壁不完整及腹水。

#### (二)先天性囊肿

胰腺实质内单发或多发的无回声,呈圆形或椭圆形,边界清晰,壁薄,后壁回声增强。体积小,常合并肝、肾、脾等囊肿。

#### (三)潴留性囊肿

胰腺实质内无回声,位于主胰管附近,多为单发,体积不大。有时超声可见囊肿与胰管相通。有时可见胰腺结石、钙化等慢性胰腺炎的超声表现。

#### (四)寄生虫性囊肿

如包虫性囊肿,典型者囊壁较厚、表面光滑,后方回声增强。部分囊内可见子囊和头节,声像图上头节表现为多发的团状、点状强回声,子囊可有囊中囊表现。

#### (五)淋巴上皮性囊肿

常位于腺体边缘的胰腺实质内,无或低回声,呈圆形,边界清晰,常为多房,后方回声稍增强。

#### (六)黏液性非肿瘤性囊肿

多呈圆形或类圆形单个囊腔,壁薄,边界清楚,内无分隔。黏液性囊肿与黏液性囊性肿瘤有时难以鉴别诊断。

### 四、超声造影表现

胰腺非肿瘤性囊性病变超声造影囊腔全期无增强,囊壁和分隔光整,无增强壁结节。

### 五、报告内容及注意事项

超声报告应包括病灶的数目、位置、大小,描述囊壁及囊内回声。注意扫查时应细致、全面,尽可能清晰显示胰腺结构及其与周边组织的毗邻关系,避免漏诊较小的囊肿及位于胰周的假性囊肿。准确的定位诊断需仔细观察囊肿与胰腺的相对位置关系,观察深呼吸时两者是否有相对运动。

### 六、鉴别诊断

胰腺假性囊肿与其他胰腺非肿瘤性囊性病变的鉴别:前者有胰腺炎、胰腺外伤或手术史,囊壁较厚,囊液欠清晰;后者一般无相应临床病史,体积较小,壁薄,囊液清。

胰腺非肿瘤性囊性病变需与胰外囊肿鉴别:胰头部者应与胆总管囊肿、肝囊肿及右肾囊肿相鉴别;胰体部者应与胃内积液、网膜囊积液相鉴别。胰外囊肿包膜与胰腺被膜不相连,深呼吸时囊肿运动与胰腺运动不一致,可帮助鉴别。

胰腺非肿瘤性囊性病变还需与胰腺脓肿鉴别:后者无回声内可见随体位改变浮动的低、中、高强度的点片状回声,其壁厚、粗糙、不规则,囊液透声较差。胰腺脓肿与典型的非肿瘤性囊肿不难鉴别,但与合并感染的囊肿很难鉴别,超声引导下穿刺有助于明确诊断。

囊液透声较差的胰腺非肿瘤性囊性病变需与胰腺囊腺性肿瘤鉴别:后者囊壁厚而不规则,内部可见实质成分,部分可见壁上结节,囊液透声性较差,彩色多普勒于其实性成分内可探及较丰富的血流信号。

（王付敏）

# 第十一节　脾脏囊性病变

根据病理又可分为原发性真性囊肿与继发性假性囊肿两类。真性囊肿特点是囊的内壁有上皮细胞层覆盖,如单纯性脾囊肿、包虫囊肿、淋巴管囊肿、表皮样囊肿等;假性囊肿内壁无上皮细胞覆盖,为机化的纤维包膜,可有钙化,多继发于外伤性血肿和胰腺炎。临床上以假性囊肿相对多见,约是真性囊肿的 4 倍。

## 一、声像图表现

### （一）单纯性脾囊肿

本病罕见,可能为脾表面间皮细胞嵌入脾内形成。多为单发性。圆形或类圆形,壁薄而光滑,内部透声好,后壁回声增强,具有典型囊肿特征(图 21-32A)。CDFI:肿物内无血流信号。

### （二）脾内假性囊肿

多数为圆形或椭圆形,囊壁回声欠光整,局部可能有钙化强回声;内部多有细点状或少量索状或碎片状回声(图 21-32B)。CDFI:肿物内无血流信号。

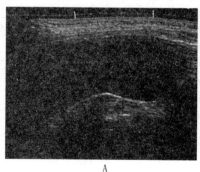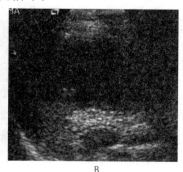

图 21-32　脾囊性肿物声像图

A.单纯脾囊肿声像图;B.外伤后假性脾囊肿

### （三）淋巴管囊肿

本病实为脾内的淋巴管扩张引起。声像图呈具有多个分隔的囊肿,分隔纤细而光滑,囊壁规则或不完整,后壁回声增强。CDFI:肿物内无血流信号(图 21-33)。

### （四）表皮样囊肿

多为单发,囊壁较厚而且光滑,有时可见分叶状边缘和分隔。囊内通常呈无回声,或因囊液内含有脂质和组织碎屑,囊内可能出现细点状回声,随体位改变浮动。声像图的改变取决于囊肿内脂液性状而定(图21-34)。CDFI:肿物内无明显血流信号。

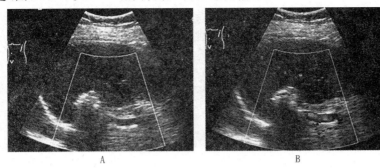

图 21-33　囊性淋巴管瘤声像图

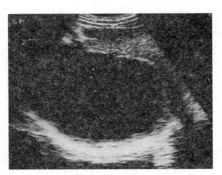

图 21-34　表皮样囊肿声像图

### (五)包虫囊肿

我国西北部流行区较多见。脾脏包虫囊肿与肝包虫囊肿具有相似的声像图特征,如囊壁呈双层结构,有单房型和多房型之分;合并感染者常呈囊实混合型;陈旧性包虫囊肿可以类似实质性肿物回声并伴有囊壁钙化所致回声增强及声影。CDFI:囊性肿物内无血流信号。

## 二、诊断与鉴别诊断

借助于超声检查能够准确地判定脾内囊性病变,根据囊性病变的声像图特征并结合病史,可对多数囊肿的性质作出提示性诊断。脾脏假性囊肿可能有外伤史或胰腺炎病史,脾包虫患者有流行病学史和羊犬接触史,声像图具有一定的特征性,如囊壁双层回声结构等;Casoni 皮肤过敏试验及血清学检查等有助于诊断。

此外,尚需与少见的脾动脉瘤鉴别,CDFI 和频谱多普勒有助于明确诊断。其他低回声病变尚有脾脓肿、血肿、脾淋巴瘤,以及左肾上极囊肿和胰尾部巨大囊肿等,通过认真扫查,根据声像图、CDFI 并结合病史,不难加以鉴别。

超声引导穿刺抽吸需要特别慎重。超声引导穿刺抽吸、迅速减压和乙醇硬化治疗脾包虫囊肿,是一项重要的革新技术,它已成功地用于脾脏棘球蚴病的诊断与治疗。操作熟练和严防囊液渗漏引起并发症是很必要的。

### 三、比较影像学

尽管超声学诊断脾脏囊性病变具有较高的特异性,但鉴别感染性和出血性囊肿尚有一定的困难。

CT、MRI 和核素检查均可以用于脾内囊性病变的诊断。但是在判别病变是否为囊性方面,不及超声准确。而在显示囊壁如皮样囊肿壁的细微结构方面,超声又不及 CT 和 MRI。核素检查难以发现较小的病变,也不能确定病变的囊、实性,对囊性病变的诊断价值有限。超声检查疑有实性成分或恶性病变者,需要进一步进行 CT 或 MRI 检查。

(周 建)

# 第二十二章　泌尿生殖道疾病的超声诊断

## 第一节　肾　脏　疾　病

### 一、超声检查方法

#### (一)常规超声检查

检查肾脏一般用 3～5 MHz 探头,检查小儿与婴幼儿,采用 5～8 MHz。患者以空腹为好。在需要了解输尿管和膀胱状态时,应充盈膀胱。

患者取仰卧位,必要时取俯卧位、侧卧位或站立位,经侧腰部扫查是最常用的方法,嘱患者深吸气后屏气,以肝脏为声窗检查右肾,以脾脏为声窗检查左肾。

1.冠状断面扫查

患者仰卧位、右前或左前斜侧卧位。探头置于腋后线,纵向扫查,使声束指向内上方。可以获得肾脏最大冠状断面声像图,常在此断面测量肾脏的最大长径。

2.横断面扫查

在冠状扫查的位置,旋转探头 90°,可获得肾脏的横断面声像图。经肾门的横断面可做肾前后径、宽径和集合系统前后径的测量。

3.矢状断面扫查

患者取侧卧位或仰卧位,探头置于侧腹部肋弓下方,显示肾脏声像图后,调整探头方位,使探头与肾脏长轴平行,由内向外检查,可获得肾的一系列纵断切面。

4.斜断面扫查

患者处于任何体位,均可对肾脏做斜断扫查。其中,患者取仰卧位经后侧肋间以肝脏或脾脏做声窗扫查肾上段,经肋缘下在深吸气末扫查肾下段,取俯卧位经脊肋角扫查肾上极都是很常用的重要扫查方法。

检查肾脏,需要取不同体位从多径路多断面进行。检查时还需对探头适当加压,以最大限度地排除肠气干扰并缩短探头与肾脏之间的距离。

#### (二)超声造影

1.仪器和造影剂

肾脏超声造影对仪器和造影剂的要求与肝脏相同。不同的造影剂,稀释方法和要求各异,要严格按照制造商的说明进行操作。

超声造影剂几乎都是在短时间(20~30 min)内就经肾排出,目前未见超声造影对肾功能有影响的报道,故超声造影可以用于增强 CT 或增强 MRI 禁忌证的患者,特别是肾功能损害或尿道梗阻的患者。

2.肾脏超声造影方法

肾脏超声造影患者无须特殊准备。检查体位要求能够清楚显示需要观测的病变。

每例肾脏的超声造影检查必须包括常规超声(包括灰阶超声和彩色多普勒超声)的初步扫查。常规评估之后,进行超声造影。

(1)造影剂的选择和剂量:目前允许用于临床的造影剂种类很少。国内仅有声诺维一种。由于肾脏体积小而血流量大,所以造影剂的使用量要减少,通常大约使用肝脏造影剂量的一半即可以很好显示肾脏的血流灌注特征。剂量过大反而会严重影响病变细节的显示,如肿瘤假包膜、小肿瘤内部的囊性变等。

(2)注射方法。①团注法:也称弹丸式注射法,是将造影剂快速注入血管内的方法。静脉穿刺针尾部连接一个三通管,三通管一侧连接盛有 5 mL 生理盐水的注射器,另一侧连接盛有造影剂的注射器。在造影条件下,显示清楚要观察的部位或病变后,将造影剂一次快速推注入血管内,紧接着快速尾随注入生理盐水 5 mL。这种方法快速简便。②持续滴注法:将稀释好的造影剂经静脉均匀缓慢地滴注入或用输液泵匀速注入血管内。注意在滴注过程中要不断振动造影剂悬液,以免微泡沉淀。

(3)成像方法:采用何种成像方法,以使用的造影剂和观察内容而定。通常使用低机械指数(MI)实时灰阶造影成像,必要时辅以低 MI 条件下的 CDFI 或功率多普勒成像。①实时灰阶造影成像:持续发射低 MI 超声获得微泡的谐波成像,在早期皮质期、髓质期及晚期皮髓质期连续观察肾脏肿瘤的造影强化特点。②触发间隔成像:注射造影剂后,嘱患者屏住呼吸,仪器自动按预先的设置间歇发射或 ECG 同步触发 4~6 个高 MI 超声脉冲以击破微气泡,清除已经进入感兴趣区内的微泡,而后又自动进入低 MI 设置,获取感兴趣区再灌注的信息。

## 二、正常肾脏声像图

### (一)常规超声表现

肾脏冠状断面呈外凸内凹的"蚕豆"形(图 22-1)。

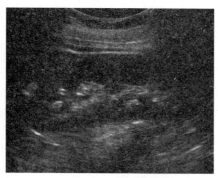

图 22-1　正常肾脏声像图

在儿童及大多数成年人,超声可以分辨出皮质和髓质。正常肾皮质由肾实质外层向内延伸到椎体之间,回声均匀,等于或低于肝脏或脾脏回声。髓质的回声低于皮质,呈顶端指向肾窦的圆锥三角形弱回声区,似果核状围绕肾窦放射状排列。扫查肾脏时由于"各向异性伪像"、脾脏或肾周脂肪的影响,上下段的实质回声可能不一致,有时被误认为回声异常。改变探头方向和位置多断面扫查容易鉴别。

肾窦为被实质包绕的椭圆形高回声结构,也称集合系统回声。宽度占肾横断面宽度的1/2~2/3。其边界不规则,借此可以粗略判定上、中、下组肾盏的位置。肾窦内部常可见到细小的无回声结构,它可能是增宽的静脉回声,也可能为存有尿液的肾窦回声,CDFI 容易将两者鉴别。当膀胱高度充盈时,肾窦轻度扩张,但是一般不超过 1.5 cm。排尿后变窄。

肾皮质被光滑而连续的高回声线包绕,通常被看作肾纤维囊回声。在纤维囊回声之外,又有一层较厚的高回声带。此为肾脂肪囊回声。其厚度因人而异,肥胖者可达 2~3 cm,而消瘦者可能不显示。患者呼吸时,肾脂肪囊回声带与肾脏一起运动,而与肝脏、脾脏做相对运动,称为"滑动症"。

CDFI 容易显示肾内外血管,甚至肾皮质的血供也清晰可见。肾动脉可被从起始部追踪到肾门,为搏动性细管状结构,内径为 0.4~0.6 cm,阻力指数在 0.6~0.8,随年龄增大而增高。动脉进入高回声的肾窦,叶间动脉垂直于肾皮质,而弓形动脉平行于肾皮质。超声造影可以清晰显示肾皮质微小动脉的血流灌注。纵向扫查时,常可显示位于下腔静脉后方呈环状的右肾动脉。有时可见副肾动脉。

双侧肾静脉伴行于肾动脉前外侧,呈条带状无回声区,上下径略大于前后径,CDFI 显示持续性低速血流。右肾静脉较短,内径为 0.8~1.1 cm,容易显示其全段,于胰头钩突下方汇入下腔静脉。左肾静脉较长,而且内径较右肾静脉略粗,特别是邻近腹主动脉左侧的一段,内径可达 1.0~1.2 cm,但是在肠系膜上动脉和腹主动脉间其前后径显著小于上下径,以致此处血流速度明显增快。

新生儿肾脏声像图与儿童和成人不同,皮质和髓质的差别很明显。皮质回声更高,而髓质相对较大,回声更低。由于肾窦内脂肪较少,所以肾窦回声较低,甚至与实质回声分界模糊。通常这种回声特征在 4 个月后逐渐消失。此外,部分新生儿可能有暂时性髓质回声增强,声像图酷似肾髓质海绵肾。其原因和病理意义尚不清楚,一般 1~2 个月消失。由于胎儿小叶的痕迹,肾表面明显不光滑,呈分叶状。这些征象随年龄增长而日趋不明显,2 岁后逐渐接近成人,3~4 岁消失。但是也有少数不消失者,致使肾脏表面有明显切迹,实质呈分叶状。

### (二)超声造影

经前臂静脉注射造影微泡 9 s 后肾皮质快速增强,呈均匀高回声,而肾髓质无明显增强。整个肾脏表现为高回声皮质内放射状镶嵌的弱回声髓质。集合区为弱回声内穿行的段动脉回声(图 22-2)。由于造影剂的高衰减特征和声束入射角度影响,可能使声束深方肾实质增强程度减弱或不均匀。其后,肾髓质自周边向中央逐渐增强(从 20 s 到 40 s),于 40 s 后,皮质和髓质增强相同,整个肾实质呈较均匀的高回声(从 40 s 到 120 s)。造影剂流出相的表现为肾髓质增强减弱,然后出现肾皮质的缓慢减弱。约 3 min,实质内造影剂接近全部消退。这一增强过程是因为肾髓质的肾小球血流灌注低于肾皮质(每 100 g 肾组织约 190 mL/min 比 400 mL/min)。因此,微泡注射后,我们可以获得肾脏皮、髓质分界清晰的早期皮质增强期、髓质增强期、肾脏皮和髓质都均匀增强的晚期,皮髓质消退期。

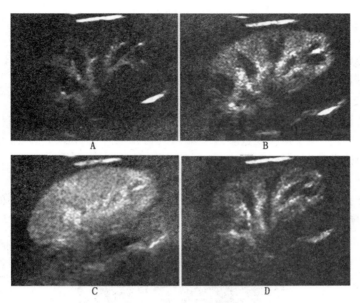

**图 22-2　正常肾脏造影表现**

A.早期皮质增强期;B.皮质增强期;C.髓质增强期;D.消退期

### (三)肾脏的超声测量方法与正常值

长径:在肾脏最大冠状断面(通过肾门的最长和最宽断面),从上极的上缘至下极的下缘。

宽径:从肾门内上缘至肾轮廓的外侧缘,注意与肾长径相垂直。

肾脏厚度:在经肾门部横断面,从前缘至后缘。

实质厚度:冠状断面的中部,从肾窦的外缘至肾实质的外缘。

肾盂前后径:在短轴断面测量肾盂的前后径。膀胱排空后<1 cm。

肾窦宽径从肾窦高回声的内侧缘到外侧缘。肾门部横断面似"马蹄"形。此断面应显示肾门结构,并使显示的前后径(厚度)和宽径最小。测量肾脏厚度应从前缘至后缘。

正常人肾脏超声测量的参考值。①男性成人:肾长径(10.7±1.2)cm;宽径(5.5±0.9)cm;厚径(4.4±0.9)cm;实质厚 1.1～1.8 cm。②女性成人:肾长径(10.3±1.3)cm;宽径(5.3±1.0)cm;厚径(4.1±0.8)cm;实质厚 1.1～1.6 cm。左肾略大于右肾,但是长径相差<1.5 cm。③小儿:肾脏长径随年龄增长而变化,其正常值为:出生时 4.0～5.0 cm;1 岁 5.5～6.5 cm;5 岁 7.5～8.5 cm;10 岁 8.5～10.0 cm。

肾脏体积可以用公式 V=1/2(长×宽×厚)估测。出生时约 20 cm³;1 岁约 30 cm³;18 岁约 155 cm³。

由于经长轴和短轴测量都可出现误差,所以各个方向的测量值均不很准确。肾脏长径、宽径容易低估,而厚度容易高估。

正常肾血管阻力较小,肾动脉主干、叶间动脉和弓形动脉均可见较高的舒张期血流。正常成人肾动脉多普勒测值:①主肾动脉血流速度峰值 50～150 cm/s;②舒张末期血流速度<50 cm/s;③加速度>300 cm/s;④加速时间<80 ms;⑤主肾动脉血流速度峰值/主动脉血流速度峰值<3;⑥肾内动脉阻力指数<0.7(与年龄有关)。

### 三、肾脏正常变异的声像图

肾脏先天性变异在泌尿系统疾病中占有较大比例。部分可能酷似肿瘤,有人称其为"假肿瘤"。熟悉其声像图表现对鉴别诊断有重要帮助。

**(一)肥大肾柱**

突入肾窦的等回声结构,与正常肾皮质无分界,回声与实质回声一致,与肾窦分界清晰,大小一般不超过 3 cm。彩色多普勒和能量多普勒显示其血供与正常肾组织一致,无横向或侧向小动脉穿入。超声造影该结构与肾皮质增强时相与强度相同。

**(二)驼峰肾**

单驼峰征是肾脏常见的一种变异,与肥大肾柱相反,声像图表现为左肾外侧缘实质的局限性向外隆起,回声与肾实质相同(图 22-3),血流灌注特征与毗邻的肾实质相似,与肾脏的肿块容易鉴别。

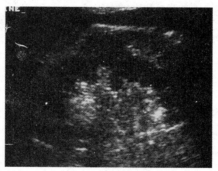

图 22-3　驼峰肾

**(三)结合部实质缺损**

结合部实质缺损也称永存性肾胚胎分叶、肾叶融合线。常位于肾实质的上前段,表现为线状或三角形高回声结构(图 22-4)。结合部实质缺损是由胚胎时期肾小叶连接处的肾窦延伸所致,它们同病理性损害的鉴别要点是位置特殊,并且通过一个被称为肾内隔膜的高回声线同中央部的肾窦相延续。

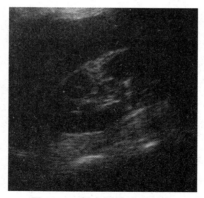

图 22-4　肾实质结合部缺损

**(四)分叶肾和肾叶畸形**

胎儿期肾实质呈分叶状,在 4～5 岁前消失。若到成人仍保留肾分叶痕迹,称分叶肾。分叶肾是一种常见变异,易被误认为是慢性感染所致的肾脏瘢痕形成。两者的鉴别点在于前者肾脏表面的切迹不会像肾瘢痕那样覆盖到髓质锥体上面,而是仅仅覆盖在肾锥体之间,其下方的髓质和皮质是正常的。

肾叶畸形常见于肾旋转不良时肾叶的融合异常。当肾叶过分突向外周时,肾表面局部隆起,形成一个假瘤样结节(图22-5)。声像图显示肾窦回声区内与肾实质无分界且回声一致的团块,CDFI显示团块两侧有叶间动脉,皮髓质间有弓状动脉。

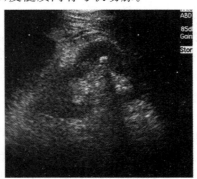

**图 22-5　成人分叶肾伴肾叶畸形**

左肾表面结合部实质缺损伴肾叶畸形,畸形肾叶内有结石,酷似肿瘤

分叶肾和肾叶畸形一般无临床表现,偶尔有血尿者,极易误认为肾肿瘤。超声造影可以显示与肾实质同步一致的灌注,以明确诊断。

**(五)肾窦脂肪沉积**

肾窦由纤维结缔组织、脂肪、淋巴管和血管组成,正常声像图显示为椭圆形高回声结构。肾窦大量脂肪沉积可使肾窦回声增强,范围增大。常见于老年人。

**(六)肾外肾盂和分支肾盂**

通常情况下,肾盂是位于肾窦内的三角形结构。肾外肾盂往往部分或者全部超出肾脏的边界,声像图上显示肾脏中部囊性区域(图22-6)。当患者由仰卧位转为俯卧位时,扩大的肾外肾盂往往能够缩小。

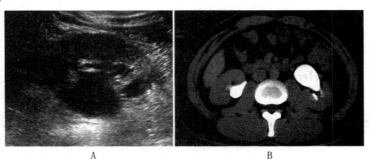

A　　　　　　　　　　B

**图 22-6　肾外肾盂**

A.声像图显示左肾门部无回声区,肾盏扩张;B.同侧CT显示肾盂位于肾外,明显扩张

### 四、常见疾病

#### (一)肾弥漫性病变

**1.病理与临床**

肾弥漫性病变是指各种原因造成的肾脏炎性、非肿瘤性病变,主要是肾实质的损害。急性期病变包括急性肾小球肾炎、过敏性紫癜、药物或毒物引起的中毒性肾炎等,主要的病理变化为肾实质充血、肿胀、炎症细胞的浸润,肾脏常有不同程度的增大。慢性期病变包括慢性肾小球肾炎、慢性肾盂肾炎、高血压肾病、狼疮肾、糖尿病肾病等,疾病早期病理变化多样,但后期病理变化比较一致,均为肾毛细血管腔逐渐狭窄、闭塞,引起肾小球缺血、萎缩、硬化,肾小管、肾单位也随之萎缩,间质纤维化,肾实质明显变薄,肾脏小而硬。临床可表现为蛋白尿、血尿、水肿、高血压等,后期可发展为肾功能不全以致肾衰竭。

**2.声像图表现**

病变早期声像图无明显变化;当肾脏有充血、水肿时,双肾肿大,肾实质(锥体更明显)回声减低,低于脾脏回声,肾实质增厚;当结缔组织增生明显时,肾实质回声增强,双肾可稍大或缩小,也可在正常范围内;当病变以萎缩、纤维化为主时,双肾缩小,肾实质回声增强、变薄,皮髓质分界不清,结构紊乱(图 22-7)。

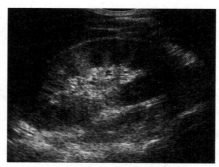

**图 22-7　肾弥漫性病变声像图**
图示病变肾脏,肾实质回声增强

**3.鉴别诊断**

本病需与先天性肾发育不良鉴别,前者多双侧发病,肾结构有改变;而后者常单侧发病,以肾缩小为主,肾结构正常。

#### (二)肾囊肿

**1.病理与临床**

肾囊肿分为皮质囊肿、肾盂旁囊肿、肾盂源性囊肿、肾髓质囊肿等。各种肾脏囊性病变的发病机制有所不同,可发生于皮质、髓质或皮髓质连接处。本病多无临床症状,囊肿较大时,侧腰部胀痛,可引起压迫症状;囊肿合并感染时,除局部胀痛外,尚有发热等感染症状;肾盂旁囊肿引起肾脏梗阻时还可引起肾积水,影响肾功能,也可继发肾性高血压,有时可引起血尿。

**2.声像图表现**

孤立性肾囊肿多数发生在单侧,呈圆形或椭圆形,位于肾皮质,较大者常向肾表面隆起、凸出,内部为无回声,壁薄、光滑,后方回声增强;多发性肾囊肿肾内可见多个呈圆形或椭圆形无回声,亦来自肾皮质,声像图表现与孤立性肾囊肿相同,较大者常向肾表面隆起(图 22-8)。

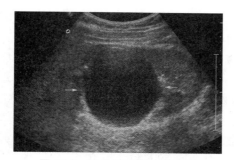

**图 22-8　孤立性肾囊肿声像图**

箭头所示为肾囊肿,内部为无回声,壁薄、光滑,后方回声增强

3.鉴别诊断

本病应与多囊肾鉴别。前者肾脏多为局限性增大,可单侧或双侧发生,囊肿之间能够显示正常肾实质回声;而后者肾脏为普遍性增大,累及双侧,囊肿间无正常肾实质结构回声,且常合并多囊肝。

**(三)多囊肾**

1.病理与临床

多囊肾是一种常见的先天性遗传性疾病,可分为成人型和婴儿型。其发展缓慢,病情较轻者无明显症状,病情较重者主要临床表现有腰腹部胀痛、恶心、呕吐、间歇性血尿和季肋部触及肿块等,晚期随肾功能减退可出现尿毒症症状。

2.声像图表现

(1)肾轮廓增大,形态失常。

(2)肾实质内显示无数大小不等的无回声,呈弥漫性分布,互不相通。

(3)未能显示正常的肾实质。

(4)肾动脉血流阻力指数明显增高(图 22-9)。

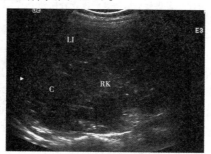

**图 22-9　多囊肾声像图**

肾脏增大,实质内见无数大小不等的无回声,呈弥漫性分布,互不相通

LI:肝脏;C:囊肿;RK:右肾

3.鉴别诊断

参见"肾囊肿"。

**(四)孤立肾**

1.病理与临床

孤立肾为单侧肾缺如,是肾脏先天性发育异常。患者往往无明显不适。

2.声像图表现

(1)单侧肾脏明显较正常均值大,但形态和结构未见明显异常。

(2)对侧正常肾脏位置、腹部、盆腔均未能发现肾脏结构。

3.鉴别诊断

本病诊断需慎重,须排除肾异位、游走肾、肾萎缩或肾发育不全。

**(五)马蹄肾**

1.病理与临床

马蹄肾又称蹄铁形肾,本病有90%为肾脏下极相连,形状像马蹄而得名。本病由胚胎早期两侧肾胚基在两脐动脉之间融合在一起而导致,融合部分称为峡部,由肾实质或结缔组织构成。其肾盂因受肾融合的限制,不能正常旋转,输尿管越过融合部前面下行,由于引流不畅,易出现积水、感染和结石,也易并发膀胱输尿管反流。患者可无任何症状,在体检中偶然被发现。或可出现肾盂积水、尿路感染或结石,因脐周痛、胃肠不适和下腹部肿块而就诊。

2.声像图表现

超声显示肾脏增大增长,形态失常,向内下走行,双肾下极横跨腹主动脉和下腔静脉前方而连成一体。肾皮髓质分界清,结构清。CDFI:肾内血流分布未见明显异常(图22-10)。

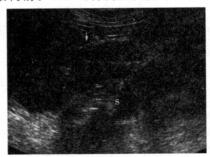

**图 22-10　马蹄肾声像图**

箭头所示为双肾下极融合后横跨脊柱处(S:脊柱)

3.鉴别诊断

本病属先天性异常中比较常见的一种,声像图比较典型,容易诊断。马蹄肾需与腹膜后纤维化或腹膜后肿物相鉴别。马蹄肾虽亦位于腹膜后,但仔细观察其内可见肾窦回声,不包裹血管。而后两者内部无肾窦回声,腹膜后纤维化常包裹血管而生长,不难鉴别。

**(六)肾积水**

1.病理与临床

肾积水发生于尿路梗阻后,多由上尿路梗阻性疾病所致,常见原因为先天性肾盂输尿管连接部狭窄、输尿管结石等;长期的下尿路梗阻性疾病也可导致肾积水,如前列腺增生、神经源性膀胱功能障碍等。主要临床表现为肾区胀痛,腹部可触及囊性肿块。不同的梗阻病因,可产生相应的临床表现与体征。

2.声像图表现

(1)肾窦回声分离,其间出现无回声,且无回声相互连通。

(2)如合并输尿管积水,则无回声与输尿管相连通。

(3)轻度肾积水,肾实质及肾外形无明显改变。中度以上肾积水,肾脏明显增大。重度肾积水,肾实质受压变薄(图22-11)。

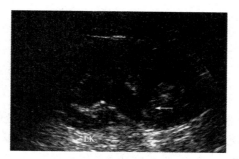

**图 22-11　左肾积水声像图**

箭头所示为扩张的肾盂肾盏(LK:左肾)

3.鉴别诊断

(1)与正常肾盂的鉴别:大量饮水、膀胱充盈及有关药物可引起肾盂、肾盏的生理性分离,但生理性分离一般不超过 1.5 cm,且解除有关影响因素后可恢复正常。

(2)严重的肾积水需与多发性肾囊肿或多囊肾鉴别:前者无回声相互连通,而后两者无回声相互不连通。

### (七)肾结石

1.病理与临床

肾结石是泌尿外科的常见疾病,是由于患者代谢障碍、饮水过少等,尿液中的矿物质结晶沉积在肾盂、肾盏内。根据结石成分的不同,肾结石可分草酸钙结石、磷酸钙结石、尿酸(尿酸盐)结石、磷酸铵镁结石、胱氨酸结石及嘌呤结石 6 类。大多数结石可混合两种或两种以上的成分。腰痛和血尿是肾结石的主要症状,且常在活动后发作或加重。腰痛多为钝痛或绞痛,并沿患侧输尿管向下放射。合并感染时,血尿和脓尿可同时发生。

2.声像图表现

肾结石的典型声像图为强回声团,其后方伴声影,结石周围有尿液形成的无回声带。但其声像图表现也因结石的大小、成分、形态和部位而有一些变化。有的结石后方声影可能较弱或无明显声影,有的结石可随体位改变而移动。如结石引起梗阻,可出现肾盂或肾盏扩张(图 22-12)。

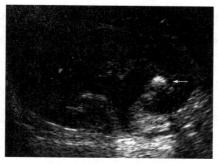

**图 22-12　肾结石声像图**

箭头所示为肾窦区扩张的下盏内的结石,呈团状强回声,后方有声影

3.鉴别诊断

肾结石的声像图表现较为复杂,应与肾窦灶性纤维化、肾内钙化灶鉴别。后两者病变不是位于肾盂或肾盏内,不随体位改变移动,其周围无尿液形成的无回声带。　　　　　**(周　建)**

# 第二节　膀　胱　疾　病

膀胱为储存尿液的囊性器官,适于超声检查,其形态、大小及毗邻关系随尿液充盈量的多少而变化。膀胱充盈时呈类圆形或三角形,上端为顶部,呈尖角状指向前上方,膀胱顶下方膨大部分为膀胱体,体的下部为膀胱底,较宽,此处可见两侧输尿管开口,其与尿道内口连接的三角形区域构成膀胱三角区,它是膀胱肿瘤的好发部位。

## 一、超声检查技术

### (一)仪器
膀胱检查所用探头主要有两类。

1.腹部检查探头

目前常用的是线阵、凸阵及扇扫探头,3种探头频率可以是3.5 MHz和5.0 MHz。其中线阵探头扫查面广,但要求膀胱充盈量多;扇扫探头灵活,远场宽,对膀胱颈部及侧壁检查效果好,但近场视野狭窄;而凸阵探头弥补了两者的缺点,是经腹壁扫查膀胱的最佳选择。这些探头也可用于经会阴部扫查膀胱,但以凸阵探头较好。

2.腔内检查探头

有经直肠的单平面及双平面扫查探头,还有尿道插入扫查膀胱的探头。经直肠单平面扫查探头有纵断面或横断面,其中纵断面扫查探头对膀胱颈部、三角区、后尿道及与前列腺、精囊、直肠毗邻关系显示较清楚,横断面扫查探头对膀胱侧壁显示得更好。双平面探头是纵断面和横断面扫查的组合。经尿道探头频率一般为5～7.5 MHz,甚至有20 MHz微导管超声探头,显示膀胱壁有无病变,图像更清晰,层次分明,有利于对膀胱肿瘤进行分期,但经尿道检查有一定痛苦。

### (二)检查前的准备
1.经下腹壁超声扫查

患者必须充盈膀胱,必要时插导尿管注入300～500 mL生理盐水充盈膀胱。经会阴部扫查时适度充盈膀胱,检查时取仰卧位,必要时取左侧卧位。

2.经直肠超声扫查

排空大便,适度充盈膀胱,检查时取膀胱截石位或左侧卧位。

3.经尿道超声扫查

与膀胱镜检查操作类似,有尿道感染者慎用,检查体位同膀胱镜检查体位。

### (三)扫查方法
1.经腹壁扫查法

患者仰卧位,充盈膀胱可做纵断面、横断面或斜断面多切面扫查,必要时可左、右侧卧位扫查,注意观察膀胱壁及腔内的异常表现。

2.经会阴部扫查

经会阴部扫查多在男性使用,取截石位,探头置于阴囊根部与肛门口之间做纵、横断面扫查。由于探头距离膀胱颈部位置近,稍加压探头,对显示膀胱颈部、前列腺、精囊及后尿道膀胱层次更清楚。

3.腔内探头扫查法

经直肠探头扫查时取左侧卧位、经尿道探头扫查时取截石位,均可显示清楚膀胱壁及膀胱腔内的异常回声,有利于膀胱肿瘤的分期。

**(四)膀胱超声检查中的测量方法**

1.膀胱容量及残余尿量的测定

膀胱容量指膀胱充盈状态时膀胱内容积,膀胱残余尿量为排尿后仍留在膀胱内的尿液量,正常人膀胱容量为 $350\sim500$ mL,残余尿量少于 $10$ mL。计算膀胱容量和残余尿量的超声测定选取经腹壁测量,公式如下。

(1) $V=5PH$:V 为膀胱容量,P 为膀胱横断面的最大面积,H 为膀胱颈至膀胱顶的距离,有学者用此法测定 31 例正常人,平均误差为 18.7%。

(2) $V=10\times(d1\times d2)$:V 为膀胱容量,d1、d2 分别代表膀胱横断面的最大左右径及前后径。有学者经对 100 例正常人测定误差为 $0\sim44\%$。

(3) $V=1/2abc$:V 为膀胱容量或残余量,a、b、c 分别为膀胱的纵、横、前后 3 个径,有学者用此公式对 26 例患者测定值与导尿量误差仅 $5\sim10$ mL。

2.膀胱内径的测量

取膀胱最大横断面测量膀胱腔最大前后径和左右径。取膀胱最大纵断面测量膀胱腔最大上下径,测量时取膀胱内缘至内缘测值。膀胱壁厚度是从浆膜层外缘至黏膜层内缘厚度。经会阴部或直肠扫查可测定后尿道内径。

**(五)三维超声在膀胱检查中的应用**

三维超声是近几年超声发展的主要方向之一,在心脏的应用上具有很大的成功。在腹部三维超声领域中由于膀胱内充满液体,透声性极佳尤其适用三维超声成像,为临床医师提供了膀胱及内部肿瘤立体结构与相邻结构的立体关系,弥补了二维超声的不足。能充分显示感兴趣病变区域,它可根据临床医师的要求对图像进行多方位的切割,可由前向后、由左至右、由上至下多方位观察膀胱壁及肿瘤的整体结构,肿瘤与膀胱壁的空间位置关系及肿瘤基底面及肿瘤表面的情况,可为外科医师安排手术提供参考信息。可用于病变的体积测量,特别对形态不规则病灶,明显优于二维超声。但三维超声也存在一些不足之处,主要是二维超声成像是三维超声成像的基础,如果二维超声成像质量不好就影响三维重建的质量,病灶与周围组织反差较小时其三维重建质量较差。而且三维成像的速度较慢,对细微结构分辨力不够理想。

## 二、正常膀胱的超声表现

**(一)正常膀胱声像图**

充盈正常的膀胱,内部呈均匀的无回声区,膀胱壁为完整光滑的回声带,各处膀胱壁厚度一致,膀胱壁的任一局限性增厚都可能是异常的。膀胱横切面在耻骨联合以上显示圆形或椭圆形,在小骨盆腔内略呈四方形;纵切面略呈钝三角。实时超声观察膀胱时,三角区可观察到输尿管口喷尿现象。排尿后,正常膀胱腔内无回声应基本消失。

**(二)膀胱的正常值**

膀胱体积由于充盈尿量的不同而异,膀胱形态横切面观察应基本对称,膀胱壁充盈时正常厚度一般 $<4$ mm。

### 三、异常膀胱病因分析

#### (一)大膀胱

大膀胱指膀胱容量超过正常者。前列腺肥大;男性尿道狭窄;男性尿道结石;女性尿道损伤、狭窄;新生儿尿道瓣或尿道隔;某些患者的膀胱膨出。

#### (二)小膀胱

慢性膀胱炎反复发作可引起膀胱缩小;膀胱结核性病变可引起单侧或整个膀胱壁厚、膀胱腔缩小;少见的呈浸润生长的新生物、有肿瘤时膀胱壁常不对称;恶性病变的手术或放疗引起;晚期血吸虫病由于钙化、壁纤维化可致膀胱缩小。

#### (三)局限性膀胱壁增厚

不充分充盈所致的膀胱折叠;肿瘤、无蒂或息肉状的肿瘤;结核或血吸虫病结节(肉芽肿);小儿对血吸虫病感染的急性反应;外伤引起的血肿。

#### (四)弥漫性膀胱壁增厚

(1)男性患者:前列腺梗阻。

(2)严重的慢性感染:如膀胱炎、结核。

(3)小儿膀胱壁极厚常因尿道瓣或尿道隔引起阻塞造成。

(4)神经源性膀胱。

(5)少见的膀胱浸润生长的肿瘤。

(6)血吸虫病:由于膀胱壁的钙化、纤维化引起壁增厚且回声增强。

### 四、常见疾病

#### (一)膀胱结石

1.病理与临床

膀胱结石可分为原发性与继发性。原发性膀胱结石多由于营养不良或低蛋白饮食所致,多见于儿童。继发性膀胱结石多由上尿路小结石下降并停滞于膀胱内形成,其主要病因有尿路梗阻、感染、膀胱异物、代谢性疾病等,多见于男性。我国膀胱结石多为草酸钙、磷酸盐和尿酸盐的混合结石。主要临床表现为排尿时尿流中断、尿痛、尿急、尿频和血尿等。

2.声像图表现

在膀胱内探及团状强回声伴后方声影,多位于后壁,且团状强回声随体位改变而移动。超声对膀胱结石较易诊断,但<3 mm的小结石易被遗漏,应引起注意(图22-13)。

3.鉴别诊断

应与膀胱肿瘤相鉴别。当膀胱肿瘤合并钙化时,易将肿瘤误诊为结石,此时CDFI若能探及肿瘤内的血管,则有助于作出明确诊断。对于随体位改变而位置不发生变化的"结石",应高度警惕肿瘤合并结石的可能。

此外,还应与输尿管口结石及输尿管囊肿内结石相鉴别,只要注意观察,此两者不难作出正确诊断。

#### (二)膀胱肿瘤

1.病理与临床

膀胱肿瘤是泌尿系统最常见的肿瘤,分为上皮性和非上皮性两类。上皮性肿瘤占95%～

98％,其中最常见的是移行上皮乳头状癌,少数为鳞癌和腺癌。其病因可能与尿液中某些代谢产物的刺激、慢性炎症等有关。好发于40～60岁男性。临床表现为间歇性或持续性无痛性全程肉眼血尿。当有血块或肿瘤堵塞尿道口时,可出现排尿不畅或发生尿潴留。多数晚期患者会出现尿频、尿急、尿痛等尿路刺激症状。当肿瘤引起尿路梗阻时,可有肾积水。

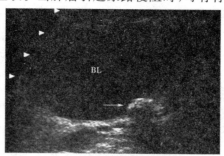

**图22-13　膀胱结石声像图**

箭头所示为膀胱结石,呈团状强回声,后方有声影(BL:膀胱)

2.声像图表现

膀胱内可探及乳头状或菜花样低回声,有蒂或较宽基底与膀胱壁相连,体位改变时可见其在尿液中漂动,但不能脱离基底部而在膀胱内滚动。膀胱壁局限性增厚,依浸润程度不同,膀胱壁连续性中断于不同深度。基底较宽者有时以浸润膀胱壁为主,突入腔内部分较少,浸润肌层较早,膀胱壁回声杂乱,失去正常结构。肿瘤多发生于三角区,其次为两侧壁(图22-14)。CDFI常可在肿瘤基底部探及肿瘤血管。

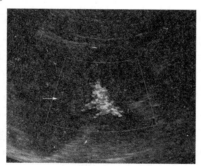

**图22-14　膀胱癌彩色多普勒声像图**

箭头所示为膀胱壁上的实性占位,呈菜花样突起,基底部较宽。

CDFI:肿块内可探及较丰富的动、静脉血流信号

3.鉴别诊断

(1)当膀胱肿瘤发生钙化时应与膀胱结石相鉴别。

(2)膀胱底部癌常侵犯前列腺,反之前列腺癌亦常侵犯膀胱,肿瘤较小时依其发生部位不难鉴别,但当肿瘤较大时,鉴别较难,经直肠探查常有助于区分。

(3)此外肥大的前列腺常向膀胱内突入,易误诊为膀胱肿瘤,应注意鉴别。

**(三)膀胱憩室**

1.病理与临床

膀胱憩室是指膀胱壁自分离的逼尿肌之间向外呈袋状膨出而形成的囊状物,其与膀胱内腔之间有孔道相通,称为憩室口,多发生于膀胱三角区周围。膀胱憩室分为先天性和后天性,一般

认为无论先天性憩室还是后天性憩室,其发生均与先天性膀胱肌层发育局限性薄弱、下尿路长期梗阻使膀胱内压力长期增高等因素有关。膀胱憩室主要症状为二次排尿和尿液浑浊,合并感染时有排尿刺激症状,合并肿瘤或结石时,可有血尿。

2.声像图表现

膀胱周围探及圆形或椭圆形的无回声区,并通过缺口与膀胱相连通。该无回声区壁薄,边界清晰,排尿后可变小,多见于后壁及两侧壁。依据彩色血流信号可观察到其与膀胱之间的液体相互流通。当合并感染,无回声内可有点状强回声,憩室底部可有沉积物。此外,憩室内可合并结石或肿瘤(图22-15)。

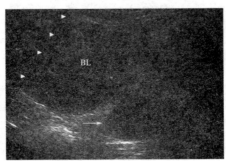

图 22-15　膀胱憩室声像图

箭头所示为膀胱憩室,呈无回声,与膀胱相通(BL:膀胱)

3.鉴别诊断

本病应与膀胱周围其他囊性病变如盆腔囊肿及输尿管囊肿相鉴别。膀胱憩室与膀胱相连通,且大小随膀胱充盈度不同而改变,依据其典型特点不难与其他病变相鉴别。

**(四)膀胱凝血块**

1.病理与临床

膀胱凝血块是指各种病因导致的膀胱内壁出血形成的实性团块。常见的病因有急、慢性炎症、结石、肿瘤及外伤等。临床主要表现为血尿伴膀胱刺激症状。

2.声像图表现

膀胱内探及形态各异、大小不等的低或中强回声团块,与膀胱壁分界明显。团块边界不规整,内部回声不均,且随体位改变而移动,CDFI 显示其内无血流信号。

3.鉴别诊断

膀胱内凝血块依据其典型声像图表现不难诊断,应注意与膀胱肿瘤相鉴别。

**(周　　建)**

# 第三节　输尿管疾病

## 一、输尿管超声检查技术

探头频率多用 3.5～5 MHz,在保证扫查足够深度的情况下,尽可能使用高频率探头,以提高分辨力。应在膀胱充盈后检查,并尽量避免肠气干扰。检查方法有以下 3 种途径。

### (一)经腹壁检查

仰卧位或侧卧位。显示肾门后,追踪显示输尿管至盆部。亦可分别在下腔静脉或腹主动脉外侧1~2 cm处寻找扩张的腹段输尿管,向下追踪盆部输尿管。第二狭窄部在两侧髂总动脉末端及髂外动脉前方寻找。以充盈膀胱作为透声窗,能显示膀胱壁段和两侧输尿管口。检查过程中着重观察结石易存留处,即输尿管的3个生理狭窄部。输尿管肿瘤或转移性肿瘤压迫可发生在输尿管的任何部位,因此,重点应在扩张的输尿管中断处仔细寻找。

### (二)经背部检查

俯卧位。显示扩张积水的肾盂,然后显示肾盂输尿管连接部,若该部输尿管也扩张积水,则向下做滑行扫查,追踪扫查至腹段输尿管。检查过程中,重点观察输尿管第一狭窄部有无病变。

### (三)经直肠或经阴道检查

中度充盈膀胱,向前外侧倾斜扫查显示膀胱三角区,寻找输尿管开口,然后调整扫查平面,以显示输尿管盆段的下端。

膀胱高度充盈后检查,有助于提高输尿管梗阻性病变的显示率。

对输尿管膀胱壁段病变的检查,可因膀胱无回声区后方回声过强,可能掩盖病变的回声。适当抑制远场增益,探头适当加压扫查特别重要。但对体型较瘦的患者过分加压可以使扩张的输尿管压瘪,以致不能显示。

## 二、正常输尿管声像图

正常输尿管内径狭小,超声不易显示。对瘦体型或肾外型肾盂者,有时可显示肾盂输尿管连接部。嘱受检者膀胱充盈后检查,以膀胱作为透声窗,可显示输尿管膀胱壁段。声像图所见该两处输尿管均呈回声较强的纤细管状结构,其内径一般不超过 5 mm,管壁清晰、光滑,内为细条带形无回声区。

## 三、输尿管基本病变的声像图表现

几乎所有的输尿管疾病都可引起尿液引流阻碍,导致肾盂和近端输尿管扩张。扩张的输尿管呈无回声管状结构,壁薄而光滑。这一征象很容易被发现。因此,它既是输尿管病变的主要间接征象,又是寻找病变的向导。扩张的末端为病变所在部位。结石表现为管腔内的强回声团,管壁回声正常;肿瘤表现为局限性软组织团块或管壁不规则增厚;炎性狭窄表现为管壁均匀性增厚。

## 四、常见疾病

### (一)输尿管结石

1.病理与临床

90%以上输尿管结石为肾结石降入输尿管,原发于输尿管的结石很少见,除非存在输尿管梗阻病变。临床上通常表现为腰部出现阵发性绞痛或钝痛,常伴有不同程度的血尿。由于输尿管结石大都来自肾,故痛点会随结石的移动而向下移动。

2.声像图表现

肾盂、输尿管扩张,扩张的输尿管中断处,其内可探及圆形、椭圆形或弧形强回声,后方有声影,与输尿管管壁分界清楚。当结石较小或质地较疏松时,后方可无声影(图 22-16)。

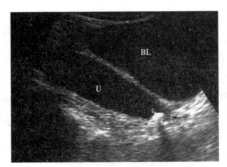

**图 22-16　输尿管结石声像图**

箭头所示为扩张的输尿管内的结石,呈团状强回声,后方有声影(U:输尿管;BL:膀胱)

3.鉴别诊断

典型的输尿管结石超声较易诊断,不典型的输尿管结石应注意与输尿管肿瘤相鉴别。输尿管肿瘤患者常有无痛性血尿发生,肿瘤回声较结石低,有些患者以输尿管管壁不规则增厚为特点,肿瘤与输尿管管壁分界不清,肿瘤较大时,对周围组织有浸润。

**(二)输尿管囊肿**

1.病理与临床

输尿管囊肿又称输尿管膨出,是指具有膀胱黏膜的下输尿管囊性扩张,致输尿管底部膨胀引起,囊肿外覆膀胱黏膜,内衬输尿管上皮,中间为肌纤维和结缔组织。输尿管囊肿轻者常无明显症状,重者出现下尿路梗阻症状,如排尿不畅等。输尿管梗阻可引起肾功能损坏,甚至导致尿毒症的发生。合并感染时有脓尿、血尿、尿频、尿急、尿痛等症状。

2.声像图表现

在膀胱三角区可探及圆形或椭圆形无回声区,壁薄而光滑,其大小随输尿管蠕动有节律性变化,可合并同则输尿管和肾盂不同程度的扩张。囊肿内合并结石时出现相应的声像图表现(图 22-17)。

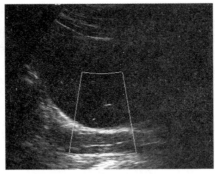

**图 22-17　输尿管囊肿声像图**

3.鉴别诊断

一般情况,超声依据其典型的声像图表现对本病能作出正确判断。需注意与输尿管脱垂和输尿管憩室相鉴别。

**（三）输尿管肿瘤**

1.病理与临床

原发性输尿管肿瘤在临床上较少见,约占尿路上皮性肿瘤的1%,以移行细胞癌为多,好发于41～82岁的男性患者,约有 3/4 发生于输尿管下段。输尿管癌具有多中心性,即容易合并肾盂癌和膀胱癌,输尿管本身也可呈多发肿瘤状态。早期多无症状,患者常因无痛性血尿来就诊。

2.声像图表现

当病变较小、未引起尿路梗阻时,超声很难发现病变所在。当肿瘤引起输尿管梗阻时,梗阻处输尿管管壁不均匀性增厚、变形,有僵硬感。肿瘤常为低回声或稍强回声,梗阻处以上肾盂输尿管扩张(图 22-18)。CDFI 有时可显示肿瘤内有血流信号。

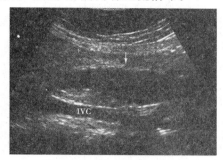

图 22-18　输尿管癌声像图

箭头所示为输尿管上段的实性占位,呈低回声(IVC:下腔静脉)

（周　　建）

# 第二十三章　妇科疾病的超声诊断

## 第一节　子宫疾病

### 一、子宫先天性发育异常

子宫先天性发育异常是生殖器官发育异常中最常见的,临床意义亦比较大。

**(一)病理与临床**

女性生殖器官在胚胎发育过程中,若受到某些内在或外来因素的影响,两侧副中肾管在演化过程的不同阶段停止发育,形成各种子宫发育异常。副中肾管发育不全所致异常包括先天性无子宫、始基子宫、子宫发育不良或幼稚子宫、单角子宫、残角子宫等;副中肾管融合障碍所致异常包括双子宫、双角子宫;副中肾管融合后中隔吸收受阻所致异常为纵隔子宫。女性生殖系发育异常多于青春期后发现,患者常因原发性闭经、周期性腹痛、自然流产等就医。

**(二)声像图表现**

1.先天性无子宫

于充盈的膀胱后作纵向、横向扫查,均不能显示子宫的声像图。常合并先天性无阴道,不能探及阴道回声;双侧卵巢可显示正常。

2.始基子宫

于充盈的膀胱后方探及条索状呈低回声的肌性结构,长径＜2 cm,难辨宫体宫颈结构,无宫腔线和内膜回声。常不能探及阴道回声,双侧卵巢可显示正常。

3.子宫发育不良

子宫发育不良又称幼稚子宫。表现为青春期后妇女子宫的各径线均小于正常,宫体前后径＜2 cm,宫颈相对较长,宫体与宫颈的长径之比≤1。可显示宫腔线和内膜回声,内膜较薄。

4.单角子宫

单角子宫的二维超声表现常不明显,有时可见子宫向一侧稍弯曲,宫底横切面显示子宫横径偏小,仅见一侧宫角;三维超声上对诊断帮助较大,于三维成像的子宫冠状切面上仅可见一个宫角,并向一侧略弯曲(图 23-1)。

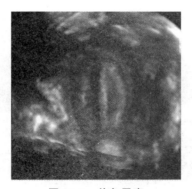

**图 23-1　单角子宫**

三维超声成像显示左侧宫角缺如,仅见右侧宫角

5.残角子宫

(1)无内膜型残角子宫的声像图表现:盆腔内见一发育正常子宫,其一侧可见一低回声包块,回声与子宫肌层相似,但与宫颈不相连,需与浆膜下肌瘤相鉴别。

(2)有内膜相通型残角子宫,表现为子宫一侧见与子宫相连的低回声包块,中央可见内膜回声(图 23-2)。

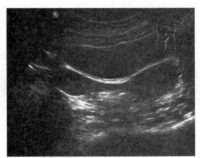

**图 23-2　残角子宫**

图像显示附件区见一实性低回声包块与子宫相连,其中心可见内膜回声

(3)有内膜不相通型残角子宫,月经初潮后即形成残角子宫腔积血,表现为子宫一侧见中心为无回声的囊实性包块。

6.双子宫

在动态纵向及斜向扫查时可见两个完全分开的独立子宫回声,均有完整的内膜、肌层和浆膜层。横切面观察尤为清楚,见两个子宫体完全分开,之间有深的凹陷,内部均可见内膜回声。两个子宫大小相近或其中之一稍大。常可探及两个宫颈管及阴道的回声(图 23-3)。

7.双角子宫

子宫外形异常,见两个分开的宫角,即子宫上段完全分开,子宫下段仍部分融合;子宫横切面观察,可见子宫底部增宽,中间凹陷呈 Y 形;子宫腔内膜回声也呈 Y 形。三维超声获得的子宫冠状切面显示宫底部凹陷,见两个分开的宫角,整个子宫外形呈 Y 形,内膜形态也呈 Y 形。

8.纵隔子宫

子宫底部横径稍增宽,连续横切面扫查显示宫腔中部见从宫腔下段至宫底处逐渐增厚的低回声带,将子宫内膜分隔开来。三维超声获得的子宫冠状切面显示宫底形态正常,内膜呈 V 形

（完全性纵隔子宫）或 Y 形（不完全性纵隔子宫）。三维超声不仅可以清晰显示宫腔中的纵隔长度，鉴别完全性与不完全性纵隔子宫，而且还可以显示纵隔的形态、厚度等（图 23-4）。

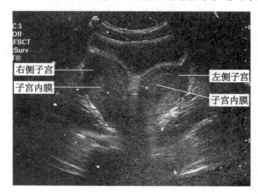

**图 23-3　双子宫**

图像显示两个独立完整的子宫

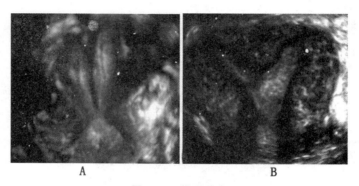

**图 23-4　纵隔子宫**

A.完全性纵隔子宫；B.不完全性纵隔子宫

### （三）鉴别诊断

残角子宫应与浆膜下肌瘤、卵巢实性肿瘤、宫外孕包块等相鉴别。双角子宫应注意与部分性纵隔子宫相鉴别，前者子宫外形及宫腔内膜回声均呈 Y 形；后者宫腔内膜回声呈 Y 形，但子宫外形正常。

## 二、子宫腺肌病

### （一）病理与临床

子宫腺肌病是指子宫内膜腺体及间质侵入子宫肌层，是子宫内膜异位症最常见的形式之一。多发生在 30～50 岁妇女。其发病机制尚未完全阐明。异位的子宫内膜弥散于子宫肌壁（以后壁多见），在性激素作用下发生周期性少量出血，在局部形成微小囊腔，肌纤维弥漫性反应性增生。大体病理上，于肌层组织内见增粗的肌纤维和微囊腔。局灶性的子宫腺肌病病灶称为子宫腺肌瘤。

子宫腺肌病的主要临床表现为痛经进行性加重，经期延长及月经量多。妇科检查时扪及增大而质硬的子宫。

**(二)声像图表现(图 23-5)**

(1)子宫增大,形态饱满,前后壁肌层多不对称性增厚,后壁肌层增厚较前壁多见;或仅表现为后壁或前壁的明显增厚。

(2)受累肌层回声增强、明显不均,见紊乱的点状或条索状强回声,间以蜂窝状小低回声区,有时也可见散在的小无回声区,仅数毫米。

(3)肌层内及子宫后方常伴有栅栏状细线样的声影。

(4)腺肌瘤时,可见肌层内局灶性中低回声区,单发多见,边界不清,周边无包膜回声及声晕,内部见点条状血流信号。

(5)可伴发卵巢巧克力囊肿。

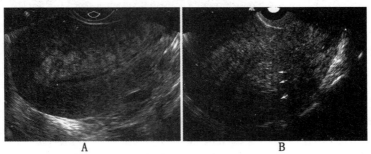

**图 23-5　子宫腺肌病**

A.子宫前壁肌层弥漫增厚,回声不均,可见条索状及片状中强回声,间以蜂窝状小低回声区;B.箭头示栅栏状细线样声影

**(三)鉴别诊断**

局灶性的子宫腺肌瘤需与子宫肌瘤相鉴别。子宫肌瘤周边有假包膜,边界清楚,周边可见环绕或半环绕的血流信号。

## 三、子宫肌瘤

**(一)病理与临床**

子宫肌瘤是女性生殖器最常见的良性肿瘤,由子宫平滑肌组织增生而成。多见于中年妇女。大多数患者无明显症状,仅是在妇科检查时偶然发现。根据生长部位的不同分为肌壁间肌瘤、浆膜下肌瘤及黏膜下肌瘤。子宫肌瘤的临床症状与肌瘤的生长部位、生长速度、大小等有关。主要症状包括:①月经改变,如月经周期缩短、经量增多、经期延长;②压迫症状,如尿频、排尿障碍、便秘等;③疼痛,肌瘤本身不引起疼痛,一般最常见的症状是下腹坠胀、腰背酸痛等;④阴道分泌物增多;⑤贫血等。

**(二)声像图表现**

子宫肌瘤的声像图表现各异,取决于肌瘤的大小、部位和生长时间长短。

1.子宫的形态和大小

肌瘤为多发或位于子宫表面时,子宫体积增大、形态失常;有蒂的浆膜下肌瘤有时可清楚地观察到肌瘤与子宫相连的蒂(图 23-6A);单发的小肌瘤位于肌层内,子宫形态和大小无明显异常。

2.宫腔线位置

宫腔线可因肌瘤的压迫变形、移位,黏膜下肌瘤时基底处可见内膜线中断,宫腔内见低回声或中等回声区(图 23-6B)。

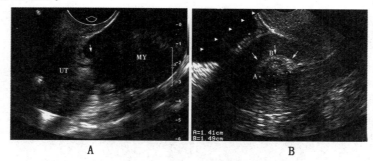

**图 23-6　子宫肌瘤**

A.子宫左侧实性低回声包块,箭头所指为其与子宫相连的蒂部;B.子宫黏膜下肌瘤,子宫后壁内膜下方见 1.5 cm×1.8 cm×1.4 cm 低回声,约 50% 的体积突向宫腔,其前方可见内膜受压弯曲(箭头所示)

3.肌瘤的回声特征

子宫肌瘤声像图以低回声为主,根据平滑肌组织及纤维组织的构成和排列不同,其回声分布有所差异。以平滑肌组织成分为主的肌瘤,回声低,后方可有声衰减;纤维组织增多时,肌瘤的回声相对增强;肌瘤较大时可发生囊性变,出现回声明显不均区域及无回声区。若肌瘤有钙化时,钙化部分呈强回声带,肌瘤内见灶状、团块状、半环状或环状强回声区,后方伴声影,肌瘤钙化更多见于绝经后。较大的肌瘤内部可呈旋涡状回声,并伴有不同程度的后方衰减。

4.彩色多普勒血流

血流信号多分布在肌瘤病灶的周边区域,病灶周边的假包膜区域常见环状或半环状血流,包绕肌瘤。

**(三)鉴别诊断**

1.子宫黏膜下肌瘤与子宫内膜息肉鉴别

子宫黏膜下肌瘤多为低回声,基底处可见内膜线中断。子宫内膜息肉多为中强回声,基底处内膜连续性无中断。

2.卵巢肿瘤

子宫浆膜下肌瘤突出于子宫表面,应与卵巢实性肿瘤鉴别。鉴别要点在于观察包块是否与子宫相连,包块血流来源以及包块同侧是否可见正常卵巢。

## 四、子宫内膜增生

**(一)病理与临床**

子宫内膜增生症是由于子宫内膜受雌激素持续作用而无孕激素拮抗,发生不同程度的增生性改变,多见于青春期和更年期。大体病理见子宫内膜呈灰白色或淡黄色,表面平坦或呈息肉状突起,可伴有水肿,切面有时可见扩张腺体形成的腔隙。根据子宫内膜增殖的程度分为单纯型、复杂型和不典型增生。临床最常见的症状是月经紊乱、经期延长或不规则阴道出血,可伴贫血。

**(二)声像图表现**

(1)内膜增厚:育龄妇女的子宫内膜厚度超过 15 mm,绝经妇女的内膜厚度超过 5 mm,即为内膜增厚。

（2）宫腔线清晰。

（3）内膜回声偏强,回声均匀或不均匀。

（4）服用三苯氧胺的患者,增厚的内膜中常可见到小囊状无回声区(图23-7)。

（5）血流信号轻度增加或无明显异常。

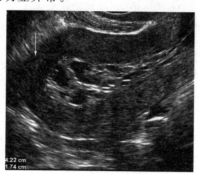

**图 23-7　子宫内膜囊性增生**

子宫内膜增厚,与子宫肌层(箭头所示)分界清晰,内可见多个小囊状无回声区

### （三）鉴别诊断

子宫内膜癌多发生于绝经后的妇女,常有阴道不规则出血。超声检查发现宫腔内局限性或弥漫性中强回声,形态不规则,与子宫肌层分界不清,肌层局部变薄。CDFI 显示其内部可见丰富血流信号,血流形态及分布不规则,可探及低阻动脉频谱。需要注意的是,早期的内膜癌与内膜增生在声像图上很难鉴别。因此,对于有阴道不规则出血的绝经后妇女,应行诊断性刮宫明确诊断。

## 五、子宫内膜息肉

### （一）病理与临床

子宫内膜息肉是由内膜腺体及间质组成的肿块,向宫腔突出,是妇科常见的一种宫腔良性病变。子宫内膜息肉形成的原因,可能与炎症、内分泌紊乱,特别是体内雌激素水平过高有关。单发较小的息肉一般无临床症状,多发息肉或较大的息肉可引起月经过多、月经不规则、经间出血(月经间期出血)或绝经后出血等症状。

### （二）声像图表现（图 23-8）

（1）宫腔内见一个或多个团状中高回声区,形态规则,边界清晰。

（2）病灶处宫腔线分开并弯曲。

（3）内部回声较均匀,少数伴囊性变者内部可见蜂窝状小无回声区。

（4）CDFI 可见滋养血管自蒂部伸入病灶中心区域内。

### （三）鉴别诊断

1.子宫内膜癌

多发生于绝经后的妇女,常有阴道不规则出血。超声检查发现宫腔内局限性或弥漫性中强回声,形态不规则,边界不清,病灶内部可见较丰富血流信号。

2.黏膜下肌瘤

黏膜下肌瘤多为低回声,基底处内膜线中断。

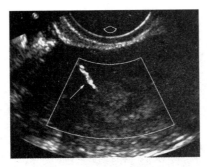

**图 23-8　子宫内膜息肉**

宫腔内见一形态规则边界清晰的中强回声,CDFI 显示一条状滋养血流穿入其内(箭头所示)

## 六、子宫颈癌

### (一)病理与临床

子宫颈癌是女性生殖系统常见的恶性肿瘤之一,发病年龄以 40～50 岁多见,近些年呈现年轻化趋势。子宫颈癌的组织发生可能来源于子宫颈阴道部或移行带的鳞状上皮或子宫颈管黏膜柱状上皮。子宫颈癌 80%～95% 为鳞状细胞癌,其次为腺癌。浸润型宫颈癌肉眼观主要表现为内生浸润型、溃疡型或外生乳头、菜花型。子宫颈癌的主要扩散途径为直接蔓延和经淋巴道转移,向两侧可侵犯或压迫输尿管而引起肾盂积水。宫颈癌浸润范围的判断对治疗方式的选择具有重要意义。子宫颈癌的主要症状为阴道分泌物增多、接触性出血或阴道不规则出血。

### (二)声像图表现(图 23-9)

超声不能识别和诊断早期宫颈癌,子宫颈刮片细胞学检查是发现宫颈癌前病变和早期宫颈癌的主要方法。浸润性宫颈癌声像图表现如下。

(1)宫颈结构紊乱,可见低回声区病灶。

(2)内生浸润型和溃疡型病灶常边界不清,外生型病灶则多边界清。

(3)CDFI 显示病灶内见丰富血流信号。

(4)宫旁浸润时,宫旁结构不清,呈低回声,与宫颈病灶相延续。

(5)肿瘤引起宫颈狭窄时,可见宫腔积液;肿瘤向宫旁浸润至输尿管下段受累,或肿瘤压迫输尿管时,可见一侧或双侧肾积水。

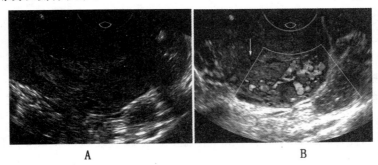

**图 23-9　宫颈癌**

宫颈后唇低回声(A),边界不清,彩色多普勒显示其内丰富血流信号(B,箭头所示),病理证实为宫颈癌

**（三）鉴别诊断**

与宫颈肌瘤相鉴别：多无明显临床症状，超声表现为宫颈内低回声占位，形态规则，圆形或椭圆形，边界清晰，回声不均，血流信号较稀疏，沿周边分布。

## 七、子宫内膜癌

### （一）病理与临床

子宫内膜癌是女性生殖道常见的肿瘤之一，多发生在 50～65 岁的绝经后妇女。子宫内膜癌的发病一般认为与雌激素对子宫内膜的长期持续刺激有关，镜下最常见的病理类型为子宫内膜样腺癌。临床症状主要为阴道不规则出血或绝经后阴道出血、白带增多等。

### （二）声像图表现（图 23-10）

（1）子宫内膜不均匀增厚：当育龄期妇女的内膜厚度＞15 mm，绝经后妇女的内膜厚度＞5 mm时，应视为内膜增厚。内膜厚度不均匀，形态不规则。

（2）大多数的内膜癌表现为弥漫性或局限性不规则的中等回声，少数可以是低回声。

（3）肿瘤浸润肌层时，增厚的内膜与肌层间的低回声分界消失，肌层局部变薄。

（4）宫腔内有积液、积脓时，可见无回声区或无回声区内有点状回声。

（5）彩色多普勒显示肿瘤病灶周边及内部有较多的点状或迂曲条状彩色血流信号，呈低阻型动脉频谱。

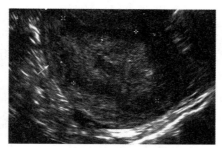

**图 23-10　子宫内膜癌**

宫腔线消失，宫腔内充满中等回声，局部与子宫肌层分界不清，子宫肌层变薄（箭头所示），病理证实为子宫内膜癌伴深肌层浸润

### （三）鉴别诊断

子宫内膜癌需与良性子宫内膜病变相鉴别。子宫内膜增生时，内膜呈均匀性增厚，与子宫肌层分界清晰，血流不丰富。子宫内膜息肉表现为局限性中强回声，形态规则，边界清晰，中心部可见条状滋养血流。但内膜癌与局灶性内膜增生以及部分表现不典型的内膜息肉在超声上仍较难鉴别，需通过诊断性刮宫获得病理诊断。

## 八、子宫肉瘤

### （一）病理与临床

子宫肉瘤是一种罕见的高度恶性的女性生殖器肿瘤，来源于子宫肌层或肌层内结缔组织。子宫肉瘤组织学成分复杂，包括子宫平滑肌、内膜间质、结缔组织、上皮或非上皮等成分。分类繁多，且分类仍未统一。根据不同的组织发生来源主要分为平滑肌肉瘤、内膜间质肉瘤和恶性米勒管混合瘤。子宫肉瘤好发于围绝经期妇女，最常见的症状是不规则阴道流血，部分患者自诉下腹部包块在短时间内迅速长大。

### (二)声像图表现

(1)子宫肌层或盆腔单发巨大占位:病灶位于子宫肌层,使子宫不规则增大,或取代子宫肌层结构,显示为盆腔占位。平均直径>8 cm,多呈分叶状或不规则形态,边界不清。

(2)常见的病灶内部回声呈不均匀中、低回声或不均质混合回声,内部失去旋涡状的典型平滑肌瘤样回声,可见不规则无回声区。

(3)肿瘤内部、周边血流信号显著增多,流速增快,血管形态不规则,排列紊乱,管径粗细不均。

(4)可探及高速低阻动脉频谱。

### (三)鉴别诊断

子宫肉瘤主要与子宫肌瘤相鉴别,内部回声及血流丰富程度是鉴别重点。体积较大的子宫肌瘤内部回声呈旋涡状,周边可见环状或半环状血流信号,形态规则。

## 九、宫腔妊娠物残留

### (一)病理与临床

宫腔妊娠物残留是早、中期流产后的常见并发症,是指妊娠终止后妊娠物没有完全排出,仍有部分残留在宫腔,清宫后病理检查可见绒毛。临床表现为流产后不规则或持续阴道流血。

### (二)声像图表现

(1)部分宫腔线模糊或不连续。

(2)宫腔可探及团块状中高回声,以宫腔近宫角处多见,大小为1~3 cm,形态不规则,边界欠清,内部回声不均。

(3)CDFI 显示中高回声内部及其附着处肌层探及较丰富血流信号,可探及低阻动脉血流。

### (三)鉴别诊断

1.内膜息肉

声像图也表现为中强回声,但回声均匀,边界清晰,蒂部可见条状滋养血流,血流不丰富。

2.妊娠滋养细胞肿瘤

该类肿瘤临床表现及实验室检查与妊娠物残留有交叉。声像图表现的鉴别要点是病灶位置及血流情况,妊娠物残留的病灶位于宫腔,附着处肌层血流可较丰富,但走行规则;妊娠滋养细胞肿瘤病灶侵犯肌层,血流极其丰富且紊乱。

(杨文秀)

# 第二节 卵 巢 疾 病

卵巢疾病主要包括卵巢瘤样病变和卵巢肿瘤。

卵巢瘤样病变又称卵巢非赘生性囊肿,包括卵巢生理性囊肿、黄素化囊肿、多囊卵巢综合征和卵巢子宫内膜异位症。

卵巢肿瘤种类繁多,根据其来源可分为上皮性肿瘤、性索间质肿瘤、生殖细胞肿瘤和转移性肿瘤。其中主要良性肿瘤包括卵巢浆液性/黏液性囊腺瘤、卵巢成熟性畸胎瘤、卵巢卵泡膜细胞瘤-纤维瘤。主要恶性肿瘤包括卵巢浆液性/黏液性囊腺癌、卵巢子宫内膜样癌、卵巢透明细胞癌、卵巢颗粒细胞瘤、卵巢未成熟畸胎瘤、卵巢无性细胞瘤、内胚窦瘤和卵巢转移癌。

各类卵巢肿瘤均可并发肿瘤蒂扭转，出现妇科急腹症。

## 一、卵巢生理性囊肿(滤泡囊肿、黄体囊肿)

### (一)病理与临床

本病常见于生育年龄段妇女，通常无症状，少数病例可出现一侧下腹部隐痛。多数生理性囊肿可在1～3个月内自行消失，无须特殊治疗。滤泡囊肿是最常见的卵巢单纯性囊肿，为卵泡发育至成熟卵泡大小时不破裂，且其内液体继续积聚所致，囊内液体清亮透明，直径一般小于5 cm，偶可达7～8 cm，甚至10 cm。一般无症状，多在4～6周逐渐消失。正常排卵后形成的黄体直径一般为1.5 cm左右。当黄体腔内积聚较多液体或卵泡壁破裂引起出血量较多而潴留于黄体腔内，形成直径达2.5 cm以上的囊肿时，称为黄体囊肿，也有称黄体血肿、出血性黄体囊肿等。黄体囊肿的直径可达到4 cm左右，一般不超过5 cm，偶可达10 cm。较大的黄体囊肿破裂时可出现腹痛、腹膜刺激征等急腹症症状，是妇科较常见的急腹症之一。

### (二)声像图表现

1.滤泡囊肿

于一侧卵巢内见无回声区，壁薄而光滑，后方回声增强，一侧或周边可见少许卵巢回声(图23-11)。

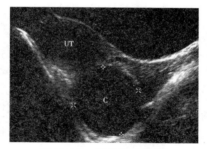

**图23-11　卵巢滤泡囊肿**
纵切面显示子宫(UT)左后方无回声(C)，壁薄而光滑、透声好

2.黄体囊肿

其超声表现在不同病例中变化较大，与囊内出血量的多少、残余卵泡液的多少以及机化血块的大小和形成时间长短等相关。早期，急性出血可表现为强回声，可能被误认为实性肿物；此后囊内血液机化形成不规则中低或中高回声；后期血块溶解时可以见到低回声网状结构。囊肿壁塌陷时则形成类圆形实性中等或中高回声。CDFI表现为囊肿周边有环绕血流，频谱呈低阻型。而囊内包括机化的血块等则均不显示血流信号(图23-12)。

### (三)鉴别诊断

黄体囊肿的超声表现多样，应与卵巢肿瘤相鉴别。囊壁上有血块附着时，可能被误认为是卵巢囊性肿瘤壁上的乳头；囊内较多急性出血或囊肿壁塌陷时可能被误认为是卵巢实性肿瘤或卵巢子宫内膜异位囊肿。鉴别要点包括：①滤泡囊肿和黄体囊肿为单侧、单发囊肿，多于1～3个月自行消失；而巧克力囊肿可多发、双侧，不会自行消失。随诊复查，可帮助两者的鉴别。②黄体囊肿周边有环绕血流信号,走行规则,频谱呈低阻型,内部未见血流信号,而卵巢实性肿瘤的实性成分内可见血流信号,必要时进行微泡超声造影剂的超声造影检查,有助于明确诊断。

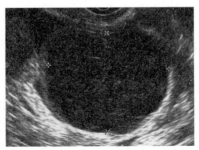

**图 23-12　卵巢黄体囊肿**

卵巢内见混合回声,类圆形,内见网状中等回声

黄体囊肿破裂需与宫外孕破裂相鉴别,前者常发生在月经周期的后半段,表现为一侧卵巢增大、结构模糊,卵巢内见不规则囊性包块。后者多有停经史,超声表现为一侧附件区包块,多位于卵巢与子宫之间,形态不规则,双侧卵巢均可见。

## 二、黄素化囊肿

### (一)病理与临床

黄素化囊肿见于促排卵治疗时出现的卵巢过度刺激综合征(外源性 HCG 过高)患者和滋养细胞疾病(内源性 HCG 过高)患者。临床症状表现为恶心、呕吐等,严重者可伴有胸腔积液、腹水,出现胸闷、腹胀症状。卵巢过度刺激综合征患者停促排卵药物后囊肿缩小、症状逐渐消失;滋养细胞肿瘤患者化疗后 HCG 水平下降、囊肿也随之缩小。

### (二)声像图表现

卵巢过度刺激综合征患者双侧卵巢呈对称性或不对称性增大,内见多个卵泡回声,体积较正常卵泡大;另子宫直肠陷凹可见少量至中等量的积液。滋养细胞肿瘤的黄素化囊肿可出现在单侧,囊肿数目通常并不多。

### (三)鉴别诊断

此类疾病的诊断主要依靠病史和声像图特点,多数情况下容易诊断。当因黄素化囊肿而增大的卵巢发生扭转时,患者可出现一侧下腹部剧痛等急腹症症状,此时需与其他妇科急诊相鉴别,例如卵巢黄体囊肿破裂、宫外孕破裂、卵巢畸胎瘤扭转等。根据其声像图特点并结合病史,可资鉴别。

## 三、多囊卵巢综合征(polycystic ovarian syndrome,PCOS)

### (一)病理与临床

本病由于女性内分泌功能紊乱导致生殖功能障碍、糖代谢异常,体内雄激素增多,卵泡不能发育成熟,无排卵。临床表现为月经稀发或闭经、不孕,多毛、肥胖、胰岛素抵抗等。本病常见于青春期女性,关于其发病机制至今尚不十分清楚。大体病理上,60%～70%的多囊卵巢综合征患者表现为双侧卵巢对称性增大,少数病例卵巢无增大或仅单侧增大;切面显示卵巢白膜明显增厚,白膜下排列多个卵泡,数个至数十个不等,直径 0.2～0.6 cm。

**（二）声像图表现**

典型病例中,子宫略小于正常水平;双侧卵巢增大,长径大于 4 cm,卵泡数目增多,最大切面卵泡数≥10 个,沿卵巢周边分布(图 23-13);卵泡直径较小,平均在 5 mm 左右,无优势卵泡;卵巢髓质部分增多,回声增强。不典型病例中,卵巢体积可在正常范围内,或仅一侧卵巢体积增大,卵泡数目、大小和分布特点同上,超声发现卵巢的卵泡数目增多时,应提示卵巢的卵泡数目增多或卵巢多囊样改变,请临床注意除外多囊卵巢综合征。

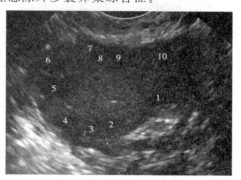

**图 23-13　多囊卵巢综合征**
卵巢内可见多个小卵泡,沿卵巢周边分布(数字标示 1～10 为卵泡)

**（三）鉴别诊断**

根据其临床表现、实验室激素水平检测结果,结合超声声像图特点,不难对本病作出判断。但仍应注意与其他因素引起的卵巢多囊性改变相鉴别,如慢性盆腔炎时卵巢的多囊性改变等。

## 四、卵巢子宫内膜异位症

**（一）病理与临床**

卵巢子宫内膜异位症是指具有生长功能的子宫内膜组织异位到卵巢上,与子宫腔内膜一样发生周期性的增殖、分泌和出血所致的囊肿,临床上本病又称"巧克力囊肿",简称巧囊。巧克力囊肿是子宫内膜异位症最常见的类型之一。卵巢子宫内膜异位症的发生学说包括子宫内膜种植、体腔上皮化生、转移等,其中以种植学说得到最为广泛认同,认为子宫内膜及间质组织细胞随月经血通过输卵管逆流进入盆腔,种植到卵巢和盆腔腹膜上,经过反复增生、出血形成囊肿,囊内液通常呈暗褐色、黏稠。由于子宫内膜异位症导致盆腔粘连,卵巢可固定于盆壁或子宫后方。临床表现主要有继发性、渐进性加重的痛经和不孕,部分患者痛经于月经来潮前即出现,来潮后2～3 d 即缓解;部分患者还有月经失调的表现。约有 25% 的患者可无任何症状。卵巢子宫内膜异位症囊肿破裂或合并急性感染时亦可引起急腹症。

**（二）声像图表现**

子宫内膜异位症的声像图表现多样,典型的子宫内膜异位囊肿特点包括以下几点。

(1)囊肿内充满均匀的点状低回声。

(2)有时囊内可见不规则中等回声或网状回声,为出血机化表现(图 23-14)。

(3)囊肿壁较厚。有时一侧卵巢内出现多个囊肿,聚集而形成一个较大的多房性囊肿,之间有厚的分隔。

（4）1/3～1/2 的病例呈双侧性发生，囊肿出现于双侧卵巢。

（5）含有巧克力囊肿的卵巢与周围组织粘连，可固定于子宫的后方。

（6）CDFI：囊肿壁上可探及少许血流信号。

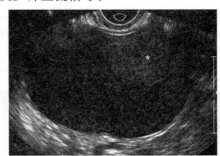

**图 23-14　卵巢子宫内膜异位症**

病变内见均匀点状低回声，一侧可见不规则中等回声（＊）

**（三）鉴别诊断**

卵巢子宫内膜异位症虽有较特异的超声声像图特点，多数病例诊断并不困难。但少数不典型病例的卵巢子宫内膜异位症囊肿内血液完全机化，可出现实性不规则的中等或中高回声，或出现厚薄不均的网状分隔，应注意与卵巢畸胎瘤、卵巢黄体囊肿等相鉴别。CDFI 肿物内部是否探及血流信号是鉴别诊断的关键，巧克力囊肿内不论是否存在实性回声均不出现血流信号；鉴别困难时，可行静脉超声造影检查明确肿物内血供情况，对鉴别诊断帮助很大。经腹超声检查时，应注意调高仪器 2D 增益，使用仪器的谐波功能或观察囊内有无密集的点状低回声，以与卵巢的滤泡囊肿相鉴别。

## 五、卵巢冠囊肿

**（一）病理与临床**

卵巢冠囊肿并不直接来自卵巢，而是来源于卵巢系膜里的中肾管。以生育年龄妇女多见，通常囊肿直径在 3～5 cm，但也可像卵巢囊腺瘤一样大。少数情况下，囊肿合并囊内出血；极少数情况下，囊内有分隔。囊肿体积较小时患者通常无明显不适症状，当囊肿长大到一定程度时，患者可出现腹部隆起、腹胀或一侧下腹隐痛的症状；当其合并囊肿蒂扭转时，则出现急性腹痛等症状。

**（二）声像图特点**

卵巢冠囊肿表现为一侧附件区的囊性肿物，壁薄、透声好，最主要的特点是同侧卵巢形态完整，位于其旁（图 23-15）。

**（三）鉴别诊断**

本病应与卵巢生理性囊肿和卵巢子宫内膜异位症囊肿等相鉴别，能够观察到卵巢的完整结构位于其旁是鉴别的关键。

## 六、卵巢囊腺瘤

**（一）病理与临床**

卵巢囊腺瘤是最常见的卵巢良性肿瘤之一，分为浆液性囊腺瘤和黏液性囊腺瘤。浆液性肿瘤大体病理上为囊性肿物,大多单侧发生,直径 1～20 cm,单房或多房;囊内壁及外壁均光滑,多数囊内含清亮的浆液,少数也可能含较黏稠液;囊内壁有乳头者为乳头状囊腺瘤。黏液性囊腺瘤大体病理上为囊性肿物,多呈圆形、体积巨大,表面光滑,切面常为多房性,囊壁薄而光滑,有时因房过密而呈实性。囊腔内充满胶冻样黏稠液,但少数囊内为浆液性液;较少出现乳头。卵巢囊腺瘤早期体积小,多无症状。中等大的肿瘤常引起腹胀不适。巨大的肿瘤占据盆、腹腔出现压迫症状,腹部隆起,可触及肿块。合并感染时出现腹水、发热、腹痛等症状。黏液性囊腺瘤可发生破裂,种植于腹膜上形成腹膜黏液瘤病,肿瘤体积巨大,压迫但不侵犯实质脏器。

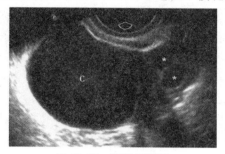

图 23-15　卵巢冠囊肿

卵巢的一侧可见薄壁无回声(C),类圆形,内部无分隔,透声好,其旁可见卵巢回声(＊:卵巢内的卵泡)

### (二)声像图表现

浆液性和黏液性囊腺瘤超声特点有所不同。

(1)浆液性囊腺瘤:中等大小,外形呈规则的类圆形,表面光滑,内部呈单房或多房囊性,分隔薄而规则,囊内透声好。浆液性乳头状囊腺瘤囊内见单个或多个内生性和/或外生性乳头,乳头形态较为规则(图 23-16);CDFI 乳头内可见血流信号。少数病例发生于卵巢冠,仍可见部分正常卵巢组织的回声。

(2)黏液性囊腺瘤:常为单侧发生,常呈多房性囊肿,体积通常较大,直径可达 15～30 cm;分隔较多而厚(图 23-17),内部可见散在的点状回声,为黏液性肿瘤的特征性表现;本病较少出现乳头。

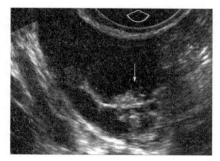

图 23-16　卵巢浆液性乳头状囊腺瘤

卵巢内见无回声,内含网状分隔,隔上可见多个乳头样中高回声(箭头所指为乳头)

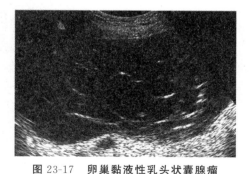

图 23-17　卵巢黏液性乳头状囊腺瘤

附件区见多房性无回声,大小约 20 cm×18 cm×9 cm,内含较密集的网状分隔,内部可见散在的点状回声

(3)腹膜黏液瘤病表现为腹腔内见多个病灶,回声表现与单发病变相似,分隔更多、囊腔更小。

(4)交界性囊腺瘤的表现与上述相似,但乳头可能更多、更大,CDFI 可能显示乳头上较丰富血流信号。

**（三）鉴别诊断**

注意与卵巢生理性囊肿、卵巢子宫内膜异位症、输卵管积水及炎性包块等疾病相鉴别。

## 七、卵巢囊腺癌

**（一）病理与临床**

卵巢囊腺癌是卵巢原发的上皮性恶性肿瘤，包括浆液性囊腺癌和黏液性囊腺癌，其中浆液性囊腺癌是最常见的卵巢恶性肿瘤。浆液性囊腺癌肿瘤平均直径10～15 cm，切面为囊实性，以形成囊腔和乳头为特征，有多数糟脆的乳头和实性结节，囊内容为浆液性或混浊血性液；黏液性囊腺癌切面呈多房性，囊腔多而密集，囊内壁可见乳头及实性区，囊实为黏稠黏液或血性液，但有约1/4囊内为浆液性液。组织学可分为高、中、低分化三级。卵巢囊腺癌患者早期多无明显症状。出现症状时往往已届晚期，迅速出现腹胀、腹痛、腹部肿块及腹水。预后较差。目前筛查卵巢肿瘤的主要方法是盆腔超声和肿瘤标志物CA125的检测，两者联合应用，可提高诊断准确性。

**（二）声像图特点**

（1）肿物通常体积巨大，外形不规则。

（2）可双侧发生，双侧等大或一侧大而另一侧小。

（3）肿物表现为混合回声，常为一个巨大的肿物内部可见低回声及无回声与分隔。当肿物以低回声为主时，低回声内部明显不均匀、不规则（图23-18）。以囊性成分为主时，肿瘤内可见多个厚薄不均、不规则的分隔，并可见乳头样中等或中高回声，数目多、体积大、形态不规则，乳头内有圆形无回声区域。囊内有时可见充满细密光点。黏液性囊腺癌超声表现与浆液性囊腺癌相似，不同的是黏液性囊腺癌的无回声区内常见充满密集或稀疏点状回声，为黏液的回声。

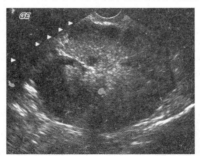

**图23-18　卵巢浆液性乳头状囊腺癌**

附件区可见巨大混合回声，形态不规则，内部以不规则
中等回声为主，间以不规则无回声区

（4）CDFI：分隔、乳头及肿瘤内低回声区可见较丰富条状血流信号，频谱呈低阻型（RI<0.5）。

（5）常合并腹水。

**（三）鉴别诊断**

超声检查通常难以在术前确定卵巢恶性病变的病理类型，主要的鉴别诊断包括良性病变与恶性病变的鉴别、卵巢肿瘤与炎性包块的鉴别。鉴别要点如下。

1.二维形态

（1）有实性成分的单房或多房囊肿，乳头数目较多、不规则时要考虑到恶性病变。

（2）以实性为主的囊实性病变，或回声不均匀的实性肿瘤则大多为恶性。恶性肿瘤较大时形态不规则、边界欠清、内部回声明显不均，可见厚薄不均的分隔，多合并腹水。

（3）良性肿瘤多表现为囊性或以囊性为主的混合性包块，如单房囊肿、无实性成分或乳头，或多房囊肿、有分隔、但无实性成分或乳头、且分隔薄而均匀时，一般为良性；有乳头但数目少且规则，也多为良性。

（4）盆腔炎性包块的二维及 CDFI 特征与卵巢恶性肿瘤有不少相似之处，是超声鉴别诊断的难点。通过仔细观察输卵管炎症的腊肠样回声，以及是否有正常的卵巢回声结构是鉴别诊断的关键，若在附件区域或病灶内见到正常卵巢结构，则首先考虑为炎性病变。当然，盆腔炎症明显累及卵巢（如输卵管-卵巢脓肿）时，单凭超声表现是很难确定的，必须密切结合临床病史、症状及体征进行综合判断。

2.CDFI 对卵巢肿瘤良恶性鉴别的帮助

恶性肿瘤由于其大量新生血管及动静脉瘘形成、血管管壁缺乏平滑肌，CDFI 可见丰富血流信号，动脉血流多呈低阻型，多数学者认为 RI<0.4 可作为诊断恶性卵巢肿瘤的 RI 阈值。

因卵巢肿瘤组织学的种类繁多，除典型的畸胎瘤、浆液性囊性瘤和黏液性囊腺瘤外，超声检查通常无法判断其组织学类型。根据卵巢肿物二维声像图上的形态学特点，可以对一部分肿瘤的性质作出良恶性鉴别。但是非赘生性囊肿合并出血、不典型的卵巢子宫内膜异位症囊肿以及盆腔炎时声像图变异很大，给良恶性肿瘤的鉴别诊断带来困难。

## 八、卵巢子宫内膜样癌

### （一）病理与临床

卵巢子宫内膜样癌为卵巢上皮来源恶性肿瘤，大体病理上，肿物为囊实性或大部分为实性，直径为10～20 cm，囊内可有乳头状突起。部分肿瘤为双侧性。镜下组织结构与子宫内膜癌极相似。临床表现包括盆腔包块、腹胀、腹痛、不规则阴道出血、腹水等。本病可能为子宫内膜异位囊肿恶变，也可与子宫内膜癌并发，因此当发现囊实性类似囊腺癌的肿块时，若有内膜异位症病史，或同时发现子宫内膜癌，应注意卵巢子宫内膜样癌的可能性。

### （二）声像图特点

本病声像图特点类似卵巢乳头状囊腺癌，呈以中等回声为主的混合回声，或无回声内见多个乳头状中等回声或形态不规则的中等回声（图 23-19）。

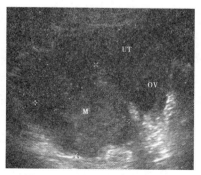

**图 23-19　卵巢子宫内膜样癌**

附件区可见混合回声包块，部分边界不清、形态欠规则，内见不规则中高回声（M：肿物；UT：子宫；OV：另一侧的卵巢）

（三）鉴别诊断

见卵巢囊腺癌。

## 九、卵巢颗粒细胞瘤

### （一）病理与临床

卵巢颗粒细胞瘤为低度恶性卵巢肿瘤,是性索间质肿瘤的主要类型之一;75％以上的肿瘤分泌雌激素。自然病程较长,有易复发的特点。大体病理上,肿瘤大小不等,圆形、卵圆形或分叶状,表面光滑;切面实性或囊实性,可有灶性出血或坏死;少数颗粒细胞瘤以囊性为主,内充满淡黄色液体,大体病理上似囊腺瘤。颗粒细胞瘤可分为成人型及幼年型,成人型约占95％,而幼年型约占5％。幼年型患者可出现性早熟症状。成人患者好发年龄为40～50岁妇女及绝经后妇女,主要临床症状包括月经紊乱、月经过多、经期延长或闭经,绝经后阴道不规则出血;高水平雌激素的长期刺激使子宫内膜增生,或出现息肉甚至癌变,还会出现子宫肌瘤等。其他临床症状包括盆腔包块、腹胀、腹痛等。

### （二）声像图特点

（1）颗粒细胞瘤可以为实性、囊实性或囊性,因而声像图表现呈多样性。小者以实性不均质低回声为主,后方无明显声衰减。大者可因出血、坏死、囊性变而呈囊实性或囊性,可有多个分隔而呈多房囊实型,有时表现为实性包块中见蜂窝状无回声区;囊性为主包块可表现为多房性甚或大的单房性囊肿。

（2）CDFI:由于颗粒细胞瘤产生雌激素,使瘤体内部血管扩张明显,多数肿瘤实性部分和分隔上可检出较丰富血流信号。

（3）子宫:肿瘤产生的雌激素可导致子宫内膜增生、息肉甚至内膜癌表现。

### （三）鉴别诊断

实性卵巢颗粒细胞瘤需与浆膜下子宫肌瘤鉴别;多房囊实性者需与其他卵巢肿瘤如浆液性囊腺癌、黏液性囊腺瘤/癌等相鉴别;囊肿型颗粒细胞瘤内含清亮液体回声且壁薄,需与囊腺瘤甚或卵巢单纯性囊肿鉴别。鉴别困难时,需密切结合临床资料综合判断。

## 十、卵泡膜细胞瘤-纤维瘤

### （一）病理与临床

卵泡膜细胞瘤和卵巢纤维瘤均为性索间质肿瘤,为良性肿瘤。前者可与颗粒细胞瘤合并存在,分泌雌激素,出现子宫内膜增生症、月经不规律或绝经后出血等相关症状。后者不分泌激素,但有时并发腹水或胸腔积液,此时称 Meigs 综合征。卵泡膜细胞瘤与卵巢纤维瘤常混合存在,故有泡膜纤维瘤之称。病理检查前者由短梭形细胞构成,细胞质富含脂质,类似卵巢卵泡膜内层细胞;后者瘤细胞呈梭形、编织状排列,内含大量胶原纤维。卵泡膜细胞瘤好发于绝经前后,约65％发生在绝经后;卵巢纤维瘤也多发于中老年妇女。卵泡膜细胞瘤的临床症状包括月经紊乱、绝经后阴道出血等雌激素分泌引起的症状及腹部包块等。卵巢纤维瘤的主要临床症状包括腹痛、腹部包块以及由于肿瘤压迫引起的泌尿系统症状等。卵巢纤维瘤多为中等大小、光滑活动、质实而沉,很容易扭转而发生急性腹痛。也有相当的病例并没有临床症状,于体检及其他手术时发现,或因急性扭转始来就诊。

**（二）声像图表现**

两者均为单侧实性肿物，肿物类圆形、边界清晰，内部回声均匀或不均匀。泡膜细胞瘤表现为中高或中低水平回声区，透声性尚好，后方回声可轻度增强（图23-20）。CDFI：内可见散在血流信号。少数病例呈囊实性表现。卵巢纤维瘤特点为圆形或椭圆形低回声区（回声水平多较子宫肌瘤更低），边界轮廓清晰，常伴后方衰减，此时后方边界不清（图23-21）。有时难与带蒂的子宫浆膜下肌瘤或阔韧带肌瘤鉴别。

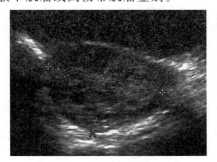

图 23-20　卵泡膜细胞瘤图像

病变呈混合回声，类圆形、边界清晰，内见中等回声及少许无回声

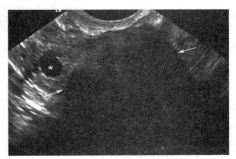

图 23-21　卵巢纤维瘤图像

病变呈低回声（箭头），后方回声衰减，其旁可见卵巢回声（＊：卵泡）

**（三）鉴别诊断**

应与浆膜下子宫肌瘤、卵巢囊肿等相鉴别。多数情况下，可以发现浆膜下肌瘤与子宫相连的蒂，鉴别较易；不能观察到蒂时，若见双侧完整、正常的卵巢结构，则有助于判断为浆膜下子宫肌瘤，若同侧的卵巢未显示或不完整，则卵巢纤维瘤可能性大。少数质地致密的纤维瘤，声像图上回声极低，尤其经腹扫查时可表现为类似无回声样的包块，可能误诊为卵巢囊肿，经阴道超声仔细观察囊肿后方回声增强的特征及病灶内有否血流信号可帮助明确诊断。

## 十一、成熟性畸胎瘤（皮样囊肿）

**（一）病理与临床**

成熟性畸胎瘤即良性畸胎瘤，肿瘤以外胚层来源的皮肤附件成分构成的囊性畸胎瘤为多，故又称皮样囊肿，是最常见的卵巢良性肿瘤之一。大体病理上，肿瘤最小的仅 1 cm，最大可达30 cm或充满腹腔，双侧性占 8%～24%；肿瘤为圆形或卵圆形，包膜完整光滑；切面单房或多房。囊内含黄色皮脂样物和毛发等。囊壁内常有一个或数个乳头或头结节。头结节常为脂肪、骨、软骨，有时可见到一个或数个完好的牙齿。成熟畸胎瘤可发生在任何年龄，但 80%～90%为生育年龄妇女。通常无临床症状，多在盆腔检查或影像检查时发现。肿瘤大者可及腹部包块。并发症有扭转、破裂和继发感染。由于肿瘤成分多样、密度不一，易发生蒂扭转，扭转和破裂均可导致急腹症发生。

**（二）声像图表现**

由于本病组织成分多样，其声像图表现也多种多样，诊断主要依靠以下特征性表现（图8-22）。

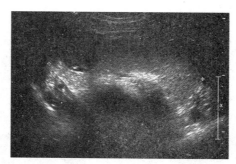

**图 23-22　卵巢成熟畸胎瘤图像**

腹盆腔巨大混合回声,内部可见点状回声、线状回声、无回声以及强回声光团后伴声影

(1)为类圆形混合回声,边界较清晰,外形规则。

(2)内部可见散在点状、短线样强回声(落雪征),为毛发的回声。

(3)内有多发强回声光团后伴声影,其组织学类型为毛发和油脂,有时几乎充满整个囊腔,易被误认为肠道气体造成漏诊。

(4)脂-液分层征:高回声油脂密度小而浮在上层,含有毛发和上皮碎屑的液性成分密度大而沉于底层。两者之间出现分界线,此界线于患者发生体位变化时(平卧、站立和俯卧等)随之变化。

(5)囊壁上可见强回声,后方声影明显,此为壁立结节征,其成分为骨骼或牙齿。

(6)杂乱结构征:肿瘤内因同时含有多种不同成分而同时出现落雪征、强光团和脂液分层征象。

**(三)鉴别诊断**

成熟性畸胎瘤的声像图表现较典型,鉴别较易。但仍需与巧克力囊肿、黄体囊肿、肠管等相鉴别。畸胎瘤内密集点状回声的回声水平常高于巧克力囊肿,且常见有后方声影的团状强回声;黄体囊肿囊内回声水平较畸胎瘤低。特别需要注意的是与肠管及肠道胀气相鉴别,应仔细观察肠管蠕动,必要时嘱患者排便后复查。此外,还应注意有无畸胎瘤恶变及畸胎瘤复发。

## 十二、未成熟性畸胎瘤和成熟畸胎瘤恶变

**(一)病理与临床**

未成熟性畸胎瘤和成熟畸胎瘤恶变为少见的卵巢恶性肿瘤,好发于儿童和青年女性。成熟畸胎瘤恶变发生率为 $1\% \sim 2\%$ ,主要发生于年龄较大妇女。可出现血 AFP 升高。大体病理上,大多数肿瘤为单侧性巨大肿物。瘤体包含 3 个胚层来源的组织。未成熟畸胎瘤中除 3 胚层来的成熟组织外还有未成熟组织,最常见的成分是神经上皮。肿瘤多数呈囊实性,实性部分质软,肿瘤可自行破裂或在手术中撕裂。可见毛发、骨、软骨、黑色脉络膜及脑组织等,但牙齿少见。未成熟畸胎瘤多见于年轻患者,平均年龄为 $17 \sim 19$ 岁。常见症状为腹部包块、腹痛等;因腹腔种植率高,60%有腹水。血清 AFP 可升高。

**(二)声像图表现**

肿瘤结构杂乱,以囊实性表现为主,声像图与其他卵巢癌无特征性差异(图 23-23)。有时可见伴声影的团状强回声。

**（三）鉴别诊断**

本病超声表现与其他原发卵巢癌相似,鉴别依靠病理。

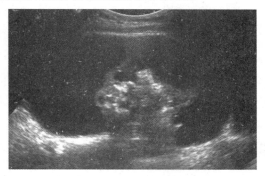

**图 23-23　未成熟畸胎瘤**

盆腹腔巨大混合回声,边界尚清、外形欠规则,内可见不规则中高回声、分隔及无回声

## 十三、卵巢转移癌

**（一）病理与临床**

卵巢转移癌的原发部位主要是胃和结肠,其次还有乳腺、肺、泌尿道、淋巴瘤、生殖器官(子宫、阴道、宫颈、对侧卵巢等)。通常发生在生育年龄妇女。60%~80%为双侧发生。库肯勃瘤特指内部含有"印戒"细胞的卵巢转移性腺癌,原发于胃肠道,肿瘤呈双侧性、中等大小,多保持卵巢原状或呈肾形。一般与周围组织无粘连,切面实性、胶质样、多伴腹水。镜下见典型的印戒细胞,能产生黏液;周围是结缔组织或黏液瘤性间质。本病预后差。

**（二）声像图表现**

双侧卵巢增大,但多保持原有形状,有时外缘不规则呈结节状,有清晰轮廓。为以实性成分为主的实性包块,或间以囊性成分的囊实性包块(图 23-24),内部呈中高、中等或低回声,后方回声可衰减;CDFI 显示瘤内血流丰富。常伴腹水。

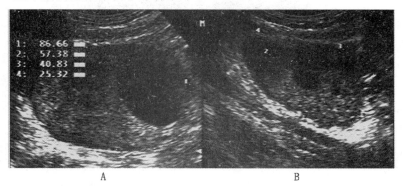

**图 23-24　卵巢库肯勃瘤**

右侧(A)及左侧(B)附件区混合回声,边界尚清,均呈类圆形,以中等回声为主

**（三）鉴别诊断**

卵巢原发肿瘤和继发肿瘤的鉴别相当重要,因为两者的临床治疗方式和预后有很大差别。

本病的主要特点是双侧、以实性为主、具有一定的活动度的附件区肿物。如患者有消化道、乳腺等部位的恶性肿瘤病史或有不适症状,应考虑到转移性卵巢癌的可能。

（杨文秀）

# 第三节　输卵管疾病

## 一、子宫输卵管声学造影

正常输卵管不易显示,输卵管声学造影可用来诊断不孕症,显示输卵管通畅与否,输卵管积水及输卵管肿瘤等。

方法:在月经干净3～8 d,适当充盈膀胱,在超声仪器监控下,按常规输卵管通水方法,将通水管放入宫腔内,再用3%过氧化氢8～10 mL通过通水管缓缓注入宫腔内,同时用超声仪器观察过氧化氢气泡沿输卵管腔移动情况,注意是否从输卵管伞端溢出,此时患者即感觉腹部不适。

## 二、输卵管积水及炎性肿块

### (一)病理

输卵管积水是由于炎症(性病、结核、细菌感染等)致使伞端闭锁,管腔内渗出物聚集而成,管腔膨胀,形成"腊肠状"。急性感染也可形成输卵管积脓。

### (二)超声表现

输卵管积水显示在附件区"腊肠样"液性暗区,清亮,囊壁薄,光滑。卵巢常可显示。如果液性暗区内有细小光点,又有发热,血常规高,脓性白带则考虑输卵管积脓(见图23-25)。

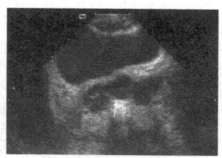

**图 23-25　输卵管积水声像图**

附件炎性肿块:由输卵管卵巢炎症引起渗出,纤维化增生包绕肠管、大网膜及子宫形成。超声显示不规则液性暗区,可延伸到子宫两旁及直肠子宫陷凹处,边界可清晰,亦可不规则,周围有肠管气体包绕。液性暗区内有纤维素样光带(见图23-26)。

### (三)临床价值

输卵管积水、积脓及炎性肿块,均可因部位不同而图像有区别,可结合临床做出诊断。单纯附件炎在临床及图像上无特异性,故不能作诊断。

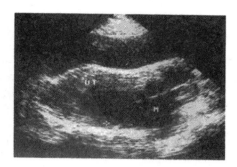

图 23-26　附件炎性肿块声像图

### 三、原发性输卵管癌

**（一）病理**

原发性输卵管癌多见于绝经前后，与不孕症及慢性输卵管炎症有关。典型症状为无任何不适的阴道大量排液，早期为清亮液体，晚期为血性。因少见，极易误诊。输卵管癌多为腺癌，常为单侧，好发于壶腹部，病变起自输卵管黏膜层，输卵管增粗呈腊肠形或梨形，实性，大小不等，常与周围组织、网膜、肠管粘连，形成肿块。早期不易诊断。

**（二）超声表现（图 23-27）**

一侧附件区呈实性腊肠形或梨形肿块，与子宫紧连，向盆侧壁延伸及对侧转移，子宫常增大，边界毛糙，分界不清。伴腹腔液性暗区。如有网膜及腹膜转移，可出现小结节或下腹部实性肿块。

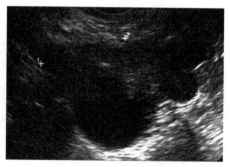

图 23-27　原发性输卵管癌

**（三）临床价值**

原发性输卵管癌较卵巢肿瘤更不易早期发现，不仅是检查手段无法早期发现，其临床症状易被忽略，一旦发现均已是晚期，预后极差，故定期体检，作阴道、宫颈涂片极为重要。

（杨文秀）

# 第四节　盆腔疾病

## 一、盆腔炎性疾病(pelvic inflammatory disease,PID)

### (一)病理与临床

盆腔感染的主要途径是上行性感染,微生物由阴道和宫颈向上蔓延,经过子宫内膜感染输卵管黏膜。微生物培养标本中发现的病原菌通常是多种的,包括淋球菌、沙眼衣原体,以及需氧和厌氧细菌。而且,病原菌的种类和数量取决于获取标本时疾病所处的不同发展阶段。子宫内膜炎常常是急性盆腔炎的一部分,炎症导致宫颈粘连闭塞后可发生宫腔积脓。病变进一步发展形成输卵管炎,是最常见、最具代表性的一类盆腔炎。病灶多位于子宫后方或阔韧带后叶与肠管间粘连处。典型症状为下腹疼痛伴发热,可以出现膀胱或直肠刺激症状。如果炎症累及卵巢并形成脓肿时,则称为输卵管-卵巢脓肿。单独的卵巢脓肿极少见。炎症消退后产生纤维粘连,造成输卵管伞端闭锁,输卵管内液体积聚,形成输卵管积水,输卵管卵巢脓肿可演变为输卵管卵巢积水。结核性盆腔炎往往继发于身体其他部位的结核,其中,输卵管结核占 90%,并且多为双侧性。

### (二)声像图表现

(1)子宫内膜炎时声像图无特异性表现,往往仅有非特异性的内膜增厚、不规则或有少量的宫腔积液。

(2)卵巢、输卵管病变在疾病的早期声像图表现可以完全正常。诊断必须结合临床。

(3)宫腔积脓时超声检查可见宫腔扩张,根据感染和出血程度的不同,液体的回声不同。发现宫腔积脓后,应考虑宫颈口闭塞的原因,寻找有无占位性病变。

(4)典型的输卵管积水或积脓(图 23-28):输卵管积水形成梭形或腊肠形的无回声区,内见不完整分隔(输卵管皱襞),积脓时无回声区内见点状低回声,或呈低回声表现,大小粗细在不同病例间差异较大。包块壁由输卵管形成,壁的厚薄在急慢性炎症表现不同,一般急性期输卵管壁增厚,边界不清;慢性期壁薄。有时沿着扩张的输卵管可以追踪到子宫角区域。

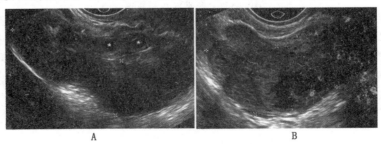

A　　　　　　　　　　　　　B

**图 23-28　输卵管炎症、积水**

A.附件区混合回声呈腊肠样,内有不完整分隔,卵巢位于其一侧;B.同一患者附件区混合回声,内见低回声及不规则无回声区(＊:卵泡)

（5）输卵管卵巢脓肿时，附件区见多房囊性混合回声区，囊肿壁增厚，壁上可见多个结节样强回声突起，大小均匀，内有光点及中等回声光团，为脓液、细胞碎片和结缔组织产生的回声；包块与周围组织粘连；直肠子宫陷凹可见积液。图像与卵巢浆液性肿瘤相似。

**（三）鉴别诊断**

**1.需与卵巢瘤样病变鉴别**

黄体囊肿随诊可见变化（缩小或消失）；巧克力囊肿内见细小密集的点状回声。而输卵管积水未累及卵巢时可探及正常卵巢回声，这一点对鉴别诊断很重要。应仔细观察两侧卵巢回声、囊性包块内有无不完整分隔等，以明确输卵管积水的诊断。

**2.需与卵巢肿瘤鉴别**

输卵管卵巢炎、输卵管卵巢脓肿等，均表现为非特异性的囊实性包块，且盆腔炎时 CA125 也可以升高，因此临床及超声上与卵巢肿瘤鉴别比较困难。若包块内或其旁见到正常卵巢回声，则炎性包块可能性很大；另外，双侧性囊实性包块，尤其是可见卵巢样结构时，为炎性包块。但是在某些病例中，特别是缺乏盆腔炎临床症状时，输卵管卵巢炎、输卵管卵巢脓肿的声像图表现不易与肿瘤，特别是有时与恶性肿瘤鉴别不易，需行穿刺或腹腔镜手术检查明确诊断。

## 二、盆腔静脉淤血综合征（pelvic congestion syndrome，PCS）

**（一）病理与临床**

本病可分为原发性和继发性两类，原发性 PCS 是指由于卵巢静脉瓣功能障碍导致卵巢静脉、宫旁静脉扩张迂曲、流速减低，Valsalva 动作时可见反流引起的一系列不适综合征，主要有盆腔慢性钝痛、压迫感和沉重感等。继发性 PCS 是由于静脉以外因素造成的静脉扩张迂曲，病因包括：胡桃夹现象和盆腔血供增多等，后者包括炎症、多次妊娠和较大子宫肌瘤等；输卵管结扎术也是引起 PCS 的原因之一。

**（二）声像图表现**

超声显示盆腔静脉扩张呈串珠状、蚯蚓状、湖泊样无回声区，内径 5～10 mm（图 23-29）；静脉流速低，Valsalva 动作时可出现反向血流信号；可伴有子宫肌层弓形静脉扩张。

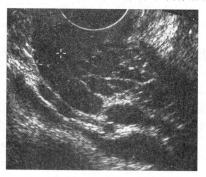

**图 23-29　盆腔静脉淤血综合征**

宫旁可见迂曲的静脉丛回声，呈湖泊样或串珠状，最宽 0.78 cm，内见细密光点

**（三）鉴别诊断**

主要与包裹性积液相鉴别，CDFI 特征结合 Valsalva 动作表现可明确诊断。

### 三、盆腔包裹性积液

#### (一)病理与临床

盆腔包裹性积液常见于盆腔炎、卵巢子宫内膜异位症、盆腹腔手术或创伤后,囊肿周边有间皮细胞围绕,囊肿的直径可达 20 cm,囊内液体可以是无色透明,也可以是血性的。患者出现下腹疼痛,并可扪及肿块,囊肿合并感染时有发热。包裹性积液手术治疗后复发率高,可达30%~50%。

#### (二)声像图表现

常见表现为无回声区,形态欠规则,张力低,有时内部可见纤细的分隔;有时无回声区内可以见到形态正常的卵巢或输卵管伞端,居于一侧(图 23-30)。

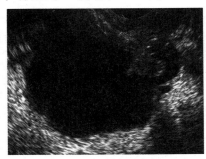

**图 23-30　盆腔包裹性积液**

一侧附件无回声区,形态欠规则,张力低,内可见输卵管伞端被包绕其中

#### (三)鉴别诊断

1.卵巢冠囊肿

卵巢冠囊肿也在囊肿旁见到正常卵巢,应与包裹性积液相鉴别。卵巢冠囊肿的形态多为圆形或椭圆形,有一定张力,有助鉴别。

2.淋巴囊肿

患者有手术史,进行淋巴结清扫手术后易出现淋巴囊肿,淋巴囊肿为圆形或椭圆形囊肿,且有特定的发生部位,即双侧的髂血管旁,而包裹性积液可发生在盆腔不同部位。

### 四、盆腔手术后血肿或脓肿形成

#### (一)病理与临床

盆腔手术后患者出现血红蛋白进行性下降或不明原因的发热时,应考虑有无活动性出血或脓肿形成。此时超声检查的主要目的是判断有无血肿、脓肿及其部位。出血可以发生在腹膜内、腹膜外(如筋膜下)、腹壁内,所以超声检查的部位应包括腹壁手术切口处和膀胱前方。

#### (二)声像图表现

1.血肿

(1)筋膜下血肿:往往发生在腹直肌的深面,位于腹膜外,为无回声包块内部有点状强回声,或因血块收缩而呈囊实性包块。出血进一步增多时,包块向下延伸可达耻骨后。

(2)膀胱反折处血肿:往往发生在剖宫产术后,包块位于膀胱后方、子宫下段手术切口附近。

出血进一步增多时,包块在两侧阔韧带内延伸。

　　2.脓肿

　　血肿可继发感染形成脓肿。可在超声引导下穿刺抽液等,既是诊断也是治疗。

　　3.肾积水

　　血肿或脓肿压迫输尿管,可引起同侧肾积水。手术损伤也可造成同侧肾积水。超声可帮助判断肾积水的程度和原因。

　　（三）鉴别诊断

　　患者有明确手术史,术后出现血红蛋白进行性下降、发热等临床症状,结合超声检查显示腹水、混合回声包块、同侧肾积水等,诊断并不困难。需鉴别的疾病包括手术未能切除的肿物、腹腔肿大的淋巴结、淋巴囊肿等。综合分析声像图特点、血清学检验以及临床症状是鉴别的关键。

## 五、盆腔手术后淋巴囊肿

　　（一）病理与临床

　　本病为妇科恶性肿瘤淋巴清扫术后的并发症之一,由于淋巴管手术结扎而造成淋巴液回流障碍形成潴留性囊肿,一般发生于术后1周,单侧或者双侧均可发生,多位于双侧髂窝区域、髂血管旁及腹股沟区域。较小的未经治疗可自行缓慢消失,较大囊肿产生压迫症状或炎症、出血,引起发热、腹痛,需要治疗,可于超声引导下进行囊肿穿刺引流。

　　（二）声像图表现

　　位于髂血管旁的无回声区,体积变化较大。内部回声多为透声好的无回声,合并出血和炎症反应时出现内部透声性差、可见细密点状低回声,少数病例囊内见部分薄的分隔。CDFI:内部未见血流信号。

　　（三）鉴别诊断

　　本病应与包裹性积液、复发肿瘤和淋巴结肿大相鉴别,根据其特殊部位、内部回声特点较易鉴别。

## 六、妇科恶性肿瘤术后盆腔复发病灶

　　（一）病理与临床

　　妇科恶性肿瘤的恶性程度普遍较高,手术后不乏复发病例。其中卵巢癌的复发可位于腹腔脏器、肠系膜和大网膜表面,而阴道残端并不一定出现病灶,检查时应当进行全面的全腹腔扫查。而宫颈癌、子宫内膜癌以及子宫肉瘤等的复发病灶主要位于阴道残端,其形态不规则,内部回声特点与原发病相似。临床症状包括下腹胀痛、腰痛、腹部扪及包块。部分患者可无明显自觉症状。

　　（二）声像图特点

　　不同组织学类型肿瘤的复发病灶具有不同的声像图特点,浆液性乳头状癌的复发病灶呈囊实性(图23-31),而肉瘤的复发病灶可呈完全实性(图23-32)。CDFI:实性成分内常常出现较丰富血流信号。

### （三）鉴别诊断

囊实性病变应与盆腔术后包裹性积液或血肿相鉴别,结合临床特征、血液检查等手段可以帮助鉴别。实性病变应与盆腔淋巴结肿大相鉴别,CDFI 特点和病变部位有助于鉴别。

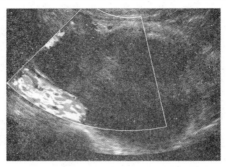

**图 23-31 卵巢浆液性乳头状癌术后复发病灶**

患者系低分化卵巢浆液性乳头状癌 3c 期分期术后 6 年,发现腹部包块及 CA125 升高来检查。图中可见混合回声,形态不规则,内可见乳头状中等回声及无回声。CDFI:于中等回声内可见点状血流信号

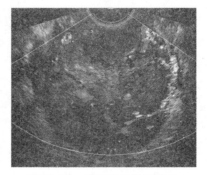

**图 23-32 子宫肉瘤复发病灶**

患者因子宫肉瘤两次手术,子宫、双侧附件已切除,腹痛并发现腹部包块半年来检查,图中可见盆腔中低回声,边界尚清,形态不规则;CDFI:内见条状分支血流信号

（杨文秀）

# 第二十四章　产科疾病的超声诊断

## 第一节　流　产

### 一、诊断要点

（1）有停经史，妊娠试验阳性，阴道出血，腰背部酸痛，腹部阵发性疼痛。

（2）流产是临床诊断而不是超声诊断。

（3）不同类型流产的超声表现。①先兆流产：先兆流产在超声上常无异常表现，子宫、妊娠囊、囊内胚芽或胎儿大小与停经孕周相符，有胎心搏动，宫颈内口紧闭；少部分先兆流产患者可表现为妊娠囊一侧局限性新月形无回声区或云雾样低回声区。②难免流产：宫颈内口已开，妊娠囊可部分下移至宫颈内口或宫颈管，妊娠囊变形呈"葫芦状"（图 24-1）；胚胎停育流产症状迟早会发生，也属难免流产。③不全流产：部分妊娠物排出宫腔，宫腔内见不规则斑状、团状回声；CDFI检查无明显血流信号，但相邻子宫肌层内可见局灶性血流信号。④完全流产：妊娠物已全部排出，子宫内膜呈线状，宫腔内可有少许积血声像，无斑状或团块状回声。⑤稽留流产：胚胎或胎儿已死亡，无胎心搏动；妊娠囊存在者，妊娠囊皱缩变形，囊壁回声减弱、变薄，内壁毛糙；妊娠囊消失者，宫腔内回声杂乱，不能分辨妊娠囊和胚胎结构，呈团块状实质性回声和低或无回声区杂乱分布；CDFI检查团块状实性回声区及无回声区周边可见较丰富血流信号。宫颈内口未开，子宫较停经孕周小。

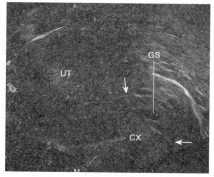

**图 24-1　难免流产声像图**

经阴道超声检查，子宫矢状切面示宫颈内口已开，妊娠囊部分下移至宫颈管内

GS：妊娠囊；UT：宫体；CX：宫颈；箭头所示为宫颈内外口

## 二、鉴别诊断

### (一)双胎妊娠

先兆流产伴宫内积血时需与双胎妊娠鉴别。双胎妊娠可见两个妊娠囊声像,呈强回声环,形态规则,每个妊娠囊内均可见卵黄囊、胚芽。先兆流产时宫腔内的积血多呈新月形分布,强回声壁不明显,无回声区内无卵黄囊及胚芽。

### (二)宫颈妊娠

难免流产妊娠囊下移至宫颈时应与宫颈妊娠鉴别。宫颈妊娠时,宫颈膨大,与宫体比例近1:1,甚至大于宫体,宫腔内膜增厚并蜕膜化,宫颈内口闭合,宫颈妊娠囊内可见胚芽和胎心搏动。

### (三)异位妊娠

异位妊娠宫腔内积血可表现为假妊娠囊,需与胚胎停育的空妊娠囊鉴别,特别是异位妊娠包块较小,经腹超声易将假妊娠囊误诊为胚胎停育。假妊娠囊周边为子宫内膜,无"双环征",形态与宫腔一致。

### (四)葡萄胎

稽留流产需与葡萄胎鉴别,葡萄胎子宫大于停经月份,质地软,呈蜂窝状回声,CDFI检查血流信号不明显。

**(杨文秀)**

# 第二节 异位妊娠

## 一、输卵管妊娠

### (一)诊断要点

(1)输卵管妊娠的共同超声表现为子宫稍大,子宫内膜明显增厚,但宫内无妊娠囊结构,有时可见宫腔内积血,形成假妊娠囊声像。

(2)根据症状的轻重、结局分为四种类型。①未破裂型:附件区可见一类似妊娠囊环状高回声结构,壁厚回声强,中央呈无回声,似"甜面圈",故称为"甜面圈征"(Donut征)。在类妊娠囊周围可记录到类滋养层周围血流频谱。停经6周以上经阴道扫查常可以见到卵黄囊、胚胎和原始心管搏动。此期盆腔和腹腔多无积液声像。②流产型:附件区可见边界不清晰、形态不规则混合回声包块,包块内有时可以辨认类妊娠囊结构,盆腔内可见液体,量较少。③破裂型:附件区可见较大、形态不规则混合回声包块,无明显边界,内部回声杂乱,难辨妊娠囊结构,盆、腹腔内大量游离液体,内有大量细密点状回声或云雾样回声。④陈旧型:附件区可见实质性不均匀高回声包块,边界清楚,包块内不能辨认妊娠囊结构,可有少量盆腔积液。CDFI包块内血流信号不丰富,可检测到怪异型血流频谱。

(3)输卵管间质部妊娠是一种较特殊的输卵管妊娠,与宫腔距离近,需要与宫角妊娠区分。超声表现为子宫内膜增厚,宫腔内无妊娠囊,宫底一侧向外突出一包块,内见妊娠囊结构,囊内可见胚芽或胎儿,妊娠囊周围有薄层肌组织围绕,但子宫内膜线在角部呈闭合状,子宫内膜与包块无连续关系。

### (二)鉴别诊断

**1.难免流产**

难免流产时宫腔内妊娠囊变形,强回声环变薄,回声减低,与输卵管妊娠宫腔积血形成的假妊娠囊相似,但难免流产的妊娠囊内有时可见变形的卵黄囊(直径多>7 mm)及胚芽,双侧附件区无包块声像。

**2.黄体破裂**

黄体破裂多发生在月经周期后期,一般无停经史,突起腹痛。超声表现子宫未见明显增大,子宫内膜无明显增厚,患侧卵巢增大,可见不规则混合回声包块,盆、腹腔可见积液。血与尿HCG阴性。

**3.宫角妊娠**

妊娠囊位于一侧宫角,妊娠囊与宫腔相连,子宫内膜在角部呈喇叭状,妊娠囊与内膜相连续。宫角妊娠有两种转归,如果大部分绒毛种植于宫腔内膜,妊娠过程中随着妊娠囊的增大,妊娠囊突入宫腔,成为正常妊娠,临床无特殊表现;若绒毛种植面正位于输卵管开口处,妊娠囊向输卵管间质部方向生长,则可发展成为输卵管间质部妊娠。

## 二、腹腔妊娠

### (一)诊断要点

(1)孕早期宫腔内无妊娠囊或孕中、晚期宫颈纵切面难以显示宫颈与增大宫体肌壁组成的倒喇叭口声像。

(2)早期腹腔妊娠较难定位,因为妊娠囊可以异位到腹腔内任何部位(图24-2)。

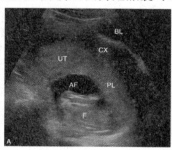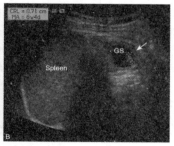

**图24-2 腹腔妊娠**

A.停经70余天,宫腔内未见妊娠囊,子宫(UT)后方可见一妊娠囊及胎儿(F)回声;
B.停经50余天,宫腔内未见妊娠囊,盆腔未见明显包块及积液,脾肾间隙可见一妊娠囊,囊内可见卵黄囊、胚芽及心管搏动
CX:宫颈;BL:膀胱;PL:胎盘;AF:羊水;spleen:脾脏;GS:妊娠囊;UT:子宫;F:胚胎

(3)较大孕周的腹腔妊娠,妊娠囊或羊膜囊周围无光滑而较厚的低回声子宫肌壁包绕,胎儿与孕妇腹壁贴近。

(4)若胎儿死亡,胎体边界不清晰;由于羊水量不足,胎盘多处粘连及部分被肠管覆盖,胎盘呈边界不清的不均质性回声包块。

### (二)鉴别诊断

(1)早期腹腔妊娠与输卵管妊娠不易鉴别。位于盆腔以外如脾肾之间、肝肾之间的腹腔妊娠较易与输卵管妊娠鉴别。

(2)残角子宫妊娠:较大孕周的残角子宫妊娠由于妊娠囊周边的低回声肌层十分薄,难以与腹腔妊娠时妊娠囊周边的腹膜、大网膜包裹鉴别,易误诊为腹腔妊娠。但残角子宫妊娠包块经多切面扫查能够显示其与子宫相连的某些特征,腹腔妊娠包块不与子宫相连。

### 三、宫颈妊娠

**(一)诊断要点**

(1)子宫体内无妊娠囊。

(2)宫颈增大,宫颈和宫体呈"葫芦样"改变,妊娠囊着床在宫颈管内。

(3)CDFI 显示宫颈肌层血管扩张,血流异常丰富。

(4)宫颈内口关闭。

(5)早早孕时期,宫颈可无明显增大而缺乏"葫芦样"特征。

**(二)鉴别诊断**

宫颈妊娠容易与难免流产妊娠囊脱落至宫颈管内相混淆。难免流产时宫腔内妊娠囊变形、下移,胚胎无胎心搏动,宫颈大小正常,宫颈内口张开,宫颈肌层无低阻的滋养血流信号。

### 四、卵巢妊娠

**(一)诊断要点**

(1)卵巢妊娠未破裂时,超声扫查可见一侧卵巢增大,形态不规则,其内可见一小的强回声环,卵巢周围无肿块。

(2)卵巢妊娠破裂后,形成混合性回声包块,与输卵管妊娠破裂难以鉴别。

**(二)鉴别诊断**

输卵管妊娠:未破裂的输卵管妊娠包块位于卵巢旁。卵巢妊娠破裂后与输卵管妊娠破裂难以鉴别,但输卵管妊娠破裂后经阴道超声可显示正常卵巢,卵巢妊娠破裂者则不能显示正常卵巢图像。

**(杨文秀)**

# 第三节 多胎妊娠

## 一、诊断要点

### (一)多胎妊娠的绒毛膜囊与羊膜囊的确定

由于单绒毛膜囊双胎比双绒毛膜囊双胎妊娠具有更高的围产儿发病率和病死率,因此,明确双胎类型,对产前咨询和临床处理有非常重要的临床意义。

1.双绒毛膜囊双羊膜囊双胎

所有双卵双胎及部分单卵双胎(受精后第 4 天分离)属此类。

(1)胎盘绒毛像:早期妊娠可以清晰显示两个绒毛膜囊,早期妊娠后期,两胎种植部位较远者可以显示两个分开的胎盘;两胎种植部位较近时,两个胎盘发生融合,融合处可见三角形的突起(即双胎峰)。偶尔两胎盘融合完全,无明显三角形突起(图 24-3)。

(2)双胎之间分隔膜:分隔膜较厚,尤其在早期(图 24-3)。妊娠中晚期分隔膜变薄,较难判断,有时可显示三层或四层分隔膜。

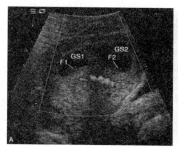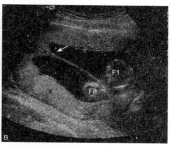

**图 24-3　双绒毛膜囊双羊膜囊双胎**

A.早孕期双绒毛膜囊双羊膜囊双胎,宫腔内可见两个妊娠囊,囊内均可见胚胎

及心管搏动;B.双绒毛膜囊双羊膜囊双胎,箭头所示为双胎峰

GS1:妊娠囊 1;GS2:妊娠囊 2;F1:胎儿 1;F2:胎儿 2

(3)胎儿性别:两胎若性别不同则可肯定是双卵双胎,但如果性别相同则可能是单卵双胎也可能是双卵双胎。

2.单绒毛膜囊双羊膜囊双胎

此类双胎为单卵双胎的一种,分离发生在受精后第 4~8 d,羊膜囊形成之前,囊胚期内细胞团复制成两个发育中心,各自形成独立胚胎。两胎共用一个胎盘。

(1)胎盘绒毛声像:宫内仅见一个绒毛膜囊(孕 7~9 周检查时最为准确),一个胎盘,无"双胎峰",囊内可见两个羊膜囊、两个胚胎(图 24-4A)或胎儿。

(2)双胎之间分隔膜:分隔膜较薄,仅能显示两层(图 24-4A)。

(3)胎儿性别:两胎性别相同。

3.单绒毛膜囊单羊膜囊双胎

此类双胎亦为单卵双胎的一种,分离发生在受精第 9 天后。两胎儿发生脐带缠绕、连体畸形等机会明显增加。

(1)胎盘绒毛声像:同单绒毛膜囊双羊膜囊双胎胎盘声像。

(2)双胎之间分隔膜:两胎间无羊膜分隔,两个胚胎/胎儿均位于一个共同的羊膜囊内(图 24-4B)。

(3)胎儿性别:两胎性别相同。

**(二)多胎妊娠常见合并症**

1.双胎生长不协调

(1)双胎体重相差在 20% 或以上,计算方法:(A-B)×100%/A,A 为体重较重的胎儿,B 为体重较轻的胎儿。

(2)比较双胎的腹围也可相对较准确预测双胎生长不协调,24 周后双胎腹围相差 20 mm。

(3)以上对预测双胎出生后体重相差 20% 的阳性预测值达 85%。

2.连体双胎

(1)连体双胎有多种类型,如头部连胎、胸部连胎、腹部连胎(图 24-5)、脐部连胎、臀部连胎、双头连胎、双上半身连胎、面部寄生胎、背部寄生胎等。

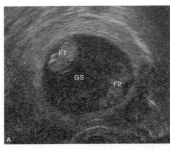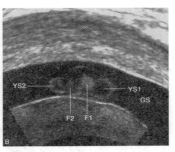

**图 24-4　单绒毛膜囊双胎**

A.单绒毛膜囊双羊膜囊双胎,宫内可见一个妊娠囊,囊内可见两个羊膜囊,每个羊膜囊
内均可见胚胎及心管搏动;B.单绒毛膜囊单羊膜囊双胎,宫内可见一个妊娠囊,囊内可见
两个胚胎回声及心管搏动,双胎间无分隔膜

F1:胚胎 1;F2:胚胎 2;GS:妊娠囊;YS1:卵黄囊 1;YS2:卵黄囊 2

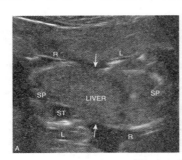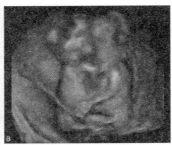

**图 24-5　腹部连胎**

胎儿腹部横切面二维(图 A)及胎儿整体三维表面成像(图 B)显示双胎腹部相连(箭头所
示),一个共同肝脏(LIVER)

SP:脊柱;L:左侧;R:右侧;ST:胃;LIVER:肝

(2)仅有一个胎盘及一个羊膜囊,两胎之间无分隔膜。

(3)两胎胎体的某一部位相连,不能分开,相连处皮肤相互延续。

(4)胎儿在宫内的相对位置较固定,总是处于同一相对位置,胎动时亦不会发生改变。

3.无心畸胎序列征

(1)主要发生在单绒毛膜双胎。

(2)双胎中一胎形态、结构发育正常,另一胎出现严重畸形。

(3)畸形胎儿(受血儿)以上部身体严重畸形为主,表现为无头、无双上肢、胸腔发育极差,部
分无心畸胎上部身体结构难辨,仅表现为一不规则实质性团块组织回声,内部无内脏器官结构。
下部身体发育相对较好,如可有双下肢等结构。胸腔内无心脏及心脏搏动,如果存在心脏残腔或
心脏遗迹,可有微弱搏动。

(4)10％左右泵血儿也可出现某种类型的畸形。因此产前超声亦应对泵血儿进行详细系统
检查,同时在整个妊娠期应进行一系列超声检查,对泵血儿的生长发育情况及心功能状态进行评
估。当出现泵血儿心脏增大、腹水、胸腔积液、心包积液、肝大、羊水过多、胎儿水肿时,常提示其
心力衰竭的发生。

(5)CDFI 显示无心畸胎脐动脉及脐静脉内血流方向与正常胎儿相反,无心畸胎脐动脉血流
从胎盘流向畸胎髂内动脉达畸胎全身,脐静脉血流从畸胎脐部流向胎盘,正好与正常胎儿脐动脉

血流流向胎盘、脐静脉血流从胎盘流向胎儿的情况相反。

4.双胎输血综合征

Quintero 等提出双胎输血综合征(TTTS)产前超声诊断标准如下。

(1)单绒毛膜双羊膜囊双胎(同性别,单胎盘,有一薄层分隔膜,"T"字征)。

(2)两羊膜囊内的羊水量差异,受血儿羊水过多(20 周前羊水最大垂直深度≥8 cm,20 周后≥10 cm),供血儿羊水过少(羊水最大垂直深度≤2 cm)。

(3)基于产前超声表现将 TTTS 分为 5 级。①Ⅰ级:可见供血儿膀胱;②Ⅱ级:供血儿膀胱不显示,受血儿羊水过多;③Ⅲ级,多普勒超声异常,可包括以下异常之一或以上:脐动脉舒张期血流频谱消失或反向、静脉导管 a 波血流消失或反向、脐静脉血流出现搏动;④Ⅳ级:胎儿水肿;⑤Ⅴ级:双胎或双胎之一死亡。

## 二、鉴别诊断

### (一)宫腔内粘连带

超声表现为宫腔内强回声带,细薄呈线样,为不完全的分隔带,走行无规律。宫腔内粘连带应与双羊膜囊双胎并其中一胎自然减灭鉴别,后者羊膜腔分隔完全,其两侧是独立的羊膜腔。

### (二)双胎之一胎羊膜早破

羊水外漏时,该胎儿羊水少可表现为"贴附儿",在双绒毛膜囊及单绒毛膜囊双胎中均可发生,应与双胎输血综合征鉴别。前者另一胎羊水正常,且不会出现双胎输血综合征受血儿的改变,如水肿、膀胱增大等。

(杨文秀)

# 第四节　羊水过多与过少

## 一、羊水过多

羊水过多的诊断要点如下。

(1)任何导致胎儿尿液生成过多、吞咽受阻(消化道闭锁、神经管缺陷、颈部肿物、膈疝、多发性关节挛缩、13-三体、18-三体)、羊膜与绒毛膜电解质转运异常(糖尿病、感染)都可导致羊水过多。

(2)慢性羊水过多临床上常无症状,急性羊水过多孕妇腹部异常增大,产生明显压迫症状。

(3)目前超声诊断羊水过多通常采用以下三种方法。①目测法:超声检查过程中,目测羊水无回声区异常增多,胎儿活动频繁且幅度大时,应警惕有无羊水过多。②羊水指数法:该方法是Phelan 于 1987 年提出的,羊水指数>24 cm 时,即诊断羊水过多;但 Molse 等认为羊水指数大于该孕龄的 3 倍标准差或大于第 97.5 百分位数诊断羊水过多较为恰当。目前国内最新妇产科学教材采用羊水指数>25 cm 作为羊水过多的标准。③最大羊水池垂直深度测量法,通常以最大羊水池垂直深度>8 cm 为羊水过多的标准。

(4)羊水过多时,应仔细观察胎儿有无合并畸形存在,较常见的胎儿畸形有神经管缺陷,约占

50%。其中又以无脑儿、开放性脊柱裂最多见。消化道畸形也较常见,约占 25%,主要有食管闭锁,十二指肠闭锁等。

(5)监测治疗:临床上常用吲哚美辛(消炎痛)治疗羊水过多,由于它有使胎儿动脉导管提前关闭的不良反应,且主要发生在 32 孕周以后的胎儿,因此,在 32 孕周接受该药物治疗的患者,需用多普勒超声监视有无动脉导管提前关闭,出现提前关闭的动脉导管血流的多普勒频谱特征有搏动指数 PI<1.9,收缩期血流速度>140 cm/s,舒张期血流>35 cm/s。

## 二、羊水过少

### (一)诊断要点

(1)羊水过少主要原因有双肾缺如、双肾发育不全、多囊肾、双侧多囊性肾发育不良、尿道梗阻、严重胎儿生长受限、胎膜早破、染色体异常(通常为三倍体)等。

(2)腹部检查:宫高、腹围较小。

(3)超声诊断羊水过少的方法与诊断羊水过多的方法一样,通常采用以下三种方法。①目测法:目测羊水少,液体与胎体体表的界限不清,胎儿肢体明显聚拢,胎动减少。②羊水指数法:羊水指数<5 cm 为羊水过少,5~8 cm 为羊水偏少。③最大羊水池垂直深度测量法:最大羊水池垂直深度<2 cm 为羊水过少。

(4)超声发现羊水过少时,应进行详细系统的胎儿畸形检查,尤其是胎儿泌尿系统畸形,如双肾缺如、双侧多囊肾、双侧多囊性肾发育不良、尿道梗阻、人体鱼序列征等。

(5)测量羊水时,应注意不要将脐带无回声血管误认为羊水,CDFI 可帮助区别,在无 CDFI 的条件下,可提高增益,使脐带回声显示更加清楚,这样可避免将脐带误认为羊水而漏诊羊水过少。

### (二)鉴别诊断

应注意与混响伪像导致假性羊水过少相鉴别,侧动探头或加压探测可分辨真正宫壁回声。

**(杨文秀)**

# 第二十五章　影像科护理

## 第一节　影像科护理安全管理

护理安全是指在护理工作服务的全过程中,不因护理失误或过失而使患者的机体组织、生理功能、心理健康受到损害,甚至发生残疾或死亡。影响护理安全的因素包括人员因素、管理因素、技术因素、患者因素、物质因素(设备等)、环境因素等方面。

### 一、影像科常见护理风险

影像科常见的护理风险有对比剂不良反应(ADR)、对比剂渗漏、金属异物吸入磁体、患者识别错误导致检查错患者或检查错部位、检查中发生坠床、发错报告或胶片、检查过程中患者突发病情变化处置不及时导致病情加重或死亡等。

### 二、影像科常见护理风险的预防措施

#### (一)MRI 检查患者的安全预防措施

(1)MRI 室的护士必须经过 1 个月的岗前培训才能上岗。

(2)制订安全检查操作流程,严格按照检查流程进行操作。

(3)MRI 操作间和设备间的钥匙由专职护士或指定专职人员负责保管。

(4)护士具备高度责任心和慎独精神,认真做好检查前健康教育,组织观看健康教育视频,严格执行检查前筛查工作。

(5)被检查者需签署《磁共振检查者知情同意书》,在无法确定被检查者是否可以安全进行 MRI 的情况下,严禁进行检查。

(6)进入 MRI 扫描室的患者或家属,必须使用金属探测仪检查,去除身上的手机、磁卡、手表、硬币、钥匙、打火机、皮带、项链、耳环、纽扣等金属物品。

(7)严禁将各类大型金属物体放入磁体间,如铁制的平车、担架、轮椅,以及氧气瓶、消毒灯、非抗磁性高压注射器等。以防止吸入磁体造成严重的设备损害,甚至危及人身安全。

(8)体内有任何电子装置(如心脏起搏器)的患者及家属,禁止进入 MRI 检查室。

(9)体内有植入物或金属异物的患者需向 MRI 护士说明,同意后方可进行 MRI 检查。

(10)妊娠 3 个月内的孕妇应尽量避免进行 MRI 检查,必要时取得患者及家属同意,签字确

认后方可进行检查。

（11）生命体征不稳定的危重患者禁止进行 MRI 检查。婴幼儿、躁动、精神异常、幽闭恐惧症患者，必要时需给予镇静药或监测麻醉，由专人陪同患者完成检查。

（12）严禁患者体位在体内形成回路（两手不能交叉放在一起，双手不与身体其他部位的皮肤直接接触，其他部位的裸露皮肤也不能相互接触以免产生回路），同时患者皮肤不能直接触碰磁体内壁及各种导线，防止患者灼伤。

（13）婴儿检查前 0.5 h 不可过多喂奶，防止检查时溢乳导致窒息发生。需行监测麻醉者应禁食水 4~6 h。

（14）技师与护士在检查中应通过观察窗动态观察患者的病情变化或定时询问患者的感受。

**（二）CT 检查防止患者坠床的预防措施**

（1）将检查床调至方便患者上下床的高度。

（2）护士、技师站于检查床两边。

（3）一人扶患者的头、肩坐起，一人抬患者的双腿慢慢上下检查床。

（4）使用平车的患者，检查床与平车平行靠拢，4 人平行移动患者于检查床上。

（5）躁动和不配合者先镇静后检查，意识不清、躁动、危重患者妥善固定。

（6）必要时专人陪同检查（取得家属同意）。

（7）上下检查床时询问患者有无不适，防止因直立性低血压、低血糖导致跌倒的风险。

（8）对行动不便的患者应搀扶进出检查室。

**（三）防止检查错患者、检查错部位的预防措施**

严格查对制度，查对姓名、性别、年龄、ID（住院号）、检查部位及检查设备，做好登记时、准备时、检查前的出声查对，参加核对的人员有登记员、护士与技师。

## 三、影像科应急预案

**（一）碘对比剂不良反应应急预案**

掌握碘对比剂不良反应的预防与处理。

**（二）金属异物吸入磁体应急预案**

金属异物吸入磁体是指检查前未严格执行操作规程，使金属异物被带入磁体间，导致金属异物吸入磁体而引起的一系列后果，轻者影响图像质量，重者导致工作人员、患者受到伤害或设备损坏。

（1）技师与护士立即现场评估严重程度，判断有无人员受伤、设备损坏。

（2）技师立即逐层上报：操作技师－技师长－总技师长（护士长）－科主任。

（3）技师在安全地方拍摄现场。

（4）护士观察患者情况，与技师快速将患者从磁体间转移到抢救室。

（5）患者受伤时立即通知影像科医师（同时通知急救部）进行对症处理，心电监护，记录临床症状、生命体征、抢救时间、医师到达时间、参与抢救人员、处理方法、抢救效果等，快速将患者转入急救部或病房。

（6）技师长评估机器能否正常运行，上报科室工程师，工程师无法解决时上报设备科，设备科通知维修部。

（7）填报不良事件报告表，记录发生时间、原因、经过、措施、目前状态。

（8）召开异常事件分析会,提出整改措施,杜绝再次发生。

**（三）检查中患者发生坠床应急预案**

（1）检查过程中突发患者坠床,技师与护士立即到达检查床边,就地观察和询问患者情况。

（2）立刻通知影像科医师,共同评估伤情,判断受伤情况,采用正确的搬运方法将患者转移到观察室留观,监测生命体征、意识(必要时进行心电监护)。

（3）门诊患者通知急诊科(住院患者通知经管医师),邀请相关科室会诊,如无异常,观察30 min方可离开检查室;如发现患者有异常体征,严重者就地抢救,平稳后转入相应科室进行对症治疗。

（4）护士详细填写影像科病情观察记录单,记录坠床发生时间、医师到达时间、患者主诉、临床征象、生命体征、意识、瞳孔、处理方法、结果等。

（5）上报院所不良事件平台,组织人员进行分析,查找原因,提出改进措施,防止再次发生。

**（四）检查中患者突发癫痫应急预案**

（1）检查中患者出现抽搐,立即停止检查,将检查床调至方便实施抢救的位置。

（2）技师与护士立刻进入检查间,保护患者,防止坠床。

（3）就地抢救,不能搬动或用力按压患者(MRI检查室禁止将金属类抢救物品带入磁体间,必要时立即将患者转移到抢救室处理)。

（4）护士进行评估,观察病情,保持呼吸道通畅,给予高流量吸氧(每分钟5～8 L)。

（5）通知影像科医师,住院患者通知经管医师,门诊患者通知急诊部。

（6）遵医嘱缓慢静脉注射地西泮(安定),观察呼吸情况。

（7）癫痫大发作者注意保护患者的舌头,防止舌咬伤(备开口器、舌钳)。

（8）必要时行心电监护,观察意识、瞳孔、生命体征。

（9）护士详细填写影像科病情观察记录单,记录癫痫发生时间、医师到达时间、临床征象、生命体征、意识、瞳孔、处理方法、结果等。

**（五）检查中患者发生躁动应急预案**

（1）停止检查,技师与护士保护患者安全。

（2）通知影像科医师,住院患者通知经管医师,门诊患者通知急诊部。

（3）遵医嘱缓慢静脉注射地西泮或苯巴比妥钠,MRI检查者必要时由麻醉师在监测麻醉下进行,严密观察呼吸情况。

（4）护士详细填写影像科病情观察记录单。

**（六）检查中引流管不慎脱落应急预案**

（1）检查中由于搬运患者时引流管放置不当导致脱落(如胸腔闭式引流管、T管、脑部引流管等)时,首先用无菌纱布或棉垫封闭伤口,快速完成扫描。

（2）技师通知影像科医师、临床科室医师,观察患者情况,评估其严重性。

（3）将患者快速送回病房进行对症处理,与临床护士做好交接。

（4）上报院所护理不良事件平台,组织技师与护士对不良事件进行分析,提出改进措施,防止再次发生。

**（七）失超事故应急预案**

1.可能导致失超事故发生的原因

（1）大型金属异物吸入磁体,人力无法取出时。

（2）金属异物飞入导致人员卡在磁体与金属间，并危及生命时。

（3）发生火灾。

**2.MRI失超事故发生后应急方案**

（1）立即终止MRI检查，启动磁场急停按钮，MRI系统立刻发出警报。

（2）工作人员立即进入磁体间，解除患者与设备的连结、固定，撤离至安全区域。

（3）迅速撤离有关人员，警告所有人员不要触摸排气管，不要站在排气管下，避免明火且不要吸烟。

（4）如有人员因液氮挥发导致冻伤，谨记：不要摩擦冻伤的皮肤区，小心去除有关部位的衣物，用微温水冲洗冻伤的皮肤，使用消毒过的绷带覆盖冻伤的皮肤，不要使用粉或膏，立刻就医。

（5）发生火灾，用非磁性二氧化碳灭火器。

（6）及时报告院部、消防部门、卫生行政部门。

## 四、影像科急救管理

随着影像设备的快速发展和CT、MRI增强技术的应用，目前临床80%以上的患者需要到影像科进行检查，其中急重症患者和增强检查患者比例明显提高，检查的潜在风险因素也有所增高。如对比剂不良反应、肺栓塞、多发伤、等待或检查中突发呼吸、心搏骤停、动脉瘤破裂等意外，因此加强影像科急救管理和医务人员急救技能培训特别重要。

### （一）影像科急救用品的配备

**1.急救物品**

听诊器、血压计、体温表、舌钳、开口器、压舌板、氧气面罩、吸氧管、吸痰管、简易呼吸器、手电筒、止血带、各种型号的注射器、输液器、输血器、连接管、留置针、头皮针、敷贴、肝素帽、安尔碘、棉签、胶布、手套、电极片、玻璃接头、应急灯、插线板、气管插管包等。

**2.急救设备**

急救车、氧气筒、便携式氧气瓶、吸引器、心电监护仪、除颤仪、呼吸机等。

**3.急救药品**

各种急救药品根据需要备3～5支，常用的备10支，并在盒外有醒目的标志，包括药名、剂量、数量、有效期，按照一定顺序排列，一目了然，随手可取。

（1）呼吸兴奋药：尼可刹米、洛贝林。

（2）拟肾上腺素药：肾上腺素、去甲肾上腺素、异丙肾上腺素。

（3）升压药：多巴胺、间羟胺。

（4）强心药：毛花苷C（西地兰）。

（5）抗心律失常药：利多卡因、普罗帕酮（心律平）。

（6）$H_2$受体拮抗剂：盐酸异丙嗪注射液（非那根）。

（7）血管扩张药：硝酸甘油。

（8）利尿药：呋塞米（速尿）。

（9）激素类药：地塞米松、甲泼尼龙、氢化可的松。

（10）抗胆碱药：阿托品、山莨菪碱。

（11）抗惊厥药（如地西泮等）。

（12）止血药：巴曲酶、酚磺乙胺、氨甲苯酸。

（13）其他药品：50％葡萄糖注射液、20％甘露醇注射液、5％碳酸氢钠注射液、10％葡萄糖酸钙注射液、各种大输液液体（如0.9％氯化钠注射液、复方氯化钠、右旋糖酐-40等）。

**（二）影像科急救管理**

（1）检查室配备完善的抢救物品及药品，做到定位、定数、定人管理、定期消毒。

（2）急救车有检查登记及补充记录，每天每班有交接记录，护士长每周检查并签名。

（3）影像科医技护人员均应熟悉抢救药品器材种类、作用和使用方法，急救药品及器材随时处于完好备用状态，合格率100％。

（4）急救车内的各种无菌包，必须定期检查其有效期，一经使用后要及时灭菌。

（5）急救药品标签清楚、正确，有效期明显，无过期、失效、变质。

（6）急救物品不得任意挪用和外借，以保证抢救工作顺利进行。

（7）建立急救设备仪器维护保养制度，定期保养检查维修，并有记录，确保急救设备功能完好。

（8）危重患者检查实行"绿色通道"，保证急、危、重患者得到及时、准确、有效检查。

（9）定期对影像科医技护人员进行心肺复苏、除颤仪、微量泵、吸痰器、呼吸机操作培训，每月进行对比剂不良反应急救演练1次。

（10）危重患者经影像科初步抢救处理后及时转运至病房或急诊科进一步治疗。

**（三）影像科对比剂不良反应急救培训**

1.影像科急救培训方案

（1）培训对象：包括所有的影像科医师、技师和护士。

（2）培训目标：培训中应注意对医技护人员急救意识与应变能力的培养，注重急救技能的训练与操作，提高培训者理论联系实践的能力。通过培训，使培训者掌握急救物品、药品的准备，急救设备、器材的操作和使用方法，熟练掌握对比剂不良反应抢救流程和抢救预案，增强急救意识，提高抢救技能和配合能力。

（3）培训方法。①专题授课：内容包括对比剂种类、理化性质，不良反应的发生机制、相关因素、临床表现、诊断和鉴别诊断，以及抢救处理；危重患者等待或检查中突发病情变化的应急处理方法（多发伤、颅内动脉瘤破裂出血、肺栓塞、呼吸心跳停止、癫痫大发作等）；学习急救药品的作用、不良反应、适应证、禁忌证、使用方法和剂量等。②急救器材的使用培训：定期组织医技护人员进行急救设备的培训，急救技术现场技能的示教，并组织考试。③对比剂不良反应的急救演练。

（4）人员分配：将全科人员分成若干组，轮流演练，循环进行，每组5人，其中医师1名、技术员2名、护士2名。每月组织1次，每次1组人员参加情景演练，时间30～60 min，其余人员观摩。演练完毕进行讨论，指出演练中存在的问题，同时请急诊科、麻醉科人员进行指导，不断改进、完善抢救工作。

（5）情景设计：情景演练是在训练过程中，创造与培训内容相符的生动具体场景，将理论知识演化为直观内容，并有机地与急救技术相结合。根据演练计划和对比剂不良反应的临床表现，精心设置对比剂不良反应发生情景，如严重呕吐、过敏性休克、喉头水肿、支气管痉挛、呼吸心跳停止等。

（6）情景演练：选择模仿能力强、经过简单培训的本科工作人员进行模拟，主要模拟严重呕吐、过敏性休克、喉头水肿、支气管痉挛、呼吸心跳停止。当发生对比剂不良反应时，按照急救预案和流程的要求,技师、护士、医师共同投入抢救中,分工合作,各有重点,抢救流程清晰,无重复性操作,迅速抢救、转移患者。

(7)技师抢救流程演练:在进行扫描时(技师1为扫描者,技师2为体位摆放者),要求技师具备高度责任心,良好的沟通能力、观察能力;当患者出现异常情况,迅速、果断做出反应。技师1立即停止注射对比剂、扫描,通知护士、医师,严重者通知急诊科(熟记急诊科、麻醉科电话号码);技师2迅速将患者移出扫描架,检查床回到方便实施抢救的位置,解除患者与设备的连接与固定,协助护士实施抢救医嘱,保护好设备的安全,保存好使用的药品、管道,准备转科平车,维持抢救环境,疏导稳定患者家属及候诊患者。

(8)护士抢救流程演练:当发生不良反应时,护士首先迅速观察病情(意识、面色、呼吸)。分离高压注射管道、保留留置针;与医师、技师一起将患者安全转移到抢救室实施急救。根据患者的不同表现,对症处理。当发生严重呕吐时,嘱患者平卧位、头偏向一侧,保持呼吸道通畅,嘱患者深呼吸有助于缓解恶心、呕吐;必要时吸氧,遵医嘱使用抗过敏药;安慰患者,做好患者的心理护理,静脉补液水化,以加速对比剂的排泄。当发生支气管痉挛、喉头水肿、过敏性休克等严重反应时,保持呼吸道通畅、建立静脉通道、生命体征监测是抢救关键,遵医嘱静脉注射肾上腺素、抗过敏药、补充血容量、使用血管活性药;同步进行面罩加压给氧,协助医师进行气管插管,正确使用简易呼吸器、呼吸机。当发生呼吸、心跳停止时,协助医师迅速进行人工呼吸、人工循环,观察心肺复苏的有效指征;同时遵医嘱纠正酸中毒、快速脱水、头戴冰帽、冬眠亚低温疗法等保护大脑细胞至关重要。

(9)医师抢救流程演练:观察病情,迅速做出诊断,指挥实施抢救,根据患者的情况下达医嘱,正确处理突发病情变化;熟练进行气管插管、人工呼吸、胸外心脏按压等抢救技术。

2.影像科急救培训考核内容及标准

由考核组负责《医学影像科护理工作手册》急救理论与急救技术的考核,考核对象为医技护。考核方式:个人考核或医技护小单元捆绑式考核,考核项目为15项,理论5项,操作10项,每项10分,总分为150分。操作考试:定期考核与随时抽考相结合(如急救演练配合、实战抢救配合),其中理论考试采用软件快速应答或集体笔试。原则上每年每人或每组接受急救理论与操作考核1次,并且抽考项目数一致。考核成绩达到抽考项目总分×80%为合格,达到抽考项目总分×90%以上为优秀,并将此成绩纳入年度考核中。

## 五、影像科感染监控

影像科作为医院的重要组成部分,具有患者多、流动性大、病种复杂、感染性疾病与非感染性疾病患者混合候诊、患者与健康体检人员在同一检查室检查等特点,使患者与患者之间,患者与医护人员之间,患者与健康体检人员之间存在交叉感染的机会。为了保证患者、体检者和医务人员的身体健康,加强影像科感染监控管理是非常必要的。

**(一)环境**

1.空气消毒

检查后及时采用消毒液湿式拖地减少灰尘飞扬,各检查室定时开门通风,保持室内空气流通和新鲜,减少空气污染。CT普通放射检查室每晚紫外线消毒(或安装换气系统),并建立消毒登记本。MRI室禁止使用紫外线消毒,可安装换气系统。

2.桌面、地面消毒

每天检查后用 400～700 mg/L 含氯消毒液热水擦拭桌面和地面,如有血液、粪便、体液污染应用 1 000 mg/L 含氯消毒液擦拭或拖地。

### (二)设备

使用 CT、MRI、X 线透视等设备进行各类检查时,由于未能区分感染与未感染患者,病原微生物可通过设备在患者之间间接传播或传播给医务人员。特别是患者的分泌物、血液、尿液污染设备(如接触患者体表的 X 线摄片盒、检查床等)时,应及时进行消毒处理,避免交叉感染的发生。

1.检查床

及时更换检查用床单,每天用 50 ℃～60 ℃温热水(或 75％乙醇)擦拭检查床;如遇患者的血液、体液、排泄物污染,应先用 1 000 mg/L 含氯消毒液消毒,再用热水擦拭干净后,再行下一位患者的检查。

2.线圈

应定期对检查线圈进行保养及消毒处理,每天检查患者后用 75％乙醇擦拭线圈,防止交叉感染。特殊感染患者污染后用 1 000 mg/L 有效含氯消毒液擦拭后再用清水擦拭。

3.高压注射装置

每天清洁擦拭 1 次,高压注射装置每天用 50 ℃～60 ℃热水擦拭,如不慎被血渍污染应及时消毒处理后擦拭干净再用。

### (三)一次性耗材的使用及处理

增强使用的高压注射器、高压连接管应一人一管,禁止一管多用,并有出入库记录,由专人定时回收,当班护士和回收者签字确认,禁止重复使用和回流市场。

### (四)垃圾分类

正确处理医疗废物,医用垃圾和生活垃圾应分类放置,标志醒目,医疗锐器放入锐器盒内;空针、高压注射器、高压连接管应放入医用垃圾;由专人定时回收,当班护士和回收者签字确认。

### (五)手部卫生

一是在摆放体位、进行技术操作时要养成勤洗手的习惯,尤其是直接接触患者体表的操作后必须洗手,二是掌握正确的洗手方法。在每个操作间放置免洗手消毒液。检查室门外放置免洗手消毒液,供患者及家属使用,减少交叉感染的发生。接触患者血液、体液、分泌物、排泄物等需戴手套,按标准预防隔离。

### (六)静脉穿刺

做到一人一巾一管。

### (七)隔离患者检查

必须在申请单上注明隔离种类,受污染的检查床或其他物品按感染控制要求进行处理。

## 六、影像科放射防护管理

### (一)辐射安全和防护的目的

放射防护的目的在于防止有害的确定性效应的发生,并限制随机性效应的发生概率使之达到可以接受的水平。确定性效应是可以防止的,只要使适用于这种效应的累积剂量当限值保持在相应阈值以下,就能使这种确定性效应的危险限制到零。随机性效应是不能防止的,只有在放射防护方面采取一些方法和措施,才能使这种效应的发生概率降到可以接受的水平。随机性效应之所以不能防止,就在于这种效应与受照剂量之间呈线性关系,没有剂量阈值。

**（二）辐射安全防护三原则**

1.实践的正当化

只有当实践带来的利益大于所付出的代价(包括对健康损害的代价)时才能认为是正当的,该实践为正当化实践。

2.辐射防护和安全的最优化

辐射防护和安全的最优化原则是在考虑经济和社会因素之后,使任何辐射照射应当保持在可以合理做到的最低水平。

3.个人剂量限值

个人剂量限值涉及的是职业性人员和公众人员。正当化是最优化的前提,个人剂量限值是最优化的约束条件。在实施正当化与最优化两项原则时,要保证个人所受照射剂量不超过规定的限值。这就可保证影像科工作人员的个人不致接受过高的危险度。

**（三）外照射防护的基本方法**

1.时间防护

受照剂量和时间成正比,缩短受照时间可达到减少受照剂量的目的。在不影响工作质量的前提下,尽量缩短人员受照射时间。

2.距离防护

对于点状源,在不考虑空气对射线的吸收时,人体受照射的剂量与距离的平方成反比,即距离每增加 1 倍,照射剂量减少 3/4。

3.屏蔽防护

在放射源和人体之间,放置能够吸收放射线的屏蔽材料,以衰减或消除射线对人体的危害。需要在 X 线管与工作人员之间设置某些屏蔽物质,如铅围裙、铅手套、铅屏风及隔室透视装置等,这些均属屏蔽防护,以使工作人员所受到的剂量降低。屏蔽材料的要求从防护性能、结构性能、稳定性能和经济成本等综合考虑,常用的屏蔽材料有铅、铁、混凝土、泥土等。

**（四）工作人员的防护**

(1)对所有从事放射辐射工作人员要进行国家相关的放射辐射卫生标准与技术规范的培训,以辐射防护最优化为原则,将一切不可避免的照射保持在可以合理达到的最低水平。

(2)在从事放射辐射工作前,对工作人员进行岗前健康体检。

(3)从事放射辐射工作的人员每两年接受 1 次职业健康体检,如发现异常再增加检查频度及检查项目。

(4)在放射辐射工作人员离岗时,对其进行健康体检。

(5)从业人员是否具备继续从事放射辐射工作的身体条件,由具有职业健康体检资质的医学检查单位根据体检结果进行鉴定。

(6)放射辐射工作人员上班必须佩戴个人剂量监测仪。个人剂量监测仪每季度送检,尊重检测报告所指出的问题,按要求采取相应措施。

(7)医疗科负责管理放射辐射工作人员的职业健康档案,内容包括职业健康检查报告和个人剂量监测报告等。医疗科须及时将报告结果上报放射安全委员会并向相应科室反馈。

(8)从事放射辐射工作的妇女妊娠 6 个月内不接触射线。

(9)合理增加营养,避免过度劳累。合理排班,严格休假管理。

**(五)接受放射辐射检查患者防护**

(1)放射辐射检查过程中,不支持家属陪同。如果必须家属陪同,需让家属穿上防护铅衣、戴铅帽。

(2)3个月内的妊娠妇女不进行放射辐射检查。已终止妊娠或必须进行放射检查者须与医师联系沟通,并由患者签字确认。

(3)对患者进行放射辐射检查时,对非检查部位的射线敏感部位应用铅防护进行保护。

(4)对儿童进行放射辐射检查时,对其性腺等射线敏感部分适当进行铅防护保护。

(5)技师认真查对、评估,操作熟练,定位准确,防止因准备不足、操作失误导致患者的重复检查。

(6)检查中提倡以最小的照射剂量达到诊断的目的。

**(六)放射辐射工作环境及设备管理**

(1)对新、改、扩建项目必须在项目立项时向卫生监督部门提出申请,并且要进行职业病危害预评价、控制效果评价和竣工验收。

(2)引进新设备安装调试完毕后,须取得辐射安全许可证后方可投入使用。

(3)放射辐射工作场所有电离防辐射警示标志、工作指示灯清晰。

(4)每年对已开展工作的放射辐射设备进行检测,内容包括放射辐射剂量、图像分辨率、线性、重复性等。

**(七)防护用品的保养、清洁与消毒**

(1)防护用品使用后应平放或用衣架挂起,不能折叠,以免长期折叠造成破裂,发生漏线现象。

(2)应储存在相对湿度不大于80%,无阳光直射,远离热源,无腐蚀气体和通气良好的室内;严禁与酸、碱等其他有损于产品的物品接触,延长其使用寿命。

(3)防护用品的使用年限为4～5年,应定期检查。检查方法是用手平摸或拆下布面,以目力观察,如果有1/3的裂纹,产品就不能使用,必须报废更新。

(4)防护用品表面有污渍应尽快清洗掉,可用凉水或柔性清洗剂擦洗,不能用高温消毒处理。

(张春晓)

# 第二节　X线特殊检查与造影检查的护理

## 一、常见造影检查的护理

### (一)食管吞钡(碘水)检查患者护理要点

食管吞钡(碘水)造影检查是诊断食管病变的基本方法,检查是以透视为先导,摄取适当的点片,以显示病变的细节,结合形态及运动功能变化做出诊断。

1.适应证

(1)有吞咽困难或咽部不适需明确诊断者。

（2）疑食管肿瘤、异物、贲门痉挛、食管静脉曲张及食管先天性疾病。

（3）了解纵隔肿瘤、甲状腺肿快、心血管疾病所致的食管外压性或牵拉性改变。

（4）疑食管肿瘤或经食管镜及拉网检查发现而常规检查未发现者和食管癌普查或常规检查疑有食管肿瘤及食管病变，但不能确诊者，应做双对比检查。

（5）疑有食管穿孔、食管气管瘘、吞咽动作失调、腐蚀性食管炎，用食管碘水检查。

**2.禁忌证**

（1）腐蚀性食管炎的急性炎症期。

（2）食管穿孔、食管静脉曲张大出血时。大出血后，检查时服用稀钡。

（3）食管气管瘘、食管纵隔瘘者，但此时确需检查，可用水溶性碘剂或碘油。

（4）完全肠梗阻者禁用钡剂检查。

（5）先天性婴幼儿食管闭锁者气管食管瘘或延髓性麻痹（球麻痹）者。

（6）对碘过敏者禁用碘水检查。

（7）心肺功能不全，重度衰竭的患者。

（8）抗胆碱药物禁忌者，不宜做双对比检查。

**3.护理要点**

（1）检查前的护理要点。①患者的评估：护士仔细阅读检查申请单，核对患者信息（姓名、性别、年龄、检查部位等），详细询问病史，评估患者病情，确认患者信息、检查部位、检查方式的正确。②消化道准备：检查前一般不需禁食，但进食后不宜立即进行食管检查，以免因有食物残渣黏附在黏膜上影响检查结果。贲门痉挛、食管裂孔疝、食管下端贲门部肿瘤者需禁食空腹；食管内食物潴留多时，造影前要尽量抽出。③环境准备：调节室内温度为 22 ℃～24 ℃，相对湿度40％～60％，保持环境清洁、整齐，冬天注意保暖。④心理准备与健康教育：加强与患者的沟通，给患者讲解食管吞钡（碘水）检查的目的、过程和注意事项及配合技巧。钡剂色白、气香、无味，碘剂无色透明、味略苦涩，检查时先让患者含一大口钡，在医师的指令下嘱咐患者一口咽下，同时进行摄片，含在口腔里的钡剂量不宜过多，避免吞下时呛咳；过少不能充分充盈食道黏膜；尽量全部吞下，避免喷出污染屏幕或衣物，造成照射伪影；吞下过程中，头尽量后仰，保持头部不动，以保证检查质量。⑤对比剂准备：稠钡剂，钡水比（3～4）∶1，调成糊状，约 40 mL；碘剂 40～50 mL。配制钡剂浓度应适宜，太浓导致患者吞咽困难，头部的摆动不便于食管的透视观察及摄片；太稀的钡剂使食管黏膜显影不充分，有可能导致小病灶的遗漏，造成漏诊；若为观察食管异物，可吞服钡棉，观察其钡棉搁置和挂住在异物上的特征。有梗阻者，用 40％～50％稀钡。⑥急救物品、药品、器材的准备：配备急救车、各种抢救药品、氧气筒、氧气枕、血压计、心电监护仪、吸痰器、平车、急救包等，定期检查，保持 100％完好无损。⑦碘水造影的患者检查前签署碘对比剂使用知情同意书。⑧指导或协助患者去除被检部位的金属物件及高密度伪影的衣物，以防止伪影的产生。

（2）检查中的护理要点：①再次核对患者信息。②协助患者进机房，让其取站立位，后背紧贴检查床，必要时用约束带固定患者于检查床上，避免检查床转动时患者跌倒。有引流管的应妥善固定，防止牵拉、脱落。③将准备好的钡剂放置在固定架上，便于患者取放。④再次交代检查中的注意事项及配合事宜。⑤先胸腹常规透视，再根据病情采用不同的体位，在医师的指令下吞服钡剂（碘剂）检查。⑥检查中注意观察患者的反应。

（3）检查后的护理要点：检查完毕后协助患者清洁口腔，根据病情嘱其多饮水，多食含粗纤维的食物，加速钡剂的排泄；同时告知患者次日解大便为白色，不用紧张；如排便困难者可使用缓泻剂和灌肠促进排便。碘水造影的患者需观察有无不良反应的发生。

**（二）上消化道钡剂（碘剂）检查患者护理要点**

上消化道造影是指从口咽至十二指肠水平部，包括食管、胃、十二指肠造影检查。

**1.适应证**

（1）食管：见食管吞钡（碘水）检查。

（2）胃：慢性胃炎、胃下垂、胃黏膜脱垂、胃排空延迟、胃癌、胃溃疡、贲门失弛缓症、胃食管反流、胃和十二指肠反流、胃空肠吻合狭窄。

（3）十二指肠：十二指肠壶腹炎、十二指肠球部溃疡、十二指肠憩室、肠系膜上动脉综合征、十二指肠手术后复查。

（4）先天性胃肠道异常者。

（5）腹上区肿块需明确与胃肠道的关系。

**2.禁忌证**

（1）见食管吞钡（碘水）检查禁忌证。

（2）急性胃肠道穿孔、急性胃肠炎者。

（3）急性胃肠道出血，一般在出血停止后 2 周，大便隐血试验阴性后方可检查。如临床急需检查，可在准备应急手术的条件下进行。

（4）肠梗阻，尤其是结肠梗阻者。但对单纯不全性或高位小肠梗阻，为明确原因可酌情用稀钡或碘剂检查。

**3.护理要点**

（1）检查前的护理要点。①患者的评估：护士仔细阅读检查申请单，核对患者信息（姓名、性别、年龄、检查部位等），详细询问病史，评估患者病情，确认患者信息、检查部位、检查方式的正确。②消化道准备：造影前 1 天不要服用含铁、碘、钠、铋、银等药物；造影前 1 天不宜多吃纤维类和不易消化的食物。造影前 1 天晚餐吃少渣、不易产气饮食，如稀饭等。禁食、水 6～8 h。③环境准备：调节室内温度为 20 ℃～24 ℃，相对湿度 40％～60％，保持环境清洁、整齐，关闭门窗。冬季注意保暖。④心理护理与健康教育：向患者讲解上消化道钡剂检查的目的、过程和注意事项，训练配合技巧。说明钡剂色白、气香、无味，碘剂无色透明、味略苦涩，检查时在医师的口令下吞服钡剂，可能会出现恶心、呕吐症状，深呼吸可以缓解；检查中体位会出现改变，如有不适及时告诉医务人员；检查后嘱患者多饮水，加速钡剂的排泄，同时告诉患者次日所排大便为白色，不用紧张。⑤对比剂准备：钡水比例为 1∶1.5，总量 60～100 mL 或碘水 60～100 mL。⑥急救物品、药品、器材的准备：配备急救车、各种抢救药品、氧气筒、氧气枕、血压计、心电监护仪、吸痰器、平车、急救包等，定期检查，保持 100％完好无损。⑦碘水造影的患者检查前签署碘对比剂使用知情同意书。⑧指导或协助患者去除被检部位的金属物件及高密度伪影的衣物，以防止伪影的产生。

（2）检查中的护理要点：①再次核对患者信息。②协助患者进机房，让患者背靠于检查床上，双手交叉上举拉住头顶固定环，用约束带固定患者。有引流管的应妥善固定，防止牵拉、脱落。③将准备好的钡剂放置在固定架上，便于患者取放。④再次交代检查中的注意事项及配合事宜。⑤按照医师指令吞服造影剂，依次进行各部位的摄片检查。⑥检查过程中密切观察患者的病情变化，发现异常及时处理等。⑦加强安全管理，防止体位改变引起不适或坠床。

（3）检查后的护理要点：同食管吞钡（碘水）检查。

### (三)全消化道钡剂(碘剂)检查患者护理要点

全消化道造影检查是从口咽至结肠,当对比剂到达回盲部时进行最后的摄片,检查结束,观察有无肠道梗阻,回盲部结核、肿瘤等。

1.适应证

(1)同食管吞钡(碘水)检查适应证。

(2)同上消化道钡剂(碘水)检查适应证。

(3)怀疑小肠炎症和肿瘤者。

(4)不明原因的腹痛、腹胀、腹泻者。

(5)胃肠道出血经胃、十二指肠及结肠检查阴性而怀疑出血来自小肠者。

2.禁忌证

(1)同食管吞钡(碘水)检查禁忌证。

(2)同上消化道钡剂(碘水)检查禁忌证。

3.护理要点

(1)检查前的护理要点。①对比剂准备:钡水比1:1.2,量约100 mL,加入甲氧氯普胺粉剂20～130 mg,或碘剂100～120 mL。②其他同上消化道钡剂检查。

(2)检查中的护理要点:①检查后告知患者下次摄片的时间,嘱患者多走动或取右侧卧位,以促进对比剂尽快到达回盲部。②其他同上消化道钡剂检查。

(3)检查后的护理要点:同食管吞钡(碘水)检查。

### (四)钡灌肠检查护理要点

钡灌肠即从肛门插入一根肛管,利用灌肠机灌入钡剂,再通过X线检查,可用于诊断结肠占位、肠息肉、炎症、溃疡、梗阻、先天性巨结肠等病变,也可作为下消化道内镜检查的补充检查。

1.适应证

(1)结肠肿瘤、息肉、溃疡、憩室、结核等器质性病变及腹腔肿瘤。

(2)肠梗阻:鉴别低位小肠梗阻与结肠梗阻。

(3)肠套叠(有一定的治疗作用,但要注意套叠的时间,避免肠道因长时间缺血而坏死,灌肠时压力过大而穿孔)。

(4)结肠先天性异常如巨结肠等。

2.禁忌证

(1)结肠活动性大出血、穿孔、坏死。

(2)急性阑尾炎、急性肠炎或憩室炎者。

(3)妊娠期妇女。

(4)结肠病理活检后(24 h内)。

(5)心力衰竭、呼吸衰竭等全身情况差者。

(6)高龄患者(相对禁忌)。

3.护理要点

(1)检查前的护理要点。①患者的评估:护士仔细阅读检查申请单,核对患者信息(姓名、性别、年龄等),详细询问病史、过敏史,评估患者病情,确认患者信息的正确。同时了解患者有无其他检查,如同时进行CT腹部检查,应安排患者先做CT,再做钡灌肠。②消化道准备:造影前2天不要服用含铁、碘、钠、铋、银等药物;造影前1天不宜多吃纤维类和不易消化的食物;造影前

1天晚上,吃少渣饮食,如豆浆、面条、稀饭等。禁食、水6～8 h。检查前排空大便,清洁灌肠后2～3 h行钡灌肠(若查巨结肠则无须洗肠)。③环境准备:调节室内温度22 ℃～24 ℃,相对湿度40％～60％,保持环境清洁、整齐,备好屏风和窗帘,保护患者的隐私,关闭门窗,注意保暖。④心理护理与健康教育:为患者及其家属讲解钡灌肠的目的、过程和注意事项。告知患者在灌钡肠的过程中,感到腹胀有便意时,尽量憋住,深呼吸可缓解,如不能耐受,请及时告知。检查中床会转动,不要紧张。⑤灌肠溶液准备:常用1:4的钡水悬浊液(800～1 000 mL水中加入150～200 g的硫酸钡)。成人每次用量800～1 000 mL,小儿200～500 mL。溶液温度39 ℃～41 ℃。⑥灌肠物品准备:灌肠机、肛管、血管钳、液状石蜡、棉签、卫生纸、纱布、手套、一次性中单、治疗巾、便盆、温度计。⑦急救物品、药品、器材的准备:配备急救车、各种抢救药品、氧气筒、氧气枕、血压计、心电监护仪、吸痰器、平车、急救包等,定期检查,保持100％完好无损。⑧指导或协助患者去除被检部位的金属物件及高密度伪影的衣物,以防止伪影的产生。

(2)检查中的护理要点:①再次核对患者信息,询问是否行清洁灌肠,评估患者的情况,有无高危因素。②携用物至检查床旁,解释操作目的、灌肠时的反应、配合要点及注意事项。③洗手、戴口罩;关闭门窗,打开屏风。④扶患者上检查床取左侧卧位,臀下垫一次性尿布,脱裤至膝部,将臀部移至床沿,双膝屈曲。用棉被遮盖患者胸、背、腹部及下肢,给患者保暖,注意保护患者隐私。⑤戴手套,将准备好的灌肠液充分搅拌后倒入灌肠机水封瓶内,连接好管道和肛管。用棉签蘸液状石蜡润滑肛管前端8～10 cm。⑥左手暴露肛门,用液状石蜡润滑肛门,右手持肛管轻轻插入肛门7～10 cm,嘱患者张口呼吸。⑦协助患者取平卧位,改变体位时注意防止肛管脱落(将肛管用钳子固定在床沿),嘱患者双手交叉抓住检查床上的铁环,用约束带固定好患者,防止坠床。⑧先行腹部透视,再行钡剂灌入及适当充气。正确使用灌肠机遥控器,设置灌肠压力为7～8 kPa;按压顺序,气泵→充气→压力→充钡→关充钡→关充气。⑨当钡剂充盈至回盲部时根据医师指示停止灌钡。⑩停止摄片后,解开约束带,用止血钳夹闭橡胶管,弯盘置于肛门前,左手暴露肛门,右手用纱布包住肛管并将其拔出,放入弯盘内,用纸巾擦净肛门,协助患者穿好衣裤,搀扶患者下检查床,嘱患者自行排便。⑪操作中的注意事项:插管时应轻柔,避免损伤直肠黏膜而引起出血与疼痛;妥善固定患者,避免床转动时患者从检查床上坠落或肢体撞伤;灌肠过程中严密观察患者神态、面色、呼吸,询问有无腹痛、腹胀等异常情况,及时发现、及时处理;观察钡剂灌入是否通畅,肛管有无打折、脱落等;严格掌握灌肠液的温度、量与灌肠的压力,温度过低易引起肠痉挛,过高易烫伤,量太少达不到回盲部,量太多会使腹内压过度增高。

(3)检查后的护理要点:①整理用物。②告知患者因钡剂不吸收,排出的大便为白色属正常现象,检查后2～7 d大便仍是白色。③检查后嘱患者立即上厕所,尽量排出注入直肠内的钡剂。为老年、体质虚弱、行动不便的患者提供移动的坐便器。④嘱患者多饮水,食粗纤维食物,促进钡剂的排出。若为长期便秘者,可使用缓泻剂或灌肠帮助排便,避免钡剂长时间遗留于肠道内形成钡石。

**(五)排粪造影检查护理要点**

排粪造影是一种检查肛门直肠部功能性疾病的新兴检查方法,是将一定量的钡糊注入被检者直肠内,在符合生理状态下对肛门直肠及盆底行静态和动态观察。如直肠黏膜脱垂、直肠套叠、直肠前突、会阴下降综合征、盆底痉挛综合征、子宫后倾、直肠癌术后和肛门成形术后功能观察等,也是决定治疗方式的可靠依据。

1.适应证

(1)临床上有排便困难、便秘、黏液血便、肛门坠胀、排便时会阴及腰骶部疼痛,而经临床指肛、钡灌肠和内镜检查未见异常者。

(2)大便失禁、直肠癌术后及肛门成形术后了解肛门直肠功能者。

2.禁忌证

(1)病重、体质弱、心肺功能衰竭者。

(2)肛门手术或外伤未痊愈者。

3.护理要点

(1)检查前的护理要点。①患者的评估:护士仔细阅读检查申请单,核对患者信息(姓名、性别、年龄等),详细询问病史、过敏史,评估患者病情,确认患者信息的正确。同时了解患者有无其他检查,如同时进行 CT 腹部检查,应安排患者先做 CT,再做排粪造影。②环境准备:调节室内温度 22 ℃～24 ℃,相对湿度 40％～60％,保持环境清洁、整齐,备好屏风和窗帘,保护患者的隐私,关闭门窗,注意保暖。③心理护理:讲解检查程序,帮助患者了解检查相关内容,消除紧张心理;了解患者在自制便桶上,X 线透视下进行排便有胆怯、羞愧、紧张的心理,不能正确用劲排便,钡糊排出不符合排粪要求,影响检查结果和诊断,多用激励性语言鼓励、肯定,避免用生硬、埋怨、责怪的语气。④健康宣教:检查前嘱患者排空小便,避免膀胱过度充盈压迫直肠,影响钡糊保留。检查前不需要做肠道准备,因为直肠通常处于空虚状态,对检查无影响。清洁灌肠后,直肠内残留液体将冲淡对比剂,使对比剂和直肠黏膜的黏附性降低,影响检查结果,因此不主张清洁灌肠;注入钡糊时,嘱患者收紧肛门,有便意时深呼吸,在医师的指导下排出钡糊,否则影响检查结果,在排钡糊时教会患者正确使用腹压;女性患者在检查结束后,要及时取出阴道内的标志物;对于排便困难的患者,可使用缓泻剂或灌肠促进钡剂排出,以免钡剂遗留于肠道,加重排便困难。⑤对比剂配制标准:250 mL 水＋35 g 医用淀粉＋1 袋(250 g)钡剂,先将医用淀粉加入冷水搅拌均匀,水沸腾后将搅拌均匀的医用淀粉缓慢倒入,加入过程中不断搅拌以免成块,直至形成均匀稠厚的糊状物再加入钡剂,加热至沸腾后冷却备用。⑥肛门和阴道标志物的制作:为使肛管显示清楚,用市售鸡肠线,缝制成约 3.5 cm 长有一定硬度的小条浸泡钡剂,放入肛管内以显示其轮廓,便于准确画出排便前的肛管轴线。女性患者,用一浸钡纱条放入已婚女性患者阴道内,以显示直肠阴道隔。⑦其他物品准备:注钡器、镊子、止血钳、肛管、液状石蜡、自制阴道标志物送入钢条、一次性手套、自制便桶、橡胶单、治疗巾、卫生纸、纱布等。⑧指导或协助患者去除被检部位的金属物件及高密度伪影的衣物,以防止伪影的产生。

(2)检查中的护理要点:①再次核对患者信息,评估患者的情况,有无高危因素。②携用物至检查床旁,解释操作目的、配合要点及注意事项。③洗手、戴口罩;关闭门窗,打开屏风。④扶患者上检查床取左侧卧位,臀下垫橡胶单和治疗巾,脱裤至膝部,将臀部移至床沿,双膝屈曲。用棉被遮盖患者胸、背、腹部及下肢,给患者保暖,注意保护患者隐私。⑤戴手套,润滑肛管前端。⑥左手暴露肛门,用液状石蜡润滑肛门,右手将肛管轻轻插入直肠 2～3 cm,嘱患者张口呼吸。⑦右手用止血钳固定肛管位置,避免脱出,医师抽吸钡糊后经肛管注入直肠。⑧注射完毕右手持止血钳夹闭肛管,用纱布包裹住肛管轻轻拔出。⑨肛门内放入标志物,女性患者放入阴道标志物(未婚、未育女性除外)。⑩协助患者标准侧位端坐于排便桶上,两足踏平,双腿并拢、双手放于膝盖处、两股骨平行,与身体纵轴呈直角,以显示耻骨联合下缘,照片要包括尾骨尖,否则测量不准,甚至无法测量。⑪在透视下分别摄片。⑫操作中的注意事项:钡糊配制时要有一定的浓稠度和可塑性,与正常粪便相似。太稀排泄太快不能很好显示直肠黏膜的情况,影响检查结果和准确性,太浓影响操作。对于排便极其困难的患者,钡糊可相对稀薄;详细询问女性患者有无婚史,未婚女性阴道内不能放置浸钡标志物;由于检查床过窄,患者转换体位时保护好患者,避免坠床;注射钡糊时,严密观察患者神志、面色、呼吸等,有便意时嘱患者深呼吸,收紧肛门,避免钡糊溢出,影响检查结果;插入肛管时,动作轻柔,避免损伤直肠黏膜。若患者肛周有痔(疮)或直肠脱出于肛门口,左手分开组织露出肛门口,再插入肛管。

(3)检查后的护理要点:①整理用物。②检查后嘱患者立即上厕所,尽量排出注入直肠内的钡剂。为老年、体质虚弱、行动不便的患者提供移动的坐便器。③嘱患者多饮水,食粗纤维食物,促进钡剂的排泄。

**(六)盆腔造影检查护理要点**

盆腔造影是在 X 线透视下,经右下腹穿刺点穿刺注射碘对比剂入盆腔内,以观察盆腔的解剖形态、轮廓,或结合排粪造影以诊断盆底功能性疾病。

**1.适应证**

(1)有排粪造影检查的适应证者。

(2)做过肛门直肠功能性疾病手术后症状仍不改善或没有改善者。

(3)有盆底沉重感、直立时背痛、卧位症状缓解者。

(4)直肠腹膜疝、间隔腹膜疝、阴道腹膜疝、网膜腹膜疝等。

**2.禁忌证**

(1)碘对比剂过敏者。

(2)腹膜炎、腹壁感染、腹膜粘连。

(3)尿潴留、肠道胀气、胃腹腔引流。

(4)出血体质。

(5)病重、体质弱、心肺功能衰竭者。

(6)肛门手术或外伤未痊愈者。

**3.护理要点**

(1)检查前的护理要点。①患者的评估:护士仔细阅读检查申请单,核对患者信息(姓名、性别、年龄等),详细询问病史、过敏史,评估患者病情,确认患者信息的正确。②环境准备:调节室内温度22 ℃～24 ℃,相对湿度40％～60％,保持环境清洁、整齐,备好屏风和窗帘。③心理护理与健康教育:护士主动与患者交流、沟通,关心、爱护患者。为患者及其家属讲解盆腔造影检查的目的、过程和注意事项。告知患者碘对比剂应用的安全性及相关不良反应,碘对比剂具有一定的浓度和黏度,注入腹腔易刺激腹膜,可能会引起腹痛。④对比剂的准备:碘对比剂20～30 mL,检查前详细询问相关用药史及过敏史,签署碘对比剂使用知情同意书。⑤检查前嘱患者排尽大小便。⑥急救物品、药品、器材的准备。

(2)检查中的护理要点。①再次核对患者信息,评估患者的情况,有无高危因素。②携用物至检查床旁,解释操作目的、配合要点及注意事项。③洗手、戴口罩,打开屏风,保护患者的隐私。④穿刺的护理:检查床倾斜45°,患者斜靠上面,穿刺部位选择在右下腹或肚脐下两横指处,严格无菌操作,以防腹腔感染。穿刺针头选择 9 号针头,穿刺不能过深或过浅,过深对比剂会进入肠腔;过浅则注入腹腔,使对比剂刺激腹膜引起疼痛。盆腔造影穿刺时应用无痛注射技术,解除患者的思想顾虑,分散其注意力,取合适体位,便于进针。注射时做到"二快一慢",即进针快、拔针快、推药速度缓慢并均匀,在 X 线的透视下注射对比剂 20～30 mL。⑤病情的观察:由于注射体位及穿刺部位的特殊性,患者有恐惧害怕的心理,在穿刺注射时,应严密观察患者的神志、面色、呼吸等,患者有无面色苍白、大汗淋漓等表现;与患者交流,鼓励患者表达,从患者的语言中进行病情的观察;在摄片过程中,患者若感觉不适可及时告诉医师。

(3)检查后的护理要点:①让患者在候诊室休息 30 min,观察有无腹痛、恶心、呕吐等症状。发现病情变化及时处理,并做好记录。②嘱患者多饮水,以促进对比剂的排泄。

### (七)膀胱造影检查护理要点

膀胱造影是运用导尿术注 100～150 mL 对比剂入膀胱内,以观察排尿形态动力学变化,主要用于排尿困难或尿失禁的患者查找病因。

1.适应证

(1)膀胱肿瘤、憩室、结石、结核、慢性炎症及其所伴随的挛缩。

(2)瘘管。

(3)膀胱功能性病变。

(4)脐尿管未闭、囊肿、输尿管反流,输尿管囊肿等先天性畸形。

(5)膀胱外压性病变。

2.禁忌证

(1)严重血尿。

(2)泌尿系统感染。

(3)尿路狭窄。

(4)碘对比剂过敏。

(5)严重的心、肝、肾功能不全及其他严重的全身性疾病。

3.护理要点

(1)检查前的护理要点。①患者的评估:护士仔细阅读检查申请单,核对患者信息(姓名、性别、年龄等),详细询问病史、过敏史,评估患者病情,确认患者信息的正确。②环境准备:调节室内温度 22 ℃～24 ℃,相对湿度 40％～60％,保持环境清洁、整齐,备好屏风和窗帘,以保护患者隐私。③签署碘对比剂使用知情同意书。④配制对比剂:碘剂∶0.9％氯化钠注射液＝1∶1,配制量 100～150 mL。⑤用物的准备:一次性导尿包、消毒剂、急救药品及物品。⑥心理护理与健康教育:护士主动与患者交流、沟通,关心、爱护患者。为患者及其家属讲解膀胱造影检查的目的、过程和注意事项。

(2)检查中的护理要点。①再次核对患者信息,评估患者的情况,有无高危因素。②携用物至检查床旁,解释操作目的、配合要点及注意事项。③医师洗手、戴口罩,打开屏风,保护患者的隐私。④体位的摆放:患者平卧于检查床上,臀下垫橡胶单及中单,脱下右裤腿,两腿分开放于检查床两侧,充分暴露会阴部;患者双手上举,握住头顶固定环。⑤插管的护理:插管时按照导尿术进行消毒,严格遵守无菌技术操作原则,动作轻柔;插管成功后,排空膀胱内的尿液,避免对比剂浓度的稀释造成膀胱及尿路显影的清晰度不够。⑥注入配制好的对比剂后先摄一张保留导尿管的影像片,再摄患者排尿形态的动力学变化。患者因紧张或自身疾病的原因排不出尿而无法观察时,应多鼓励患者。⑦病情的观察:注射碘对比剂时严密观察患者病情的变化,有无不良反应的发生。

(3)检查后的护理要点:检查结束后再次询问患者有无不适的异常感受,要求患者在候诊处休息 15～30 min,严密观察患者血压、心率、呼吸,防止迟发反应的发生。

**(八)四重造影检查护理要点**

四重造影即排粪造影、盆腔造影、膀胱造影和女性阴道内放置浸钡标志物四者结合同时造影。先盆腔造影,再行膀胱造影(不摄排尿动力学变化),最后结合排粪造影观察排便及排尿形态动力学变化。

**1.适应证**

除有排粪造影和盆腔造影适应证者外,同时伴有泌尿系统症状,如压力性尿失禁者。

**2.禁忌证**

同盆腔造影禁忌证,同时有膀胱、尿道炎者。

**3.护理要点**

(1)检查前的护理要点。①患者的评估:护士仔细阅读检查申请单,核对患者信息(姓名、性别、年龄、检查部位等),详细询问病史、过敏史,评估患者病情,确认患者信息、检查部位、检查方式的正确。②环境准备:调节室内温度 22 ℃～24 ℃,相对湿度 50%～60%,保持环境清洁、整齐,备好屏风和窗帘。③心理护理与健康教育:护士主动与患者交流、沟通,关心、爱护患者。为患者及其家属讲解四重造影检查的目的、过程和注意事项。告知患者碘对比剂应用的安全性及相关不良反应;碘对比剂具有一定的浓度和黏度,注入腹腔易刺激腹膜,可能会引起腹痛。④对比剂的准备:碘对比剂 20～30 mL;碘剂∶生理盐水=1∶1 比例配制 200 mL 备用。检查前详细询问相关用药史及过敏史,签署碘对比剂使用知情同意书。⑤检查前嘱患者排尽大小便。⑥急救物品、药品、器材的准备。⑦备一次性导尿包 1 个。

(2)检查中的护理要点。①再次核对患者信息,评估患者的情况,有无高危因素。②携用物至检查床旁,解释操作目的、配合要点及注意事项。③洗手、戴口罩,打开屏风,保护患者的隐私。④穿刺的护理:检查床倾斜 45°,患者斜靠上面,穿刺部位选择在右下腹或肚脐下两横指处,严格无菌操作,以防腹腔感染。穿刺针头选择 9 号针头,穿刺不能过深或过浅,过深对比剂会进入肠腔;过浅则注入腹腔,使对比剂刺激腹膜引起疼痛。盆腔造影穿刺时应用无痛注射技术,解除患者的思想顾虑,分散其注意力,取合适体位,便于进针。注射时做到"二快一慢",即进针快、拔针快、推药速度缓慢并均匀,在 X 线的透视下注射对比剂 20～30 mL 后行盆腔造影。⑤按导尿术放置尿管,排净尿液,从尿管注入配制好的对比剂 200 mL,拔出尿管。⑥按排粪造影的操作步骤注入钡糊,在肛门和阴道放置标志物。⑦协助患者标准侧位端坐于排粪桶上,左侧靠近荧光屏,双腿并拢,双手放于膝盖处。⑧在 X 线的透视下,同时进行尿路造影、排粪造影和阴道造影检查。⑨检查完毕,协助患者穿好裤子,再次查对患者。

(3)检查后的护理要点:①让患者在候诊室休息 30 min,观察有无腹痛、恶心、呕吐等不良反应。发现病情变化及时处理,并做好记录。②嘱患者多饮水,以促进对比剂的排泄。③嘱患者多食粗纤维食物,以便钡剂的排出,若为长期便秘的患者,可口服缓泻剂或灌肠帮助排便,避免钡剂长时间遗留于肠道内形成钡石。

## 二、特殊造影检查护理要点

### (一)T 管造影护理要点

胆总管探查或切开取石术后,在胆总管切开处放置 T 管引流,一端通向肝管,一端通向十二指肠,由腹壁戳口穿出体外,接引流带。在电视监视下经 T 管注入碘对比剂 20～30 mL(碘剂:生理盐水＝1:1),动态观察胆管有无狭窄、结石、异物,胆道是否通畅。

(1)询问患者有无碘过敏史,签署碘对比剂使用知情同意书。

(2)配制对比剂 20～30 mL,碘剂:生理盐水＝1:1。

(3)协助患者平卧于检查床上,身下垫一次性中单。

(4)妥善固定引流管、引流带,避免在检查床转动时导致 T 管脱出。

(5)妥善固定患者,但应避开 T 管及伤口处。

(6)先夹闭引流管,消毒引流管接口,再将配制好的对比剂注入胆管。

(7)告诉患者在注射对比剂时会感觉右上腹胀痛,对比剂放出后症状将减轻。

(8)检查结束后开放引流管 2～3 d,使对比剂充分排出。

**(二)窦道造影检查护理要点**

从已知瘘道口注射入对比剂,在电视监测下了解各种窦道的深度、宽度、走向及有无其他开口等。

(1)询问患者有无碘过敏史,签署碘对比剂使用知情同意书。

(2)根据窦道的部位,正确摆放体位,充分暴露窦道口以便于操作,身下垫一次性中单。

(3)根据窦道的深浅配制碘对比剂,碘剂:生理盐水＝1:1。

(4)严格按照无菌技术原则进行药物配制、消毒、注射。

(5)观察注射对比剂后有无不良反应发生。

**(三)静脉肾盂造影检查护理要点**

静脉肾盂造影是通过静脉注射碘对比剂后,对比剂经肾小球滤过排入尿路,使肾盂、肾盏、输尿管、膀胱显影的一种方法。此造影不但可以显示尿路的形态,还能了解肾的排泄功能。

1.造影前准备

(1)检查日前天晚上口服轻泻剂,清除肠内积粪和积气。

(2)检查日早晨禁食。

(3)造影前患者排尿,使膀胱空虚。

(4)询问患者有无碘过敏史,签署碘对比剂使用知情同意书。

(5)选择合适的血管建立静脉通道,可用留置针或头皮针。

(6)准备好急救物品及药品。

2.检查方法

(1)造影前先摄尿路平片用以对照。

(2)在腹部两侧,输尿管前方各置一棉垫,用压迫带压紧。

(3)注射对比剂后 5 min、15 min、30 min、40 min 各摄取前后卧位片 1 张,如肾功能延迟,需在 1～2 h或以后再行摄片。前 2 张主要摄取肾盂肾盏影像,摄取第 3 张图像时,将压迫带取下,摄取全尿路影像,最后摄取膀胱充盈像。

(4)检查中观察患者有无异常反应。

(5)检查后观察患者 30 min 且无不适方可离开。

**(四)乳腺导管造影检查护理要点**

乳腺导管造影术是将对比剂注入乳腺导管后进行钼靶摄片,根据对比剂分布形态,来显示病变性质和部位的一种检查方法。主要用于乳头溢血、溢液的检查。

(1)询问患者有无碘过敏史,签署碘对比剂使用知情同意书。

（2）患者取坐位或仰卧位,患乳常规消毒,清除乳头分泌物至清晰暴露乳孔。戴无菌手套挤捏乳晕后方使溢液挤出,以确定造影乳孔。

（3）一手固定乳头并轻微上提,用 4 号半注射器针头（尖端磨平）慢慢插入乳管内 1～1.5 cm;缓慢推入对比剂 0.5～1 mL 后拔出针头,擦净溢出对比剂即行轴、侧位摄片各 1 张,摄片时轻度加压,以免对比剂溢出。完毕后嘱患者挤压乳房使对比剂尽量挤出。

（4）检查时注意事项:①注射对比剂时应谨慎,切勿将小气泡注入导管。②注射对比剂要适量,一般 0.5～1 mL 即可。量多易渗透腺泡,致导管显示不清;量少小分支导管和末叶腺泡未能充盈,显示不够,造成误诊。注入对比剂的具体剂量应以术者感觉压力增大同时患者感觉胀痛时终止为宜,应避免压力过大使对比剂进入腺泡而造成患者痛苦。③乳腺导管针进入导管,患者不会有剧烈疼痛感,缓慢注入对比剂后,患者可有轻度胀感。若有明显胀感或胀痛,胀感消失,则可能为导管破裂,对比剂进入间质,故术者应避免过大、过快增加压力。若注射对比剂时术者发现有阻力,患者发生剧烈疼痛,则表示插管不当,人为造成一假道,此时应立即停止注射,拔出针头。

（5）检查后询问患者有无不适,观察 30 min 后方可离开。

（张春晓）

# 第三节　MRI 检查的护理

## 一、MRI 检查护理

### （一）MRI 普通检查护理

**1.检查前护理**

（1）患者预约:患者凭检查信息通过影像储存和传输系统（PACS）进行预约、登记确认。正确留取患者身高、体重,并记录在申请单上。

（2）检查分检:护士或登记员根据检查信息进行分检,指导患者到相应地点等待检查。

（3）评估核对:护士仔细阅读检查申请单,核对患者信息（姓名、性别、年龄、检查部位等）,详细询问病史,明确检查目的和要求;评估患者病情,确认患者信息、检查部位、检查方式的正确;对检查目的要求不清的申请单,应与临床申请医师核准确认。

（4）风险筛查:确认受检查者无 MRI 检查绝对禁忌证,患者进入机房前需将身上一切金属物品摘除,包括义齿、钥匙、手表、手机、发夹、金属纽扣,以及磁性物质和电子器件。安置有金属节育环的盆腔受检查者,应嘱其取环后再行检查;由于某些化妆品含有微量金属,必要时检查之前卸妆。

（5）消化道准备:腹部脏器检查者于检查前 6～8 h 禁食、禁水;做盆腔检查者禁止排尿（膀胱内保持少量尿液）;并进行严格的呼吸训练。

（6）心理护理和健康宣教:介绍检查的目的、禁忌证、适应证、注意事项、配合、环境及机器情况,过度焦虑紧张可由家属陪同（筛查有无焦虑症、恐惧症等）。告知患者扫描检查大概所需的时间,磁场工作时会有嘈杂声响或发热,均属正常,扫描过程中平静呼吸,不得随意运动,以免产生运动伪影（如吞咽动作易导致颈、胸部检查时出现运动伪影,眨眼和眼球运动易导致头颅、眼眶等检查时出现运动伪影,腹部运动过于明显易导致盆腔检查时出现运动伪影等)。若有不适,可通过话筒和工作人员联系。

(7)对于咳嗽的患者检查前遵医嘱止咳后再安排检查。

(8)婴儿检查前0.5 h不可过多喂奶,防止检查时溢乳导致窒息发生。需行监测麻醉者需禁食、水4～6 h。

(9)镇静准备:对小儿、昏迷、躁动、精神异常的受检者,应在临床医师指导下适当给予镇静处理(10％水合氯醛、苯巴比妥钠、监测麻醉等)。

2.检查中护理

(1)体位设计:按检查部位要求设计体位,安放线圈,指导患者保持正确的姿势,确保体位不动。严禁患者体位在体内形成回路(两手不能交叉放在一起,双手不与身体其他部位的皮肤直接接触,其他部分的裸露皮肤也不能相互接触,以免产生回路),同时患者皮肤不能直接触碰磁体内壁及各种导线,防止患者灼伤。

(2)患者沟通:再次告诉患者检查时间、设备噪声和发热现象。有特殊需要的患者给予保暖,防止患者着凉。

(3)听力保护:提供听力保护装置(比如耳塞、棉球或 MRI 专用耳麦等),保护受检者听力。

(4)观察病情:检查中注意观察患者有无异常反应。

(5)检查结束后询问患者情况,协助下检查床。

3.检查后护理

告知患者及家属取片与报告的时间及地点。

**(二)MRI 增强检查护理**

MRI 增强扫描可提供更多的诊断信息,可显示微小病灶,能够更清晰地分辨病灶的性质及范围,有助于明确诊断和鉴别诊断。磁共振增强扫描成功与否直接影响到疾病的诊断,患者配合的好坏是扫描成功的关键因素之一,全程有效的护理干预不但能保证患者安全,而且有利于提高图像质量和诊断效果。

1.检查前的护理

(1)患者预约:患者凭检查信息通过 PACS 系统进行预约、登记确认;正确记录患者身高、体重,并记录在申请单上,便于计算注射对比剂使用量。

(2)评估核对:护士仔细阅读检查申请单,核对患者信息(姓名、性别、年龄、检查部位、检查设备等),详细询问病史(既往史、检查史、用药史、现病史、过敏史等),明确检查目的和要求;评估患者病情,筛选高危人群;确认患者信息、检查部位、检查方式的正确。对检查目的要求不清的申清单,应与临床申请医师核准确认。

(3)心理护理和健康宣教:在常规宣教的基础上重点告知增强检查的目的及注意事项、合理水化的重要性,注射对比剂后可能出现的正常现象(口干、口苦、口腔金属味、全身发热、有尿意等)和不良反应(如恶心、呕吐、皮疹等),进行针对性护理,消除患者紧张、焦虑的不良情绪。

(4)必要时镇静:对小儿、昏迷、躁动、精神异常的受检者,应在临床医师指导下适当给予镇静处理(10％水合氯醛、地西泮、监测麻醉等)。

(5)建立静脉通道:认真评估血管,安置22 G留置针;嘱患者等待中穿刺侧肢体制动,防止留置针脱出。

(6)指导患者或家属签署钆对比剂使用知情同意书。对于危重患者,原则上不做增强检查,如果特别需要,必须由有经验的临床医师陪同。

(7)急救准备:因 MRI 设备的特殊性,应在 MRI 检查室隔壁设立抢救室,常备各种急救药品和仪器,固定放置,定期查对。护理人员应熟悉抢救药品的药理作用、常用剂量及使用方法,熟练使用抢救器械。若患者发生了对比剂不良反应,应及时地进行抢救。并向临床医师说明发生意外不能在机房内实施抢救,必需转移到抢救室处理。

(8)其他内容参照 MRI 普通检查。

2.检查中的护理

(1)再次沟通:告诉患者检查时间、设备噪声、发热现象以及注射对比剂后可能出现的反应,减轻患者紧张情绪;有特殊需要的患者给予保暖,防止患者着凉。

(2)确保静脉通畅:按要求抽吸钆对比剂,连接高压注射器管道,试注水,做到"一看二摸三感觉四询问";确保高压注射器、血管通畅。

(3)严密观察:注射对比剂时密切观察患者有无局部和全身症状,防止不良反应的发生,及时发现、及时处理。

(4)检查结束后询问患者情况,评估有无不适,协助下检查床。

(5)指导患者到观察区休息 15~30 min,如有不适及时告知护士。

(6)其他参照 MRI 普通检查。

3.检查后的护理

(1)定时巡视:准备护士定时巡视观察区,询问患者有无不适,及时发现不良反应。

(2)合理水化:MRI 对比剂的半衰期为 20~100 min,24 h 内约有 90% 以原型在尿液中排出。若病情允许,指导患者进行水化(100 mL/h)以利于对比剂的排出,预防肾源性系统纤维化(NSF)的发生。

(3)观察 15~30 min 患者无不适后方可拔取留置针,指导正确按压穿刺点,无出血方可离开观察区。

(4)告知患者回家后继续观察和水化,如有不适及时电话联系。

(5)发生不良反应的处理方法请参照钆对比剂预防与处理的相关内容。

(6)其他参照 MRI 普通检查。

## 二、MRI 常见部位检查护理要点

### (一)头部 MRI 检查护理要点

头部 MRI 检查包括颅脑、鞍区、内听道、眼部、鼻旁窦、鼻咽、颅底、腮腺、内耳等部位。

1.检查前准备要点

参照 MRI 普通或增强检查。

2.检查中护理要点

(1)线圈选择:头部专用线圈。

(2)体位设计:患者仰卧在检查床上,头先进,头置于线圈内,人体长轴与床面长轴一致,双手置于身体两旁或胸前。头颅正中矢状面尽可能与线圈纵轴保持一致,并垂直于床面。

(3)成像中心:颅脑、鞍区以眉间线位于线圈横轴中心;内听道、鼻旁窦、鼻咽、颅底、腮腺、内耳以鼻根部位于线圈横轴中心;眼部以眶间线位于线圈横轴中心。即以线圈中心为采集中心,锁定位置,并送至磁场中心。

（4）制动并保护眼部：嘱患者保持头部不动，平静呼吸，眼球检查时嘱患者闭眼，双眼球不能转动，避免产生运动伪影。对于眼睑闭合不全的患者，可用纱布遮盖患者双眼。

（5）其他参照 MRI 普通或增强检查。

3.检查后护理要点

参照 MRI 普通或增强检查。

**（二）颈部 MRI 检查护理要点**

颈部 MRI 检查包括颈部软组织、颈部血管成像、喉及甲状腺。

1.检查前准备要点

参照 MRI 普通或增强检查。

2.检查中护理要点

（1）线圈选择：颈部专用线圈。

（2）检查体位：患者仰卧在检查床上，头先进，颈部置于线圈内，人体长轴与床面长轴一致，双手置于身体两旁或胸前。头颅正中矢状面尽可能与线圈纵轴保持一致，并垂直于床面。

（3）成像中心：线圈中心对准甲状软骨，移动床面位置，使十字定位灯的纵横交点对准线圈纵横轴中点。即以线圈中心为采集中心，锁定位置，并送至磁场中心。

（4）嘱患者保持安静，平静呼吸，叮嘱患者尽量避免咳嗽或吞咽，以免产生伪影影响图像质量。确实无法控制咳嗽时，可在扫描间隙期进行动作（即机器没声音时）。

（5）其他参照 MRI 普通或增强检查。

3.检查后的护理要点

参照 MRI 普通或增强检查。

**（三）胸部 MRI 检查护理要点**

1.检查前准备要点

（1）呼吸训练：正确指导患者呼吸训练，耐心解释说明屏气重要性，使患者在实际检查过程中适应憋气扫描。

（2）其他内容参照 MRI 普通或增强检查。

2.检查中护理要点

（1）线圈选择：体表线圈或者专用心脏线圈。

（2）体位设计：患者仰卧在检查床上，头先进，人体长轴与床面长轴一致，双手置于身体两旁。

（3）成像中心：线圈中心对准胸部中点（胸骨柄切迹与剑突连线中点和正中矢状面），移动床面位置，使十字定位灯的纵横交点对准线圈纵横轴交点对准胸部中点，即以线圈中心为采集中心，锁定位置，并送至磁场中心。

（4）呼吸控制：呼吸门控放置于呼吸动度最大处，如呼吸动度过大，可加用腹带捆绑以限制患者的呼吸。

（5）在检查过程中，叮嘱患者尽量避免咳嗽或吞咽。

（6）其他参照 MRI 普通或增强检查。

3.检查后护理要点

参照 MRI 普通或增强检查。

**（四）冠状动脉 MRI 检查护理要点**

冠状动脉 MRI 受到心跳、呼吸等各种生理运动的影响，其成像质量与这些生理参数的控制密切相关,而患者在检查中的配合也至关重要。

1.检查前准备要点

(1)指导呼吸训练:呼吸运动是影响呼吸导航采集率的关键因素,直接影响图像的采集速度和质量。告知患者浅慢、均匀呼吸,避免深呼吸是冠状动脉检查成功的关键环节。耐心解释说明屏气重要性,使患者在实际检查过程中适应憋气扫描。

(2)控制心率:心率过快引起伪影是影响磁共振冠状动脉成像的主要因素之一,适当控制心率<75 次/分钟有助于减轻或消除冠状动脉的运动伪影。必要时给予 β 受体阻滞剂(美托洛尔)口服,适当降低心率。

(3)其他参照 MRI 普通或增强检查。

2.检查中护理

(1)线圈选择:体表线圈或者专用心脏线圈。

(2)体位设计:患者仰卧在检查床上,头先进,人体长轴与床面长轴一致,双手置于身体两旁。

(3)成像中心:线圈中心对准胸部中点(胸骨柄切迹与剑突连线中点和正中矢状面),移动床面位置,使十字定位灯的纵横交点对准线圈纵横轴交点对准胸部中点。即以线圈中心为采集中心,锁定位置,并送至磁场中心。

(4)安放电极:嘱患者保持体位不动,心脏检查者正确安放电极,右上电极(黄色)放右锁骨中线,左上电极(绿色)左侧第 2 肋间,左下电极(红色)放心尖处。告知患者在扫描过程中体表线圈和身体下矩阵线圈有发热感,属正常现象。

(5)呼吸控制:呼吸门控放置于呼吸动度最大处。如呼吸动度过大,可加用腹带捆绑以限制患者的呼吸。

(6)其他参照 MRI 普通或增强检查。

3.检查后护理

参照 MRI 普通或增强检查。

**(五)乳腺 MRI 检查护理要点**

MRI 是目前诊断乳腺疾病重要的检查手段,但是由于其检查环境的特殊性、检查时间长、俯卧位,以及检查中需动态增强等因素导致患者不舒适,而影响图像质量。因此检查前护士准备质量、检查中患者的配合程度是检查成功与否的关键因素。

1.检查前准备要点

(1)更换开式检查服或病员服。

(2)建立静脉通道:选择适宜的注射部位,建立静脉留置针,保持畅通。

(3)心理护理和健康教育:重点向患者说明乳腺检查时间,俯卧位可能导致体位不舒适、胸部及面部皮肤的压迹,如有其他特殊不适,请及时告诉技师。

(4)乳管内乳头状瘤的患者可有乳头溢液的现象,溢液通常是血性、暗棕色或者黄色液体,会污染内衣,在检查前协助患者用温水拭去外溢的分泌物,避免污染检查线圈,必要时在线圈内铺上治疗巾。

(5)乳腺囊性增生症主要是由于女性体内雌、孕激素比例失调,临床突出表现是乳房胀痛和肿块,疼痛与月经周期有关,在月经前疼痛加重。可以采用预约检查,也就是错过周期性疼痛的时间进行检查。

(6)其他参照 MRI 普通或增强检查。

2.检查中护理要点

(1)线圈选择:乳腺专用线圈。

(2)体位设计:取俯卧位,将头置于专用海绵圈内,双乳自然悬垂入线圈内。双手上举或放身体两旁,膝部、足部垫上软枕以起到支撑作用。乳腺癌及乳腺纤维腺瘤患者如疼痛感明显,采用俯卧位同时把乳腺线圈的头侧垫高15°～30°,以防止乳腺过度受压引起疼痛,尽量让患者保持舒适的体位,嘱患者保持体位不动。

(3)成像中心:线圈中心对准双乳头连线,移动床面位置,即以线圈中心为采集中心,锁定位置,并送至磁场中心。

(4)检查中注意保护患者的隐私。

(5)对乳腺癌术后体质虚弱的患者,检查中技师与护士重点观察呼吸情况,发现异常应及时处理。

(6)其他参照 MRI 普通或增强检查。

3.检查后护理

参照 MRI 普通或增强检查。

**(六)腹部 MRI 检查护理要点**

腹部 MRI 检查包括肝、胰腺、肾、前列腺、女性盆腔、尿路造影。

1.检查前准备要点

(1)消化道准备:腹部检查前需禁食、水6～8 h,尿路造影检查前12 h禁食、禁水,排便,禁服促进肠液分泌药物,如泻药等。

(2)正确指导呼吸训练:耐心解释说明屏气重要性,训练方式为深吸气-屏气-呼气,告知患者在扫描时需数次屏气,每次吸气幅度保持一致。另外,训练患者屏气最长时间达22 s,使患者在实际检查过程中适应憋气扫描。对一些屏气较差的患者,可采取加腹带及捏鼻的方法,使其被动屏气,也可获得很好的效果。

(3)盆腔检查者需要憋小便使膀胱充盈以便更好地显示盆腔脏器,女性在盆腔 MRI 检查前需取掉节育环。

(4)其他参照 MRI 普通或增强检查。

2.检查中护理要点

(1)线圈选择:体表线圈。

(2)体位设计:患者仰卧在检查床上,取头先进,体线圈置于腹部并固定于床沿,人体长轴与床面长轴一致,双手置于身体两旁或双手上举。

(3)成像中心:肝、胰腺线圈中心对准脐与剑突连线中点,肾、肾上腺线圈中心对准脐中心,盆腔线圈中心对准脐和耻骨联合连线中点,前列腺线圈中心对准脐和耻骨联合连线下1/3处前列腺中点。移动床面位置,开十字定位灯,使十字定位灯的纵横交点对准脐与剑突连线中点。即以线圈中心为采集中心,锁定位置,并送至磁场中心。

(4)其他参照 MRI 普通或增强检查。

3.检查后护理

参照 MRI 普通或增强检查。

### (七)胰胆管水成像(MRCP)护理要点

**1.检查前准备要点**

(1)消化道准备:禁食、禁水 6 h,可使胆胰管充分扩张,管壁显示清晰。

(2)对比剂准备:检查前 15 min 左右饮温开水 300 mL 加枸橼酸铁铵泡腾颗粒铁剂 3 g (0.6 g 1 包),或 100 mL 温开水中加入 1~2 mL 静脉用钆喷酸葡胺口服,目的在于抑制周围肠道水信号,使十二指肠充盈良好,从而使十二指肠壶腹及乳头显示清晰,能更准确地判断该处是否存在梗阻占位病变。

(3)减少胃肠道蠕动:必要时检查前 10~15 min 肌内注射山莨菪碱注射液 10 mg,以减少胃肠道的蠕动,避免出现运动性伪影。

(4)呼吸训练:于检查前训练患者屏气(深吸气-屏气-呼气),告知患者在扫描时需数次屏气,每次吸气幅度保持一致。另外,训练患者屏气最长时间达 22 s,使患者在实际检查过程中适应屏气扫描,清晰显示胰胆管的结构及十二指肠的形态。耐心说明屏气的重要性,如屏气不成功,会影响图像质量与诊断。

(5)必要时镇静或镇痛:胆胰疾病的患者伴有不同程度的疼痛,对于耐受力差的患者,必要时按医嘱给予镇痛药或镇静药,以解除疼痛,防止过度疼痛影响检查质量。

(6)其他参照 MRI 普通或增强检查。

**2.检查中的护理要点**

(1)线圈选择:体表线圈。

(2)体位设计:患者仰卧在检查床上,头先进,体线圈置于腹部并固定于床沿,人体长轴与床面长轴一致,双手置于身体两旁或双手上举。

(3)成像中心:线圈中心对准脐与剑突连线中点,移动床面位置,开十字定位灯,使十字定位灯的纵横交点对准脐与剑突连线中点。即以线圈中心为采集中心,锁定位置,并送至磁场中心。

(4)患者制动:嘱患者在检查中避免咳嗽及身体运动,以免造成运动伪影。对于精神紧张的患者,此时再次耐心指导患者检查时如何配合,允许家属陪同,并采取腹部加压,盖上软垫或床单,以减少伪影的产生。

(5)对一些屏气较差的患者,可采取加腹带及捏鼻的方法,使其被动屏气,也可获得很好的效果。

(6)其他参照 MRI 普通或增强检查。

**3.检查后的护理要点**

参照 MRI 普通或增强检查。

### (八)脊柱及四肢关节 MRI 检查护理

脊柱 MRI 检查包括颈椎、胸椎、腰椎、骶椎、髋关节,四肢关节包括肩关节、肘关节、腕关节、膝关节、踝关节等。

**1.检查前准备要点**

参照 MRI 普通或增强检查。

**2.检查中护理要点**

(1)线圈选择:根据不同的部位选择相应的线圈。颈椎选用颈线圈,胸椎、腰椎、骶椎、髋关节选用体表线圈,肩关节选用专用肩关节线圈,四肢关节选用专用四肢关节线圈。

(2)体位设计:脊柱 MRI 患者仰卧在检查床上,头先进,人体长轴与床面长轴一致,双手置于身体两旁。四肢关节 MRI 根据相应线圈和机器选择合适的检查体位。患者取仰卧位,用海绵垫垫平被查肢体并用沙袋固定,使患者舒适易于配合。单侧肢体检查时,尽量把被检侧放在床中心。可用体线圈行两侧肢体同时扫描,以便对照观察,或用特殊骨关节体表线圈。

(3)成像中心:颈椎成像中心在喉结处,胸椎对准双锁骨连线处,腰椎对准脐上两横指;肩关节对准喙突,下肢以踝关节为中心,膝关节以髌骨为中心,四肢关节成像中心应根据不同的关节部位而定。

(4)其他参照 MRI 普通或增强检查。

3.检查后护理要点

参照 MRI 普通或增强检查。

## 三、特殊患者 MRI 检查护理要点

### (一)老年患者 MRI 检查护理要点

老年患者因机体器官功能逐渐减退,身体贮备能力下降,加上本身疾病因素、心肺功能不全、环境改变、MRI 噪声的影响,部分患者会出现紧张、焦虑、恐惧等不良情绪,给 MRI 检查带来了一定困难。因此,认真做好老年患者 MRI 检查前准备是检查成功的关键。

1.检查前准备要点

(1)患者评估:阅读申请单,评估患者病情、配合程度、精神状态,增强者重点评估过敏史和肾功能情况。仔细询问有无 MRI 禁忌证,因老年患者体内接受置入物的相对频率较高,常见的有冠状动脉支架、人造心脏瓣膜、血管夹、人工耳蜗、胰岛素泵等,对此类患者除详细阅读 MRI 申请单外,还需向患者及家属进一步核实,发现有疑问应及时与临床医师核实,确认体内置入物是非铁磁性材料方可进行检查。对携带动态心电图的患者择日安排检查。

(2)心理护理与健康教育:向患者及家属交代 MRI 检查环境、设备噪声特点、检查时间等,组织患者观看视频,了解整个检查过程,消除患者焦虑、紧张、恐惧的心理,使者愿意接受 MRI 检查。要求患者检查过程中制动,任何轻微的动作如咳嗽、吞咽、喘息等均会造成图像伪影;嘱患者平稳呼吸,手握报警球,如有不适随时与医护人员沟通。

(3)呼吸训练:胸腹部检查需使用呼吸门控、心电门控及屏气扫描技术,老年患者反应迟缓、听力差,检查前需反复进行呼吸训练,对屏气扫描者要求扫描前深呼吸 3～5 次,吸气末进行屏气,尽可能延长屏气时间。必要时由家属协助患者完成呼吸训练。

(4)检查前排空膀胱。

(5)必要时镇静。

(6)其他参照 MRI 普通或增强检查。

2.检查中的护理要点

(1)体位设计:上检查床时,护士与技师注意搀扶患者,防止跌倒。

(2)专人陪同:必要时检查中专人陪同患者完成检查。

(3)患者监测:危重患者检查时启用心电门控或使用 MRI 专用指夹式脉搏血氧仪,监测生命体征的变化。必要时氧气枕低流量吸氧,保持呼吸道通畅。扫描过程中严密观察患者情况,话筒开放,随时询问有无不适。

(4)注意保暖:由于扫描房间温度较低,防止受凉引起咳嗽。

(5)告知患者检查时一定要保持不动,防止移动体位和咳嗽等动作。

（6）其他参照 MRI 普通或增强检查。

3.检查后的护理要点

（1）检查结束后询问、观察患者有无不适，协助患者下检查床，做到"一动、二坐、三下床"。"一动"就是检查结束时四肢活动；"二坐"是在"一动"的基础上缓慢坐起；"三下床"是指扶患者下床并至安全位置休息以防跌倒，同时避免因体位突然改变引起不适。

（2）其他参照 MRI 普通或增强检查。

**（二）幽闭症患者 MRI 检查护理要点**

幽闭恐惧症是指患者被幽闭在限定空间内的一种病态恐惧，是一种心理疾病，在 MRI 检查过程中经常可以遇到（占 5%～10%），部分患者主动放弃检查。产生原因为 MRI 扫描仪中央孔洞幽闭狭长、光线暗淡、视野受限、扫描中噪声刺激、活动受限、较长的检查时间和担心检查结果不好。曾有神经系统病变、肥胖、心肺疾病的患者发生率较高。因此，针对性地做好幽闭恐惧症患者检查的全程管理是检查成功的关键。

1.检查前准备要点

（1）患者评估：阅读申请单，评估患者病情、配合程度、精神状态。对曾有幽闭恐惧症病史的患者，护士应了解其发生过程、发生程度、临床表现、检查结果等，做到心中有数。

（2）心理护理与健康教育：检查前多与患者沟通，简单介绍 MRI 原理及步骤，如检查环境、MRI 扫描孔径的大小、噪声强度、检查时间等，组织患者观看健康教育视频，使患者了解整个检查过程及配合方法。必要时让已检查成功的患者介绍检查中的体会。

（3）熟悉环境：检查前让患者进检查室观看其他患者的检查过程，感受一下 MRI 噪声的特点，测试患者是否能承受。

（4）演示报警球的使用方法。机房播放轻音乐，分散患者注意力。

（5）药物控制：经准备仍无法完成检查者，在患者及家属同意后遵医嘱使用镇静药。

（6）其他参照 MRI 普通或增强检查。

2.检查中配合要点

（1）抚摸患者的肢体：可让家属陪同一起进入扫描室，让家属握住患者的手或抚摸患者的肢体使其有安全感。

（2）随时沟通：医务人员在检查时可通过话筒和患者保持通话，让患者感觉到近距离的接触，心情自然会放松。

（3）保护听力：让患者戴上耳塞，播放舒缓的音乐。

（4）改变体位：如仰卧位改为俯卧位，头先进改为足先进等。

（5）必要时吸氧：对检查前诉有头晕、胸闷、心悸者可给予氧气袋低流量吸氧。

（6）患者进入磁体腔之前嘱其闭上眼睛或戴上眼罩使患者不知道自己在密闭环境中，或者让受检者俯卧位抬高下巴，使其可以看到磁体腔外的环境，同时在磁体内安装反光镜，可以使患者看到磁体外的环境，分散患者的注意力。

（7）打开扫描孔内的灯，增加空间感。

（8）操作者要技术娴熟，定位准确，合理缩短检查时间，必要时可采用快速成像序列以缩短扫描时间。

（9）其他参照 MRI 普通或增强检查。

3.检查后的护理要点

（1）检查完后立即将患者退出检查床，同患者交谈，给予鼓励、表扬等，缓解其紧张、恐惧、焦虑心理。

（2）其他参照 MRI 普通或增强检查。

### （三）气管切开患者 MRI 检查护理要点

气管切开患者由于丧失了语言交流及呼吸道完整性，气道内分泌物多，检查时平卧位导致分泌物不易排出，而引起呛咳、呼吸不畅、缺氧等症状，使患者无法顺利完成检查，因此做好气管切开患者 MRI 检查全程的气道管理非常重要。

1.检查前准备要点

（1）患者预约：开设绿色通道，临床医师确定患者是否能完成 MRI 检查，提前将检查信息传至 MRI 室，提前电话通知并送入检查单。迅速阅读检查单，提前录入患者信息，确认患者到达时间。

（2）评估核对：患者到达检查室快速核查信息、评估病情（生命体征、意识、呼吸道是否通畅、有无气道危险）、配合程度等，详细询问病史（手术史、检查史、过敏史），筛选高危人群。将金属套管更换为一次性塑料套管，并妥善固定。

（3）患者沟通：可采用笔、纸、写字板等工具，让患者将自己的感受、想法写出来进行交流。对于文化层次比较低的患者，仔细观察患者的表情、手势，并鼓励其重复表达，与家属配合能起到很好的交流及配合作用。

（4）清理呼吸道：进入 MRI 检查室前充分吸氧、吸痰，保持呼吸道通畅，防止检查时患者呛咳导致检查失败。

（5）备好氧气袋持续给氧，维持有效的血氧饱和度。

（6）其他参照 MRI 普通或增强检查。

2.检查中护理要点

（1）体位设计：由医师、技师与护士共同将患者转移到检查床，动作要轻，将头放于舒适的位置，避免咳嗽。

（2）专人陪同：由医师、护士或家属陪同患者完成检查。

（3）患者监测：检查时启用心电门控或使用 MRI 专用指夹式脉搏血氧仪，监测生命体征的变化。必要时给予氧气枕低流量吸氧，保持呼吸道通畅。扫描过程中严密观察患者情况，发现异常立即处理。

（4）注意保暖：由于扫描房间温度较低，防止患者因受凉引起咳嗽。

（5）对于清醒的患者告知检查时一定要保持不动，防止移动体位和咳嗽等动作。

（6）其他参照 MRI 普通或增强检查。

3.检查后护理要点

（1）检查结束后将患者安全转移至平车上，再次评估患者情况，必要时清理呼吸道，在医师或护士的陪同下将患者安全送至病房。

（2）其他参照 MRI 普通或增强检查。

### （四）机械通气患者 MRI 检查护理要点

MRI 检查由于环境及设备的特殊性，检查中观察患者存在盲区，一些监测设备及抢救设备无法进入检查室，如何保证机械通气患者 MRI 检查的安全性是目前面临的难题。

1.检查前准备要点

(1)风险评估:由医师与家属详谈 MRI 检查的必要性与危险性,由家属签字同意后方可安排检查。主管医师认真评估及权衡检查的必要性与转送风险,制订检查计划。要求医师将金属气管导管更换为一次性塑料气管导管,并妥善固定。

(2)患者预约:开设绿色通道,临床医师确定患者是否能完成 MRI 检查,提前将检查信息传至 MRI 室,提前电话通知并送入检查单。迅速阅读检查单,确认患者到达时间,并向医师确认检查方式(平扫或增强),预先安置好留置针。

(3)检查前需遵医嘱查血气分析,在血氧饱和度及生命体征较稳定情况下由护士和医师陪同检查,更换专用的便携式小型呼吸机或简易呼吸器。

(4)MRI 专用呼吸机准备:接通电源、开机、氧气充足、自检、设置患者体重、测试管道的密闭性、根据病情设置模式。

(5)评估核对:患者到达检查室后快速核查信息、评估病情(生命体征、意识、呼吸道是否通畅、有无气道危险),详细询问病史(手术史、检查史、过敏史),筛选高危人群。并填写危重患者检查记录单。

(6)清理呼吸道:进入 MRI 检查室前充分吸氧、吸痰,保持呼吸道通畅。分离普通呼吸机管道,接好 MRI 专用呼吸机管道,调节参数,观察呼吸机运行是否正常,观察生命体征情况,并做好记录。

(7)嘱陪同医师、家属去除患者身上的一切金属异物,包括监护仪、微量泵等急救设备。护士运用金属探测器再次检查,确认患者身体无金属异物的存在。

(8)家属准备:询问家属有无手术史,禁止体内安有金属异物的陪护进入检查室,并取下身上的一切金属物品,护士运用金属探测器再次检查以确保安全。并交代家属所有转运患者的工具不能进入检查室,并指导转运方法。

(9)保持静脉补液通畅,暂时夹闭其他引流管。

(10)其他参照 MRI 普通或增强检查。

2.检查中护理要点

(1)体位设计:由医师、技师与护士共同将患者安全转移到检查床,动作要轻,将头放于舒适的位置;并将呼吸机放置于检查室指定的位置,妥善放置呼吸机管道及引流管,防止脱落,并观察呼吸机是否能正常运行。

(2)专人陪同:由医师、护士或家属陪同患者完成检查。

(3)患者监测:检查时启用心电门控或使用 MRI 专用指夹式脉搏血氧仪,监测生命体征的变化。检查时医师、护士定时巡视,重点观察血氧饱和度的变化、呼吸机运行情况,并做好记录。

(4)注意保暖:由于扫描房间温度较低,注意保暖,防止患者因受凉引起咳嗽。

(5)对于清醒的患者告知检查时一定要保持不动,防止移动体位和咳嗽等动作。

(6)其他参照 MRI 普通或增强检查。

3.检查后护理要点

(1)检查结束后将患者安全转移至平车上,检查管道有无脱落,开放引流管并妥善放置。

(2)再次评估患者气道是否通畅,生命体征是否平稳,清理呼吸道后分离专用呼吸机管道,接好普通呼吸机管理;连接心电监护仪、微量泵等,在医师或护士的陪同下将患者安全送回病房。

(3)检查后整理呼吸机,消毒呼吸机管理,及时充氧备用,做好使用记录。

（4）其他参照 MRI 普通或增强检查。

### （五）癫痫患者 MRI 检查护理要点

癫痫是大脑神经元突发性异常放电，导致短暂的大脑功能障碍的一种慢性疾病。MRI 技术是目前诊断癫痫疾病的首选方法。但由于 MRI 检查时间长、噪声大、空间密闭等因素，检查中可能会诱发或突发癫痫发作，存在安全隐患。如何确保癫痫患者 MRI 检查中的安全性，是目前 MRI 室护士应解决的问题。

1.检查前的准备要点

（1）患者评估：认真阅读检查单，针对有癫痫病史的患者 MRI 护士应详细询问癫痫发作症状、发作时间、持续时间、有无规律、服药情况、诱发因素等。评估患者是否能进行 MRI 检查。

（2）医师沟通：对于癫痫频繁发作的患者，护士应与临床医师沟通，告知癫痫患者 MRI 检查中发作的风险，检查前进行对症处理，待症状控制后再检查，最好由医师陪同到 MRI 室检查。

（3）心理护理与健康教育：癫痫患者因反复发作，治愈困难，给患者及家属带来巨大的经济负担和精神压力。应加强与患者的沟通，给予心理辅导，告知患者 MRI 检查的必要性、注意事项、检查时间及配合要领。检查前应告知患者适当进食，避免饥饿与脱水；避免过度疲劳，保持充足的睡眠；勿大量饮水；禁饮酒；防止滥用药物与突然停药等。

（4）环境及物品准备：MRI 机房温度设置在 22 ℃～24 ℃，检查区光线柔和舒适，通风效果要好；准备眼罩，减少光线的刺激；准备棉球或耳塞。尽量减少刺激，防止癫痫发作。检查前让患者进检查室感受一下 MRI 噪声的特点，看患者是否能适应。

（5）准备好急救物品、药品，重点准备氧气袋和地西泮。

（6）演示报警球的使用方法，告知患者检查中如出现发作先兆症状，请按报警球。

（7）药物控制：对于癫痫频繁发作的患者，检查前遵医嘱给予静脉缓慢推注地西泮后立即检查。同时技师、护士加强观察，防止出现呼吸抑制。

（8）其他参照 MRI 普通或增强检查。

2.检查中护理要点

（1）专人陪同：由医师、护士或家属陪同患者完成检查。让家属握住患者的手或抚摸患者的肢体使其有安全感。

（2）随时沟通：医务人员在检查时可通过话筒和患者保持通话，让患者感觉到近距离的接触，心情自然会放松。

（3）患者监测：医师、护士定时巡视，重点观察有无癫痫发作先兆，当出现癫痫发作时，立即停止检查，退出并降低检查床，陪同人员站在检查床两边，避免患者坠床，通知医师的同时立即静脉缓慢推注地西泮，头偏向一侧，保持呼吸道通畅，高流量吸氧。必要时迅速将压舌板或者纱布成卷垫在患者上下牙齿中间，预防牙关紧闭时咬伤舌部。待患者抽搐痉挛控制后，迅速将患者转移到抢救室处理与观察，并做好记录。抢救时禁止将铁磁性抢救设备带入磁体间。

（4）注意保暖：由于扫描房间温度较低，防止患者受凉诱发癫痫发作。

（5）其他参照 MRI 普通或增强检查。

3.检查后护理要点

（1）检查完后立即将患者退出检查床，安排患者到候诊室休息，无任何不适方可离开。对于检查中有癫痫发作的患者，待病情平稳后由专人送回病房。

（2）其他参照 MRI 普通或增强检查。

#### (六)躁动患者 MRI 检查护理要点

躁动是意识障碍下以肢体为主的不规则运动,表现为患者不停扭动肢体,或大声叫喊等,是颅脑功能区损伤或病变后出现的精神与运动兴奋的一种暂时状态。MRI 检查是诊断颅脑疾病的重要手段,由于 MRI 检查环境的特殊性,检查前患者的准备质量是保证躁动患者顺利完成检查的关键。

1.检查前准备要点

(1)开通绿色通道:提前电话预约,告知检查相关事宜、注意事项、检查时间。

(2)患者评估:阅读检查申请单、核对信息、询问病史,评估病情及配合程度。了解患者躁动的原因,如颅脑外伤(额叶或颞叶脑挫伤、蛛网膜下腔出血等)、术后疼痛、颅内压增高、缺氧(呼吸道分泌物阻塞气道)、昏迷患者尿潴留、管道的刺激(气管插管、气管切开等)等。

(3)医师沟通:对于躁动的患者,护士应与临床医师沟通,告知躁动患者 MRI 检查中的风险,提前使用镇静药、镇痛药,提供护理干预,待患者安静后立即安排检查。最好由医师陪同到 MRI 室检查。

(4)环境及物品准备:声、光、冷的刺激可诱发患者躁动的发生,检查前调节室温、光线调暗、准备好棉球和/或耳塞。尽量减少刺激。

(5)其他内容参照 MRI 普通或增强检查。

2.检查中的护理要点

(1)体位设计:技师与护士转运患者时动作要轻、快、稳,妥善固定肢体。

(2)专人陪同:检查时由家属陪同,适当固定患者的肢体,指导家属正确的按压方法,防止坠床。

(3)快速扫描:由经验丰富的技师采用快速扫描方式进行检查,检查时间不宜过长。

(4)推注对比剂时密切观察穿刺部位有无肿胀和肢体回缩现象,及时发现对比剂渗漏先兆,确保高压注射的安全。

(5)患者监测:医师、护士定时巡视,观察呼吸是否平稳,监测血氧饱和度的变化,并做好记录。

(6)其他参照 MRI 普通或增强检查。

3.检查后的护理要点

参照 MRI 普通或增强检查。

## 四、小儿及胎儿 MRI 检查护理要点

小儿由于意志力、自觉性、自制力差,加上患儿自身躯体疾病、环境改变和 MRI 设备噪声大、检查耗时长等因素导致部分患儿不能顺利地完成 MRI 检查。因此,做好小儿 MRI 检查的准备是决定检查成功与失败的关键。

#### (一)小儿 MRI 普通检查护理要点

1.检查前准备要点

(1)患儿评估:阅读申请单,评估患儿病情、配合程度、精神状态、有无 MRI 检查禁忌证等。

(2)家属的沟通:向家属交代由于 MRI 检查环境的特殊性、设备噪声大、检查耗时长等因素,使检查很难达到一次性成功,希望家属要有耐心,积极配合护士做好检查前的准备。重点告知家长镇静的目的、方法、重要性及配合技巧。检查时可由家长陪同患儿完成检查。

（3）检查镇静：一部分患儿在自然睡眠时进行检查容易惊醒，一部分患儿因无法入睡或伴有幽闭恐惧症不能配合完成检查。对上述患儿都需要进行镇静治疗。护士根据设备检查情况合理安排患儿镇静时间，一旦熟睡立即安排检查，尽量避免重复使用镇静药。镇静具体方法及护理参照小儿CT镇静的相关内容。

（4）饮食要求：婴儿检查前0.5 h不可过多喂奶，防止检查时溢乳导致窒息发生。需行监测麻醉者需禁食、水4～6 h。

（5）需镇静的患儿在入睡前指导或协助家长取出患儿身上一切金属物品，技师与护士共同确认无金属异物的存在。

（6）脑肿瘤伴颅内压增高者应先采取降颅内压措施，防止检查中患儿出现喷射性呕吐而造成窒息与吸入性肺炎。

（7）婴幼儿患者检查前应更换尿裤。

（8）其他参照成人MRI普通检查。

2.检查中护理要点

（1）体位设计：动作轻柔，采取平卧位；对监测麻醉的小儿，去枕平卧，肩下垫一小薄枕，头偏向一侧，保持呼吸道通畅（头部检查除外）。适当固定肢体，避免检查期间突然不自主运动造成检查失败。

（2）专人陪同：检查中专人陪同患儿检查，监测麻醉的小儿由麻醉师陪同。

（3）患儿监测：危重或镇静的患儿检查时启用心电门控或使用MRI专用指夹式脉搏血氧仪，监测生命体征的变化。氧气枕常规低流量吸氧，保持呼吸道通畅。

（4）注意保暖：由于扫描房间内温度较低，患儿体温调节功能不完善，对温度差异很敏感，因此应注意保暖，防止受凉。

（5）防止灼伤：检查中患儿身体（皮肤）不能直接接触磁体洞壁及导线，以防止患者灼伤。患儿两手不要交叉放在一起，也不要与身体其他部位的皮肤直接接触，以减少外周神经刺激症状的出现。

（6）其他参照成人MRI普通检查。

3.检查后护理要点

（1）患儿监测：检查后将镇静的患儿抱入观察室，待患儿清醒、能辨别方向、生命体征平稳后方可离开。

（2）其他参照成人MRI普通检查。

**（二）小儿MRI增强检查护理要点**

1.检查前护理要点

（1）患儿评估：阅读申请单，评估患儿病情、配合程度、精神状态、有无过敏史等。测患儿体重、生命体征（记录在申请单上）。

（2）家属沟通：重点向家属说明增强检查的必要性，告知注射对比剂瞬间可能出现的异常反应。

（3）合理水化：增强检查前4 h内根据病情及患儿年龄大小，给予合理水化。但需镇静或监测麻醉的小儿检查前要禁食、禁水4～6 h。

（4）由家属签署钆对比剂增强检查知情同意书。

（5）建立静脉通道：选择直径较粗的头皮静脉或外周静脉，置入适宜的留置针，妥善固定，肘部穿刺时防止弯曲。

（6）其他参照小儿 MRI 普通检查和成人增强检查。

2.检查中护理要点

（1）体位设计:根据检查要求放置手的位置,注意体位的摆放和高压管道的长度,避免移床过程中高压管道打折或牵拉造成留置针脱出。适当固定肢体,避免检查期间突然不自主运动造成检查失败。

（2）患儿监测:观察使用对比剂后患儿的反应,发现异常及时处理。

（3）防止对比剂渗漏:注射对比剂前手动注入生理盐水 3~5 mL,观察穿刺部位有无疼痛、红肿现象,患儿有无因疼痛引起肢体的回缩,确保留置针安全无渗漏方可高压注入对比剂。注药时严格控制速度、压力和量。对睡眠中的患儿,检查时同时固定好非检查部位,以免推药时患儿突然惊醒躁动使检查失败。检查时患儿若出现异常,立即停止推药,及时处理。

（4）其他参照小儿 MRI 普通检查和成人增强检查。

3.检查后护理要点

参照小儿 MRI 普通检查和成人增强检查。

**（三）胎儿 MRI 检查护理要点**

1.检查前准备要点

（1）孕妇的评估:阅读申请单,评估孕妇的一般情况及配合程度。仔细询问有无磁共振检查禁忌证。排除幽闭恐惧症,孕妇如有幽闭恐惧症,采用仰卧位可能会加重症状。

（2）饮食要求:检查前孕妇需禁固态食物 3 h 以上,禁流质 2 h 以上,因为食物消化后肠内可出现伪影,影响诊断。

（3）适应环境:让孕妇熟悉检查的环境和空间,使其在检查前有充分的思想准备,以便于很好地配合。

（4）心理护理与健康教育:护士应简单告知孕妇和家属 MRI 的原理、安全性、检查过程及强调 MRI 检查的禁忌证。通过各种方式了解孕妇的心理状态,并针对性地进行疏导和帮助,消除孕妇紧张心理,更好地配合检查。

（5）呼吸训练:孕妇的身体移动、呼吸运动等都会严重影响图像质量。检查时可以使用屏气扫描序列克服孕妇呼吸运动的影响。所以做好孕妇的呼吸、屏气训练非常重要。

（6）其他参照成人 MRI 普通检查和增强检查。

2.检查中护理要点

（1）线圈选择:体表线圈。

（2）体位设计:患者仰卧在检查床上,头先进,体线圈置于腹部并固定于床沿,人体长轴与床面长轴一致,双手置于身体两旁或双手上举。询问体位舒适情况,嘱孕妇在检查中避免咳嗽及身体运动,以免造成运动伪影。

（3）成像中心:线圈中心对准腹部隆起处,扫描以胎儿为中心,移动床面位置,开十字定位灯,使十字定位灯的纵横交点对准脐与剑突连线中点。即以线圈中心为采集中心,锁定位置,并送至磁场中心。

（4）随时沟通:再次交代检查中注意事项,嘱其放松心情、耐心检查,告知此检查安全、对腹内胎儿也无放射损伤。

（5）检查中因平卧位可能会导致膈肌上移、肺受压,造成孕妇轻度呼吸困难,可给予孕妇低流量吸氧。

（6）听力保护：提供听力保护装置（比如耳塞、棉球或 MRI 专用耳麦等），保护受检者听力。针对检查中机器的噪声，给孕妇播放喜欢的音乐，减轻其紧张情绪。

（7）其他参照成人 MRI 普通检查和增强检查。

3.检查后护理要点

参照成人 MRI 普通检查和增强检查。

（张春晓）

# 参考文献

[1] 翟浩天.实用临床超声与诊断[M].长春:吉林科学技术出版社,2022.

[2] 周琦.甲状腺疾病超声图谱[M].北京:科学技术文献出版社,2021.

[3] 王韶玉,冯蕾.头颈部影像解剖图谱[M].济南:山东科学技术出版社,2020.

[4] 郑继慧,王丹,王嵩.临床常见疾病影像学诊断[M].北京:中国纺织出版社,2021.

[5] 梁靖.新编临床疾病影像诊断学[M].汕头:汕头大学出版社,2019.

[6] 赫文,王晓蕾,王璟璐.肿瘤超声诊断与综合诊疗精要[M].北京:中国纺织出版社,2021.

[7] 王悍.泌尿外科影像学[M].郑州:河南科学技术出版社,2021.

[8] 李超.实用医学影像诊断精要[M].哈尔滨:黑龙江科学技术出版社,2021.

[9] 吕仁杰.现代影像诊断实践[M].北京:中国纺织出版社,2022.

[10] 霍学军,杨俊彦,付强,等.医学影像诊断与放射技术[M].青岛:中国海洋大学出版社,2021.

[11] 孟庆民,洪波,王亮,等.临床医学影像诊断技术[M].青岛:中国海洋大学出版社,2019.

[12] 袁慧书,郎宁.脊柱疾病影像诊断[M].北京:北京大学医学出版社,2021.

[13] 吕建林.实用泌尿超声技术[M].北京:中国科学技术出版社,2021.

[14] 褚华鲁.现代常见疾病影像诊断技术[M].西安:陕西科学技术出版社,2020.

[15] 修忠标,袁普卫.骨伤科影像学[M].北京:人民卫生出版社,2021.

[16] 卞磊.临床医学影像学[M].北京:中国大百科全书出版社,2020.

[17] 唐军.实用妇科盆底与超声[M].北京:中国医药科学技术出版社,2021.

[18] 李玉华,刘瑞军,杨杰栋.实用医学影像诊断技术[M].汕头:汕头大学出版社,2022.

[19] 郑娜.实用临床医学影像诊断[M].青岛:中国海洋大学出版社,2020.

[20] 贾文霄,王云玲,邢艳.医学影像疑难病例解析[M].北京:科学出版社,2022.

[21] 张小丽,李普楠,张中华.超声诊断学[M].北京:中国纺织出版社,2021.

[22] 赵一平,袁欣.乳腺疾病影像诊断与分析[M].北京:科学出版社,2020.

[23] 李林泽,徐小丽,李晓青,等.实用急诊与介入超声[M].哈尔滨:黑龙江科学技术出版社,2021.

[24] 李智岗,王秋香.乳腺癌影像诊断[M].北京:科学技术文献出版社,2021.

[25] 廖建梅,杨舒萍,吕国荣.现代妇科超声诊断与治疗[M].福州:福建科学技术出版社,2021.

[26] 陈宝定,李嘉,邓学东.超声新技术临床应用[M].北京:科学技术文献出版社,2021.

[27] 曹代荣,陶晓峰,李江.头颈部影像诊断基础[M].北京:人民卫生出版社.2020.

［28］殷小茹.超声医学诊断进展［M］.汕头:汕头大学出版社,2022.

［29］于广会,肖成明.医学影像诊断学［M］.北京:中国医药科技出版社,2020.

［30］山君来.临床 CT、MRI 影像诊断［M］.北京:科学技术文献出版社,2019.

［31］顾鹏,李明星,刘健.临床超声医学［M］.沈阳:辽宁科学技术出版社,2022.

［32］张慧,徐守红,赵金华.临床超声医学［M］.沈阳:辽宁科学技术出版社,2022.

［33］杜辰.现代影像指南［M］.北京:中国纺织出版社,2020.

［34］宋刚.消化系统疾病影像诊断［M］.沈阳:沈阳出版社,2020.

［35］韩岩冰,聂存伟,李成龙,等.实用医学影像技术与诊疗应用［M］.合肥:中国科学技术大学出版社,2021.

［36］刘磊,王晶,邵馨.胃肠胰神经内分泌肿瘤的超声诊断价值［J］.中国现代医药杂志,2021,23(12):79-81.

［37］缪绿妍,李岚,高凌,等.子宫内膜癌影像学诊断技术的对比评价［J］.影像研究与医学应用,2021,5(20):122-123.

［38］王赛赛,王美豪,陶洁洁.磁共振与乳腺钼靶检查对乳腺癌的影像学诊断价值比较研究［J］.数理医药学杂志,2021,34(11):1620-1621.

［39］何丽丽.超声对甲状腺结节性质的诊断价值［J］.中国药物与临床,2021,21(5):744-746.

［40］陈娇,张治邦.胰腺内副脾的影像学诊断［J］.医学影像学杂志,2021,31(9):1539-1542.